Jugendforensik

Jugendforensik

Marcel Aebi, Évi Forgó Baer

Marcel Aebi
Évi Forgó Baer

Jugendforensik

Begutachtung und Therapie bei Jugendlichen und jungen Erwachsenen mit sexuell übergriffigem und gewalttätigem Verhalten

unter Mitarbeit von

Cornel Gmür
Lukas Müller
Eva Stieger
Denise Widmer

hogrefe

PD Dr. Marcel Aebi
Universität Zürich und
Forschung und Entwicklung
Justizvollzug und Wiedereingliederung
Direktion der Justiz und des Innern Kanton Zürich
Hohlstrasse 552
8090 Zürich
Schweiz
E-Mail: marcel.aebi@uzh.ch

Dr. phil. Évi Forgó Baer
Leitung Psychologie Römerhof
Klosbachstr. 116
8032 Zürich
Schweiz
E-Mail: eviforgo@hin.ch

Bibliografische Information der Deutschen Nationalbibliothek
Die Deutsche Nationalbibliothek verzeichnet diese Publikation in der Deutschen Nationalbibliografie; detaillierte bibliografische Daten sind im Internet über http://www.dnb.de abrufbar.

Verantwortliche Person in der EU:
Hogrefe Verlag GmbH & Co. KG, Merkelstraße 3, 37085 Göttingen, info@hogrefe.de

Anregungen und Zuschriften bitte an:
Hogrefe AG
Lektorat Psychologie
Länggass-Strasse 76
3012 Bern
Schweiz
Tel. +41 31 300 45 00
info@hogrefe.ch
www.hogrefe.ch

Lektorat: Dr. Susanne Lauri
Bearbeitung: Tobias Gaudin, Gießen
Herstellung: Daniel Berger
Umschlagabbildung: Rebecca Nelson, GettyImages
Umschlag: Hogrefe intern
Satz: punktgenau GmbH, Bühl
Druck und buchbinderische Verarbeitung: Finidr s. r. o., Český Těšín
Printed in Czech Republic
Auf säurefreiem Papier gedruckt

1. Auflage 2025

(E-Book-ISBN_PDF 978-3-456-96107-1)
(E-Book-ISBN_EPUB 978-3-456-76107-7)
ISBN 978-3-456-86107-4
https://doi.org/10.1024/86107-000

Inhaltsverzeichnis

Erstes Geleitwort

Alle Gesellschaften dieser Erde sehen sich, unabhängig von den spezifischen sozialen und kulturellen Kontexten, mit der Frage konfrontiert, wie angemessen und effektiv auf sexuell übergriffiges und gewalttätiges Verhalten von Jugendlichen und jungen Erwachsenen reagiert werden soll. Jede Lebensgemeinschaft kämpft mit unterschiedlichsten Methoden darum, ihre Kinder angemessen zu sozialisieren, damit sie zu tragfähigen Mitgliedern der Gemeinschaft werden.

Sexuell übergriffiges und gewalttätiges Verhalten bzw. Gewalt- und Sexualstraftaten von Jugendlichen und jungen Erwachsenen lösen immer wieder heftige gesellschaftspolitische Diskussionen aus. Fragen, wie es dazu kommen konnte, was mit den jungen Menschen los ist, was in deren Familien oder in Schule vorgefallen sein könnte oder ob der Medienkonsum und die Veränderungen in der Gesellschaft Schuld an einem solchen Verhalten tragen, stehen im Raum. Der Ruf nach kompetenten Fachleuten, die darüber Auskunft geben können, ist dann jeweils groß.

Die Fachdisziplinen, die sich in den 1980er-Jahren mit dieser Thematik konfrontiert sahen, waren die Jugendpsychiatrie und -psychologie sowie die Jugendstrafrechtspflege. Eine Professionalisierung in diesem Bereich drängte sich auf. In der Folge entwickelte sich anfangs des 21. Jahrhunderts die noch junge Spezialdisziplin der Kinder- und Jugendforensik mit ihren Spezialangeboten. Vor dem Hintergrund dieser Entwicklungen initiierte ich im Jahre 1998 den Aufbau der Kinder- und Jugendforensik im Kanton Zürich. Basierend auf dem damals erarbeiteten Konzept konnte in Kooperation mit der Jugendstrafrechtspflege und Kinder- und Jugendpsychiatrie 2004 im Kanton Zürich eine Fachstelle für Kinder- und Jugendforensik eröffnet werden, welche sich in den folgenden Jahren aufgrund der großen Nachfrage und der zunehmenden Bedeutung im Rahmen der Forensischen Psychiatrie der Universitätsklinik Zürich zu einem Zentrum für Kinder- und Jugendforensik weiterentwickelte. 2009 übernahm Marcel Aebi die Leitung der „Evaluation und Qualitätssicherung“ und baute mit mir zusammen in den folgenden Jahren die Forschung im Bereich der Jugendforensik an der Psychiatrischen Universitätsklinik Zürich auf. Mit einem sehr kompetenten und starken Fachteam aus Ärzten und Psychologen gelang es in den Aufbaujahren des Zentrums gemeinsam, basierend auf wissenschaftlichen Erkenntnissen, die jugendforensischen Abklärungsmethoden mit ihrer spezifischen forensischen Diagnostik, die jugendforensische, strafrechtliche Begutachtung mit der jugendspezifischen Rückfallprognostik, die jugendforensischen Interventionen und die durch die Justiz angeordneten Behandlungsmaßnahmen zu entwickeln und landesübergreifend geltende Qualitätsstandards in der Kinder- und Jugendforensik zu etablieren. Viele Erfahrungen und Erkenntnisse aus dieser gemeinsamen Arbeit fanden Eingang in das nun vorliegende umfassende Werk über Jugendforensik von Marcel Aebi und Évi Forgó.

Unter dem Einfluss der Jugendforensik in Zürich konnten in der Folge aber auch in anderen Kantonen der Schweiz Jugendforensiken aufgebaut werden, wie in Bern, Basel und Lausanne. Im europäischen Raum wurde eine landesübergreifende Zusammenarbeit im Rahmen der European Association for Forensic Child & Adolescent Psychiatry, Psychology & other involved Professions (EFCAP) etabliert. Im Rahmen der Schweizerischen Gesellschaft für Forensische Psychiatrie (SGFP) und der European Association for Forensic Child & Adolescent Psychiatry, Psychology & other involved Professions – Switzerland (EFCAP-CH) wurden entsprechende Qualitätssicherungsmaßnahmen entwickelt und implementiert. So gelang es 2014 in der Zusammenarbeit mit dem Berufsverband der Schweizer Ärzteschaft (FMH) und der Dachorganisation der fachspezifischen Ärztegesellschaften, einen Schwerpunkt in forensischer Kinder- und Jugendpsychiatrie im Rahmen des Facharzttitels für Kinder- und Jugendpsychiatrie einzuführen. Entsprechende spezifische Qualifizierungen in der forensischen Psychologie wurden im Rahmen der SGFP ebenfalls etabliert, so der Schwerpunkt Begutachtung im Strafrecht, der Schwerpunkt Forensische Psychotherapie, der Schwerpunkt Begutachtung im Zivilrecht und der Schwerpunkt Aussagepsychologische Begutachtung. Diese Zusatzqualifikationen dienen heute als Garanten für eine fundierte Ausbildung der im Bereich der Jugendforensik tätigen Fachpersonen, die sich in ihrer Arbeit auf forensische Beratung, die Erstattung von jugendstrafrechtlichen Abklärungen und Gutachten und die Durchführung von durch die Behörden angeordneten forensischen Behandlungen Minderjähriger fokussieren wollen. Um in einem solch spezifischen Fachgebiet tätig werden zu können, muss man über ein fundiertes, spezialisiertes, spezifisches Fachwissen verfügen, welches dann aber auch anderen Fachleuten, Institutionen und der Bevölkerung zur Verfügung gestellt werden kann. Es ist notwendig in diesem Bereich eng mit anderen Disziplinen zusammen, insbesondere mit der Jurisprudenz. Ganz allgemein umfasst die Jugendforensik Klinik, Lehre und Forschung im Kontext von Strafrecht, Straf- und Maßnahmenvollzug.

Es liegt daher auf der Hand, dass vor dem Hintergrund dieser oben kurz skizzierten Entwicklungen die Nachfrage nach qualitativ hochstehender theoretischer wie auch auf die praktische Arbeit ausgerichteter Fachliteratur groß ist. Der Bedarf nach einem umfassenden Werk in Jugendforensik im deutschsprachigen Raum ist damit gegeben. Im vorliegenden Buch „Jugendforensik: Begutachtung und Interventionen bei Jugendlichen und jungen Erwachsenen mit sexuell übergriffigem und gewalttätigem Verhalten“ werden wissenschaftliche und versorgungsorientierte kinder- und jugendpsychologische Erkenntnisse auf rechtliche Fragestellungen angewendet. Übersichtlich ist das Werk in die Kapitel Einleitung, Theorie, Diagnostik, Intervention und Therapie aufgeteilt und dient daher auch als Nachschlagewerk für verschiedenste Fragestellungen von Fachleuten aus verschiedenen Professionen. Das Buch ist damit in jeder Hinsicht ein sinnvolles, zweckorientiertes Hilfsmittel, in welchem der aktuelle Stand der Erkenntnisse im Fachgebiet der Jugendforensik zusammengetragen und übersichtlich präsentiert wird.

Vor 15 Jahren konnte ich Marcel Aebi für die Leitung der Forschung und als angehenden Gutachter und forensischen Therapeuten in der von mir zuvor neu gegründeten Fachstelle für Kinder und Jugendforensik gewinnen. Ich kenne Marcel Aebi als außerordentlich engagierten und kompetenten Mitarbeiter, der in den letzten 15 Jahren durch sein berufspolitisches Engagement, seine Lehre und Forschung sowie seine klinische Praxis das noch junge Fachgebiet der Jugendforensik weiter ausgebaut und bereichert hat. Im Rahmen seiner Forschungstätigkeit resultierten gemeinsam mit mir und weiteren schweizerischen und ausländischen

Kooperationspartnerinnen über 50 Originalpublikationen in teilweise sehr hochstehenden psychologischen, psychiatrischen und juristischen Zeitschriften. Im Laufe seiner Tätigkeit hat Marcel Aebi zahlreiche forensische Gutachten und forensische Therapien durchgeführt. Seit 2020 arbeite ich mit ihm gemeinsam in unserer forensischen Praxisgemeinschaft ABJ-Forensik in der Stadt Zürich. Unseren regelmäßigen fachlichen und persönlichen Austausch schätze ich sehr.

Zürich, 03.10.2024
Cornelia Bessler Nigl

Zweites Geleitwort

Es ist höchste Zeit für dieses umfassende Werk über Jugendforensik im deutschsprachigen Raum, und zwar nicht nur aufgrund des brisanten Themas, in Politik und Medien immer wieder kontrovers diskutiert und mangels besseren Wissens oft missverstanden. Diesem höchst informativen und auf jahrzehntelanger Erfahrung basierenden Buch ist zu wünschen, dass es zur Standardliteratur von Fachkreisen in Ausbildung und Praxis wird und in weiten Kreisen Interessierter Beachtung findet. Aus psychotherapeutischer Sicht sind die Forschungen und Studien zur Wirksamkeit von verschiedenen Interventionen im vierten Kapitel und besonders das fünfte Kapitel über forensisch-deliktpräventive Therapien mit Jugendlichen und jungen Erwachsenen von besonderem Interesse, weil wichtige, auch allgemeingültige Aspekte der stationären, ambulanten, Einzel- und Gruppentherapie erläutert werden.

Die forensisch-deliktpräventive Therapie von Jugendlichen und jungen Erwachsenen stellt die Behandelnden vor mannigfache, komplexe Herausforderungen. Davon konnte ich mich in meiner Zeit als Fallsupervisorin im Massnahmenzentrum Uitikon wiederholt überzeugen. Neben fundiertem fachlichem Wissen in vielen Gebieten (Forensik, Trauma, Persönlichkeitsstörungen, Entwicklungspsychologie, Neuropsychologie etc. und der Integration verschiedenster psychotherapeutischer Ansätze) braucht es Offenheit, Mut sowie Wertesicherheit und psychische Stärke gegenüber den/die Therapeut:in potenziell traumatisierenden Inhalten, Präsenz, Klarheit bezüglich Grenzen (Übertragungs- und Gegenübertragungsphänomene) und gleichzeitig Interesse, Verständnis, die Bereitschaft, interdisziplinär und systemisch zu arbeiten, und nicht zuletzt Kreativität, um jeden dieser jungen Menschen gemäß Bedarf und Ziel individuell zu begleiten. Die genaue Diagnostik stellt hohe Anforderungen auch an die Begutachtenden. Denn ein Großteil dieser Klientel ist komplex traumatisiert, hat schon in früher Kindheit Bindungsunsicherheit oder -abbrüche, Gewalt und Demütigung erlebt oder leidet unter psychischen Störungen oder Persönlichkeitsstörungen.

Der/die Behandler:in muss eine Verbindung machen zwischen einerseits deliktfokussierendem, konfrontativem, rückfallpräventivem und andererseits personzentriertem, ressourcenstärkendem Vorgehen. Dabei muss er/sie trotz Demotivation, Widerstand bis Feindseligkeit seitens des Jugendlichen versuchen, eine verlässliche therapeutische Allianz aufzubauen, was äußerst anspruchsvoll ist und gleichzeitig einen zentralen Faktor für gelingende Therapie darstellt. Der/die Therapeut:in, der/die präsent und klar bleibt, ermöglicht Menschen, die Grenzüberschreitungen, Vernachlässigung, Zurückweisung oder Geringschätzung erfahren haben, eine wichtige korrigierende Beziehungserfahrung und damit Basis für Wachstum und Veränderung.

Ich habe Évi Forgó vor bald 30 Jahren in der Psychotherapie-Ausbildung kennen und schätzen gelernt, bin seither in regelmäßigem fachlichem und persönlichem Austausch mit ihr und beeindruckt von ihrer Kompetenz und jahrzehntelangen psychotherapeutischen Erfahrung. Am meisten berührt mich, mit wie viel Herzblut und gleichzeitig Klarheit sie diese jungen, aus der Gesellschaft gefallenen Menschen begleitet. Durch das Verweben ihrer psychotherapeutischen Ansätze mit Musik- und Kunsttherapie ermöglicht sie diesen jungen Männern multisensorische Erfahrungen, die sie in Kontakt mit ihren Empfindungen und Gefühlen, mit ihrem Körper, ihrer Kreativität und ihren Ressourcen bringen. Diese neuen Erfahrungen, die auch die neuronalen Verbindungen im Gehirn verändern, führen zum Erleben von Selbstwirksamkeit, Freude und authentischem Stolz. Dieses ganzheitliche Erfahren auf allen (Sinnes-)Ebenen ermöglicht Veränderung und damit Hoffnung auf ein besseres Leben.

September 2024
Silvia Zanotta

1 Einleitung

Der Begriff der „Jugendforensik" findet in den letzten Jahren zunehmend Verwendung in der Fachliteratur. Ursprünglich ist „Forensik" ein sehr breit gefasster Sammelbegriff für verschiedene wissenschaftliche Fachgebiete, welche eng mit dem Themengebiet der Rechtsprechung verbunden sind. Der Begriff stammt ursprünglich vom lateinischen „forensis" ab, was so viel wie „zum Forum, Markt(platz) gehörig" bedeutet. Im antiken Rom wurden Gerichtsverfahren, Untersuchungen und Urteilsverkündungen meist auf dem Marktplatz durchgeführt (Stevenson & Brown, 2007). Heute findet der Begriff neben der Beschreibung von medizinischen, biologischen und (computer-)technischen Verfahren, welche bei strafrechtlichen Ermittlungen eingesetzt werden, auch Verwendung in der Psychologie und Psychiatrie. Gemeint sind straf- und zivilrechtliche Begutachtungen und die Durchführung von behördlich angeordneten Therapien. Für das vorliegende Buch soll der Begriff „Jugendforensik" auf die strafrechtlichen Aspekte der Psychologie oder Psychiatrie eingegrenzt werden. Im Fokus dieses Buches steht die Durchführung von angeordneten Begutachtungen durch psychologische oder psychiatrische Sachverständige und (Psycho-)Therapien von Jugendlichen und jungen Erwachsenen mit strafrechtlich relevanten Delikten, insbesondere mit aggressiven und sexuell übergriffigen Verhaltensweisen.

Das vorliegende Buch beschränkt sich nicht nur auf das Jugendalter, sondern schließt auch junge Erwachsene mit ein. Die neurowissenschaftliche und psychologische Forschung zur Hirnentwicklung und psychosozialen Reife beim Menschen hat in den letzten 30 Jahren unter anderem aufgrund neuer technologischer Möglichkeiten enorme Fortschritte erzielt. Die Gehirne von Jugendlichen in der Adoleszenz verändern sich stark und strukturieren sich neu. Diese Entwicklungen sind nicht mit dem Alter von 18 Jahren abgeschlossen, sondern setzen sich bis ca. zum 25. Lebensjahr fort (siehe Übersichtsarbeit von Dünkel, Geng & Passow, 2017). Gesamthaft legen wissenschaftliche Befunde nahe, Jugendforensik breiter zu fassen und das junge Erwachsenenalter als Zielgruppe mit in das vorliegende Buch einzubeziehen.

Wir verwenden im Buch für forensische Fachpersonen entweder absatzweise wechselnd beide Geschlechtsformen oder Schreibweisen mit Doppelpunkt („Gutachter:innen") und geschlechtsneutrale Begriffe. Für die im Fokus stehenden jugendlichen und jungen erwachsenen Exploranden (im Rahmen von Gutachten) oder Klienten (im Rahmen von Therapien) verwenden wir jeweils die maskuline Form, da der Großteil von straffällig gewordenen Personen männlichen Geschlechts ist. Dies soll aber nicht bedeuten, dass das Buch nicht auch für die Anwendung bei weiblichen Jugendlichen und jungen Frauen geeignet ist. Anpassungen in Bezug auf die Durchführungen von Abklärung/Gutachten (z.B. Anwendung möglicher Instrumente) und die Durchführung von Therapien sind aber notwendig (Smith, Gacono & Cunliffe, 2021).

Die Idee, ein praxisnahes und wissenschaftlich fundiertes Buch zum Thema Jugendforensik zu schreiben, stammt aus unserer Erfahrung, dass sich die Befunde aus der Erwachsenenforensik nicht einfach auf Jugendliche und junge Erwachsene übertragen lassen. Die aktuellen Bücher zur Begutachtung der Schuldfähigkeit und zur Prognose bei adulten Straftätern (Bergmann & Köhler, 2024; Dreßing & Habermeyer, 2020; Nedopil, Endrass, Rossegger & Wolf, 2021; Urwyler, Endrass, Hachtel & Graf, 2022) greifen zentrale Aspekte wie entwicklungspsychologische Einflüsse und jugendrelevante Umfeldfaktoren nicht oder nur ungenügend auf. Auch unterscheidet sich das therapeutische Arbeiten mit Jugendlichen von der Arbeit mit erwachsenen Personen. Forensisch-therapeutische Techniken für Jugendliche können daher nicht einfach aus Therapiekonzepten bei Erwachsenen abgeleitet werden (Habermeyer, Dreßing, Seifert, Lau & Dangl, 2021). Es fehlt bisher ein jugendforensisches Buch, welches auf die aktuelle Praxis von forensischen Gutachten und Therapien im deutschsprachigen Raum detaillierter eingeht und über die Beschreibung von Abklärungs- und Behandlungsansätzen von aggressiven Störungen im Kindes- und Jugendalter hinausgeht (z. B. Petermann & Koglin, 2013). Durch die behördlichen Aufträge und den rechtlichen Kontext der Abklärungen und Interventionen ergeben sich Besonderheiten, welche die spezifische Kenntnis von forensischen Instrumenten und Techniken notwendig machen (Urwyler et al., 2022). Das hier vorliegende Fachbuch kann als Grundlagenbuch für die forensische Arbeit mit Jugendlichen und jungen Erwachsenen verstanden werden. Es setzt allgemeine Kenntnisse der Kinder- und Jugendpsychiatrie, -psychologie und -psychopathologie voraus. Von Vorteil ist zudem, wenn die Leser:innen bereits erste Erfahrungen in der Durchführung von Psychotherapien mit sich bringen. Die im fünften Kapitel geschilderten therapeutischen Ansätze und Techniken lassen sich dann besser einordnen. Das vorliegende Buch richtet sich in erster Linie an Psycholog:innen und Psychiater:innen, die mit Jugendlichen und jungen Erwachsenen forensisch-therapeutisch oder gutachterlich arbeiten wollen. In zweiter Linie richtet es sich aber auch an juristische Fachpersonen wie Jugendanwält:innen, Staatsanwält:innen, Richter:innen und Strafverteidiger:innen, welche einen vertieften Einblick in die jugendforensische Arbeit erhalten möchten. Nicht zuletzt soll das Buch auch anderen Fachpersonen, die mit Kindern, Jugendlichen und jungen Erwachsenen zu tun haben, von Nutzen sein. Dies bezieht sich insbesondere auf Sozialpädagog:innen, Heilpädagog:innen, Lehrpersonen und weitere Fachpersonen im Bereich der Sozialen Arbeit, welche mit Empfehlungen aus forensischen Gutachten konfrontiert sind und mit jugendforensischen Fachpersonen zusammenarbeiten.

Eine Schwierigkeit dieses Buches ergibt sich aus den unterschiedlichen rechtlichen Rahmenbedingungen bzw. den verschieden konzipierten (Jugend-)Strafrechten in Deutschland, Österreich und der Schweiz. Obschon bezüglich vieler Straftaten ein inhaltlicher Konsens zwischen den Ländern besteht, unterscheiden sich die Definitionen in den Strafartikeln der Gesetzbücher. Weiter unterscheiden sich das Jugendstrafrecht per se und die strafprozessualen Abläufe in einem jugendstrafrechtlichen Verfahren zwischen den Ländern erheblich. So ist z. B. das Alter der Strafmündigkeit in der Schweiz mit 10 Jahren deutlich niedriger als in Deutschland und Österreich mit 14 Jahren. Auch die Möglichkeiten von rechtlichen Sanktionen, also von Strafen und (Erziehungs-)Maßnahmen, unterscheiden sich. In dem vorliegenden Buch können wir rechtliche Aspekte und juristische Besonderheiten von Deutschland und Österreich nur am Rande aufgreifen. In erster Linie orientiert sich dieses Buch an den rechtlichen Voraussetzungen in der Schweiz. Die wichtigsten rechtlichen Rahmenbedingungen für die Durchführung von Gutachten und Therapien werden aber auch für Deutschland und Österreich beschrieben. Für eine detailliertere und eingehendere Auseinandersetzung mit der jugendforensischen Versorgung in diesen beiden Ländern verweisen wir auf die weitere Literatur (Barra et al., 2024; Bergmann & Köhler, 2024; Trabi, Plattner & Sevecke, 2023).

Die Entstehung des vorliegenden Praxisbuches „Jugendforensik" wäre nicht möglich gewesen ohne unsere langjährigen Erfahrungen in der Jugendforensik. In den letzten 20 Jahren konnten wir zahlreiche Gespräche mit diversen Fachpersonen führen und uns entsprechend weiterbilden. In Europa hat die 1997 gegründete European Association for Forensic Child and Adolescent Psychiatry, Psychology and other involved Professions (EFCAP)[1] einen wesentlichen Anteil an einer gemeinsamen länderübergreifenden Entwicklung der Kinder- und Jugendforensik. Die wissenschaftliche Forschung zur Ätiologie von Aggression und Delinquenz, zu relevanten psychischen Störungsbildern, zu Trauma, Risikobeurteilungen und Interventionsansätzen hat in den letzten Jahren deutliche Fortschritte gemacht und damit auch die klinische Praxis befruchtet. Die alle zwei Jahre stattfindenden europäischen Kongresse des EFCAP bieten Kliniker:innen und Forscher:innen die Möglichkeiten, sich zu vernetzen und die neuen Erkenntnisse aufzugreifen. In der Schweiz hat sich in den letzten 15 Jahren eine Szene von Kinder- und Jugendforensiker:innen gebildet, welche sich im Schweizer Gliedverband EFCAP-CH[2] organisiert haben. Der EFCAP-CH organisiert ein Weiterbildungsangebot für Psycholog:innen und Psychiater:innen, welche sich im Bereich der strafrechtlichen und familienrechtlichen Gutachten und Therapien von Kindern und Jugendlichen spezialisieren wollen.[3]

Wir möchten uns bei den Unterstützern dieses Buches und bei allen Personen bedanken, welche unsere Arbeit in den letzten Jahren geprägt haben. Cornel Gmür, Lukas Müller, Eva Stieger und Denise Widmer haben uns bei der Erstellung einzelner Kapitel oder Abschnitte dieses Buches direkt unterstützt (die entsprechenden Texte sind mit einer Fußnote gekennzeichnet). Viele forensische und therapeutische Fachpersonen in der Schweiz und im Ausland haben uns in den letzten Jahren inspiriert und in verschiedenen jugendforensischen Projekten und Fällen zusammengearbeitet. Unser Dank gilt (in alphabetischer Reihenfolge): Sufi Abbaspour, Barbara Aeby, Joëlle Albrecht, Rahel Bader, Steffen Barra, Ricardo Barroso, Flavia Barth, Cornelia Bessler, Thomas Best, Oliver Bilke-Hentsch, Guy Bodenmann, Cyril Boonmann, Nathalie Brackmann, Michael Braunschweig, Carmelo Campanello, Francesco Castelli, Ladina Cavelti, Tamás Czuczor, Michal Dreifuss, Jana Dreyer, Monika Egli-Alge, Jérôme Endrass, Susanne Eschmann, Eric Francescotti, Julia Frey, Juliane Gerth, Marc Graf, Madeleine Goedhart, Ronald Gramigna, Elmar Habermeyer, David Hans, Daniela Imbach, Lorenz Imbach, Thomas Jud, Madeleine Kirschstein, Katrin Klein, Chiara Krause, Benjamin Krexa, Markus Landolt, Elisa Lanzi, Madleina Manetsch, Matthias Maguhn, Silke Nessbach, Thomas Noll, Angelika Oberhauser, Christian Perler, Belinda Plattner, Valerie Profes, Elena Propp, Michael Renk, Astrid Rossegger, Michael Rubertus, Josef Sachs, Karin Schilling, Klaus Schmeck, Stefan Schmalbach, Jana Schmidt, Volker Schmidt, Till Schnittfeld, Nina Schnyder, Christoph Siedler, Cara Seiler, Tanja Sretenovic, Hans-Christoph Steinhausen, Dorothea Stiefel, Dieter Stösser, Matthias Stürm, Gregor Tönnissen, Claudia Urbantke, Thierry Urwyler, Leonardo Vertone, Susanne Walitza, Marina Walter, Michael Weber, Iris Weidmann, Andreas Wepfer, Ralph Wettach, Sebastian Wölfle und Nathalie Wrede. Weiter bedanken wir uns bei allen auftraggebenden Behörden und juristischen Fachpersonen, welche mit uns

1 https://www.efcap.eu/ (zuletzt zugegriffen am 04.11.2024).
2 https://www.efcap.ch/ (zuletzt zugegriffen am 04.11.2024).
3 https://www.wb-kjforensik.ch/ (zuletzt zugegriffen am 04.11.2024).

in den letzten Jahren zusammengearbeitet und dadurch dieses Buch mit den zahlreichen Praxisfällen erst möglich gemacht haben. Wir bedanken uns auch bei den Jugendlichen und jungen Erwachsenen, die mit uns im Rahmen von Gutachten oder Therapien Gespräche geführt und uns immer wieder mit Aspekten konfrontiert und herausgefordert haben. Die in diesem Buch von ihnen erstellten Bilder wurden ausschließlich mit ihrem Einverständnis verwendet. Die Fallbeispiele basieren meist auf realen Gegebenheiten, wurden für dieses Buch aber angepasst und fiktiv angereichert, sodass keine Rückschlüsse auf Personen möglich sind. Schließlich sei dem Hogrefe-Verlag, insbesondere Frau Susanne Lauri, für die Begleitung der Publikation dieses Buches und die kompetente Unterstützung gedankt.

Literatur

Barra, S., Häßler, F., Wunsch, K., Reis, O., Weirich, S. & Allroggen, M. (2024). Zur Versorgungs- und Begutachtungssituation von delinquenten Kindern und Jugendlichen in Deutschland. *Forensische Psychiatrie, Psychologie, Kriminologie, 18*, 1–14. https://doi.org/10.1007/s11757-024-00830-x

Bergmann, B. & Köhler, D. (2024). *Rechtspsychologie*. Stuttgart: Kohlhammer. https://doi.org/10.17433/978-3-17-042351-0

Dreßing, H. & Habermeyer, E. (2020). *Psychiatrische Begutachtung: Ein praktisches Handbuch für Ärzte und Juristen*. München: Elsevier.

Dünkel, F., Geng, B. & Passow, D. (2017). Erkenntnisse der Neurowissenschaften zur Gehirnreifung („brain maturation„): Argumente für ein Jungtäterstrafrecht. *Zeitschrift für Jugendkriminalrecht und Jugendhilfe, 2*, 115–120.

Habermeyer, E., Dreßing, H., Seifert, D., Lau, S. & Dangl, S. (2021). *Praxishandbuch Therapie in der Forensischen Psychiatrie und Psychologie*. München: Elsevier

Nedopil, N., Endrass, J., Rossegger, A. & Wolf, T. (2021). *Prognose: Risikoeinschätzung in forensischer Psychiatrie und Psychologie: Ein Handbuch für die Praxis*. Lengerich: Papst Science Publishers.

Petermann, F. & Koglin, U. (2013). *Aggression und Gewalt von Kindern und Jugendlichen: Hintergründe und Praxis*. Berlin: Springer-Verlag. https://doi.org/10.1007/978-3-642-22466-9

Smith, J.M., Gacono, C.B. & Cunliffe, T.B. (2021). *Understanding female offenders: Psychopathy, criminal behavior, assessment, and treatment*. London: Academic Press.

Stevenson, A. & Brown, L. (2007). *Shorter Oxford English dictionary on historical principles* (6th ed.). Oxford: Oxford University Press.

Trabi, T., Plattner, B. & Sevecke, K. (2023). Forensische Kinder- und Jugendpsychiatrie: Versorgungssituation in Österreich. *neuropsychiatrie, 37* (1), 22–25. https://doi.org/10.1007/s40211-022-00442-z

Urwyler, T., Endrass, J., Hachtel, H. & Graf, M. (2022). *Handbuch Strafrecht Psychiatrie Psychologie*. Basel: Helbling Lichtenhahn.

2 Die Entwicklung von aggressivem und sexuell übergriffigem Verhalten bei Jugendlichen und jungen Erwachsenen

Die Ursachen von aggressiven und sexuell übergriffigen Verhaltensmustern bei Jugendlichen und jungen Erwachsenen sind vielfältig. Häufig wirken verschiedene Faktoren zusammen. Das Thema des aggressiven und sexuell übergriffigen Verhaltens kann zudem aus der Perspektive der Psychologie, der Psychiatrie und der Rechtsprechung betrachtet werden. Im folgenden Kapitel werden zunächst eine Definition von Aggression vorgestellt und zwei psychologische Formen davon genauer betrachtet (reaktiv-erleichternde vs. kontrolliert-appetitive Aggression). Danach sollen die Störungen des Sozialverhaltens und weitere relevante psychiatrische Störungsbilder im Zusammenhang mit Aggression dargestellt werden. Biologische und psychosoziale Entstehungsfaktoren von Störungen des Sozialverhaltens werden zusammengefasst. Bei den Ausführungen soll immer zum strafrechtlichen Kontext Bezug genommen werden.

2.1 Definition und Erscheinungsformen von Aggression

Gemäß seiner Wortherkunft bezeichnet das Wort „Aggression" (lateinisch „aggressiō" vom Deponens „aggredī": „sich zubewegen auf [etwas/jemanden]"; „heranschreiten"; „sich nähern"; „angreifen"). Damit kommt dem Begriff keine ausschließlich negative Bedeutung zu, sondern er beschreibt auch eine durchaus sozial erwünschte Durchsetzungsfähigkeit. Im Rahmen der sozialwissenschaftlichen und psychologischen Forschung wurde die Bedeutung des Begriffs „Aggression" eingegrenzt und zur Beschreibung eines negativ konnotierten, destruktiven Verhaltens verwendet. Zu Beginn der wissenschaftlichen Aggressionsforschung definierten Dollard et al. (1939) Aggression als eine Handlung, deren Zielreaktion die Verletzung eines Organismus (oder eines Organismusersatzes) ist. Gemäß der etwas neueren Definition von Anderson und Bushman (2002) lässt sich menschliche Aggression „als jede Form von Verhalten definieren, die sich gegen eine andere Person richtet, um dieser unmittelbar zu schaden" (Seite 28). Zwei Aspekte sind bei den obigen Definitionen von besonderer Bedeutung:

1. „Aggression" meint ein Verhalten und nicht etwa ein dahinterliegendes Motiv oder einen begleitenden Affekt wie Ärger, Wut oder Hass.
2. Die in der Definition beinhaltete „Gerichtetheit" soll verhindern, dass zufälliges Schädigen als Aggression gilt. Eine konkrete „Absicht" soll jedoch damit nicht verbunden sein, weil sonst z. B. Tiere, kleine Kinder und Absichten leugnende Straftäter aus der Aggressionsforschung ausgeschlossen werden müssten.

Diese Definition lässt jedoch offen, mit welchen Mitteln die Aggression ausgeübt wird. Aggression kann in der Fantasie oder Realität, offen oder verdeckt, verbal oder physisch, direkt oder indirekt sowie von Einzelnen oder ganzen Gruppen ausgeübt werden.

Wenn man menschliche Aggression jedoch genauer kategorisieren will, kommt man nicht umhin, auch die dahinterliegenden Motive und Affekte einzubeziehen. In einer umfassenden Übersichtsarbeit eruierten Vitiello und Stoff (1997) Unterscheidungskriterien für zwei relevante Subtypen menschlicher Aggression (siehe Tabelle 2-1). Demgemäß kann sich Aggression als impulsive Reaktion auf eine Bedrohung oder auf einen Misserfolg zeigen oder als kontrolliertes Verhalten zur Erreichung eines Zieles. Die reaktive Aggression ist geleitet von intensiven Gefühlen mit den zugrunde liegenden Affekten von Angst, welche dann in Ärger und Wut auf die Bedrohungsquelle umschlagen. Bei der kontrollierten Aggression steht dagegen eine bewusste Schädigungsabsicht zur Erreichung eines Zieles im Vordergrund. Basierend auf den Lerntheorien zur Erklärung aggressiven Verhaltens (Bodenmann, Perrez & Schär, 2023) kann instrumentelle Aggression als fremdschädigendes Verhalten verstanden werden, das dazu dient, positive Verstärker wie materielle Ressourcen, Status oder eine höhere Stellung in der sozialen Gruppe zu erlangen. Im Gegensatz dazu steht bei der reaktiven Aggression die Vermeidung aversiver Reize und somit die negative Verstärkung im Vordergrund (Weierstall & Elbert, 2012).

Häufig wird die reaktiv-impulsive Aggression als eine von starken Affekten begleitete Aggression beschrieben, während die kontrollierte Aggression auf den ersten Blick wenig emotional erscheint. Umgangssprachlich wird darum auch von „heißer" und „kalter" Aggression gesprochen. Letzterer Form der Aggression wird im Rahmen von psychopathischen Persönlichkeitszügen und Störungen des Sozialverhaltens mit „limitierenden prosozialen Emotionen" als einer Form der Störung mit mangelnder Empathie und Reuegefühlen ein besonderer Stellenwert zugesprochen. Dass die Unterscheidung mittels Emotionen zu kurz greift, wird klar, wenn wir nicht nur den Zugewinn an materiellen Ressourcen und den Gewinn an Status als Motivation für kontrolliert aggressives Verhalten erkennen, sondern auch die Lust als Verstärker einbeziehen. Stellen wir uns dazu folgendes Beispiel vor:

Fallbeispiel

Eine Jugendbande von fünf Jugendlichen passt auf einer abgelegenen Seitenstraße einen jüngeren Jugendlichen ab, welcher dort allein entlangläuft. Die Bande hat vor, den Ju-

Tabelle 2-1: Unterscheidung von Aggressionsformen auf der psychologischen und Verhaltensebene in Anlehnung an Vitiello und Stoff (1997)

	Reaktiv-impulsive Aggression	Kontrollierte Aggression
Art	feindlich	instrumentell
Sichtbarkeit	offenkundig	verborgen
Initiative	reaktiv	proaktiv
Haltung	defensiv	offensiv
Verhaltenssteuerung	impulsiv	kontrolliert
zugrunde liegender Affekt	Furcht und Angst/Wut	Selbstsicherheit
antizipiertes Ergebnis	negativ	positiv
Erregungsniveau	hoch	niedrig

gendlichen auszurauben und zusammenzuschlagen. Die fünf älteren Jugendlichen lachen und machen sich über den Geschädigten lustig. Als einer der fünf den Geschädigten umstößt und dieser auf dem Boden landet, beginnen auch die anderen der Bande, auf ihn einzuschlagen. Die Täter stacheln sich an und ermuntern sich gegenseitig zu weiteren Schlägen, Tritten und neuen Grausamkeiten. Nachdem einer dem Geschädigten Geld und Mobiltelefon entwendet hat, schwenkt er es als Trophäe über seinem Kopf. Schließlich überlassen sie das Opfer sich selbst und teilen die Beute unter sich auf.

Das obige Beispiel zeigt, dass auch Formen von kontrollierter Aggression mit einer hohen emotionalen Beteiligung einhergehen können. Die positive Verstärkung des aggressiven Verhaltens resultiert im obigen Beispiel nur teilweise aus dem materiellen Gewinn, nämlich dem erbeuteten Geld und Mobiltelefon. Viel entscheidender sind die unmittelbar empfundene Lust und das erregende Gruppengefühl als Verstärker bei der Gewaltausübung. Im Unterschied zur reaktiven Aggression, bei der es primär darum geht, einen negativen erregenden Zustand aufzulösen, geht es bei dem obigen Beispiel gerade darum, einen als positiv empfundenen erregenden Zustand herbeizuführen. Weierstall und Elbert (2012) haben dafür den Begriff der „appetitiven Aggression" geprägt und meinen damit eine Form, bei welcher *die Lust* an der Gewaltausübung im Vordergrund steht. Die Autoren schlagen vor, die Unterscheidung von Aggressionsformen anhand von Valenz (Wertigkeit) und Erregung zu definieren. Bei der reaktiven Aggression steht die Abnahme einer als negativ empfundenen Erregung im Vordergrund. Dagegen steht bei der appetitiven Aggression die Zunahme einer als positiv empfundenen Erregung im Fokus. Diese Unterscheidung ist auch im Rahmen der Jugendforensik sinnvoll, etwa wenn es darum geht, die Dynamik eines Deliktes zu erfassen oder Ziele einer forensischen Therapie zu definieren (siehe Abbildung 2-1). Bei straffällig gewordenen Jugendlichen können beide Formen eine Rolle spielen. Die Problematik kann jedoch auch einseitig bei der Wutkontrolle nach Provokationen und Frustrationen oder bei einer lustbetonten Aggression und Zerstörung liegen. In der aktuellen Forschung zur Entstehung von Aggressionen werden die beiden Erscheinungsformen jedoch häufig unzureichend unterschieden.

2.2 Psychische Störungsbilder im Zusammenhang mit Delinquenz und Aggression

Verschiedene psychische Störungsbilder aus dem Kindes- und Jugendbereich sowie aus dem Erwachsenenbereich sind von Relevanz im Zusammenhang mit aggressivem oder sexuell übergriffigem Verhalten. Psychische Störungen sind darum auch zwingend im Rahmen von einem strafrechtlichen Gutachten zu beurteilen (siehe Kapitel 3.9.3). Ganz allgemein gilt, dass psychische Störungen vor dem Hintergrund der eigenen biologischen und persönlichen Vulnerabilität und Resilienz aufgrund von erlebten Belastungen und Unterstützung sowie der eigenen Bewältigungsprozesse entstehen (siehe Abbildung 2-2). Belastungen verstärkende Faktoren und soziale Ressourcen / stabilisierende Faktoren beeinflussen die Chronifizierung bzw. die Remission von psychischen Störungen. Erfasst werden psychische Störungen üblicherweise nach dem Diagnostic Statistical Manual of Mental Disorders (DSM-5; American Psychiatric Association, 2013) oder der International Classification of Diseases, 11th Version (ICD-11; World Health Organisation, 2024). Teilweise ist auch noch die frühere Version der International Classification of Diseases, 10th Version (ICD-10; World Health Organization, 1992) in Gebrauch. Im Folgenden wird auf die ICD-11 Bezug genommen, da diese im europäischen Raum am meisten verbreitet ist, sie die neueste Version darstellt und damit den aktuellen

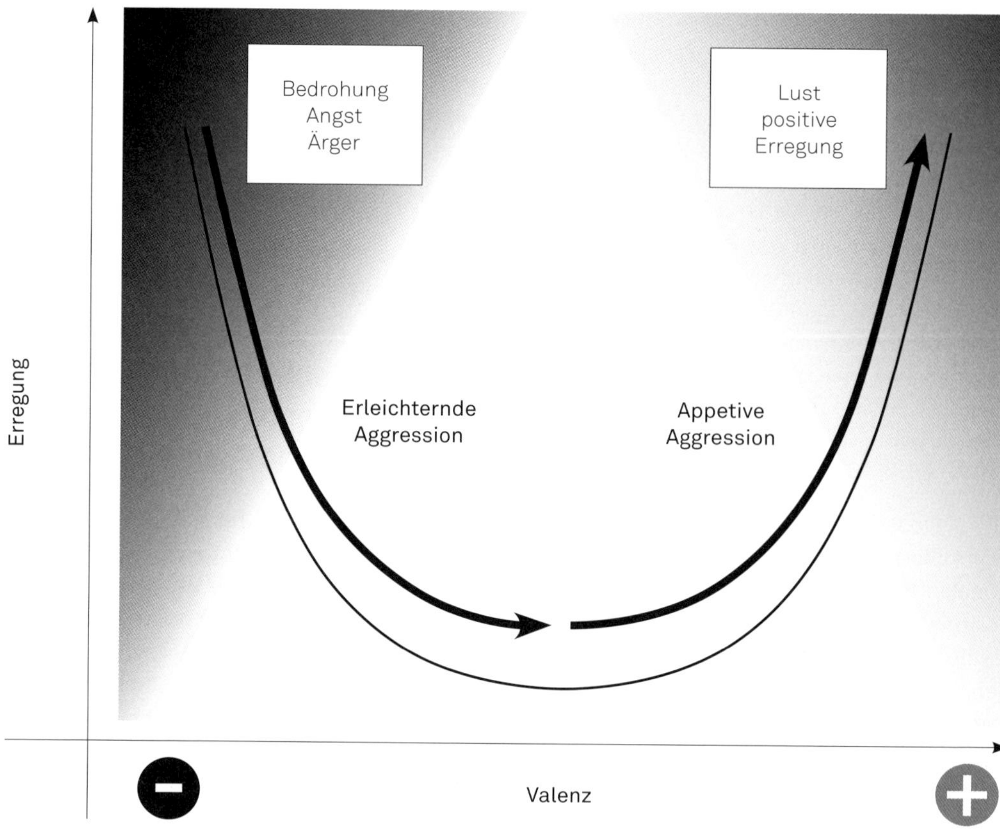

Abbildung 2-1: Erleichternde vs. appetitive Formen von Aggression im Zusammenhang mit Valenz und Erregung (Weierstall & Elbert, 2012)

Forschungsstand in Bezug auf psychische Störungen am besten abbildet.

Die relevanteste psychische Störung im Zusammenhang mit Aggression und Delinquenz ist sicherlich die Störung des Sozialverhaltens (SSV). Sie beschreibt ein über eine längere Zeit andauerndes Muster an regelverletzenden Verhaltensweisen (laut ICD-11 zwölf Monate). Nicht immer ist aber ein kriminelles Verhalten eine Auswirkung einer SSV. Gravierende Delikte können z.B. auch als isolierte Tat unter situativen Einflüssen verübt werden (z.B. unter Gruppendruck). Weitere Störungsbilder aus den Bereichen der neuronalen Entwicklungsstörungen, der schizophrenen und substanzbezogenen Störungen, der Störungen der Impulskontrolle, der Persönlichkeitsstörungen und der paraphilen Störungen sind im Besonderen zu nennen. Das Wissen über deren Erscheinungsbilder, Prävalenz, Verlauf und geeignete Interventionen bei psychischen Störungen hilft, Rückschlüsse zu Verläufen, Risiken, zukünftigen Straftaten und Empfehlungen zu konkreten therapeutischen Interventionen zu machen. Weitere Informationen zu Störungen in der Jugendforensik finden sich in der einschlägigen Fachliteratur (Aebi & Steinhausen, 2018; Steinhausen, 2019).

2.2.1 Störungen des Sozialverhaltens: disruptives Verhalten oder dissoziale Störungen

Die Störungen des Sozialverhaltens sind im Zusammenhang mit Jugenddelinquenz eine der häufigsten psychischen Störungskategorien

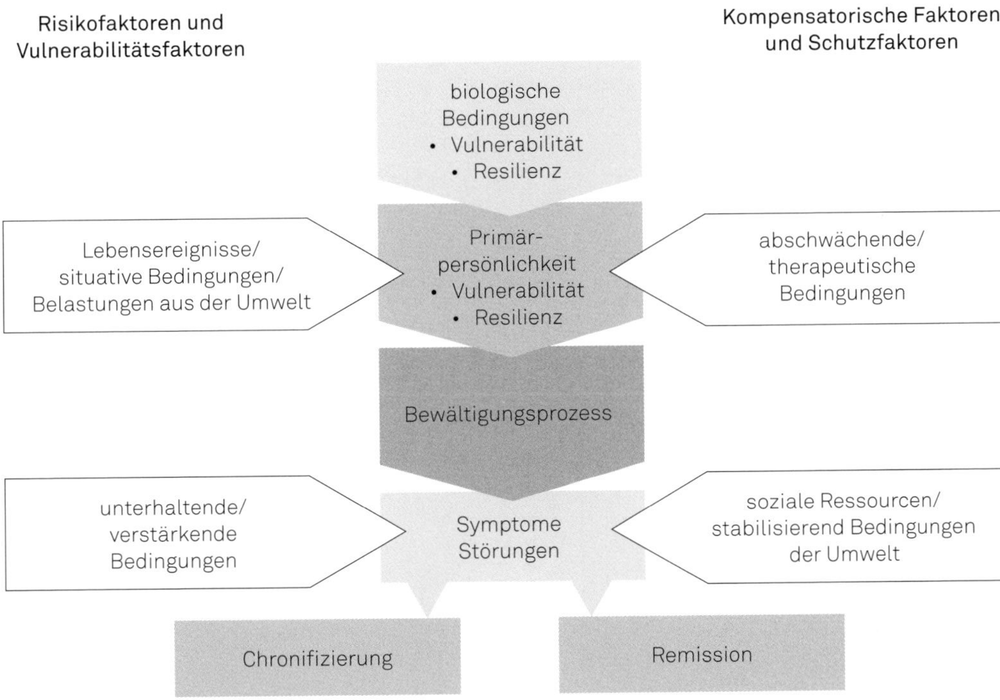

Abbildung 2-2: Modell der Entwicklung und Aufrechterhaltung von psychischen Störungen

(Vertone, Euler, Cavelti & Stiefel, 2022). Diese Störungen sind durch anhaltende Verhaltensprobleme gekennzeichnet, die von ausgeprägtem und anhaltendem trotzigem, ungehorsamem, provozierendem oder gehässigem Verhalten bis hin zu Verhaltensweisen reichen, die anhaltend die Grundrechte anderer oder wichtige altersgemäße gesellschaftliche Normen, Regeln oder Gesetze verletzen. Damit von einer psychischen Störung ausgegangen werden kann, muss ein Muster von Verhaltensproblemen über einen längeren Zeitraum vorhanden sein (12 Monate gemäß der ICD-11) und mit einer Beeinträchtigung der sozialen Funktionen einhergehen.[4]

Es werden zwei Formen unterschieden: Die Störung mit oppositionellem Verhalten (SOT) bezieht sich auf ein persistierendes Muster mit irritablen, trotzköpfigen und boshaften Verhaltensweisen. Symptome einer SOT sind Wutausbrüche und Reizbarkeit, mildere Formen gewalttätigen Verhaltens gegenüber anderen Menschen und Sachbeschädigung, die mit einem niedrigen Frustrationsniveau und einer gestörten Verhaltenskontrolle einhergehen. Diese Formen von Aggressionen treten häufiger bei jüngeren Kindern auf und nehmen im Laufe der Entwicklung von der Kindheit bis zur Adoleszenz ab (Tremblay, Côté, Salla & Michel, 2017). Innerhalb einer kleinen Gruppe bleiben diese Probleme jedoch bis in die Adoleszenz bestehen (Maughan, Rowe, Messer, Goodman & Meltzer, 2004). Neue Untersuchungen zeigen aber auch, dass eine SOT im Jugendalter persistieren kann und auch bei straffällig gewordenen Adoleszenten von Bedeutung ist (Aebi et al., 2016). Insbesondere die SOT-Symptome, die sich auf Irritabilität bzw. eine erhöhte Reizbarkeit beziehen wie z. B. Wutausbrüche, schnelles Wütendwerden oder empfindliches Reagieren auf Kritik, sind ein Prädiktor für zukünftige Gewaltdelikte

4 Die ICD-11-Codierungen und die Beschreibungen basieren auf der Entwurfsfassung des Bundesinstituts für Arzneimittel und Medizinalprodukte Deutschland (Bundesinstitut für Arzneimittel und Medizinalprodukte, n. d.).

Tabelle 2-2: Wichtige Störungsbilder gemäß ICD-11 mit Bezug zur Gewalt- und Sexualdelinquenz

ICD-11-Kategorie	ICD-11-Codierung	Beschreibung
Disruptives Verhalten oder dissoziale Störungen	Störung des Sozialverhaltens (SSV) mit oppositionell-aufsässigem Verhalten: 6C90.0 mit chronischer Reizbarkeit oder Wut 6C90.1 ohne chronische Reizbarkeit oder Wut mit dissozialem Verhalten: 6C91.00 Beginn im Kindesalter, mit eingeschränkten prosozialen Emotionen 6C91.01 Beginn im Kindesalter, mit typischen prosozialen Emotionen 6C91.10 Beginn im Jugendalter, mit eingeschränkten prosozialen Emotionen 6C91.11 Beginn im Jugendalter, mit eingeschränkten prosozialen Emotionen	Disruptives Verhalten oder dissoziale Störungen sind durch anhaltende Verhaltensmuster gekennzeichnet, die von ausgeprägtem und anhaltendem trotzigem, ungehorsamem, provozierendem oder gehässigem Verhalten bis hin zu Verhaltensweisen reichen, die anhaltend die Grundrechte anderer oder wichtige altersgemäße gesellschaftliche Normen, Regeln oder Gesetze verletzen (d. h. dissozial).
Neuronale Entwicklungsstörungen	6A00 Störungen der Intelligenzentwicklung 6A01 Störungen der Sprech- oder Sprachentwicklung 6A02 Autismus-Spektrum-Störung 6A03 Lernentwicklungsstörung 6A04 Entwicklungsstörung der motorischen Koordination 6A05 Aufmerksamkeitsdefizit- und Hyperaktivitätsstörung (ADHS) 6A05.1 vorwiegend unkonzentriert 6A05.1 vorwiegend hyperaktiv impulsiv 6A05.1 kombiniert 6A06 Stereotype Bewegungsstörung	Neuronale Entwicklungsstörungen sind Verhaltens- und kognitive Störungen, die während der Entwicklung im Kindes- und Jugendalter auftreten und mit erheblichen Schwierigkeiten beim Erwerb und der Ausführung bestimmter intellektueller, motorischer, sprachlicher oder sozialer Funktionen verbunden sind.
Schizophrenie oder andere primäre psychotische Störungen	Hauptkategorien 6A20 Schizophrenie 6A21 Schizoaffektive Störung 6A22 Schizotype Störung 6A23 Akute vorübergehende psychotische Störung 6A24 Wahnhafte Störung 6A25 Symptomatische Manifestationen primärer psychotischer Störungen	Schizophrenie oder andere primäre psychotische Störungen sind durch erhebliche Beeinträchtigungen der Realitätsprüfung und Verhaltensänderungen gekennzeichnet, die sich in Positivsymptomen wie anhaltenden Wahnvorstellungen, anhaltenden Halluzinationen, desorganisiertem Denken (typischerweise als desorganisierte Sprache), grob desorganisiertem Verhalten und Erfahrungen von Passivität und Kontrolle, Negativsymptomen wie abgestumpftem oder flachem Affekt und Avolition sowie psychomotorischen Störungen äußern.

Tabelle 2-2: *Fortsetzung*

ICD-11-Kategorie	ICD-11-Codierung	Beschreibung
Störungen durch Substanzgebrauch oder Verhaltenssüchte	Störungen durch: 6C40 Alkohol 6C41 Cannabis 6C42 Synthetisches Cannabis 6C43 Opioide 6C44 Sedativa, Hypnotika oder 6C42 Anxiolytika 6C45 Kokain 6C46 Stimulanzien (inkl. Amphetamine) 6C47 Synthetische Cathinone 6C48 Koffein 6C49 Halluzinogene 6C4A Nikotin 6C4B Volatile Inhalanzien 6C4C MDMA 6C4D Dissoziativa (inkl. Ketamin) 6C4F multiple Substanzen	Zu den Störungen durch Substanzgebrauch gehören Störungen, die auf den einmaligen oder wiederholten Gebrauch von Substanzen mit psychoaktiven Eigenschaften, einschließlich bestimmter Medikamente, zurückzuführen sind. Dazu gehören Störungen im Zusammenhang mit 14 Klassen oder Gruppen von psychoaktiven Substanzen. In der Regel führt der anfängliche Gebrauch dieser Substanzen zu angenehmen oder ansprechenden psychoaktiven Wirkungen, die bei wiederholtem Gebrauch belohnend und verstärkend wirken. Bei fortgesetztem Gebrauch können viele der einbezogenen Substanzen zur Abhängigkeit führen. Störungen aufgrund von Suchtverhalten sind erkennbare und klinisch bedeutsame Syndrome, die mit Leiden oder Beeinträchtigungen persönlicher Funktionen einhergehen und sich als Folge wiederholter belohnender Verhaltensweisen entwickeln, bei denen es sich nicht um den Konsum von abhängigkeitserzeugenden Substanzen handelt. Zu den Störungen aufgrund süchtigen Verhaltens gehören die Glücksspielstörung und das pathologische Spielen, die sowohl Online- als auch Offlineverhalten umfassen können.
Störungen der Impulskontrolle	6C70 Pyromanie 6C71 Kleptomanie 6C72 Störung mit zwanghaftem Sexualverhalten 6C73 Intermittierende explosive Störung	Störungen der Impulskontrolle sind gekennzeichnet durch das wiederholte Unvermögen, einem Impuls, Trieb oder Drang zu widerstehen, eine Handlung auszuführen, die für die Person zumindest kurzfristig lohnend ist, trotz der Folgen wie längerfristige Schäden für die Person selbst oder für andere, ausgeprägtes Leid über das Verhaltensmuster oder erhebliche Beeinträchtigungen in persönlichen, familiären, sozialen, schulischen, beruflichen oder anderen wichtigen Funktionsbereichen. Impulskontrollstörungen umfassen eine Reihe spezifischer Verhaltensweisen, darunter Brandstiftung, Diebstahl, sexuelles Verhalten und explosive Ausbrüche.

Tabelle 2-2: *Fortsetzung*

ICD-11-Kategorie	ICD-11-Codierung	Beschreibung
Persönlichkeitsstörungen und zugehörige Persönlichkeitsmerkmale	Persönlichkeitsstörung: 6D10.0 Leichtgradige Persönlichkeitsstörung 6D10.1 Mittelgradige Persönlichkeitsstörung 6D10.2 Schwergradige Persönlichkeitsstörung Persönlichkeitsmerkmale oder -muster: 6D11.0 Negative Affektivität bei Persönlichkeitsstörung oder -problematik 6D11.1 Distanziertheit bei Persönlichkeitsstörung oder Schwieriger Persönlichkeit 6D11.2 Dissozialität bei Persönlichkeitsstörung oder Schwieriger Persönlichkeit 6D11.3 Enthemmung bei Persönlichkeitsstörung oder Schwieriger Persönlichkeit 6D11.4 Anankasmus bei Persönlichkeitsstörung oder Schwieriger Persönlichkeit 6D11.5 Borderline-Muster	Verschiedene Merkmalsbereiche (siehe 6D11.0-6D11.4) können auf Persönlichkeitsstörungen oder Schwierige Persönlichkeiten bezogen werden, um die Persönlichkeit einer Person zu beschreiben. Die am stärksten ausgeprägten Merkmale können zur Persönlichkeitsbeeinträchtigung beitragen. Die Merkmalsbereiche liegen auf einem Kontinuum mit normalen Persönlichkeitsmerkmalen bei Personen, die keine Persönlichkeitsstörung oder Schwierige Persönlichkeit haben. Merkmalsbereiche stellen eine Reihe von Dimensionen dar, die der zugrunde liegenden Persönlichkeitsstruktur entsprechen. Es können so viele Merkmalsbereiche als Qualifizierungsmerkmale verwendet werden, wie zur Beschreibung der Persönlichkeitsfunktion erforderlich sind. Personen mit einer schwereren Persönlichkeitsstörung weisen in der Regel eine größere Anzahl auffälliger Merkmalsbereiche auf. Störungen der Persönlichkeitsentwicklung sind nicht im ICD-11 erfasst (siehe Kapitel 2.2.6).
Paraphile Störungen	6D30 Exhibitionistische Störung 6D31 Voyeuristische Störung 6D32 Pädophile Störung 6D33 Sexuell sadistische Störung unter Ausübung von Zwang 6D34 Frotteuristische Störung	Paraphile Störungen sind durch anhaltende und intensive Muster atypischer sexueller Erregung gekennzeichnet, die sich in sexuellen Gedanken, Fantasien, dranghaften Bedürfnissen oder Verhaltensweisen äußern, die sich auf andere Personen beziehen, die aufgrund ihres Alters oder ihres Status nicht einwilligungsfähig oder -willig sind.

(Aebi et al., 2016). Die Behandlung von SOT besteht in der Regel aus einem Elternmanagement-Training, um negative Eltern-Kind-Interaktionen aufzulösen. Darüber hinaus können Kinder und Jugendliche von einem allgemeinen Training sozialer Kompetenzen sowie von Aggressionsmanagement und Entspannungstechniken profitieren (siehe z.B. Aebi, Perriard, Scherrer & Wettach, 2011). Jugendliche mit boshaftem und rachsüchtigem Verhalten sprechen möglicherweise nur begrenzt auf die Behandlung von sozialen Kompetenzen und Elterntraining an (Kolko & Pardini, 2010).

Die Störung des Sozialverhaltens mit dissozialem Verhalten (SSV) beinhaltet 15 Symptomkriterien, von welchen drei oder mehr in den letzten 12 Monaten vorhanden sein müssen. Diese Symptome lassen sich in vier Hauptkategorien einteilen: 1) körperliche Aggression gegenüber Menschen und Tieren, 2) Zerstörung von Eigentum) Betrug oder Diebstahl und 4) schwerwiegende Verstöße gegen Regeln. Viele Symptome der SSV beinhalten kriminelle Verhaltensweisen, die in der Schweiz, Deutschland und Österreich strafbar sind. Andere Symptome wie „Lügen, um sich Waren zu beschaffen und/oder Verpflichtungen zu umgehen" oder „trotz elterlicher Verbote zu lange wegbleiben" entsprechen Verhaltensweisen, welche nicht direkt strafrechtliche Konsequenzen nach sich ziehen. In der allgemeinen Bevölkerung erfüllen 2,1% der Kinder und Jugendlichen die Kriterien für CD (Polanczyk, Salum, Sugaya, Caye & Rohde, 2015). Bei Jugendlichen in Gefängnissen beträgt der Anteil der CD bis zu 46,4% (Colins et al., 2010). In der ICD-11 werden verschiedene Subtypen von SSV unterschieden. Bereits in den früheren Versionen der psychiatrischen Klassifikationssysteme (z.B. ICD-10) wurde zwischen einer frühen Form, welche sich in der Kindheit entwickelt und meist chronisch verläuft, sowie einer adoleszenten Form unterschieden, bei welcher die SSV im Jugendalter entsteht und auf dieses beschränkt ist. Diese beiden Subtypen zeigen unterschiedliche Verläufe und Prognosen, mit schlechteren Ergebnissen in den meisten Lebensbereichen für die Gruppe mit Beginn im Kindesalter (Odgers et al., 2008). Diese Unterscheidung basiert auf der wegleitenden Forschung von Terrie Moffitt, welche die zwei Typen von delinquentem/aggressivem Verhalten, nämlich „adolescent limited" und „early starting, life-course persistent", basierend unter anderem auf ihrer Forschung mit einer neuseeländischen Geburtskohorte beschrieb (Moffitt, 1993). In der ICD-11 kann weiter Bezug auf das Vorhandensein von limitierenden prosozialen Emotionen („limited prosocial emotions"; LPE) genommen und ein Typus mit und ohne LPE beschrieben werden. Die Person weist Eigenschaften auf, die manchmal als „emotionslos und kaltblütig" bezeichnet werden. Zu diesen Merkmalen gehören ein Mangel an Einfühlungsvermögen oder Sensibilität für die Gefühle anderer und ein Mangel an Sorge gegenüber anderen; ein Mangel an Reue, Scham oder Schuldgefühlen über das eigene Verhalten, eine Gleichgültigkeit gegenüber möglichen Bestrafungen; ein Mangel an Sorge über schlechte Leistungen in der Schule oder bei der Arbeit sowie ein begrenzter Ausdruck von Emotionen, insbesondere von positiven oder liebevollen Gefühlen gegenüber anderen oder nur in einer Weise, die oberflächlich, unaufrichtig oder instrumentell erscheint. Die Forschung zeigt Hinweise, dass Kinder und Jugendliche mit SSV mit LPE schwieriger zu behandeln sind, da sie weniger gut auf die konventionellen lerntherapeutischen Ansätze ansprechen (Dadds, Cauchi, Wimalaweera, Hawes & Brennan, 2012; Frick, 2016). Trotzdem sollen Symptome wie mangelnde Empathie oder Reue auch in forensischen Therapien aufgegriffen werden (siehe „Behandlungssequenz 3: Einordnung der Delinquenz in Biografie und Persönlichkeit, Erlernung deliktpräventiver Strategien" in Kapitel 5.3.2). Aufgrund der vielen Symptomkombinationen sind SSV kein homogenes Störungsbild, sondern es bestehen verschiedene Formen von SSV (Aebi, Barra, Bessler, Walitza & Plattner, 2019). Auf einer dimensionalen Ebene kann zwischen offenen und verdeckten Formen sowie zwischen destruktiven und nicht destruktiven Formen unterschieden werden (Frick et al., 1993). Die Behandlungsansätze für SSV sind insbesondere bei Jugendlichen im forensischen Kontext nicht einfach. Neben den Verhaltensstörungen sind die verschiedenen komorbiden Störungen und Auffälligkeiten in der Persönlichkeitsentwicklung zu berücksichtigen und das Umfeld des Jugendlichen mit in die Behandlung einzubeziehen. Es hat sich als hilfreich erwiesen, verschiedene Formen von Therapieansätzen zu kombinieren (siehe auch Kapitel 4.4 „Therapeutische Ansätze“ und Kapitel 5 „Forensisch-deliktpräventive Therapien mit Jugendlichen und jungen Erwachsenen“).

2.2.2 Neuronale Entwicklungsstörungen

Aufmerksamkeitsdefizit-Hyperaktivitätsstörung (ADHS):[5] Bei den neuronalen Entwicklungsstörungen kommt insbesondere der ADHS eine große Relevanz im Zusammenhang mit der Ausübung von Aggression und Delinquenz zu. Die Störung ist durch Unaufmerksamkeit oder Hyperaktivität/Impulsivität oder beides gekennzeichnet und kommt in der Gesamtbevölkerung häufig vor (weltweite Prävalenz 5,3 %; Polanczyk, de Lima, Horta, Biederman & Rohde, 2007). In Stichproben von jugendlichen Strafgefangenen liegt die Prävalenz von ADHS bei 13,5 % (Colins et al., 2010). Entgegen früherer Annahme persistiert die Symptomatik in mehr oder weniger starker Ausprägung in bis zu 60 % der Fälle im Erwachsenenalter weiter (Biederman & Faraone, 2005; Rösler et al., 2006). Die Zahl der Erwachsenen, die noch mit einer deutlichen Symptomatik zu kämpfen haben, wird auf 3–4 % geschätzt (z. B. Fayyad et al., 2007). Es bestehen verschiedene Subformen von ADHS, nämlich eine Form von ADHS mit vorwiegend Symptomen von Aufmerksamkeitsproblemen, eine Form mit vorwiegend hyperaktiv-impulsiven Problemen und eine kombinierte Form mit Beeinträchtigung der Konzentration und Hyperaktivität/Impulsivität. Nur ein kleiner Teil der betroffenen Kinder und Jugendlichen weist eine reine ADHS auf. Viel häufiger ist die ADHS, welche mit weiteren komorbiden psychischen Störungen einhergeht. Bei den Letzteren ist die Störung des Sozialverhaltens besonders häufig (Choi, Woo, Wang, Lim & Bahk, 2022).

Auffallend ist der hohe Anteil von Personen mit ADHS im Justizsystem. Bessler, Stiefel, Barra, Plattner und Aebi (2018) fanden z. B. in ihrer Untersuchung im Kanton Zürich bei 45,9 % der inhaftierten Jugendlichen eine ADHS. Eine kürzlich durchgeführte Metaanalyse der weltweiten Literatur zu Verhaftungen, Verurteilungen und Inhaftierungen ergab, dass ADHS signifikant mit Verhaftungen, Verurteilungen und Inhaftierungen im Jugend- und Erwachsenenalter verbunden ist (Mohr-Jensen & Steinhausen, 2016). Personen mit ADHS haben ein jüngeres Alter bei Beginn ihres antisozialen Engagements und ein erhöhtes Risiko, rückfällig zu werden. Frühe antisoziale Verhaltensprobleme, Misshandlung in der Kindheit, Geschlecht und niedriger IQ wurden als potenziell relevante Prädiktoren für antisoziale Ergebnisse ermittelt. Personen mit ADHS begehen Gewaltdelikte überwiegend reaktiv, als Reaktion auf eine subjektiv erlebte Provokation bzw. aus einer affektiven Erregung heraus (Retz & Rösler, 2007). Nicht nur die vordergründigen Symptome der ADHS wie eine erhöhte Impulsivität, eine emotionale Überreagibilität oder eine affektive Labilität mit aggressiven Verhaltensweisen erhöhen das Risiko delinquenten Verhaltens. Ebenso wirken sich die im Laufe ihrer Lebensgeschichte erlittenen Misserfolge aus. Aufgrund ihrer mangelnden funktionalen Kompensationsstrategien, die zu dysfunktionalen Grundannahmen über sich selbst, erlernte Hilflosigkeit sowie Stimmungsbeeinträchtigung wie Depression und Angst führen können, interpretieren sie soziale Situationen als feindselig, was sich deliktbegünstigend auswirkt.

---

5 Dieser Text wurde unter Mitarbeit von Cornel Gmür erstellt.

Pharmakologische Behandlungen und verhaltenstherapeutische Interventionen sind die wichtigsten Wege der klinischen Behandlung von ADHS. Als zusätzlicher Baustein wird in den deutschen S3-Leitlinien zur Behandlung von ADHS (Banaschevski, Döpfner & Grosse, 2017) ebenfalls Bio- bzw. Neurofeedback aufgeführt (siehe auch Kapitel 5.4.4 „Biofeedback“). Die Kombinationsbehandlung einer ADHS zielt einerseits auf die Reduktion der unmittelbaren Symptome der Störung ab und umfasst andererseits die hohe Rate an komorbiden Störungen. Von zentraler Bedeutung ist die Wiederherstellung bzw. Erhöhung des psychosozialen Funktionsniveaus in den unterschiedlichen Lebensbereichen (unter anderem soziale Integration, Familie, Beruf bzw. Ausbildung sowie Partnerschaft). Das Hauptprinzip von verhaltenstherapeutischen Interventionen besteht darin, Techniken zur Verhaltensmodifikation zu vermitteln, sodass angemessene Verhaltensweisen verstärkt und unangemessene unterbunden werden (Kazdin, 1997). So können negative Interaktionszyklen in positivere umgewandelt werden.

Autismus-Spektrum-Störungen (ASS): Personen mit ASS haben deutlich seltener einen Bezug zu Straftaten als Personen mit ADHS. Die berichtete Prävalenz von ASS bei straffällig gewordenen Personen variiert stark und liegt zwischen 2 und 18 % (Rutten, Vermeiren & Van Nieuwenhuizen, 2017). Menschen mit ASS neigen im Allgemeinen dazu, Regeln zu befolgen. Trotzdem können spezifische Symptome von ASS jemanden zu strafbarem Verhalten prädisponieren. So können die abnormen oder eingeschränkten Interessen, die typisch für ASS sind, bei delinquentem Verhalten eine Rolle spielen. Verhaltensstereotypien, ein rigides Verhalten und soziale und kommunikative Probleme können Menschen mit Autismus für kriminelles Verhalten anfälliger machen (Rutten et al., 2017). Die beeinträchtigte Fähigkeit, soziale Informationen zu verstehen, kann zu Fehlinterpretationen der Absichten und Gefühle anderer führen. Dies kann beispielsweise zu unerwünschtem Sexualverhalten führen (‘t Hart-Kerkhoff et al., 2009). Die Rolle von Empathiedefiziten wurde bei der Begehung von Straftaten durch Menschen mit ASS wiederholt in Fallberichten beschrieben. Die meisten Menschen mit Asperger-Syndrom haben jedoch einen sehr ausgeprägten Sinn für Recht und Unrecht und sind in der Regel pflichtbewusst und nicht bereit, das Gesetz zu brechen (Tantam, 2003).

2.2.3 Schizophrenie oder andere primäre psychotische Störungen

Zentral für die klinische Manifestation schizophrener Störungen ist das Auftreten von Wahnvorstellungen, Halluzinationen, desorganisiertem Denken, desorganisiertem motorischem Verhalten (z. B. Katatonie) und Negativsymptomen, wie vermindertem emotionalem Ausdruck oder einer Abnahme selbstinitiierter zielgerichteter Aktivitäten. Etwa 1 % der erwachsenen Bevölkerung leidet an schizophrenen Störungen (American Psychiatric Association, 2013). Typischerweise manifestieren sich diese Störungen zum ersten Mal bei jungen Erwachsenen ab 20 Jahren, während ein frühes Auftreten im Jugendalter oder ein sehr frühes Auftreten in der Kindheit eher selten ist (American Psychiatric Association, 2013). Psychotische Symptome können jedoch auch im Kindes- und Jugendalter auftreten, ohne dass das vollständige Krankheitsbild der Schizophrenie vorliegt. In forensischen Jugendstichproben wurden psychotische Symptome häufiger festgestellt (Colins et al., 2009). Eine vollständige Manifestation psychotischer Störungen wurde bei 1,35 % beobachtet (Colins et al., 2010).

Delikte treten mit einer erhöhten Wahrscheinlichkeit bei akuten psychotischen Episoden auf (Yee et al., 2020). Dabei agiert der Täter häufig in einem wahnhaften Zustand, in dem er sich verfolgt und/oder bedroht fühlt. Bei der Beurteilung der Schuldfähigkeit wird man weiterhin in den Fokus der Überlegungen rücken müssen, inwieweit zu einem gewissen

Zeitpunkt (Tatzeitpunkt) ein Täter in akut psychotischer Verfassung gewesen ist oder nicht (Lau, 2021).

Es können aber auch andere Formen von schizophrenen Erkrankungen, bei welchen eine Negativsymptomatik im Vordergrund steht, indirekt einen Zusammenhang mit Aggression und Delinquenz aufweisen (z. B. über den Verlust der Ausbildungsstelle und das Auftreten von sozialen Konflikten; Steinhausen, 2019). Bei einer Hebephrenie, welche vor allem bei Jugendlichen und jungen Erwachsenen erstmals auftritt, steht die affektive Verflachung im Fokus der Störung. Die katatone Schizophrenie ist gekennzeichnet von den im Vordergrund stehenden psychomotorischen Störungen. Schizophrene Störungen können sich oft nicht vollständig zurückrückbilden, sodass langfristige Rehabilitationsmaßnahmen erforderlich sind. Sehr häufig bilden Medikamente das Rückgrat dieser Interventionen sowohl bei Jugendlichen als auch bei Erwachsenen. Antipsychotische Medikamente haben sich als hilfreich erwiesen, um psychotische Symptome zu verringern und Gewaltverbrechen bei Erwachsenen zu verhindern (Fazel, Zetterqvist, Larsson, Langstrom & Lichtenstein, 2014). Mit dem zusätzlichen Einsatz von Verhaltenstherapie kann ein Patient lernen, die gewohnten Denkmuster infrage zu stellen und die Beweise für die Vor- und Nachteile beunruhigender Überzeugungen zu prüfen, um rationalere und persönlich akzeptable alternative Erklärungen zu entwickeln (Jones, Hacker, Cormac, Meaden & Irving, 2012).

2.2.4 Störungen durch Substanzgebrauch oder Verhaltenssüchte

Störungen im Zusammenhang mit Substanzkonsum: Klinisch gesehen handelt es sich beim pathologischen Substanzkonsum um akute Intoxikationen, Entzugszustände sowie Abhängigkeiten und schädliche Gebrauchsformen. Die Störungen werden unter anderem für Alkohol, Amphetamine, Koffein, Cannabis, Kokain, Halluzinogene, Inhalationsmittel, Nikotin, Opioide, Phencyclidin und Sedativa oder Anxiolytika definiert. Die Lebenszeitprävalenzen von Substanzstörungen weisen deutliche internationale Unterschiede auf, wobei die höchsten Raten in den USA und Australien zu verzeichnen sind (> 40 %), gefolgt von Kanada (> 35 %) und niedrigeren in Europa (20–25 %; Aebi & Steinhausen, 2018). Der Substanzkonsum hängt zusammen mit einem höheren Risiko für Gewaltdelikte, und zwar mit Verhältnisquotienten (Odds Ratio; OR) von 2,91 für Alkohol, 2,62 für Cannabis und 2,7 für weitere drogenbezogene Störungen (Elkington et al., 2015).

Verschiedene Studien aus der Allgemeinbevölkerung zeigen, dass der frühe Drogenkonsum, einschließlich des Alkoholkonsums, mit späteren kriminellen Handlungen in Zusammenhang steht (z. B. Aebi, Giger, Plattner, Metzke & Steinhausen, 2014). Problematischer Alkoholkonsum in der Jugend verdreifacht das Risiko, als Erwachsener eine Straftat zu begehen, was darauf hindeutet, dass er auf verschiedene Weise eine zentrale Rolle bei der Entwicklung späterer krimineller Handlungen spielen könnte (Aebi et al., 2014). Erstens kann Alkohol als Einstiegsdroge für den Konsum weiterer illegaler Substanzen dienen. Zweitens kann eine enthemmende Wirkung des Alkohols die Schwelle für kriminelle Verhaltensweisen senken, und drittens kann Alkoholkonsum eine unangemessene Bewältigungsstrategie beim Auftreten von Problemen darstellen (Baer, Garmezy, McLaughlin, Pokorny & Wernick, 1987). Beim Drogenkonsum ist anzumerken, dass in den meisten Ländern bereits der Verkauf, Kauf und/oder Besitz bestimmter Drogen eine Straftat darstellt (allgemein oder nur für Minderjährige). Weiter kann der Umgang mit illegalen Drogen die Zugehörigkeit zu einer devianten Peergruppe fördern. In einem solchen delikt- und drogennahen Umfeld wird man möglicherweise schneller zu kriminellen Straftaten verleitet als ohne ein solches Umfeld. Um den eigenen Drogenkonsum zu finanzieren, entsteht bei einigen Drogensüchtigen ein Beschaffungsdruck, der sie dazu bringt, Eigentumsdelikte zu begehen. Schließlich können die pharmakologischen Wirkungen von Substanzen auf das jugendliche Gehirn die kognitiven und entscheidungsrelevanten Entscheidungsfindungsprozesse beeinträchtigen und das Risiko von Aggression und anderen delinquenten Verhaltensweisen erhöhen (Kopak & Proctor, 2016). Aus psychologischer Sicht dient der Substanzkonsum häufig zur Regulierung der eigenen Emotionen (Weiss et al., 2022). Substanzen wie Benzodiazepine oder Opiate (z. B. in Hustensaft) werden eingesetzt, um unangenehme Gefühle wie Angst oder Hoffnungslosigkeit zu verdrängen. Demgegenüber werden Substanzen wie MDMA oder Kokain benutzt, um sich energiegeladen, stark und aktiv zu fühlen. Aebi, Bessler und Steinhausen (2021) zeigen in ihrer Studie von straffällig gewordenen Jugendlichen, dass die Kumulierung von Substanzproblemen oder Störungen ein gutes Maß für die Vorhersage von kriminellen Rückfällen darstellt. Damit kommt einer Behandlung von multiplen substanzgebundenen Problemen oder Störungen eine besondere Bedeutung für die weitere Deliktprävention zu.

Die Behandlung von Drogenabhängigkeit orientiert sich an dem vorrangigen Ziel, Abstinenz und Schadensminimierung im Rahmen eines umfassenden Rehabilitationskonzepts zu erreichen und zu erhalten. Dazu gehören auch der gleichzeitige Umgang mit komorbiden körperlichen und psychischen Störungen und Problemen, das Funktionieren innerhalb der Familie, unter Gleichaltrigen und in anderen zwischenmenschlichen Beziehungen sowie das schulische/berufliche Funktionieren. Der Erfolg jeder Intervention bei Jugendlichen hängt vor allem von Maßnahmen im familiären Umfeld ab, die darauf abzielen, Konflikte zwischen Eltern und Jugendlichen zu verringern und die elterliche Effektivität zu erhöhen. Verschiedene Formen der Familientherapie haben sich als wirksam erwiesen (Bukstein, 2006).

Verhaltenssüchte: Von einer Verhaltenssucht oder Verhaltensabhängigkeit spricht man, wenn ein bestimmtes Verhalten exzessive Formen angenommen und den Charakter einer Abhängigkeit entwickelt hat. Eingeschliffene Verhaltensmuster können entstehen, um sich von Problemen abzulenken, die eigenen Gefühle zu regulieren und vorhandene Bedürfnisse im Internet oder über soziale Medien auszuleben, wenn sie in der Realität nicht gezeigt werden können. Seit Langem ist bekannt, dass exzessives Glücksspiel zu einer Spielsucht führen kann. In Zusammenhang mit dem Spielen von Computerspielen oder dem Gebrauch des Internets werden ebenfalls teils extreme Nutzungsmuster beobachtet, die die Kriterien einer Abhängigkeit erfüllen (Bilke-Hentsch, Wölfling & Batra, 2014). Darüber hinaus werden viele andere Verhaltensweisen in extremer Ausprägung als Sucht oder Abhängigkeit bezeichnet (z. B. Kaufsucht). Verhaltenssüchte haben insbesondere durch die Verbreitung des Internets und der sozialen Medien in den letzten Jahrzehnten deutlich an Relevanz gewonnen und sind häufig bei Jugendlichen komorbid mit anderen psychischen Störungen (Winds, Aebi & Plattner, 2024). Die Häufigkeit für einen problematischen Internetgebrauch liegt zwischen 5,6 % bis 13,9 % in der jugendlichen Allgemeinbevölkerung (Cheng & Li, 2014; Winds et al., 2024). Im forensischen Kontext ist ein exzessives Gamen von Computer-, Handy- oder Konsolenspielen ein noch häufigeres Phänomen. Jugendliche mit sozialen Schwierigkeiten in der realen Welt ziehen sich vielfach in eine Parallelwelt des Onlinespiels zurück. Teilweise stehlen Kinder und Jugendliche auch Geld und Kreditkarten, weil sie für ihre Aktivitäten im Internet zunehmend Geld benötigen, um virtuelle Gegenstände oder Statuserhöhungen zu kaufen oder neue Spiele freizuschalten. Die Therapieansätze sind meist verhaltenstherapeutisch ausgerichtet und beinhalten die Erlernung veränderungsbasierter Verhaltensstrategien, z. B. das Führen von Wochenprotokollen und den Einsatz von Emotions- und Problembewältigungsstrategien (Wölfling, Beutel, Bengesser & Müller, 2022).

2.2.5 Störungen der Impulskontrolle

Unter den Störungen der Impulskontrolle sind in der ICD-11 die Pyromanie, Kleptomanie, die Störung mit zwanghaftem Sexualverhalten und die intermittierende explosive Störung aufgeführt. Kernmerkmal all dieser Störungsbilder ist ein impulsives Verhalten, das nicht kontrolliert werden kann und das zu eigenem Schaden oder zur Schädigung anderer führt. Störungen der Impulskontrolle sind potenziell forensisch relevante Störungsbilder, welche mit entsprechenden Delikten einhergehen können. Sie kommen in der Allgemeinbevölkerung jedoch selten vor (Turner & Tüscher, 2022) und sind auch in jugendforensischen Stichproben nicht häufig anzutreffen (Vertone et al., 2022).

Pyromanie: Bei der Pyromanie bzw. der pathologischen Brandstiftung steht eine übermäßige und anhaltende Beschäftigung/Faszination mit dem Thema Feuer oder Brandstiftung im Vordergrund (z. B. brennbare Utensilien, aber auch Brandbekämpfung durch die Feuerwehr). Zudem legt die Person Feuer, indem sie Gebäude oder andere Dinge anzündet und damit teilweise großen Sachschaden anrichtet. Dem eigentlichen Feuerlegen geht meist eine Episode mit hoher innerer Anspannung oder Erregung voraus. Beim anschließenden Feuerlegen und dem Brand stellen sich eine Befriedigung und eine Entspannung ein. Das Legen von Feuer ist ein Phänomen, das häufiger bei Jugendlichen auftritt als bei Erwachsenen (Perks, Watt, Fritzon & Doley, 2019). Die meisten Jugendlichen erfüllen nicht die Kriterien einer Pyromanie, sondern zeigen das Feuerlegen im Rahmen einer Störung des Sozialverhaltens (MacKay, Feldberg, Ward & Marton, 2012).

Kleptomanie: Bei der Kleptomanie haben die Betroffenen immer wieder den Impuls, Dinge zu stehlen. Das Stehlen dient jedoch nicht der persönlichen Bereicherung, und die gestohlenen Gegenstände werden meist nicht gebraucht, sondern weggeworfen und verschenkt. Bei Jugendlichen sind die meisten Diebstähle mit einer Bereicherungsabsicht oder mit dem Gebrauch verbunden (z. B. Autoentwendungen). Das Störungsbild Kleptomanie hat bei Jugendlichen im forensischen Kontext eine untergeordnete Rolle und wird nur in einzelnen Fallberichten erwähnt (Singer, 1978).

Zwanghaftes Sexualverhalten: Auch das zwanghafte Sexualverhalten mit unkontrollierbaren andauernden oder wiederkehrenden sexuellen Impulsen wird allgemein und im Jugendalter selten diagnostiziert (Hendren & Butler, 2013; Turner & Tüscher, 2022). Aufgrund der Entwicklungsphase sind sexuelle Empfindungen und Impulse bei Jugendlichen häufig, werden aber selten als belastend oder unkontrollierbar empfunden. Bei Jugendlichen mit Sexualdelikten sind frühere sexuelle Auffälligkeiten in Form eines sexualisierten Verhaltens oder einer sehr früh einsetzenden sexuellen Aktivität häufig beschrieben, ohne dass diese jedoch einer persistierenden sexuellen Störung zugeordnet werden können (Krause, Barra, Landolt, Bessler & Aebi, 2022).

Intermittierende explosive Störung: Die Diagnose einer intermittierenden explosiven Störung wird meist erst im Erwachsenenalter gestellt. Sie zeigt sich durch wiederholte aggressive Impulsdurchbrüche, die sich in Form von verbaler Aggression wie z. B. Wutausbrüchen, verbalen Auseinandersetzungen oder in Form von körperlicher Aggression gegen Gegenstände, Tiere oder andere Personen richten können. Dabei führen geringfügige Provokationen im sozialen Umfeld zu heftigen, durch den Betroffenen nicht kontrollierbaren Impulsdurchbrüchen. Die Abgrenzung gegenüber SOT, SSV und Persönlichkeitsstörungen (insbesondere emotional instabilen Persönlichkeitsstörungen) ist bei der Diagnose nicht einfach. Die Störung wird im deutschen Sprachraum selten vergeben, womöglich, weil die Symptomatik der Impulsdurchbrüche selten isoliert, sondern häufig in Kombination mit weiteren Verhaltensauffälligkeiten auftritt.

2.2.6 Persönlichkeitsstörungen und Störungen der Persönlichkeitsentwicklung

Persönlichkeitsstörungen sind einerseits gekennzeichnet durch Probleme in der Funktionsweise der eigenen Identität (z. B. Selbstbild, Selbstwertempfinden, Selbststeuerung) und andererseits durch das Auftreten von zwischenmenschlichen Störungen (z. B. die Fähigkeit, Beziehungen aufzubauen und aufrechtzuerhalten, die Fähigkeit, die Sichtweise anderer zu verstehen und mit Konflikten in Beziehungen umzugehen). Während frühere Theorien von einer hohen Stabilität von Persönlichkeitsstörungen ausgingen, haben die Forschungsbefunde der letzten Jahre gezeigt, dass dies nicht immer der Fall sein muss (d'Huart et al., 2023). Die Kriterien der ICD-11 haben das Kriterium der Stabilität weitgehend aufgegeben und erfordern „nur" noch einen Minimalzeitraum von zwei Jahren, in denen die Symptomatik bestehen muss, um eine Diagnose vergeben zu können. Die Störung zeigt sich in starren Verhaltens- und Denkmustern, welche dem Entwicklungsalter nicht angemessen sind. Die Störung ist mit erheblichem Stress oder einer signifikanten Beeinträchtigung in persönlichen, familiären, sozialen, schulischen, beruflichen oder anderen wichtigen Funktionsbereichen verbunden (Renneberg & Herpertz, 2020).

Die früheren Einteilungen von Persönlichkeitsstörungen in spezifische Cluster haben sich aufgrund der hohen Komorbiditäten bzw. Überlappungen von einzelnen Persönlichkeitsstörungen nicht bewährt (Renneberg & Herpertz, 2020). Persönlichkeitsstörungen können darum nun im Rahmen der ICD-11 neu dimensional nach dem Schweregrad der Beeinträchtigung und nicht mehr nach einer spezifischen Kategorie erfasst werden. Der Schweregrad wird aufgrund der einhergehenden Funktionsbeeinträchtigungen aufgeschlüsselt in den drei Gruppen „leicht", „mittel" und „schwer" vergeben. Weiter können übergeordnete prominente Persönlichkeitsmerkmale in Form von „negativer Affektivität", „Distanziertheit", „Dissozialität", „Enthemmung" und „Anankasmus" der Störung zugeordnet werden. Im forensischen Bereich stellt sich die Frage, inwiefern die Ausprägung einer Persönlichkeitsstörung einer schweren Störung entspricht, welche das juristische Eingangsmerkmal der schweren anderen seelischen Abartigkeit (Deutschland) oder einer schweren Störung (Schweiz) begründet und eine entsprechende Maßnahme oder Maßregel rechtfertigt (Hauser, Herpertz & Habermeyer, 2021).

Eine Ausnahme stellt die Diagnose der Borderline-Persönlichkeitsstörung dar, welche in der ICD-11 weiterhin kategorial erfasst werden kann (6D11.5 Borderline-Muster). Die Borderline-Persönlichkeitsstörung ist im Vergleich zu den anderen Persönlichkeitsstörungen gut untersucht, und es existiert ein stringentes Störungsmodell (Renneberg & Herpertz, 2020). Darauf basierend wurden verschiedene Therapieansätze entwickelt, welche sich als wirksam erwiesen haben (Cristea et al., 2017). Das Muster einer Borderline-Persönlichkeitsstörung ist charakterisiert durch eine Instabilität zwischenmenschlicher Beziehungen, des Selbstbilds und der Affekte sowie durch eine ausgeprägte Impulsivität. Personen mit einer Borderline-Persönlichkeitsstörung weisen oft instabile zwischenmenschliche Beziehungsmuster auf, haben häufig Angst vor Beziehungsabbrüchen, zeigen ein instabiles Selbstbild und/oder ein schnell wechselndes Selbstwertgefühl. Sie neigen zu unüberlegtem Handeln, wenn sie sich in Zuständen starker negativer Affekte befinden, und zeigen gehäuft selbstschädigende Verhaltensweisen/Selbstverletzungen. Die Störung ist darum von hoher forensischer Relevanz, da es in einigen Fällen auch zu fremdschädigenden Verhaltensweisen bzw. zur Ausübung von Gewalt kommen kann. Gewalttätigkeit bei Personen mit einer Borderline-Störung äußert sich vor allem gegenüber Intimpartnern und bekannten Personen, weil Gefühle von Wut und Ärger nicht kontrolliert werden können (Sarkar, 2019).

Während früher Persönlichkeitsstörungen-Diagnosen nicht unter dem Alter von 18 Jahren vergeben wurden, hat sich in den letzten Jahrzehnten die Sichtweise durchgesetzt, dass auch bei Jugendlichen solche Diagnosen sinnvoll sind (Sevecke, Lehmkuhl, Petermann & Krischer, 2011). Die ICD-11 ermöglicht, eine Diagnose unabhängig vom Alter zu vergeben, wenn sich Auffälligkeiten in der Persönlichkeit bzw. den Persönlichkeitsfunktionen über einen Zeitraum von zwei Jahren stabil zeigen. Die Forschung zeigt, dass Persönlichkeitsstörungen bei Jugendlichen hoch prävalent sind und mittels der bestehenden Instrumente für Erwachsene valide diagnostiziert werden können (Schmeck, Schlüter-Müller & Resch, 2012). Die frühe Möglichkeit einer Diagnose wird als Chance beurteilt, schwerwiegende Entwicklungsverläufe früh zu erkennen und zielgerichtet zu verhindern oder zu behandeln (Kaess & Bürger, 2023). Dies trifft insbesondere auf die elaborierten Diagnose- und Behandlungskonzepte der Borderline-Persönlichkeitsstörung zu, jedoch nicht zwingend auf andere Persönlichkeitsstörungen. Zum Beispiel zeigen die Studien zur Behandlung von dissozialen Persönlichkeitsstörungen im Vergleich zu Borderline-Persönlichkeitsstörung nicht die gleiche Wirksamkeit (Gibbon, Khalifa, Cheung, Völlm & McCarthy, 2020; Wilson, 2014). Vor dem Hintergrund von möglichen Labelingprozessen und dadurch ungünstigen Verläufen ist es aus unserer Sicht bei unter 18-Jährigen in der Regel nicht angemessen, Persönlichkeitsstörungen mit antisozialen Merkmalen zu vergeben. Mit dem Konzept der Störungen des Sozialverhaltens und durch eine Beschreibung von Störungen der Persönlichkeitsentwicklung können aus unserer Sicht aggressive und dissoziale Verhaltensmuster im Jugendalter ausreichend abgebildet und entsprechende Behandlungsempfehlungen abgeleitet werden.

Störungen der Persönlichkeitsentwicklung: Im Gegensatz zu Persönlichkeitsstörungen können Störungen der Persönlichkeitsentwicklung mit den bestehenden Diagnosemanualen ICD-11 oder DMS-5 nicht abgebildet werden. Trotzdem spielen sie im Bereich der Forensik eine bedeutende Rolle. In der Schweiz können Personen im Alter von 18 bis 25 Jahren, die eine schwere Straftat begangen haben und bei welchen eine schwere Störung der Persönlichkeitsentwicklung vorhanden ist, in eine spezifische erzieherische Maßnahme für junge Erwachsene eingewiesen werden (Art. 61 des CH-StGB, Dauer: max. vier Jahre mit obligatorischer Beendigung, wenn die Person das Alter von 30 Jahren erreicht). In Österreich und Deutschland kann die psychosoziale Reife als Kriterium herangezogen werden, ob ein junger Erwachsener zwischen 18 und 21 Jahren nach Jugend- oder Erwachsenenstrafrecht beurteilt werden soll. Schließlich kommt der Persönlichkeitsentwicklung bei der Beurteilung der psychosozialen Reife sowie bei der Schuldfähigkeit eine maßgebliche Bedeutung zu (siehe Kapitel 3.9.2).

Wie kann die Persönlichkeitsentwicklung bzw. die psychosoziale Reife am besten definiert werden? Havighurst (1972) hat verschiedene Entwicklungsaufgaben in bestimmten Lebensabschnitten wie Kindheit, Jugend, Erwachsenenalter und Alter vorgeschlagen. Nach seiner Theorie durchlaufen alle Menschen vom Säuglingsalter bis ins hohe Alter eine Reihe von Entwicklungsphasen, die jeweils eine Reihe von Entwicklungsaufgaben umfassen. Die Adoleszenz kann als kritische Phase angesehen werden, in der der Einzelne typischerweise eine gesunde Einstellung zu sich selbst und seiner kulturellen Identität entwickeln und Beziehungen zu anderen Menschen unterschiedlicher Kulturen und Geschlechter aufbauen muss (Manning, 2002). Menschen, die bei diesen Entwicklungsaufgaben in der Adoleszenz scheitern, sind besonders gefährdet, ein abweichendes Sozialverhalten zu entwickeln. Steinberg und Cauffman (1996) schlagen ein Modell der psychosozialen Reife mit drei Facetten vor, die im Zusammenhang mit antisozialem Verhalten von besonderem Interesse sind:

1. „Geduld“ (die Fähigkeit, Impulse, einschließlich aggressiver, zu kontrollieren),
2. „Perspektive“ (die Fähigkeit, andere Standpunkte in Betracht zu ziehen, einschließlich solcher, die längerfristige Folgen oder die Sichtweise anderer berücksichtigen) und
3. „Verantwortung“ (die Fähigkeit, die persönliche Verantwortung für das eigene Verhalten zu übernehmen und sich dem zwanghaften Einfluss anderer zu widersetzen).

Anhand von Längsschnittdaten fanden die Autoren (Monahan, Steinberg, Cauffman & Mulvey, 2009, 2013; Steinberg, Cauffman & Monahan, 2015) starke Unterstützung für dieses Modell der psychosozialen Reife und seine Beziehung zu kriminellem Verhalten: Anhand einer Stichprobe von ursprünglich 14- bis 17-jährigen männlichen Jugendlichen aus der Studie „Pathways to Desistance“ (die alle wegen Straftaten angeklagt worden waren) stellten sie eine normative Zunahme der psychosozialen Reife im Laufe der Zeit fest, mit einem starken Anstieg während der Jugend und einem geringeren Anstieg im jungen Erwachsenenalter. Doch selbst im Alter von 25 Jahren befanden sich die Personen in der Stichprobe noch in der Entwicklung (Monahan et al., 2013). Jugendliche, die ihre Straftaten aufgaben, wiesen einen höheren Anstieg der psychosozialen Reife auf als Straftäter, die weiterhin straffällig wurden (Monahan et al., 2013). Diese Beobachtungen stehen im Einklang mit Erkenntnissen aus der Neurophysiologie, die zeigen, dass bis zum Alter von 25 Jahren kontinuierliche Hirnentwicklungsprozesse ablaufen, die mit psychosozialer Reife wie z. B. Impulskontrolle und exekutiven Funktionen und kriminellem Verhalten in Zusammenhang stehen (Dünkel, Geng & Passow, 2017). Da psychosoziale Unreife oder Störungen der Persönlichkeitsentwicklung nicht auf dieselbe Weise diagnostiziert werden können wie psychiatrische Störungen, die auf den standardisierten Diagnosekriterien der ICD-11 (World Health Organisation, 2024) oder des DSM-5 (American Psychiatric Association, 2013) beruhen, bleiben forensische Beurteilungen anfällig für Verzerrungen. Nach dem Studium der vorhandenen Literatur schlagen Urwyler, Siedler und Aebi (2021) einen multidimensionalen Ansatz zur Beurteilung einer Persönlichkeitsentwicklungsstörung vor. Dieser beruht auf der Sichtung der deutschsprachigen Literatur und beinhaltet die Kernkonzepte Geduld, Perspektiven- und Verantwortungsübernahme der psychosozialen Reife gemäß Steinberg und Cauffman (1996). Im Kapitel 3.9.2 wird ein auf diesen Grundlagen erarbeitetes Beurteilungsschema dargestellt, welches zur Beurteilung der Störung der Persönlichkeitsentwicklung herangezogen werden kann.

2.2.7 Paraphile Störungen

Menschen haben unterschiedliche sexuelle Präferenzen. Diese können sich auf die Ebene des Geschlechts (männlich, weiblich, intersexuell, unspezifisch etc.), des altersmäßig unterschiedlich entwickelten Körperbildes (z. B. kindliches, frühpubertäres, erwachsenes, greises Körperschema) und auf die Ebene der sexuellen Praktiken (z. B. Stellungen, Benutzung von Gegenständen/Fetischen) beziehen (Ahlers & Schaefer, 2022). Paraphilen bezeichnen Störungen der sexuellen Präferenz und sind durch ein anhaltendes und intensives Muster atypischer sexueller Erregung definiert. Sie sind entweder auf ein unübliches Sexualobjekt gerichtet, oder es wird eine unübliche Art eine sexuelle Stimulierung angestrebt. Einige Paraphilien beinhalten sexuelle Gedanken, Fantasien, dranghafte Bedürfnisse oder Verhaltensweisen, welche sich auf andere Personen beziehen, die aufgrund ihres Alters oder ihres Status nicht einwilligungsfähig oder -willig sind (z. B. Pädophilie, Exhibitionismus). Andere Paraphilien beziehen sich auf Gegenstände und einwilligungsfähige Personen (z. B. bei einvernehmlichen Formen des Sadomasochismus). Die Definition von sexueller Abweichung bzw. Störung hängt im Unterschied zu anderen psychischen Störungen deutlicher mit den Normvorstellungen einer Gesellschaft zusammen (Fiedler, 2009). Es ist daher gerechtfertigt, eine Paraphilie als sexuelle Störung zu definieren, wenn diese einen Leidensdruck bei den Betreffenden selbst oder durch das Ausleben der Neigung einen Schaden bei anderen erzeugt (Fiedler, 2004).[6] Sexuelle Paraphilien zeichnen sich durch eine hohe zeitliche Stabilität aus. Die sexuelle Bedürfnisstruktur des Menschen in ihren individuellen Ausprägungen manifestiert sich erstmalig im Jugendalter und wird sich für das weitere Leben meist nicht mehr entscheidend verändern (Beier, 2018; Grundmann, Krupp, Scherner, Amelung & Beier, 2016). Für eine Diagnose einer solchen Störung muss die Präferenz mindestens sechs Monate bestehen.

Paraphilien werden bei Jugendlichen im forensischen Kontext jedoch kaum diagnostiziert (Aebi & Bessler, 2012; Boonmann et al., 2015). Wenn in seltenen Fällen Paraphilien bei sexuellen Delikten von Bedeutung sind, dann meist in Form von pädophilen oder sadistischen Störungen. In Einzelfällen können auch exhibitionistische, voyeuristische und frotteuristische Störungen auftreten. Jugendliche sind in einer Entwicklungsphase, in welcher auch die sexuelle Orientierung und sexuelle Identität noch teilweise unklar oder unsicher sind und verschiedenste sexuelle Handlungen ausprobiert werden. Hintergrund ist dabei meist eine sexuelle Neugier. Dass sich bereits eine zeitlich stabile sexuelle Störung entwickelt hat, ist daher eher die Ausnahme. Wenn eine Paraphilie diagnostiziert werden kann, bietet sie keine monokausale Erklärung für die Entstehung und Aufrechterhaltung von Sexualdelinquenz. Jedoch sind Paraphilien grundlegend für ein umfassendes Deliktverständnis und bedürfen bei der Planung und Umsetzung der Behandlungen besonderer Aufmerksamkeit. Im Folgenden soll genauer auf pädophile und sadistische Störungen eingegangen werden.

Pädophilie: Bei einer Pädophilie ist ein anhaltendes, fokussiertes und intensives Muster sexueller Erregung in Form von Gedanken, Fantasien und Impulsen vorhanden, das sich auf vorpubertäre Kinder bezieht. In der Allgemeinheit wird der Begriff „Pädophilie“ nicht selten als Synonym für den sexuellen Missbrauch von Kindern verwendet. Das ist insofern falsch, als einerseits für einen sexuellen Übergriff verschiedene Hintergründe von Relevanz sein können und keine pädophile Störung vorhanden sein muss. Andererseits haben bei Weitem nicht alle Personen, welche eine pädophile Neigung besitzen, sexuelle Übergriffe begangen (Beier, 2018). Nichtsdestotrotz lässt sich ein klarer Zusammenhang zwischen devianten sexuellen Interessen und sexuellem Kindesmissbrauch feststellen (Hanson & Bussière, 1998; Mann, Hanson & Thornton, 2010). Dies betrifft sowohl sexuelle Übergriffe auf Kinder als auch die Nutzung, Verbreitung oder Herstellung von Kinderpornografie. Damit eine pädophile Störung diagnostiziert werden kann, muss die betreffende Person diese Gedanken, Fantasien oder dranghaften Bedürfnisse ausgelebt haben oder durch sie stark belastet sein. Gemäß der ICD sind die Betroffenen mindestens 16 Jahre alt und mindestens fünf Jahre älter als das präferierte Kind. Die Behandlung der Pädophilie ist nicht darauf ausgerichtet, die sexuell deviante Neigung „wegzutherapieren“ sondern darauf, die Einsicht, Verantwortung und Kontrolle für das sexuelle Verhalten zu übernehmen (Beier, 2018). Diesbezüglich sind auch Präventionsprogramme wie „Kein Täter werden“[7] oder Onlineangebote[8] entwickelt worden.

---

6 Das DSM-5 unterscheidet diesbezüglich z. B. zwischen einer Pädophilie als sexueller Neigung ohne Krankheitswert und einer pädophilen Störung, wenn das Kriterium der Schädigung anderer oder des Leidensdrucks erfüllt ist.

7 https://www.kein-taeter-werden.ch/ (Schweiz, zugegriffen am 05.11.2024), https://www.kein-taeter-werden.de/ (Deutschland, zugegriffen am 05.11.2024).

8 Zum Beispiel www.troubled-desire.com (zugegriffen am 05.11.2024).

Sadismus: Eine sexuell-sadistische Störung ist durch ein anhaltendes, fokussiertes und intensives Muster sexueller Erregung (Gedanken, Fantasien und Verhalten) gekennzeichnet, welches mit der Zufügung körperlichen oder psychischen Leids an einer nicht einwilligenden Person verbunden ist. Die sexuell-sadistische Störung unter Ausübung von Zwang schließt einvernehmlichen sexuellen Sadismus und Masochismus ausdrücklich aus. Die Störung hat verschiedene Erscheinungsformen, welche sich in ihrer Schwere, Intensität und den begleitenden Fantasien unterscheiden können. Longpré, Guay, Knight und Benbouriche (2018) identifizierten verschiedene Dimensionen des Sadismus: 1) sexuelle Fantasien, Vergnügen oder Trieb; 2) Grausamkeit, Folter und/oder Körperverletzung, 3) Demütigung, 4) Beherrschung, Kontrolle und/oder Fesselung, 5) Ritualismus und/oder Planung von Straftaten. Die unterschiedlichen Dimensionen zeigen sich auch bei Jugendlichen, welche sexuelle Delikte mit sadistischen Elementen verüben (Chopin & Beauregard, 2021). Die Demütigung und die Angst der geschädigten Person wirken dabei luststeigernd. Sadistische Elemente bei sexuellen Übergriffen sind allerdings bei wenigen Jugendlichen anzutreffen, häufig wird die Gewalt instrumentell eingesetzt und das Leid des Opfers in Kauf genommen, jedoch nicht spezifisch angestrebt (Aebi, Vogt, Plattner, Steinhausen & Bessler, 2012).

2.3 Ätiologiemodelle

Die Ätiologie von Verhaltensstörungen im Jugendalter ist multidimensional. Basto-Pereira und Farrington (2022) haben kürzlich in einer umfangreichen Metaanalyse Prädiktoren für die Entstehung für allgemeine Jugendkriminalität zusammengetragen und analysiert. Die stärksten Effekte wurden für familienbezogene Faktoren wie das Fehlen von Erziehungskompetenzen, das Fehlen von Stabilität und Harmonie in der Familie, Belastungen in der Familie, Misshandlungen, fehlende Aufsicht und eine geringe Bindung gefunden. Ein umfassendes Bild von verschiedenen Faktoren, welche zu einer SSV oder einer anderen deliktrelevanten Störung führen können, sind in der Abbildung 2-3 zusammengetragen. Es wird dabei deutlich, dass Jugendliche mit einer solchen Störung häufig eine Summe von Risikofaktoren aufweisen, welche sich gegenseitig beeinflussen und miteinander interagieren können. Es kann unterschieden werden zwischen Faktoren, die mehrheitlich dem Individuum zugeordnet sind, und Faktoren, welche einen situativeren Charakter aufweisen. Biologische Faktoren (Genetik, hormonelle Einflüsse), Persönlichkeitsmerkmale (z.B. impulsives Temperament), Erziehungsfaktoren, direkte Verhaltensmodelle (kriminelle Elternteile oder Geschwister) und die persönliche Lebensgeschichte (inkl. eigener Opfererfahrungen) spielen dabei auf der individuellen Ebene eine Rolle. Die Anbindung an delinquente Peergruppen, indirekte Verhaltensmodelle wie die Einflüsse von sozialen Medien, direkte Provokationen oder Anreize für Delinquenz und unmittelbare Auslöser und Enthemmer führen zu aggressiven oder delinquenten Verhaltensweisen, welche sich als dysfunktionales Muster zu einer entsprechenden Störung herausbilden können. In den folgenden Abschnitten soll auf einige der zentralen Faktoren spezifischer eingegangen werden.

2.4 Biologische Grundlagen

Die Forschung zu den neurobiologischen Grundlagen von aggressivem Verhalten zeigte in den letzten 20 Jahren erhebliche Fortschritte. Die technischen Möglichkeiten wie z.B. hochauflösende funktionale Aufnahmen unseres Gehirns ermöglichten eine genauere Analyse der neurologischen Mechanismen bei der Ausübung von Aggression. In den letzten Jahren wurden mehrere Übersichtsarbeiten zur Neurobiologie der Aggression veröffentlicht. Einige davon konzentrieren sich auf spezifische Aspek-

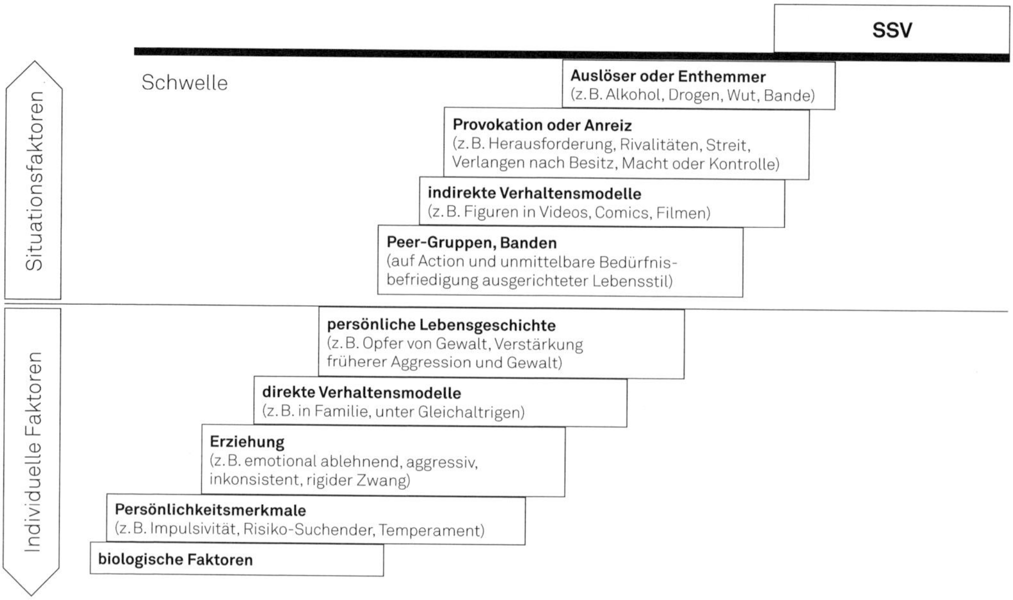

Abbildung 2-3: Individuelle Faktoren und Situationsfaktoren, welche zur Entwicklung einer Störung des Sozialverhaltens (SSV) beitragen

te wie Gene, Neurotransmitter, Schaltkreise und Aktivitäten in Gehirnarealen.

2.4.1 Der Einfluss von erblichen und genetischen Faktoren

Genetische Aspekte werden schon lange als Ursache von Aggression diskutiert. Die Befunde der letzten Jahrzehnte weisen auf einen genetischen Einfluss hin: Basierend auf Zwillings- und Adoptionsstudien zeigt sich, dass ca. 50 % der Variabilität des aggressiven/antisozialen Verhaltens in der Allgemeinbevölkerung auf hereditäre Faktoren zurückgeführt werden können und insbesondere schwere Formen von antisozialem Verhalten von genetischen Effekten beeinflusst werden (Bogerts, 2021; Mason & Frick, 1994). Im Unterschied zu den Ausprägungen der Aggression und der Verhaltensprobleme sind die genetischen Einflüsse weitgehend unabhängig vom Geschlecht und Alter der untersuchten Probanden (Haller, 2020). Fokussiert man auf Personen mit psychischen Störungen, welche einen Zusammenhang mit Aggression und antisozialem Verhalten (z. B. Störung des Sozialverhaltens, Antisoziale Persönlichkeitsstörung, Psychopathie) aufweisen, oder untersucht man Populationen mit kriminellem Verhalten (Verurteilungen aufgrund von Gewaltdelikten, allgemeine Kriminalität), zeigen sich ähnlich hohe Hereditäten (Haller, 2020). Allerdings erklären die durchgeführten Zwillings- und Adoptionsstudien weder die Art noch die Anzahl der beteiligten Gene und geben keine Hinweise darauf, wie verschiedene Gene zusammenwirken oder welche biologischen Mechanismen sie beeinflussen. Es würde an dieser Stelle zu weit führen, die diversen Kandidatengene, welche im Zusammenhang mit Gewalt, Aggression oder einer damit in Verbindung stehenden psychischen Störung untersucht wurden, eingehend zu diskutieren. Die frühere Forschung war mit den bisher durchgeführten Genome-Wide-Association-Studien (GWAS) nicht erfolgreich, spezifische genetische Marker (sogenannte Polymorphismen) zu identifizieren, welche für einen diagnostischen oder therapeutischen Ansatz hilfreich wären (Vassos, Collier & Fazel, 2014).

Die neusten Metaanalysen von GWAS weisen auf das Gen „forkhead box protein P2" (FOXP2) hin, welches in einem Mausmodell mit aggressivem Verhalten zusammenhängt und beim Menschen mit diversen antisozialen Verhaltensweisen über die Lebensspanne hin assoziiert war (Tielbeek et al., 2022).

Möglicherweise ist die Untersuchung von Interaktionseffekten zwischen Genen und Umwelt vielversprechender als die direkte Identifizierung eines spezifischen genetischen Markers für Aggression und Gewalt (Moffitt, 2005). Beispielhaft sei an dieser Stelle auf die wegleitende Untersuchung von Caspi et al. (2002) verwiesen: Die Langzeitstudie untersuchte anhand einer Geburtskohorte von 1037 Kindern aus Neuseeland deren Verlauf in Bezug auf die spätere Entwicklung von antisozialem Verhalten (Störungen des Sozialverhaltens, antisoziale Persönlichkeitsstörung, Verurteilungen aufgrund von Gewaltdelikten). Untersucht wurde der Zusammenhang zwischen erlebten frühkindlichen Misshandlungen und dem Monoaminooxidase-A(MAOA)-Gen, welches in einer niedrig aktiven und einer hoch aktiven Variante vorkommt. Die niedrig aktive Variante zeigt dabei in Interaktion mit dem Auftreten von frühkindlichen Misshandlungserlebnissen ein hohes Risiko für antisoziales Verhalten (Caspi et al., 2002). Obschon die Befunde insbesondere bei männlichen Probanden mehrfach repliziert wurden (Byrd & Manuck, 2014) und auch das Vorliegen des niedrig aktiven MAOA-Gens bei einer straffällig gewordenen Person dazu führte, dass bei US-Gerichtsfällen mildere Urteile ausgesprochen wurden (Scurich & Appelbaum, 2021), bleiben die Ergebnisse umstritten und für die Erklärung eines Einzelfalls nur in Ansätzen hilfreich. Die grundlegende Erkenntnis, dass es Personen gibt, die aufgrund ihrer genetischen Konstitution empfindlicher auf (negative) Umweltbedingungen reagieren und damit vulnerabler für die Entwicklung von antisozialem Verhalten sind, während andere aufgrund ihrer genetischen Ausstattung weniger auf Umwelteinflüsse reagieren, wird dabei aber nicht infrage gestellt.

2.4.2 Weitere biologische Marker

Hormonelle und neurophysiologische Faktoren stehen mit Formen von Aggression und Gewalt im Zusammenhang. Im Alltag wird häufig das männliche Sexualhormon Testosteron mit einem aggressiven Verhalten in Verbindung gebracht. Eine aktuelle Metaanalyse (Geniole et al., 2020) kommt zum Schluss, dass es einen leichten positiven Zusammenhang zwischen dem Baseline-Testosteron und Aggression gibt, wobei dieser Effekt bei Männern, nicht aber bei Frauen stärker und signifikant war. Allerdings sind die Korrelationskoeffizienten sehr niedrig ($r = 0.06$). Auch eine beobachtete Erhöhung des Testosteron-Levels war positiv mit mehr Aggression korreliert ($r = 0.11$), eine direkte kausale Wirkung von Testosteron (-abgabe) auf die menschliche Aggression konnte jedoch bisher nicht feststellt werden (Geniole et al., 2020).

Pränatale Bedingungen wie Alkoholexposition der Mutter, Zigarettenrauchen und Drogenmissbrauch, Ernährungsdefizite und Geburtskomplikationen können neuroanatomisch-neurochemische Defizite mit der Entwicklung von antisozialem und kriminellem Verhalten hervorrufen (Cupaioli et al., 2021). Andere biologische Ansätze fokussieren auf spezifische neuronale Korrelate der Aggression. Bildgebende Studien haben gezeigt, dass gesteigerte Aggression häufig mit einem veränderten Volumen verschiedener Hirnareale sowie mit Veränderungen ihrer Aktivität und Konnektivität einhergeht. Hirnareale, welche mit einem aggressiven Verhalten in Zusammenhang stehen, sind Teile des limbischen Systems und dort insbesondere die Amygdala, der Hypothalamus und der Hippocampus. Auffälligkeiten in diesen Bereichen werden mit verminderter eigener Emotionalität und der fehlenden Wahrnehmung von Emotionen anderer in Beziehung gesetzt (Cupaioli et al., 2021). Die unterschiedliche Reifung von verschiedenen Hirnarealen ist weiter für die Erklärung von Jugenddelinquenz von Bedeutung: Der früheren Entwicklung der subkortikalen/limbischen Hirnareale stehen die späte Ausbildung und Spezifizierung der präfrontalen Hirnareale gegenüber. Dies bewirkt, dass Jugendliche und junge Erwachsene überwiegend von emotionalen Reizen und Impulsen gesteuert werden, während die Kontroll- und Steuerungsfunktionen des präfrontalen Kortex noch wenig verhaltenswirksam sind (Casey, Jones & Somerville, 2011; Casey, Getz & Galvan, 2008).

2.5 Einfluss der Erziehung

Die Eltern oder elterlichen Bezugspersonen haben aufgrund ihrer erzieherischen Aufgabe eine besondere Bedeutung für die Entwicklung von aggressivem oder delinquentem Verhalten. Sie haben die Aufgabe, ihre Kinder vor aktuell vorhandenen und/oder potenziell entstehenden Entwicklungsbedrohungen zu schützen und ihnen entgegenzuwirken. So nehmen sie im Hinblick auf die Vulnerabilität des Kindes eine Schutzfunktion wahr und verhalten sich als begünstigender Umweltfaktor im Mikrosystem des Kindes (Kadera & Kindler, 2024). Anhand von typologischen Ansätzen werden bestimmte Ausprägungen bzw. Ausprägungskombinationen von Erziehungspraktiken zu Typen zusammengefasst, die häufig auch als Erziehungsstile bezeichnet werden. Als Erziehungsstile werden „interindividuell variable, aber intraindividuell vergleichsweise stabile Tendenzen von Eltern oder Bezugspersonen bezeichnet, bestimmte Erziehungspraktiken zu manifestieren“ (Krohne & Hock, 2006). Häufig wird auf harsche, nötigende und inkonsistente Erziehungsstile als mögliche Ursachen von aggressivem und delinquentem Verhalten hingewiesen (z. B. Frick, 2016). Dies scheint bei der SSV ohne limitierende prosoziale Emotionen ein relevanter Einflussfaktor zu sein (Pasalich, Dadds, Hawes & Brennan, 2012; Yeh, Chen, Raine, Baker & Jacobson, 2011). Auch gewährende Formen von Erziehungsstilen, bei welchen dem Kind oder Jugendlichen Freiheiten gewährt werden und auf Fehlverhalten nicht angemessen mit Konsequenzen reagiert wird, sind im Zusammenhang mit der Entwicklung von SSV zu beachten (Frick, 2016; Steinhausen, 2019). Erziehungsstile werden oft auf den Dimensionen Kontrolle (fordernd vs. gewährend) und Zuwendung (ablehnend vs. annehmend) erfasst (siehe Abbildung 2-4). Daraus resultieren vier Cluster von Erziehungsstilen:

1. autoritär (hohe Kontrolle und Ablehnung)
2. autoritativ (hohe Kontrolle und Zuwendung)
3. permissiv (geringe Kontrolle und Zuwendung)
4. vernachlässigend (geringe Kontrolle und Ablehnung)

Baumrind (1975) hat autoritative, autoritäre und permissive Erziehungsstile schon in den 1960er-Jahren umschrieben: Personen mit einem *autoritativen Erziehungsstil* versuchen, das Kind zu lenken. Sie erklären ihm aber auch die Hintergründe ihrer Forderungen und ermutigen es zur Diskussion. Sie setzen ihre Perspektive als Erwachsene durch, aber anerkennen das Kind in seinen individuellen Interessen und Bedürfnissen. Personen mit einem *autoritären Erziehungsstil* sind kontrollierend und zeigen sich dem Kind gegenüber distanziert. Sie zeigen wenig Wärme und versuchen, das Kind mittels Gehorsamkeit entsprechend ihren Vorstellungen zu formen. Die Autonomie des Kindes wird deutlich eingeschränkt. Personen mit einem *permissiven Erziehungsstil* üben wenig Kontrolle aus und stellen keine oder nur geringfügige Anforderungen. Maccoby und Martin (1983) differenzieren den permissiven Stil weiter in Bezug auf das Vorhandensein von Wärme und Zuwendung. Entweder zeigen die Eltern ein hohes Maß an Wärme und Zugänglichkeit, damit ist der permissive Stil als *verwöhnend* zu bezeichnen. Oder sie zeigen wenig Wärme und Zuwendung, dann ist der permissive Stil als *vernachlässigend* zu benennen. Die Abbildung 2-4 zeigt die Dimensionen und Er-

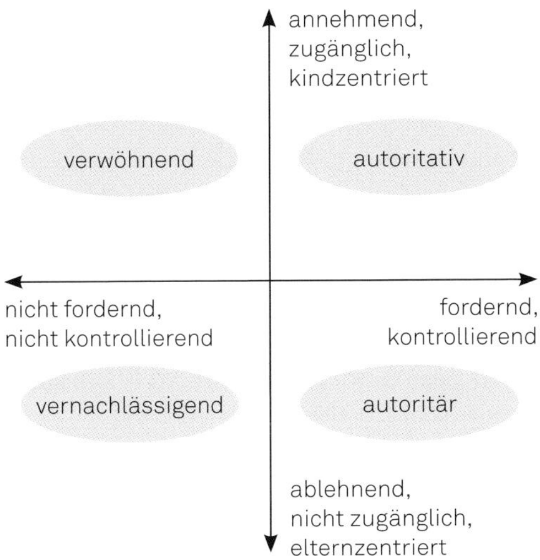

Abbildung 2-4: Dimensionen des Erziehungsverhaltens nach Baumrind (1975) sowie Maccoby und Martin (1983). Quelle: https://www.socialnet.de/lexikon/29568

ziehungsstile nach Baumrind (1975) sowie Maccoby und Martin (1983).

In einer Metaanalyse (Hoeve et al., 2009) basierend auf 161 Studien zeigten sich klare Hinweise auf Einflüsse von elterlichem Erziehungsverhalten auf das delinquente Verhalten von Kindern und Jugendlichen. Die stärksten Zusammenhänge wurden für die fehlende elterliche Überwachung und negative Aspekte der Unterstützung wie das Zeigen von Ablehnung und Feindseligkeit gegenüber dem Kind gefunden. Die Effekte wurden durch weitere Faktoren wie z. B. das Geschlecht der Eltern sowie das Geschlecht und Alter des Kindes beeinflusst. Die Ergebnisse deuten darauf hin, dass einige Erziehungsweisen für bestimmte Kontexte oder Teilstichproben wichtiger sind als für andere. Manche Eltern können auch aufgrund von eigenen psychischen Störungen oder Belastungen nicht in der Lage sein, längerfristig ihren erzieherischen Aufgaben nachzukommen. Andere Elternteile sind in ihrem Verhalten gegenüber ihren Kindern von Schuldgefühlen geprägt, sodass sie nicht in der Lage sind, Anforderungen durchzusetzen und Wünsche von Kindern abzulehnen.

2.6 Die Rolle von Peers und Medieneinflüssen

Jugenddelinquenz findet typischerweise in einer Gruppe von mehreren Jugendlichen statt. Dabei spielt das Ansehen, das von Gleichaltrigen ausgeht, eine entscheidende Rolle. Im Jugendalter steigt typischerweise das Bedürfnis nach Autonomie und Unabhängigkeit von elterlichen Bezugspersonen. Jugendliche wollen von anderen als autonom, stark und unabhängig wahrgenommen werden. Sie suchen ab dem Alter von 11 bis 12 Jahren daher verstärkt die Gesellschaft von gleichaltrigen Peers (Csikszentmihalhi & Larson, 1984). Entsprechend nimmt die Konformität mit den elterlichen Einstellungen und Überzeugungen in der frühen bis mittleren Adoleszenz ab, während der Einfluss der Einstellungen und Überzeugungen von Gleichaltrigen zunimmt (Sullivan, Childs & Gann, 2018). Es überrascht nicht, dass das Ausmaß des Kontakts mit kriminellen Gleichaltrigen einen der zuverlässigsten Prädiktoren für individuelle Delinquenz während der Adoleszenz darstellt (Stolzenberg & D'Alessio, 2008). Ein Jugendlicher fühlt sich einer Gruppe zugehörig und identifiziert sich mit ihr. Die Rolle eines Jugendlichen in einer delinquenten Gruppe und die Interaktionen zwischen den Peers bei der Ausübung von Delikten stellen Faktoren dar, welche für die Beurteilung und Interventionen eine wichtige Bedeutung haben, z. B. das Aufgreifen eines hohen Geltungsbedürfnisses oder fehlender Abgrenzungsstrategien in der Therapie.

Auch im Rahmen von Unterbringungen bzw. Aufenthalten in Jugendgefängnissen sind negative Peereffekte zu beobachten (Dishion, McCord & Poulin, 1999; Dishion & Tipsord, 2011; Gatti, Tremblay & Vitaro, 2009). Eindrücklich zeigt z. B. die Untersuchung zu Peereffekten bei 8216 Jugendlichen, welche zwischen 1997 und 1999 in 169 verschiedenen Institutionen in Florida untergebracht waren, dass die Dauer des Aufenthalts mit anderen Jugendlichen, welche gleichgelagerte Delikte begingen, die Wahrscheinlichkeit zukünftiger gleichgelagerter Delikte erhöht (Bayer, Hjalmarsson & Pozen, 2009). Es braucht Konzepte in Jugendinstitutionen und Gefängnissen, um solche negativen Peereffekte zu verhindern: Ahonen und Degner (2012) schlagen vor, dass Institutionen sich ein Wissen zu diesen negativen Peereffekten aufbauen und ein enges Monitoring der Jugendlichen durch Betreuungspersonal gewährleisten, sodass keine unstrukturierte Freizeit ohne Beaufsichtigung zugelassen und eine gute Beziehung der Bezugspersonen zu den Jugendlichen entwickelt wird.

Mit den Möglichkeiten der sozialen Medien und dem damit einfachen Austausch von Nachrichten, Bildern und Videos sind nun neben den realen Kontakten auch virtuelle Kontakte und Freundschaften über das Internet möglich, welche das Verhalten der Jugendlichen maßgeblich beeinflussen können. Fast alle Jugendlichen und jungen Erwachsenen sind auf sozialen Netzwerken unterwegs, dabei macht ein relevanter Anteil von Jugendlichen auch negative Erfahrungen (z. B. Cybermobbing oder sexuelle Belästigung). Gerade im Bereich der Sexualität hat die Nutzung des Internets einen besonderen Stellenwert. Dabei wird die Gefahr, dass durch den Konsum von Pornografie sexuell aggressives Verhalten gefördert wird, immer wieder diskutiert. Eine aktuelle Metaanalyse findet diesbezüglich keinen Zusammenhang, nur der Konsum von Gewaltpornografie zeigt einen Zusammenhang mit sexuellen Übergriffen (Ferguson & Hartley, 2022). Allerdings zeigt sich unabhängig vom Geschlecht ein moderater Zusammenhang zwischen Pornografiekonsum und sexueller Realitätswahrnehmung (Gunnoo & Powell, 2023). Dies legt nahe, dass durch das Betrachten von Pornografie falsche bzw. übertriebene Vorstellungen von Sexualität gefördert werden.

2.7 Die Auswirkungen von frühen Belastungsfaktoren

Im Jahre 1998 veröffentlichten Vincent Felitti und Mitarbeitende eine Studie (Felitti et al., 1998), welche sich später als bahnbrechend herausstellte und zu neuen klinischen Angeboten und einer Fülle an weiteren Forschungsprojekten führte, welche sich auch für die Erklärung von Gewalt und Delinquenz von größerer Bedeutung erwiesen. Vincent Felitti stammte aus einer Ärztefamilie und war Leiter der Abteilung für Präventivmedizin an einer Adipositasklinik einer privaten Versicherung in den USA. Er sah, dass viele Teilnehmer:innen eines Adipositasprogramms vorzeitig damit abbrachen, obschon sie zuvor an Gewicht verloren hatten. Er begann damit, seine Patient:innen zu befragen, und stellte fest, dass viele einen sexuellen Missbrauch erlebt hatten. In der Folge entwickelte er einen systematischen Fragenkatalog zu verschiedenen Belastungserfahrungen in der Kindheit (sogenannte Adverse-Childhood-Experiences; ACE) und befragte damit über 17000 Versicherte seines Arbeitgebers. Die ACE-Studie und weitere Folgestudien zeigten, dass belastende Kindheitserfahrungen weitverbreitet sind und dass ein kumulativer Effekt von verschiedenen Belastungserfahrungen vorlag, der weitreichende Folgen für die Gesundheit hatte (z. B. Anda et al., 2006; Chapman et al., 2004; Felitti et al., 2019; Felitti et al., 1998). Je höher die Anzahl verschiedener Belastungserfahrungen bei einer Person war, desto höher war die Wahrscheinlichkeit, dass diese Person später an einer körperlichen Krankheit (z. B. Lebererkrankungen, Diabetes, Übergewicht) oder an einer psychischen Störung (z. B. Depression, Angststörung) erkrankte oder spätere soziale und berufliche Probleme aufwies (z. B. Jobverlust, Scheidung etc.).

Die Untersuchungen von Felitti und Mitarbeitenden führten dazu, dass ACE nun auch umfassender als kumulative Risikofaktoren für die Entstehung von Gewalt und Kriminalität in Betracht gezogen wurden (z. B. Baglivio & Epps, 2016; Baglivio & Wolff, 2023; Craig, Piquero, Farrington & Ttofi, 2017; Craig, Trulson, DeLisi & Caudill, 2020). Die möglichen Auswirkungen spezifischer Missbrauchserfahrungen auf die Ausübung von gleichgelagerten Delikten sind dabei in der wissenschaftlichen Literatur und der klinischen Praxis seit Langem bekannt (Glasser et al., 2001; Widom, 1989). Viele Jugendliche mit gewalttätigem Verhalten haben jedoch nicht nur eine spezifische Form von Trauma oder Missbrauch erlebt, sondern multiple Belastungserfahrungen in ihrer Kindheit und Jugend gemacht (Ford, Grasso, Hawke & Chapman, 2013; Kilchmann, Bessler & Aebi, 2015; Plattner et al., 2016). Die Zusammenhänge zwischen Traumatisierungen und späteren gewalttätigen oder sexuell übergriffigen Verhaltensweisen sind auch für Jugendliche und junge Erwachsene im deutschen Sprachraum gut belegt (Aebi, Landolt et al., 2015; Aebi, Linhart et al., 2015; Barra, Bessler, Landolt & Aebi, 2017; Barra, Mokros, Landolt, Bessler & Aebi, 2021). Affektive und kognitive Faktoren sind bei der Transmission von Gewalt beteiligt (Aebi, 2019; Aebi et al., 2017; Svingen, 2023).

Entscheidend für das Verstehen des Zusammenhangs zwischen multiplen Belastungserfahrungen und kriminellen Verhaltensweisen scheint aus psychologischer Sicht die Analyse der mentalen und affektiven Prozesse bei einem Kind oder Jugendlichen zu sein. Diesbezüglich kann auf der Grundlage der aktuellen Forschung davon ausgegangen werden, dass langfristige und multiple Erfahrungen psychosozialer Belastungen (additiver Zusammenhang von Schwere, Anzahl und Art der Erfahrungen) dazu führen, dass ein Kind/Jugendlicher negativ gefärbte Grundannahmen von seiner sozialen Welt entwickelt (z. B. in Form von dysfunktionalen Schemata oder Glaubenssätzen; siehe auch „Behandlungssequenz 3: Einordnung der Delinquenz in Biografie und Persönlichkeit, Erlernung deliktpräventiver Strategien" in Kapitel 5.3.2). Aus klinischer Erfahrung berichten z. B. viele Jugendliche mit multiplen Belastungen „über die Notwendigkeit von Gewalt, um sich gegen Ungerechtigkeiten zu wehren oder sich durchsetzen zu können". Diese generalisierten negativen Grundannahmen führen dazu, dass neue Ereignisse verzerrt negativ interpretiert bzw. anderen Personen feindselige Motive für ihr Handeln unterstellt werden (Crick & Dodge, 1996; Dodge & Crick 1990). Die feindlich verzerrte Wahrnehmung von Ereignissen geht wiederum mit einer reduzierten Hemmung von aggressiven und gewalttätigen Impulsen einher (siehe Abbildung 2-5).

2.8 Die Theorie der sozialkognitiven Defizite (Fonagy und Luyten)

Fonagy und Luyten (2018) gehen davon aus, dass chronische oder vorübergehende Beeinträchtigungen von sozialen Kognitionen insbesondere im Bereich des Mentalisierens Ursachen für Verhaltensstörungen sind. Damit meinen sie die Fähigkeit, sich selbst und andere im Sinne von mentalen Zuständen zu verstehen. Wegen der fehlenden Fähigkeit zur Perspektivenübernahme und mangelnder Empathie werden aggressive Verhaltensimpulse nicht gehemmt. Das bedeutet, dass die betroffenen Personen keine adäquate Resonanz auf eigene Gefühle erlebten und in der Folge nicht gelernt haben, sich selbst, ihr Verhalten und dessen Folgen in anderen zu antizipieren. Die Theorie von Fonagy und Luyten beinhaltet eine evolutionspsychologische und entwicklungspsychologische Perspektive auf die Entstehung von Aggression bzw. Störungen des Sozialverhaltens und stützt sich stark auf deren beobachtbare Verhaltensmerkmale und biologische Korrelate (Fonagy & Luyten, 2018).

Beide Subtypen der Störung, welche im Kapitel 2.2.1 schon beschrieben wurden, spielen in der Theorie eine entscheidende Rolle: Einerseits die Störung des Sozialverhaltens *ohne* limitierende prosoziale Emotionen, welche durch ein hohes Maß an Angst, eine Hypervigilanz gegenüber emotionalen Zuständen und reaktive Formen von Aggression (siehe Kapitel 2.1) gekennzeichnet ist. Andererseits die Störung des Sozialverhaltens *mit* limitierenden prosozialen Emotionen, welche durch eine Hyporeaktivität auf affektive Zustände, Defizite beim affektiven Mentalisieren und durch instrumentelle und

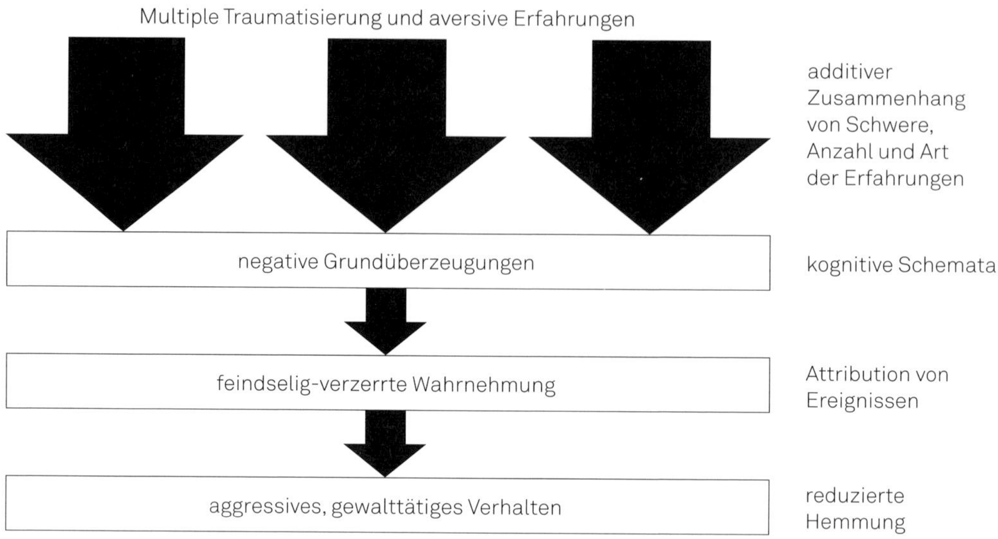

Abbildung 2-5: Auswirkung multipler Traumatisierungen und aversiver Erfahrungen (Aebi, 2019)

appetitive Aggressionsformen gekennzeichnet ist (Blair, Leibenluft & Pine, 2015; Fonagy & Luyten, 2018; Frick, 2016). Die erste Form der Störung kann als eine Reaktion auf eine sporadisch unsichere und potenziell bedrohliche Umwelt gesehen werden. Die letztere und als besonders schwer bezeichnete Form der Störung des Sozialverhaltens kann dabei verstanden werden aus einer genetischen Veranlagung mit verminderter Reaktion auf die soziale Umgebung und auf chronisch bzw. länger andauernde negative Umwelteinflüsse wie mangelnde Verfügbarkeit von Bindungspersonen, fehlende emotionale Wärme, erzieherische Defizite und deren „Gewöhnung" an diese negativen Umweltfaktoren. Damit gemeint ist auch eine evolutionspsychologisch sinnvolle Adaption an eine negative soziale Umwelt, in welcher eine Sensibilität auf zwischenmenschliche Wärme und das Vorhandensein von affektiver Empathie kontraproduktiv sind. Die Fähigkeit des Mentalisierens, welche von stabilen frühkindlichen Bindungserfahrungen abhängig ist und mittels des sozialen Lernens erfolgt, kann sich ungenügend ausbilden.

Bei der schweren Störung des Sozialverhaltens mit limitierenden prosozialen Emotionen sind zahlreiche Folgeerscheinungen in einer Vielzahl von Bereichen manifestiert: (1) eine hohe Stabilität aggressiven und dissozialen Verhaltens, was zu einer Unempfindlichkeit gegenüber sozialem Einfluss und damit auch zu einer schlechteren Reaktion auf eine Behandlung führt; (2) emotionale Defizite, die auf Einschränkungen beim Erwerb des Verständnisses von Emotionen hinweisen (oberflächliche Emotionen, fehlende Erkennung von Angst und Stressreaktionen), und (3) kognitive Defizite als Ergebnis unzureichender sozialer Kommunikation wie z.B. ein asoziales Wertesystem, einschließlich der Legitimität von Aggression.

Literatur

't Hart-Kerkhoff, L., Jansen, L.M., Doreleijers, T.A., Vermeiren, R., Minderaa, R.B. & Hartman, C.A. (2009). Autism spectrum disorder symptoms in juvenile suspects of sex offenses. *Journal of Clinical Psychiatry, 70* (2), 266–272. https://doi.org/10.4088/JCP.08m04635

Aebi, M. (2019). Die Prävalenz von psychosozialen Belastungen bei jugendlichen Straftätern: Eine Metaanalyse. *Forensische Psychiatrie, Psychologie, Kriminologie, 13* (2), 166–177. https://doi.org/10.1007/s11757-019-00525-8

Aebi, M., Barra, S., Bessler, C., Steinhausen, H.C., Walitza, S. & Plattner, B. (2016). Oppositional defiant disorder dimensions and subtypes among detained male adolescent offenders. *Journal of Child Psychology and Psychiatry, 57* (6), 729–736. https://doi.org/10.1111/jcpp.12473

Aebi, M., Barra, S., Bessler, C., Walitza, S. & Plattner, B. (2019). The validity of conduct disorder symptom profiles in high-risk male youth. *European Child & Adolescent Psychiatry, 28*, 1537–1546. https://doi.org/10.1007/s00787-019-01339-z

Aebi, M. & Bessler, C. (2012). Sexuelle Straftaten von Minderjährigen: Ergebnisse einer empirischen Untersuchung im Kanton Zürich. *Schweizerische Zeitschrift für Kriminologie, 1*, 17–28.

Aebi, M., Bessler, C. & Steinhausen, H.-C. (2021). A cumulative substance use score as a novel measure to predict risk of criminal recidivism in forensic juvenile male outpatients. *Child Psychiatry & Human Development, 52* (1), 30–40. https://doi.org/10.1007/s10578-020-00986-7

Aebi, M., Giger, J., Plattner, B., Metzke, C.W. & Steinhausen, H.-C. (2014). Problem coping skills, psychosocial adversities and mental health problems in children and adolescents as predictors of criminal outcomes in young adulthood. *European Child & Adolescent Psychiatry, 23*, 283–293. https://doi.org/10.1007/s00787-013-0458-y

Aebi, M., Landolt, M.A., Mueller-Pfeiffer, C., Schnyder, U., Maier, T. & Mohler-Kuo, M. (2015). Testing the „sexually abused-abuser hypothesis" in adolescents: A population-based study. *Archives of Sexual Behavior, 44*, 2189–2199. https://doi.org/10.1007/s10508-014-0440-x

Aebi, M., Linhart, S., Thun-Hohenstein, L., Bessler, C., Steinhausen, H.-C. & Plattner, B. (2015). Detained male adolescent offender's emotional, physical and sexual maltreatment profiles and their associations to psychiatric disorders and criminal behaviors. *Journal of Abnormal Child Psychology, 43*, 999–1009. https://doi.org/10.1007/s10802-014-9961-y

Aebi, M., Mohler-Kuo, M., Barra, S., Schnyder, U., Maier, T. & Landolt, M. (2017). Posttraumatic stress and youth violence perpetration: A population-based cross-sectional study. *European Psychiatry, 40*, 88–95. https://doi.org/10.1016/j.eurpsy.2016.08.007

Aebi, M., Perriard, R., Scherrer, B.S. & Wettach, R. (2011). *Kinder mit oppositionellem und aggressivem Verhalten: Das Baghira-Training*. Göttingen: Hogrefe.

Aebi, M. & Steinhausen, H.-C. (2018). Violent juvenile offenders: A psychiatric and mental health perspective. In A.T. Vazsonyi, D.J. Flannery & M. DeLisi (Eds.), *The Cambridge handbook of violent behavior and aggression* (pp. 278–300). Cambridge: Cambridge University Press. https://doi.org/10.1017/9781316847992.017

Aebi, M., Vogt, G., Plattner, B., Steinhausen, H.-C. & Bessler, C. (2012). Offender types and criminality dimensions in male juveniles convicted of sexual offenses. *Sexual Abuse, 24* (3), 265–288. https://doi.org/10.1177/1079063211420449

Ahlers, C.J. & Schaefer, G.A. (2022). Störungen der sexuellen Präferenz. In U. Hartmann, T. Krüger, V. Kürbitz & C. Nehhof *Sexualmedizin für die Praxis: Sexualberatung und Kurzinterventionen bei sexuellen Störungen* (S. 303–320). Springer.

Ahonen, L. & Degner, J. (2012). Negative peer cultures in juvenile institutional settings: Staff as couch coaches or couch slouches. *Journal of Offender Rehabilitation, 51* (5), 316–330. https://doi.org/10.1080/10509674.2012.683238

American Psychiatric Association. (2013). *Diagnostic and Statistical Manual of Mental Disorders – DSM-5* (5th ed.). Washington, DC: American Psychiatric Association. https://doi.org/10.1176/appi.books.9780890425596

Anda, R.F., Felitti, V.J., Bremner, J.D., Walker, J.D., Whitfield, C., Perry, B.D., Dube, S.R. & Giles, W.H. (2006). The enduring effects of abuse and related adverse experiences in childhood: A convergence of evidence from neurobiology and epidemiology. *European Archives of Psychiatry and Clinical Neuroscience, 256*, 174–186. https://doi.org/10.1007/s00406-005-0624-4

Anderson, C.A. & Bushman, B.J. (2002). Human aggression. *Annual Review of Psychology, 53* (1), 27–51. https://doi.org/10.1146/annurev.psych.53.100901.135231

Baer, P.E., Garmezy, L.B., McLaughlin, R.J., Pokorny, A.D. & Wernick, M.J. (1987). Stress, coping, family conflict, and adolescent alcohol use. *Journal of Behavioral Medicine, 10*, 449–466. https://doi.org/10.1007/BF00846144

Baglivio, M.T. & Epps, N. (2016). The interrelatedness of adverse childhood experiences among high-risk juvenile offenders. *Youth Violence and Juvenile Justice, 14* (3), 179–198. https://doi.org/10.1177/1541204014566286

Baglivio, M.T. & Wolff, K.T. (2023). Adverse Childhood Experiences (ACEs) and Violent Offending

Among Juveniles with Justice System Involvement: Theory, Research, and Implications for Policy. In S.G. Portwood, M.J. Lawler & M.C. Roberts (Eds.), *Handbook of adverse childhood experiences: A framework for collaborative health promotion* (pp. 123–136). Cham: Springer. https://doi.org/10.1007/978-3-031-32597-7_9

Banaschevski, T., Döpfner, M. & Grosse, K.P. (2017). *S3-Leitlinie ADHS bei Kindern, Jugendlichen und Erwachsenen.* https://register.awmf.org/de/leitlinien/detail/028-045

Barra, S., Bessler, C., Landolt, M.A. & Aebi, M. (2017). Type and timing of maltreatment influence criminal persistence in sexually abusive adolescents. *Law and Human Behavior, 41* (6), 556. https://doi.org/10.1037/lhb0000255

Barra, S., Mokros, A., Landolt, M.A., Bessler, C. & Aebi, M. (2021). Criminal recidivism and psychosocial adversity in offense-related subtypes of sexually abusive adolescents. *Journal of Sexual Aggression, 27* (2), 185–203. https://doi.org/10.1080/13552600.2020.1842922

Basto-Pereira, M. & Farrington, D.P. (2022). Developmental predictors of offending and persistence in crime: A systematic review of meta-analyses. *Aggression and Violent Behavior*, 101761. https://doi.org/10.1016/j.avb.2022.101761

Baumrind, D. (1975). Some thoughts about childrearing. In U. Bronfenbrenner & M.A. Mahoney (Eds.), *Influences on human development* (pp. 270–282). Michigan: The Dryden Press.

Bayer, P., Hjalmarsson, R. & Pozen, D. (2009). Building criminal capital behind bars: Peer effects in juvenile corrections. *The Quarterly Journal of Economics, 124* (1), 105–147. https://doi.org/10.1162/qjec.2009.124.1.105

Beier, K.M. (2018). *Pädophilie, Hebephilie und sexueller Kindesmissbrauch: Die Berliner Dissexualitätstherapie.* Berlin: Springer. https://doi.org/10.1007/978-3-662-56594-0

Bessler, C., Stiefel, D., Barra, S., Plattner, B. & Aebi, M. (2018). Psychische Störungen und kriminelle Rückfälle bei männlichen jugendlichen Gefängnisinsassen. *Zeitschrift für Kinder- und Jugendpsychiatrie und Psychotherapie, 47*, 1–14.

Biederman, J. & Faraone, S.V. (2005). Attention-deficit hyperactivity disorder. *The Lancet, 366* (9481), 237–248.

Bilke-Hentsch, O., Wölfling, K. & Batra, A. (2014). *Praxisbuch Verhaltenssucht: Symptomatik, Diagnostik und Therapie bei Kindern, Jugendlichen und Erwachsenen.* Stuttgart: Georg Thieme Verlag.

Blair, R.J.R., Leibenluft, E. & Pine, D.S. (2015). Conduct disorder and callous-unemotional traits in youth. *The New England Journal of Medicine, 372* (8), 784.

Bodenmann, G., Perrez, M. & Schär, M. (2023). *Klassische Lerntheorien: Grundlagen und Anwendungen in Erziehung und Psychotherapie.* Bern: Hogrefe. https://doi.org/10.1024/86184-000

Bogerts, B. (2021). *Where does violence come from? A multidimensional approach to its causes and manifestations.* Cham: Springer. https://doi.org/10.1007/978-3-030-81792-3

Boonmann, C., van Vugt, E.S., Jansen, L.M., Colins, O.F., Doreleijers, T.A., Stams, G.-J.J. & Vermeiren, R.R. (2015). Mental disorders in juveniles who sexually offended: A meta-analysis. *Aggression and Violent Behavior, 24*, 241–249. https://doi.org/10.1016/j.avb.2015.06.003

Bukstein, O.G. (2006). Substance use disorders. In C. Gillberg, R. Harrington & H.-C. Steinhausen (Eds.), *A clinician's handbook of child and adolescent psychiatry* (pp. 54–78). Cambridge: Cambridge University Press.

Byrd, A.L. & Manuck, S.B. (2014). MAOA, childhood maltreatment, and antisocial behavior: Meta-analysis of a gene-environment interaction. *Biological Psychiatry, 75* (1), 9–17. https://doi.org/10.1016/j.biopsych.2013.05.004

Casey, B., Jones, R.M. & Somerville, L.H. (2011). Braking and accelerating of the adolescent brain. *Journal of Research on Adolescence, 21* (1), 21–33. https://doi.org/10.1111/j.1532-7795.2010.00712.x

Casey, B.J., Getz, S. & Galvan, A. (2008). The adolescent brain. *Developmental Review, 28* (1), 62–77. https://doi.org/10.1016/j.dr.2007.08.003

Caspi, A., McClay, J., Moffitt, T.E., Mill, J., Martin, J., Craig, I.W., Taylor, A. & Poulton, R. (2002). Role of genotype in the cycle of violence in maltreated children. *Science, 297* (5582), 851–854.

Chapman, D.P., Whitfield, C.L., Felitti, V.J., Dube, S.R., Edwards, V.J. & Anda, R.F. (2004). Adverse childhood experiences and the risk of depressive disorders in adulthood. *Journal of Affective Disorders, 82* (2), 217–225. https://doi.org/10.1016/j.jad.2003.12.013

Cheng, C. & Li, A.Y.-l. (2014). Internet addiction prevalence and quality of (real) life: A meta-analysis of 31 nations across seven world regions. *Cyberpsychology, Behavior, and Social Networking, 17* (12), 755–760. https://doi.org/10.1089/cyber.2014.0317

Choi, W.-S., Woo, Y.S., Wang, S.-M., Lim, H.K. & Bahk, W.-M. (2022). The prevalence of psychiatric comorbidities in adult ADHD compared with non-ADHD populations: A systematic literature review. *PloS one, 17* (11), e0277175. https://doi.org/10.1371/journal.pone.0277175

Chopin, J. & Beauregard, E. (2021). Sadistic juvenile offenders: identifying clinical intervention dimensions based on sadism manifestations and criminogenic factors. *The Journal of Forensic Psychiatry & Psychology, 32* (6), 792–807. https://doi.org/10.1080/14789949.2021.1909105

Colins, O.F., Vermeiren, R.R., Vreugdenhil, C., Schuyten, G., Broekaert, E. & Krabbendam, A. (2009). Are psychotic experiences among detained juvenile offenders explained by trauma and substance use? *Drug and Alcohol Dependence, 100* (1–2), 39–46. https://doi.org/10.1016/j.drugalcdep.2008.08.013

Colins, O.F., Vermeiren, R.R., Vreugdenhil, C., van den Brink, W., Doreleijers, T. & Broekaert, E. (2010). Psychiatric disorders in detained male adolescents: a systematic literature review. *Canadian Journal of Psychiatry, 55* (4), 255–263. https://doi.org/10.1177/070674371005500409

Craig, J.M., Piquero, A.R., Farrington, D.P. & Ttofi, M.M. (2017). A little early risk goes a long bad way: Adverse childhood experiences and life-course offending in the Cambridge study. *Journal of Criminal Justice, 53*, 34–45. https://doi.org/10.1016/j.jcrimjus.2017.09.005

Craig, J.M., Trulson, C.R., DeLisi, M. & Caudill, J.W. (2020). Toward an understanding of the impact of adverse childhood experiences on the recidivism of serious juvenile offenders. *American Journal of Criminal Justice, 45*, 1024–1039. https://doi.org/10.1007/s12103-020-09524-6

Crick, N.R. & Dodge, K.A. (1996). Social information – processing mechanisms in reactive and proactive aggression. *Child Development, 67* (3), 993–1002. https://doi.org/10.2307/1131875

Cristea, I.A., Gentili, C., Cotet, C.D., Palomba, D., Barbui, C. & Cuijpers, P. (2017). Efficacy of psychotherapies for borderline personality disorder: a systematic review and meta-analysis. *JAMA Psychiatry, 74* (4), 319–328. https://doi.org/10.1001/jamapsychiatry.2016.4287

Csikszentmihalhi, M. & Larson, R. (1984). *Being adolescent: Conflict and growth in the teenage years.* New York, NY: Basic Books.

Cupaioli, F.A., Zucca, F.A., Caporale, C., Lesch, K.-P., Passamonti, L. & Zecca, L. (2021). The neurobiology of human aggressive behavior: neuroimaging, genetic, and neurochemical aspects. *Progress in neuro-psychopharmacology and biological psychiatry, 106*, 110059. https://doi.org/10.1016/j.pnpbp.2020.110059

d'Huart, D., Seker, S., Bürgin, D., Birkhölzer, M., Boonmann, C., Schmid, M. & Schmeck, K. (2023). The stability of personality disorders and personality disorder criteria: A systematic review and meta-analysis. *Clinical Psychology Review, 102*, 102284. https://doi.org/10.1016/j.cpr.2023.102284

Dadds, M.R., Cauchi, A.J., Wimalaweera, S., Hawes, D.J.& Brennan, J. (2012). Outcomes, moderators, and mediators of empathic-emotion recognition training for complex conduct problems in childhood. *Psychiatry Research, 199* (3), 201–207. https://doi.org/10.1016/j.psychres.2012.04.033

Dishion, T.J., McCord, J. & Poulin, F. (1999). When interventions harm: Peer groups and problem behavior. *American Psychologist, 54* (9), 755. https://doi.org/10.1037/0003-066X.54.9.755

Dishion, T.J. & Tipsord, J.M. (2011). Peer contagion in child and adolescent social and emotional development. *Annual Review of Psychology, 62*, 189–214. https://doi.org/10.1146/annurev.psych.093008.100412

Dodge, K.A. & Crick, N.R. (1990). Social information-processing bases of aggressive behavior in children. *Personality and Social Psychology Bulletin, 16* (1), 8–22. https://doi.org/10.1177/0146167290161002

Dollard, J., Miller, N.E., Doob, L.W., Mowrer, O.H., Sears, R.R., Ford, C.S., Hovland, C.I. & Sollenberger, R.T. (1939). *Frustration and aggression.* London: Routledge. https://doi.org/10.1037/10022-000

Dünkel, F., Geng, B. & Passow, D. (2017). Erkenntnisse der Neurowissenschaften zur Gehirnreifung („brain maturation"): Argumente für ein Jungtäterstrafrecht. *Zeitschrift für Jugendkriminalrecht und Jugendhilfe, 2*, 115–120.

Elkington, K.S., Teplin, L.A., Abram, K.M., Jakubowski, J.A., Dulcan, M.K. & Welty, L.J. (2015). Psychiatric disorders and violence: A study of delinquent youth after detention. *Journal of the American Academy of Child & Adolescent Psychiatry, 54* (4), 302–312. e305. https://doi.org/10.1016/j.jaac.2015.01.002

Fayyad, J., De Graaf, R., Kessler, R., Alonso, J., Angermeyer, M., Demyttenaere, K., De Girolamo, G., Haro, J.M., Karam, E.G., Lara, C., Lépine, J.-P., Ormel, J., Posada-Villa, J., Zaslavsky, A.M. & Jin, R. (2007). Cross-national prevalence and correlates of adult attention-deficit hyperactivity disorder. *The British Journal of Psychiatry, 190* (5), 402–409.

Fazel, S., Zetterqvist, J., Larsson, H., Langstrom, N. & Lichtenstein, P. (2014). Antipsychotics, mood stabilisers, and risk of violent crime. *Lancet, 384* (9949), 1206–1214.

Felitti, V.J., Anda, R.F., Nordenberg, D., Williamson, D.F., Spitz, A.M., Edwards, V., Koss, M.P. & Marks, J.S. (2019). Relationship of childhood abuse and household dysfunction to many of the leading causes of death in adults: The adverse childhood experiences (ACE) study. *American Journal of Preventive Medicine, 14* (4), 245–258. https://doi.org/10.1016/j.amepre.2019.04.001

Felitti, V.J., Anda, R.F., Nordenberg, D., Williamson, D.F., Spitz, A.M., Edwards, V. & Marks, J.S. (1998). Relationship of childhood abuse and household dysfunction to many of the leading causes of death in adults: The Adverse Childhood Experiences (ACE) Study. *American Journal of Preventive Medicine, 14* (4), 245–258. https://doi.org/10.1016/S0749-3797(98)00017-8

Ferguson, C.J. & Hartley, R.D. (2022). Pornography and sexual aggression: Can meta-analysis find a link? *Trauma, Violence, & Abuse, 23* (1), 278–287. https://doi.org/10.1177/1524838020942754

Fiedler, P. (2004). *Sexuelle Orientierung und sexuelle Abweichung: Heterosexualität – Homosexualität – Transgenderismus und Paraphilien – sexueller Missbrauch – sexuelle Gewalt*. Weinheim: Beltz PVU.

Fiedler, P. (2009). Sexuelle Deviationen und Paraphilien. In M. Margraf & S. Schneider (Hrsg.), *Lehrbuch der Verhaltenstherapie: Band 2: Störungen im Erwachsenenalter – Spezielle Indikationen – Glossar* (S. 461–475). Berlin: Springer.

Fonagy, P. & Luyten, P. (2018). Conduct problems in youth and the RDoC approach: A developmental, evolutionary-based view. *Clinical Psychology Review, 64*, 57–76. https://doi.org/10.1016/j.cpr.2017.08.010

Ford, J.D., Grasso, D.J., Hawke, J. & Chapman, J.F. (2013). Poly-victimization among juvenile justice-involved youths. *Child Abuse & Neglect, 37* (10), 788–800. https://doi.org/10.1016/j.chiabu.2013.01.005

Frick, P.J. (2016). Current research on conduct disorder in children and adolescents: State of the science. *South African Journal of Psychology, 46* (2), 160–174. https://doi.org/10.1177/0081246316628455

Frick, P.J., Lahey, B.B., Loeber, R., Tannenbaum, L., Van Horn, Y., Christ, M.A.G., Hart, E.A. & Hanson, K. (1993). Oppositional defiant disorder and conduct disorder: A meta-analytic review of factor analyses and cross-validation in a clinic sample. *Clinical Psychology Review, 13* (4), 319–340. https://doi.org/10.1016/0272-7358(93)90016-F

Gatti, U., Tremblay, R.E. & Vitaro, F. (2009). Iatrogenic effect of juvenile justice. *Journal of Child Psychology and Psychiatry, 50* (8), 991–998. https://doi.org/10.1111/j.1469-7610.2008.02057.x

Geniole, S., Bird, B., McVittie, J., Purcell, R., Archer, J. & Carré, J. (2020). Is testosterone linked to human aggression? A meta-analytic examination of the relationship between baseline, dynamic, and manipulated testosterone on human aggression. *Hormones and Behavior, 123*, 104644. https://doi.org/10.1016/j.yhbeh.2019.104644

Gibbon, S., Khalifa, N.R., Cheung, N.H., Völlm, B.A. & McCarthy, L. (2020). Psychological interventions for antisocial personality disorder. *Cochrane Database of Systematic Reviews, 9* (9), CD007668.

Glasser, M., Kolvin, I., Campbell, D., Glasser, A., Leitch, I. & Farrelly, S. (2001). Cycle of child sexual abuse: Links between being a victim and becoming a perpetrator. *The British Journal of Psychiatry, 179* (6), 482–494. https://doi.org/10.1192/bjp.179.6.482

Grundmann, D., Krupp, J., Scherner, G., Amelung, T. & Beier, K.M. (2016). Stability of self-reported arousal to sexual fantasies involving children in a clinical sample of pedophiles and hebephiles. *Archives of Sexual Behavior, 45*, 1153–1162. https://doi.org/10.1007/s10508-016-0729-z

Gunnoo, A. & Powell, C. (2023). The association between pornography consumption and perceived realism in adolescents: A meta-analysis. *Sexuality & Culture, 27* (5), 1880–1893. https://doi.org/10.1007/s12119-023-10095-x

Haller, J. (2020). The heritability of aggressiveness and violence-proneness. In J. Haller (Ed.), *Neurobiopsychosocial perspectives on aggression and violence: From biology to law enforcement* (pp. 43–65). Cham: Springer.

Hanson, R.K. & Bussière, M.T. (1998). Predicting relapse: a meta-analysis of sexual offender recidivism studies. *Journal of Consulting and Clinical Psychology, 66* (2), 348. https://doi.org/10.1037/0022-006X.66.2.348

Hauser, N.C., Herpertz, S.C. & Habermeyer, E. (2021). Das überarbeitete Konzept der Persönlichkeitsstörungen nach ICD-11: Neuerungen und mögliche Konsequenzen für die forensisch-psychiatrische Tätigkeit. *Forensische Psychiatrie, Psychologie, Kriminologie, 15*, 30–38. https://doi.org/10.1007/s11757-020-00648-3

Havighurst, R.J. (1972). *Developmental tasks and education* (3rd ed.). New York, NY: Longman.

Hendren, R.L. & Butler, K. (2013). Impulse control disorders in adolescents. In A.H. Esman (Ed.), *Adolescent psychiatry, V. 22* (pp. 85–112). New York, NY: Routledge.

Hoeve, M., Dubas, J.S., Eichelsheim, V.I., Van der Laan, P.H., Smeenk, W. & Gerris, J.R. (2009). The relationship between parenting and delinquency: A meta-analysis. *Journal of Abnormal Child Psychology, 37*, 749–775. https://doi.org/10.1007/s10802-009-9310-8

Jones, C., Hacker, D., Cormac, I., Meaden, A. & Irving, C.B. (2012). Cognitive behavior therapy versus other psychosocial treatments for schizophrenia. *Schizophrenia Bulletin, 38* (5), 908–910. https://doi.org/10.1093/schbul/sbs090

Kadera, S. & Kindler, H. (2024). Erziehungspsychologie: Bedeutung von Erziehung und Förderung für das Kindeswohl (Regelvermittlung). In J.M. Fegert, T. Meysen, H. Kindler, K. Chauviré-Geib, U. Hoffmann & E. Schumann (Hrsg.), *Gute Kinderschutzverfahren: Tatsachenwissenschaftliche Grundlagen, rechtlicher Rahmen und Kooperation im familiengerichtlichen Verfahren* (S. 207–218). Berlin: Springer.

Kaess, M. & Bürger, A. (2023). Persönlichkeitsstörung im Jugendalter. *Kindheit und Entwicklung, 32* (1), 1–3. https://doi.org/10.1026/0942-5403/a000397

Kazdin, A.E. (1997). Parent management training: evidence, outcomes, and issues. *Journal of the American Academy of Child & Adolescent Psychiatry, 36* (10), 1349–1356. https://doi.org/10.1097/00004583-199710000-00016

Kilchmann, L., Bessler, C. & Aebi, M. (2015). Psychosoziale Belastungen und psychische Auffälligkeiten von jugendlichen Straftätern mit und ohne Migrationshintergrund. *Forensische Psychiatrie, Psychologie, Kriminologie, 9* (1), 47–56. https://doi.org/10.1007/s11757-014-0305-0

Kolko, D.J. & Pardini, D.A. (2010). ODD dimensions, ADHD, and callous-unemotional traits as predictors of treatment response in children with disruptive behavior disorders. *Journal of Abnormal Psychology, 119* (4), 713–725. https://doi.org/10.1037/a0020910

Kopak, A.M. & Proctor, S.L. (2016). Acute and Chronic Effects of Substance Use as Predictors of Criminal Offense Types Among Juvenile Offenders. *Journal of Juvenile Justice, 5* (1). Available from https://www.ojp.gov/pdffiles/249840.pdf

Krause, C., Barra, S., Landolt, M.A., Bessler, C. & Aebi, M. (2022). Sexualized behavior among adolescents who sexually offended. *Archives of Sexual Behavior, 51* (8), 4047–4061. https://doi.org/10.1007/s10508-022-02345-0

Krohne, H.W. & Hock, M. (2006). Erziehungsstil. In D.h. Rost (Hrsg.), *Handwörterbuch Pädagogische Psychologie* (S. 147–154). Weinheim: Beltz.

Lau, S. (2021). Die Schizophrenie im Entwurf der ICD-11 und Implikationen für die Beurteilung der Schuldfähigkeit. *Forensische Psychiatrie, Psychologie, Kriminologie, 15* (1), 13–19. https://doi.org/10.1007/s11757-020-00650-9

Longpré, N., Guay, J.-P., Knight, R.A. & Benbouriche, M. (2018). Sadistic offender or sexual sadism? Taxometric evidence for a dimensional structure of sexual sadism. *Archives of Sexual Behavior, 47*, 403–416. https://doi.org/10.1007/s10508-017-1068-4

Maccoby, E. & Martin, J.A. (1983). Socialization in the context of the family: Parent-child interaction. In P.H. Mussen & E.M. Hetherington (Eds.), *Handbook of child psychology* (pp. 1–101). New York, NY: Wiley.

MacKay, S., Feldberg, A., Ward, A.K. & Marton, P. (2012). Research and practice in adolescent firesetting. *Criminal Justice and Behavior, 39* (6), 842–864. https://doi.org/10.1177/0093854812437120

Mann, R.E., Hanson, R.K. & Thornton, D. (2010). Assessing risk for sexual recidivism: Some proposals on the nature of psychologically meaningful risk factors. *Sexual Abuse, 22* (2), 191–217. https://doi.org/10.1177/1079063210366039

Manning, M.L. (2002). Havighurst's developmental tasks, young adolescents, and diversity. *The Clearing House: A Journal of Educational Strategies, Issues and Ideas, 76* (2), 75–78. https://doi.org/10.1080/00098650209604953

Mason, D.A. & Frick, P.J. (1994). The heritability of antisocial behavior: A meta-analysis of twin and adoption studies. *Journal of Psychopathology and Behavioral Assessment, 16*, 301–323. https://doi.org/10.1007/BF02239409

Maughan, B., Rowe, R., Messer, J., Goodman, R. & Meltzer, H. (2004). Conduct disorder and oppositional defiant disorder in a national sample: developmental epidemiology. *Journal of Child Psy-*

chology and Psychiatry, 45 (3), 609–621. https://doi.org/10.1111/j.1469-7610.2004.00250.x

Moffitt, T.E. (1993). Life-course-persistent and adolescence-limited antisocial behavior: A developmental taxonomy. *Psychological Review, 100* (4), 674–701. https://doi.org/10.1037/0033-295X.100.4.674

Moffitt, T.E. (2005). Genetic and environmental influences on antisocial behaviors: Evidence from behavioral-genetic research. *Advances in Genetics, 55*, 41–104. https://doi.org/10.1016/S0065-2660(05)55003-X

Mohr-Jensen, C. & Steinhausen, H.-C. (2016). A meta-analysis and systematic review of the risks associated with childhood attention-deficit hyperactivity disorder on long-term outcome of arrests, convictions, and incarcerations. *Clinical Psychology Review, 48*, 32–42. https://doi.org/10.1016/j.cpr.2016.05.002

Monahan, K.C., Steinberg, L., Cauffman, E. & Mulvey, E.P. (2009). Trajectories of antisocial behavior and psychosocial maturity from adolescence to young adulthood. *Developmental Psychology, 45* (6), 1654. https://doi.org/10.1037/a0015862

Monahan, K.C., Steinberg, L., Cauffman, E. & Mulvey, E.P. (2013). Psychosocial (im) maturity from adolescence to early adulthood: Distinguishing between adolescence-limited and persisting antisocial behavior. *Development and Psychopathology, 25* (4, Part 1), 1093–1105. https://doi.org/10.1017/S0954579413000394

Odgers, C.L., Moffitt, T.E., Broadbent, J.M., Dickson, N., Hancox, R.J., Harrington, H., Poulton, R., Sears, M.R., Thomson, W.M. & Caspi, A. (2008). Female and male antisocial trajectories: From childhood origins to adult outcomes. *Development and Psychopathology, 20* (2), 673–716. https://doi.org/10.1017/S0954579408000333

Pasalich, D.S., Dadds, M.R., Hawes, D.J. & Brennan, J. (2012). Attachment and callous-unemotional traits in children with early-onset conduct problems. *Journal of Child Psychology and Psychiatry, 53* (8), 838–845. https://doi.org/10.1111/j.1469-7610.2012.02544.x

Perks, D.L., Watt, B.D., Fritzon, K. & Doley, R.M. (2019). Juvenile firesetters as multiple problem youth with particular interests in fire: A meta-analysis. *Aggression and Violent Behavior, 47*, 189–203. https://doi.org/10.1016/j.avb.2019.04.003

Plattner, B., Bessler, C., Vogt, G., Linhart, S., Thun-Hohenstein, L. & Aebi, M. (2016). Psychosoziale Belastungen bei inhaftierten Mädchen und Jungen. *Zeitschrift für Kinder- und Jugendpsychiatrie und Psychotherapie, 44* (1), 65–74. https://doi.org/10.1024/1422-4917/a000349

Polanczyk, G.V., de Lima, M.S., Horta, B.L., Biederman, J. & Rohde, L.A. (2007). The worldwide prevalence of ADHD: A systematic review and metaregression analysis. *American Journal of Psychiatry, 164* (6), 942–948. https://doi.org/10.1176/ajp.2007.164.6.942

Polanczyk, G.V., Salum, G.A., Sugaya, L.S., Caye, A. & Rohde, L.A. (2015). Annual research review: A meta-analysis of the worldwide prevalence of mental disorders in children and adolescents. *Journal of Child Psychology and Psychiatry, 56* (3), 345–365. https://doi.org/10.1111/jcpp.12381

Renneberg, B. & Herpertz, S.C. (2020). *Persönlichkeitsstörungen*. Göttingen: Hogrefe. https://doi.org/10.1026/02508-000

Retz, W. & Rösler, M. (2007). Gewalttätiges Verhalten bei Straftätern mit ADHS: Assoziation mit reaktiver, nicht aber proaktiver Gewalt. *Der Nervenarzt, 78* (Suppl. 2), 206.

Rösler, M., Retz, W., Thome, J., Schneider, M., Stieglitz, R.D. & Falkai, P. (2006). Psychopathological rating scales for diagnostic use in adults with attention-deficit/hyperactivity disorder (ADHD). *European Archives of Psychiatry and Clinical Neuroscience, 256* (1), i3–i11. https://doi.org/10.1007/s00406-006-1001-7

Rutten, A., Vermeiren, R. & Van Nieuwenhuizen, C. (2017). Autism in adult and juvenile delinquents: A literature review. *Child and Adolescent Psychiatry and Mental Health, 11* (1), 1–12. https://doi.org/10.1186/s13034-017-0181-4

Sarkar, J. (2019). Borderline personality disorder and violence. *Australasian Psychiatry, 27* (6), 578–580. https://doi.org/10.1177/1039856219878644

Schmeck, K., Schlüter-Müller, S. & Resch, F. (2012). Persönlichkeitsstörungen. In J.M. Fegert, C. Eggers & F. Resch (Hrsg.), *Psychiatrie und Psychotherapie des Kindes- und Jugendalters* (S. 717–734). Berlin: Springer.

Scurich, N. & Appelbaum, P.S. (2021). State v. Yepez: Admissibility and relevance of behavioral genetic evidence in a criminal trial. *Psychiatric Services, 72* (7), 853–855.

Sevecke, K., Lehmkuhl, G., Petermann, F. & Krischer, M.K. (2011). Persönlichkeitsstörungen im Jugendalter. *Kindheit und Entwicklung, 20* (4), 256–264. https://doi.org/10.1026/0942-5403/a000063

Singer, B.A. (1978). A case of kleptomania. *Journal of the American Academy of Psychiatry and the Law Online, 6* (4), 414–422.

Steinberg, L. & Cauffman, E. (1996). Maturity of judgment in adolescence: Psychosocial factors in adolescent decision making. *Law and Human Behavior, 20* (3), 249–272. https://doi.org/10.1007/BF01499023

Steinberg, L. D., Cauffman, E. & Monahan, K. (2015). *Psychosocial maturity and desistance from crime in a sample of serious juvenile offenders*. Washington, DC: US Department of Justice, Office of Justice Programs. Available from https://ojjdp.ojp.gov/sites/g/files/xyckuh176/files/pubs/248391.pdf

Steinhausen, H.-C. (2019). *Psychische Störungen bei Kindern und Jugendlichen: Lehrbuch der Kinder- und Jugendpsychiatrie und-psychotherapie*. München: Elsevier.

Stolzenberg, L. & D'Alessio, S. J. (2008). Co-offending and the age-crime curve. *Journal of Research in Crime and Delinquency, 45* (1), 65–86. https://doi.org/10.1177/0022427807309441

Sullivan, C. J., Childs, K. K. & Gann, S. (2018). Peer influences on offending. In D. P. Farrington, L. Kazemian & A. R. Piquero (Eds.), *The Oxford handbook of developmental and life-course criminology* (pp. 404–431). Oxford: Oxford University Press.

Svingen, E. (2023). PTSD and crime propensity: Stress systems, brain structures, and the nature of the relationship. *Heliyon, 9* (7), e18381. https://doi.org/10.1016/j.heliyon.2023.e18381

Tantam, D. (2003). The challenge of adolescents and adults with Asperger syndrome. *Child and Adolescent Psychiatry Clinics of North America, 12* (1), 143–163. https://doi.org/10.1016/S1056-4993(02)00053-6

Tielbeek, J. J., Uffelmann, E., Williams, B. S., Colodro-Conde, L., Gagnon, É., Mallard, T. T., Levitt, B. E., Jansen, P. R., Johansson, A. & Sallis, H. M. (2022). Uncovering the genetic architecture of broad antisocial behavior through a genome-wide association study meta-analysis. *Molecular Psychiatry, 27* (11), 4453–4463.

Tremblay, R. E., Côté, S. M., Salla, J. & Michel, G. (2017). The development of aggression from early childhood to adulthood. In P. Sturmey (Ed.), *The Wiley handbook of violence and aggression* (pp. 1–12). New York, NY: Wiley.

Turner, D. & Tüscher, O. (2022). Impulskontrollstörungen, Verhaltenssüchte und körperbezogene Zwangserkrankungen. *PSYCH up2date, 16* (01), 53–70. https://doi.org/10.1055/a-1143-0096

Urwyler, T., Siedler, C. & Aebi, M. (2021). *Massnahmen für junge Erwachsene nach Art. 61 StGB: Beurteilung der erheblich gestörten Persönlichkeitsentwicklung. Bibliothek zur Zeitschrift für Schweizerisches Recht, Beiheft 57*. Basel: Helbling Lichtenhahn.

Vassos, E., Collier, D. A. & Fazel, S. (2014). Systematic meta-analyses and field synopsis of genetic association studies of violence and aggression. *Molecular Psychiatry, 19* (4), 471–477. https://doi.org/10.1038/mp.2013.31

Vertone, L., Euler, F., Cavelti, L. & Stiefel, S. (2022). Jugendliche Delinquente in der Schweiz – Charakteristika und Interventionen. *Swiss Archives of Neurology Psychiatry and Psychotherapy, 173*, w10072. https://doi.org/10.4414/sanp.2022.03248

Vitiello, B. & Stoff, D. M. (1997). Subtypes of aggression and their relevance to child psychiatry. *Journal of the American Academy of Child & Adolescent Psychiatry, 36* (3), 307–315. https://doi.org/10.1097/00004583-199703000-00008

Weierstall, R. & Elbert, T. (2012). Formen und Klassifikation menschlicher Aggression. In J. Endrass, A. Rossegger, F. Urbaniok & B. Borchard (Hrsg.), *Interventionen bei Gewalt- und Sexualstraftätern: Risk-Management, Methoden und Konzepte der forensischen Therapie* (S. 3–14). Berlin: Medizinisch Wissenschaftliche Verlagsgesellschaft.

Weiss, N. H., Kiefer, R., Goncharenko, S., Raudales, A. M., Forkus, S. R., Schick, M. R. & Contractor, A. A. (2022). Emotion regulation and substance use: A meta-analysis. *Drug and Alcohol Dependence, 230*, 109131. https://doi.org/10.1016/j.drugalcdep.2021.109131

Widom, C. S. (1989). The cycle of violence. *Science, 244* (4901), 160–166.

Wilson, H. A. (2014). Can antisocial personality disorder be treated? A meta-analysis examining the effectiveness of treatment in reducing recidivism for individuals diagnosed with ASPD. *International Journal of Forensic Mental Health, 13* (1), 36–46. https://doi.org/10.1080/14999013.2014.890682

Winds, K., Aebi, M. & Plattner, B. (2024). Problematic Internet Use among adolescent male and female psychiatric inpatients: A gender perspective. *Child Psychiatry & Human Development, 55* (2), 497–509. https://doi.org/10.1007/s10578-022-01408-6

Wölfling, K., Beutel, M. E., Bengesser, I. & Müller, K. W. (2022). *Computerspiel- und Internetsucht: Ein kognitiv-behaviorales Behandlungsmanual*. Stuttgart: Kohlhammer Verlag. https://doi.org/10.17433/978-3-17-037163-7

World Health Organization. (1992). *The ICD-10 Classification of Mental and Behavioural Disorders: Clinical Descriptions and Diagnostic Guidelines*. Geneva: World Health Organization.

World Health Organisation. (2024). *International Classification of Diseases (ICD-11)*. Geneva: World Health Organization. Retrieved November 16, 2024, from https://icd.who.int/en

Yee, N., Matheson, S., Korobanova, D., Large, M., Nielssen, O., Carr, V. & Dean, K. (2020). A meta-analysis of the relationship between psychosis and any type of criminal offending, in both men and women. *Schizophrenia Research, 220*, 16–24. https://doi.org/10.1016/j.schres.2020.04.009

Yeh, M.T., Chen, P., Raine, A., Baker, L.A. & Jacobson, K.C. (2011). Child psychopathic traits moderate relationships between parental affect and child aggression. *Journal of the American Academy of Child & Adolescent Psychiatry, 50* (10), 1054–1064. https://doi.org/10.1016/j.jaac.2011.06.013

3 Forensisch-psychologische/ psychiatrische Diagnostik: Erstellung von jugendstrafrechtlichen Gutachten

Eine forensische Abklärung von Jugendlichen und jungen Erwachsenen im Strafrecht weist im Vergleich zu jugend- oder schulpsychologischen bzw. zu allgemeinen jugendpsychiatrischen Abklärungen neben den vielen Gemeinsamkeiten einige Besonderheiten auf, welche von den Untersucher:innen ein spezifisches Fachwissen erfordern. Forensische Abklärungen erfolgen im Auftrag einer Behörde (bei strafrechtlichen Fragestellungen meist von einer Strafrechtsbehörde) und können verschiedene Formen aufweisen:

1. Die häufigste Form einer solchen Abklärung geschieht im Rahmen eines *ausführlichen forensischen Gutachtens,* bei welchem detailliert auf Aspekte der Entwicklung und Persönlichkeit, der Psychopathologie, der Deliktdynamik, der Reife/Schuldfähigkeit, der Legalprognose und/oder daraus folgenden Empfehlungen eingegangen werden soll. Forensische Gutachten können aber auch zur Beurteilung von Verläufen (Beurteilen von Maßnahmen, Umsetzung des Maßnahmenvollzugs) sowie in Bezug auf Prognosen vor Lockerungen und Entlassungen erstellt werden.
2. Eine weitere Form einer Abklärung erfolgt im Rahmen von Therapien bzw. *spezifischen Abklärungen zur Therapieindikation oder -durchführung* in einem forensischen Setting. Dabei fokussiert die Untersucherin auf die therapierelevanten Aspekte (Auffälligkeiten und Ressourcen in der Entwicklung oder der Persönlichkeit, psychischen Störungen und risikorelevante Merkmale in der Person und in geringerem Maße auch im Umfeld). Eine solche Abklärung wird teilweise auch als Kurzgutachten bezeichnet.

Strafrechtliche Gutachten oder Abklärungen im Jugendbereich können von einer forensisch ausgebildeten Psychologin oder von einem entsprechend spezialisierten Kinder- und Jugendpsychiater vorgenommen werden. Beide Berufsgruppen haben die notwendigen Grundkenntnisse bzw. die Befähigung zur Erstellung von (jugend-)forensischen Gutachten (Aebi, Imbach, Holderegger & Bessler, 2018). Je nach Ausbildung, Weiterbildung und Spezialisierung können die Kenntnisse zur Entwicklungspsychologie, Testdiagnostik und Medikation eines Sachverständigen geringfügig variieren, wobei davon ausgegangen werden kann, dass die Grundkenntnisse in allen relevanten Bereichen vorliegen. Es liegt in der Kompetenz des Einzelnen, seine Grenzen einzuschätzen bzw. zu entscheiden, wann zusätzliches Fachwissen eingeholt werden muss. Nach unserer Auffassung bedingt die Erstellung eines jugendforensischen Gutachtens immer auch eine interdisziplinäre Vernetzung des Sachverständigen mit Fachpersonen aus den Nachbardisziplinen (z. B. Erwachsenenpsychiatrie, Sozialwissenschaften, Sozialarbeit, somatische Medizin). Er muss wissen, bei welchen Vorkommnissen oder Auffälligkeiten des Exploranden ein zusätzliches

Fachwissen erforderlich ist. Eine Interdisziplinarität, wie sie in anderen forensischen Fachbereichen gelebt wird,[9] ist auch im Bereich der psychologisch-psychiatrischen Gutachten gegeben. Die rechtlichen Voraussetzungen für die Vergabe von Gutachten sind aber leider teilweise an strikte berufsspezifische Qualifikationen geknüpft, die aus inhaltlicher Sicht nicht immer Sinn ergeben (Habermeyer, Graf, Noll & Urbaniok, 2016; Urwyler et al., 2024).

Im Folgenden soll aus praxisorientierter Sicht auf die Spezifika von jugendforensischen Gutachten eingegangen werden. Die Grundlagen für die Abklärung von psychischen Störungen bei Jugendlichen werden vorausgesetzt. Es kann dazu an dieser Stelle auf die entsprechende Fachliteratur verwiesen werden (z. B. Steinhausen, 2019). Die Erstellung eines Gutachtens erfordert ein hohes Maß an Fachwissen aus dem Bereich der Jurisprudenz, der Sozialwissenschaft, der Psychologie und der Medizin. Das Vorgehen einer Sachverständigen bei der Erstellung eines Gutachtens muss sorgfältig geplant sein. Schritt für Schritt soll daher der genaue Ablauf zur Erstellung eines Gutachtens dargestellt werden. Dies beinhaltet auch die spezifischen Anforderungen an die Begutachtung von Jugendlichen mit Gewaltdelikten (Fokus auf die Aggressionsdiagnostik) und mit Sexualdelikten (Fokus auf sexuelle Auffälligkeiten). Nach *den Grundlagen der Begutachtung* werden *die rechtlichen Aspekte* für die Schweiz, Deutschland und Österreich aufgezeigt. Anschließend werden die *ethischen und formalen Aspekte* eines Gutachtens erörtert. Die *Entgegennahme eines Gutachtensauftrages* sowie die *Sichtung des Aktenmaterials/Durchführung einer Aktenanalyse* wird beschrieben, bevor auf die eigentliche *Untersuchung des Exploranden* eingegangen wird. Weiter wird die *Einholung von Fremdauskünften* erörtert, bevor auf die *eigentliche Stellungnahme des Sachverständigen bzw. auf die* Erstellung der *Beurteilung des Gutachtens* eingegangen wird.

Der Abschluss dieses Kapitels soll sich schließlich kritisch mit *Qualitätskriterien* von (jugend-)forensischen Gutachten und der Erstellung von *qualitätskritischen Stellungnahmen* auseinandersetzen.

3.1 Grundlagen von strafrechtlichen Gutachten

Die Erstellung eines Gutachtens ist immer an einen entsprechenden behördlichen Auftrag[10] gebunden und beinhaltet eine konkrete Fragestellung, für welche die Behörde eine entsprechende fachliche Expertise benötigt (Schmidt, 2016). Letztere beinhaltet das Fachwissen basierend auf wissenschaftlichen Erkenntnissen, welche die Sachverständigen im Rahmen ihrer beruflichen Weiterbildung und Fortbildungen erlangt haben. Es geht also bei der Erstellung eines Gutachtens nicht um eine persönliche Meinung oder Haltung der Sachverständigen, sondern ausschließlich um eine fachliche, wissenschaftlich begründete Expertise. Die Sachverständige ist für das Gutachten persönlich verantwortlich. Sie ist verpflichtet, das Gutachten unparteiisch und nach bestem Wissen und Gewissen zu erstellen. Entsprechend kann sie auch rechtlich zur Verantwortung gezogen werden, wenn sie ein falsches Gutachten erstellt.[11]

Allgemein gilt für die Schweiz, Deutschland und Österreich, dass das Gericht oder die Be-

9 Zum Beispiel im Bereich der Rechtsmedizin, wo biologisch, chemisch oder medizinisch ausgebildete Fachpersonen zusammenarbeiten.

10 Es wird hier vom Regelfall eines Auftrages durch das Gericht oder einer Behörde ausgegangen. Es ist aber auch möglich, dass ein sogenanntes Parteigutachten im Auftrag einer Privatperson bzw. deren Rechtsvertretung erstellt wird. Parteigutachten sind im Jugendbereich eher unüblich und haben vor Gericht meist einen geringeren Stellenwert als behördlich angeordnete Gutachten.

11 Schweiz: Hinweis auf die Straffolgen von Art. 307 StGB (Falsches Zeugnis, falsches Gutachten, falsche Übersetzung).

hörde eine sachverständige Person beizieht, wenn sie nicht selbst über die notwendigen Kenntnisse und Fähigkeiten verfügt, die zur Feststellung eines Sachverhalts erforderlich sind. Der Sachverständige ist im Lichte der Strafprozessordnung ein Beweismittel mit der Aufgabe, Sachkenntnis zu vermitteln. Hingegen erfolgt durch den Sachverständigen keine juristische Würdigung (d. h. keine Rechtsabwägungen und normativen Überlegungen). Es ist nicht seine Aufgabe, Entscheidungen zu treffen, sondern den Richter:innen bzw. den auftraggebenden Behörden zu ermöglichen, eine eigene sachgerechte Entscheidung zu fällen. Ärzt:innen, Psycholog:innen und Psychotherapeut:innen können zur Tätigkeit als Sachverständige verpflichtet werden, soweit dies ihnen zumutbar ist. Sie können einen Auftrag aufgrund Arbeitsüberlastung aber auch ablehnen.

3.2 Rechtliche Aspekte

Die spezifischen Regelungen für die Vergabe von Gutachten sowie die Vorgehensweisen zur Erstellung von Gutachten sind in der Schweiz, in Deutschland und Österreich unterschiedlich. Die Formen von Gutachten und die formal-prozessualen Abläufe variieren vor dem Hintergrund der unterschiedlichen Rechtssysteme (Verschiedenheit des Jugendstrafrechts, der Strafprozessordnungen, der Jugendhilfesysteme). Die nachfolgenden Ausführungen für die Erstellung von Gutachten beziehen sich primär auf die Situation in der Schweiz. Besonderheiten in Deutschland und Österreich werden jedoch ebenfalls aufgegriffen. Vorab sollen die relevanten Unterschiede der Jugendstrafrechtssysteme und der Anordnung von strafrechtlichen Sachverständigengutachten in den drei Ländern kurz umrissen werden.

3.2.1 Rechtliche Aspekte bei der Anordnung von Gutachten in der Schweiz

Das Jugendstrafrecht der Schweiz (CH-JStG)[12] regelt die Sanktionen von Kindern und Jugendlichen zwischen 10 und 17 Jahren, die eine nach dem Strafgesetzbuch oder einem anderen Bundesgesetz mit Strafe bedrohte Tat begangen haben. Das junge Alter der Strafmündigkeit von 10 Jahren stellt eine Besonderheit dar, muss aber vor dem Hintergrund des auf den Schutz und Erziehung ausgerichteten CH-JStG beurteilt werden. Der Fokus liegt auf möglichst früh einsetzenden (Unterstützungs-)Maßnahmen (also primär erzieherische und therapeutische Interventionen) zur Verhinderung delinquenter Verläufe. Der Sanktionsgedanke spielt im CH-JStG eine untergeordnete Rolle. Freiheitsstrafen sind bei Kindern nicht möglich und können bei Jugendlichen ab 15 Jahren (maximal 1 Jahr) bzw. ab 16 Jahren (maximal 4 Jahre) angeordnet werden. In der Praxis sind Anordnungen von Freiheitsstrafen aber selten.

Strafrechtliche Gutachten können somit für Kinder und Jugendliche zwischen 10 und 17 Jahren erstellt werden (bzw. Verlaufsgutachten auch bei 18- bis 25-jährigen jungen Erwachsenen, welche sich in einer vor dem 18. Lebensjahr angeordneten jugendstrafrechtlichen Maßnahme befinden). Die Anordnung eines Gutachtens wird in Art. 9 Abs. 3 des schweizerischen Strafgesetzbuches (CH-StGB) geregelt: „Besteht ernsthafter Anlass, an der physischen oder psychischen Gesundheit des Jugendlichen zu zweifeln, oder erscheint die Unterbringung zur Behandlung einer psychischen Störung in einer offenen Einrichtung oder die Unterbringung in einer geschlossenen Einrichtung angezeigt, so ordnet die zuständige Behörde eine medizinische oder psychologische Begutachtung an.“ Die Anordnung eines forensischen Gutachtens

12 Schweizerische Eidgenossenschaft: https://www.fedlex.admin.ch/eli/cc/2006/551/de (zuletzt zugegriffen am 06.11.2024).

erfolgt somit meist durch die Jugendstrafverfolgungsbehörden, welche in der Deutschschweiz in Form von Jugendanwaltschaften organisiert sind.

Einige Jugendanwaltschaften haben interne Instrumente[13] entwickelt, die auch Entscheidungen über die Notwendigkeit des Beizugs eines externen Sachverständigen beinhalten (Aebi et al., 2018): Ein Gutachten ist primär dann hinzuzuziehen, wenn Hinweise auf psychische Auffälligkeiten, erzieherische Verwahrlosung, Vernachlässigung oder Traumatisierung, substanzgebundene und andere Abhängigkeiten oder weitere Auffälligkeiten in der Entwicklung des Exploranden bestehen (Aebi et al., 2018). Inwiefern diese Auffälligkeiten mit den Delikten zusammenhängen und wie sie sich auf die weitere Entwicklung auswirken, ist von dem Sachverständigen zu prüfen. Meist wird daher von der Jugendanwaltschaft ein umfassendes Gutachten in Auftrag gegeben, in welchem gleichzeitig zu Entwicklung und Persönlichkeit, allfällig vorliegenden psychischen Störungen, der Schuldfähigkeit, der Legalprognose und zu Maßnahmenempfehlungen Stellung bezogen wird. Bei den Maßnahmenempfehlungen geht es im Unterschied zu Deutschland und Österreich nicht primär um die Frage der Anordnung einer stationären Unterbringung, sondern auch um die Frage der Anordnung von Aufsichten, sozialpädagogischen Unterstützungen und ambulanter Psychotherapie. Eine Unterbringung kann in der Schweiz auch in sehr unterschiedlichen Institutionen und Settings erfolgen (Pflegefamilie, offene Heime, geschlossene Vollzugszentren, psychiatrische Institutionen). Wird das Gutachten von einer strafrechtlichen Behörde in Auftrag gegeben, orientieren sich die Fragestellungen meist an einem zuvor interdisziplinär entwickelten Fragenkatalog:

13 Zur Abklärung der persönlichen Verhältnisse nach Art. 9 CH-JStG haben die Jugendstrafrechtsbehörden des Kantons Zürich einen standardisierten Prozess ausgearbeitet („KORJUS: Kompetenz- und Risikoorientierung in der Jugendstrafrechtspflege").

Fragenkatalog eines umfassenden jugendforensischen Gutachtens

1. Zur Frage der psychischen Gesundheit

1.1. Wie beurteilen Sie allgemein die Persönlichkeit des Angeschuldigten, ihren Aufbau und ihre bisherige Entwicklung?

1.2. Wie beurteilen Sie die psychische Gesundheit des Angeschuldigten (Art. 9 Abs. 3 CH-JStG)?

1.3. Litt der Angeschuldigte zur Zeit der Tat an einer psychischen Störung und/oder einer beeinträchtigten Persönlichkeitsentwicklung und/oder einer Abhängigkeit von Suchtstoffen und/oder einer anderweitigen Abhängigkeit und/oder lag eine erzieherische Fehlentwicklung vor?

1.4. Steht die dem Angeschuldigten vorgeworfene Tat im Zusammenhang mit einer solchen psychischen Störung und/oder beeinträchtigten Persönlichkeitsentwicklung und/oder Abhängigkeit von Suchtstoffen und/oder anderweitigen Abhängigkeit und/oder erzieherischen Fehlentwicklung?
Wenn ja, in welchem Zusammenhang?

2. Zur Frage der Schuldfähigkeit

2.1. War der Angeschuldigte zur Zeit der Tat nicht fähig, das Unrecht seiner Tat einzusehen und nach dieser Einsicht zu handeln (Art. 11 Abs. 2 CH-JStG)?
Wenn ja, aus welchen Gründen?

2.2 Wie beurteilen Sie die Reife des Angeschuldigten im Hinblick auf seine Fähigkeit, das Unrecht seiner Tat einzusehen und nach dieser Einsicht zu handeln?

2.3. War der Angeschuldigte zur Zeit der Tat nur teilweise fähig, das Unrecht seiner Tat einzusehen und nach dieser Einsicht zu handeln?
Wenn ja, in welchem Grad (leicht, mittel, schwer) schätzen Sie die Verminderung der Schuldfähigkeit ein?

3. Zur Rückfallgefahr

3.1. Besteht beim Angeschuldigten die Gefahr erneuter Straftaten?
Wenn ja, besteht diese Gefahr aufgrund einer psychischen Störung und/oder einer beein-

trächtigten Persönlichkeitsentwicklung und/oder einer Abhängigkeit von Suchtstoffen und/oder einer anderweitigen Abhängigkeit und/oder einer erzieherischen Fehlentwicklung?
3.2. Welche Straftaten sind gegebenenfalls mit welcher Wahrscheinlichkeit zu erwarten?

4. Zur Frage der Anordnung von Schutzmassnahmen (Art. 12–15 CH-JStG)
4.1. Bestehen beim Angeschuldigten weiterhin eine psychische Störung und/oder eine beeinträchtigte Persönlichkeitsentwicklung und/oder eine Abhängigkeit von Suchtstoffen und/oder eine anderweitige Abhängigkeit und/oder liegt weiterhin eine erzieherische Fehlentwicklung vor?
4.2. Besteht aus diesen Gründen eine höhere Wahrscheinlichkeit, dass der Angeschuldigte strafbare Handlungen begehen könnte?
4.3. Bestehen für die beim Angeschuldigten gemäss Ziff. 4.1. festgestellten Beeinträchtigungen adäquate therapeutische Behandlungs- und/oder erzieherische Betreuungsmöglichkeiten?
Wenn ja, lässt sich dadurch die Gefahr, dass der Angeschuldigte erneut Straftaten begeht, verringern?
4.4 Kann die notwendige therapeutische Behandlung und/oder erzieherische Betreuung ambulant sichergestellt werden (Art. 12–14 CH-JStG)?
Wenn ja, welche Rahmenbedingungen sind dabei zu beachten?
4.5. Kann die notwendige therapeutische Behandlung und/oder erzieherische Betreuung durch Unterbringung sichergestellt werden (Art. 15 Abs. 1 CH-JStG)?
Wenn ja, welche Rahmenbedingungen der Unterbringung sind zu beachten?
4.6. Ist der Angeschuldigte bereit, sich einer therapeutischen Behandlung und/oder erzieherischen Betreuung bzw. Unterbringung zu unterziehen?
Wenn nein, könnten diese Massnahmen allenfalls auch gegen den Willen des Angeschuldigten erfolgversprechend durchgeführt werden?
4.7. Ist eine stationäre Unterbringung in einer geschlossenen Einrichtung für den persönlichen Schutz oder für die Behandlung der psychischen Störung des Jugendlichen oder für den Schutz Dritter vor schwerwiegender Gefährdung durch den Jugendlichen notwendig (Art. 15 Abs. 2 CH-JStG)?
Wenn ja, welche Rahmenbedingungen der Unterbringung sind dabei zu beachten?
4.8. Besteht die Gefahr, dass eine allenfalls angeordnete Behandlung und/oder erzieherische Betreuung durch den gleichzeitigen Vollzug eines Freiheitsentzugs gefährdet wird?

5. Zusätzliche Fragen
5.1. Haben Sie weitere Feststellungen gemacht oder Bemerkungen anzubringen?

Die Abgabe des Gutachtens erfolgt in schriftlicher Form an die auftraggebende Behörde. Eine mündliche Erstattung des Gutachtens vor Gericht ist meist nicht notwendig und wird in der Praxis meist nur dann vorgenommen, wenn Unklarheiten im schriftlichen Gutachten bestehen. Es ist allerdings üblich, dass ein Gutachten vom Sachverständigen den Behörden sowie dem Exploranden und seinem Rechtsvertreter sowie den Erziehungsberechtigten mündlich eröffnet wird und alle Parteien die Möglichkeit haben, Fragen zu stellen.

3.2.2 Rechtliche Aspekte bei der Anordnung von Gutachten in Deutschland

Nach dem deutschen Strafrecht sind Jugendliche ab dem 14. Lebensjahr strafmündig. Kinder vor der Vollendung des 14. Lebensjahres sind nicht schuldfähig, d.h., sie können unabhängig von der Art und der Schwere der begangenen Straftat für diese strafrechtlich nicht belangt werden. Die Verantwortung für Kinder unter 14 Jahren liegt bei den Sorgeberechtigten, welche erzieherische Maßnahmen einsetzen bzw. Unterstützung gemäß dem Jugendhilfegesetz anfordern können (Schepker, 2011). Für Jugendliche von 14 bis 17 Jahren gilt das deutsche

Jugendgerichtsgesetz (D-JGG),[14] in welchem sogenannte Erziehungsmaßregeln im Vordergrund stehen (Grundsatz: Erziehung vor Strafe; Allroggen, 2019). In gewissen Fällen kann das D-JGG auch bei Heranwachsenden (18- bis 20-jährige junge Erwachsene) herangezogen werden. Das D-JGG beinhaltet auch die Möglichkeit von Weisungen oder die Anordnung von Jugendhilfemaßnahmen sowie Zuchtmitteln (Verwarnungen, Jugendarrest). Jugendstrafen werden hingegen nur dann in Betracht gezogen, wenn diese Mittel nicht ausreichen oder die Schwere der Tat dies erfordert (Allroggen, 2019).

Eine Begutachtung durch eine Jugendpsychiaterin oder einen Jugendpsychologen (bzw. Psychotherapeuten) kann zu unterschiedlichen Zeitpunkten in einem Strafverfahren erfolgen (z.B. im Ermittlungsverfahren der Staatsanwaltschaft, vor der Zulassung zur Anklage oder im eigentlichen Hauptverfahren). In der Regel erfolgt die Beauftragung im Hauptverfahren, bevor die eigentliche Verhandlung beginnt (Allroggen, 2019). Das Gutachten dient dabei der Vorbereitung. Die definitive Erstattung des Gutachtens erfolgt mündlich im Rahmen der Gerichtsverhandlung. Das vorab schriftlich ausgefertigte Gutachten ist für die Sachverständige nicht bindend und kann in der Verhandlung modifiziert und ergänzt werden. Es hat somit in Deutschland nicht den gleichen Stellenwert wie in der Schweiz.

Die Fragestellungen der Gutachten können sich auf verschiedene Aspekte beziehen (die folgende Aufzählung ist nicht als abschließend zu beurteilen):

1. Gutachten können zur *Beurteilung der Strafreife* (also der geistigen und sittlichen Reife eines Jugendlichen) erstellt werden. Gemäß § 3 D-JGG ist ein Jugendlicher strafrechtlich verantwortlich, „wenn er zur Zeit der Tat nach seiner sittlichen und geistigen Entwicklung reif genug ist, das Unrecht der Tat einzusehen und nach dieser Einsicht zu handeln“. Bei der Beurteilung der Strafreife kommt es also nicht primär darauf an, inwieweit eine psychische Erkrankung vorliegt, sondern auf die Beurteilung des Entwicklungsstandes eines Jugendlichen. Dabei wird unter dem Begriff der geistigen Reife die rationale, kognitive Unterscheidung zwischen Recht und Unrecht verstanden und unter sittlicher Reife das Unrechtsgefühl (Ostendorf, 2003). Entsprechend sollte die Begutachtung auch von einem Sachverständigen mit entsprechenden entwicklungspsychologischen Kompetenzen durchgeführt werden. Gemäß Müller (2019) ist eine den Entwicklungsstand zu beurteilende Begutachtung insbesondere dann angezeigt, wenn der Jugendliche einen retardierten Eindruck macht, stark gestörte Familienverhältnisse vorhanden sind oder die psychologische Tatsituation undurchsichtig erscheint.
2. *Bei Heranwachsenden* (18- bis 20-jährige Personen) muss gemäß § 105 D-JGG die *Anwendung des Jugendstrafgesetzes* geprüft werden, d.h., ob sie in ihrer reifemäßigen Entwicklung noch Jugendlichen gleichen (also 14- bis 17-jährigen Personen gleichstehen) oder ob ihre Straftat typischen Jugendverfehlungen entspricht.
3. Weiter können Gutachten zur Beurteilung einer vorliegenden *psychischen Störung (inkl. Intelligenzminderungen)* angeordnet werden. Dabei geht es meist primär um Störungen, welche sich zum Tatzeitpunkt auf *die Schuldfähigkeit* ausgewirkt haben könnten.
4. Gutachten können zur Frage der *Notwendigkeit einer Unterbringung* in einem psychiatrischen Krankenhaus (§ 63 D-StGB), in einer Entziehungsanstalt (§ 64 D-StGB) oder zu Fragen der Sicherungsverwahrung (§ 7 D-JGG) erstellt werden.
5. Gutachten können zur Frage der *Umsetzung einer Maßnahme (bzw. eines Maßregelvollzuges)* erfolgen. Dabei kann einerseits ein bisheriger Verlauf beurteilt werden und ande-

14 Bundesrepublik Deutschland: https://www.gesetze-im-internet.de/jgg/BJNR007510953.html (zuletzt zugegriffen am 06.11.2024).

rerseits zur Notwendigkeit und Eignung einer Maßnahme Stellung genommen werden.

6. Schließlich können Gutachten zur Frage der *Legalprognose* eines jugendlichen Exploranden erstellt werden. Meist erfolgen solche Fragestellungen vor entsprechenden Lockerungen oder Entlassungen.

3.2.3 Rechtliche Aspekte bei der Anordnung von Gutachten in Österreich

Die Strafmündigkeit in Österreich ist vergleichbar mit Deutschland ab dem 14. Altersjahr gegeben (Fuchs & Zahrl, 2016). Das österreichische Jugendgerichtsgesetz (Ö-JGG)[15] regelt die strafrechtlichen Verfehlungen von Jugendlichen vom 14. bis zum Ende des 17. Altersjahres. Für junge Erwachsene von 18 bis 20 Jahren kann das Ö-JGG teilweise zur Anwendung kommen, und es können reduzierte Mindeststrafen zum Tragen kommen.[16] Der Aspekt der Resozialisierung steht auch im österreichischen Jugendstrafrecht im Fokus. 14- und 15-jährige Jugendliche sind strafgerichtlich nicht zu verfolgen, sofern ihnen lediglich ein Vergehen zur Last liegt, ihr Verschulden nicht als schwer einzustufen ist und nicht aus besonderen Gründen sonstige Reaktionsmittel des Jugendstrafrechts geboten sind, um den Jugendlichen von weiteren strafbaren Handlungen abzuhalten. Die Strafrahmen des allgemeinen Strafrechtes werden durch das Ö-JGG herabgesetzt (zum Teil werden die Strafen halbiert). Ähnlich wie im D-JGG steht das Ö-JGG in engem Zusammenhang mit dem Jugendhilfegesetz und entsprechenden Maßnahmen der Jugendhilfe. So kann ein Gericht z. B. Weisungen für eine Therapiedurchführung oder ein Anti-Gewalttraining erlassen. Bereits vor einer Gerichtsverhandlung können in einigen Bundesländern Österreichs „Sozialnetzkonferenzen" durch einen Haftrichter angeordnet werden. Durch die aktive Teilnahme des Jugendlichen und seines sozialen Umfeldes werden Möglichkeiten für den Jugendlichen erarbeitet, welche eine Entlassung aus der Untersuchungshaft rechtfertigen.

Gutachten von Sachverständigen werden meist im Rahmen des Ermittlungsverfahrens durch die Staatsanwaltschaft angefordert (Bauer, 2017). Zulässige Sachverständige sind auf einer Liste[17] eingetragene und zertifizierte Fachpersonen. Ein Jugendlicher ist nicht strafbar, wenn er noch nicht reif genug ist, das Unrecht seiner Tat einzusehen oder nach dieser Einsicht zu handeln. Wenn Zweifel an der Einsichtsfähigkeit und Reife bestehen, können gemäß Ö-JGG 4 § 43 Anm. 3 Ärzt:innen, Psycholog:innen oder Psychotherapeut:innen als Sachverständige herangezogen werden. Psychologische Gutachter:innen werden meist zur Abklärung der Reife und der Glaubhaftigkeit eingesetzt, während psychiatrische Gutachter:innen meist zu Fragen von psychischen Störungen, Schuld bzw. Zurechnungsfähigkeit, Prognose und Maßnahmen eingesetzt werden. Dies gilt auch für Verlaufsgutachten bzw. die Prüfung, ob eine Maßnahme aufrechtzuerhalten ist, wobei in Ausnahmefällen auch klinische Psycholog:innen des Kindes- und Jugendalters zugelassen sind.[18]

15 Republik Österreich: https://www.ris.bka.gv.at/ (zuletzt zugegriffen am 06.11.2024).

16 Seit dem 1. Januar 2020 werden junge Erwachsene aber bei gewissen schweren Straftaten wie ältere Erwachsene bestraft. Lebenslange Freiheitsstrafen dürfen aber gegen junge Erwachsene nicht verhängt werden, die Höchststrafe beträgt 20 Jahre Freiheitsstrafe (§ 19 Abs. 4 Ö-JGG).

17 Siehe https://edikte.justiz.gv.at/ (zuletzt zugegriffen am 06.11.2024).

18 Der Prüfung, ob die strafrechtliche Unterbringung nach § 21 Ö-StGB aufrechtzuerhalten ist, muss jedenfalls ein Gutachten eines kinder- und jugendpsychiatrischen Sachverständigen, vorzugsweise eines solchen, der auch für das Fachgebiet psychiatrische Kriminalprognostik eingetragen ist, zugrunde liegen. Steht ein Sachverständiger der Kinder- und Jugendpsychiatrie nicht oder nicht rechtzeitig zur Verfügung, so kann ein Sachverständiger der klinischen Psychologie des Kindes- und Jugendalters bestellt werden.

3.3 Ethische und formale Aspekte

Bevor die Sachverständige mit der Aktenanalyse und der Untersuchung beginnt, sind einige grundlegende formale und ethische Aspekte eines Gutachtens zu berücksichtigen (siehe auch Aebi et al., 2018). Diesbezüglich haben auch Berufsfachverbände der Psycholog:innen und Mediziner:innen entsprechende Richtlinien erlassen (z. B. Föderation der Schweizer Psychologinnen und Psychologen, 2023; Schweizerische Akademie der Medizinischen Wissenschaften & Verbindung der Schweizer Ärztinnen und Ärzte, 2022; Föderation Deutscher Psychologenvereinigungen, 2022). Bei Gutachten von Exploranden mit anderen kulturellen Hintergründen ist besondere Vorsicht in Bezug auf einen fairen Ablauf geboten. Zusammenfassend beziehen sich die ethischen Richtlinien auf die Sorgfaltspflicht der sachverständigen Person (Gewissenhaftigkeit, Objektivität, notwendiges fachliches Wissen über aktuelle wissenschaftliche Erkenntnisse, Grenzen eigener Kompetenzen), auf die Transparenz des auszufertigenden Gutachtens (Trennung der Befunde und der eigenen fachlichen Meinung, Nachvollziehbarkeit der Schlussfolgerungen) und den Umgang mit den begutachteten Personen (Aufklärung und Zustimmung der begutachten Personen, faire Durchführung der Explorationen). Weiter sollten die *spezifischen Besonderheiten der Herkunftskultur* und deren Auswirkungen auf das Denken und Verhalten zu berücksichtigt werden. Bei fremdsprachigen Exploranden, welche der deutschen Sprache nicht oder nur teilweise mächtig sind, ist zwingend eine *Übersetzerin* beizuziehen.

Ein Gutachten ist in aller Regel *schriftlich* zu erstellen. Es sind zwingend, Informationen zum Auftraggeber, das Datum des Auftrags, die Personalien des Untersuchten sowie Angaben zur Person des Gutachters aufzuführen. Weitere hinzugezogene Fachpersonen sind namentlich zu erwähnen, und die Funktion, die sie bei der Erstellung des Gutachtens hatten, ist zu nennen. Die Informationsquellen, auf die sich das Gutachten stützt, müssen aufgeführt werden. Der Verlauf der Untersuchungen inkl. dem Datum und der Dauer der Explorationen ist anzugeben. Das Gutachten sollte in einer allgemein verständlichen Sprache und – falls möglich – ohne spezifische Fachausdrücke formuliert werden. Falls Fachausdrücke verwendet werden, sollten sie erklärt werden. Die Quellen- und Literaturangaben sind vollständig aufzuführen. Allgemein sollten Angaben, die nicht vom Gutachter selbst stammen, mithin Aktenangaben, Angaben des Exploranden und Fremdauskünfte, im Konjunktiv beschrieben werden. Die Regeln für Zitate und indirekte Rede sollten eingehalten werden. Am Ende muss das Gutachten vom beauftragten Sachverständigen persönlich unterschrieben werden. Weiter ist das Datum, an dem das Gutachten fertiggestellt wurde, anzugeben.

Bei der Erstellung des Gutachtens und der Durchführung von Untersuchungen ist weiter die Sorgfaltspflicht beim Umgang mit Informationen bzw. der korrekte Umgang mit dem Datenschutz zu beachten. Die Akten sollten daher in einem verschlossenen Schrank aufbewahrt werden und die digitalen Daten entsprechend vor dem Zugriff Unbefugter gesichert sein. Es bietet sich an, aufgrund der Gefahr eines möglichen Datenverlustes in Form von Computerpannen ein Back-up der Daten auf einem geschützten Laufwerk oder Server/Cloud anzufertigen.

Die Objektivität und Unparteilichkeit des Sachverständigen müssen gewährleistet sein. Der Sachverständige sollte sich dessen vor dem Beginn des Gutachtens nochmals vergewissern. Gefälligkeitsgutachten sind nicht erlaubt, und der Sachverständige ist bei unsachgemäßer Berichterstattung mit Strafe bedroht (auf die gesetzlichen Grundlagen wird er üblicherweise im Gutachtensauftrag hingewiesen). Dies bedeutet auch, dass sich der beauftragte Sachverständige nicht von bereits bestehenden Meinungen (z. B. auch des Auftraggebers oder von Vorinstitutionen) beeinflussen lässt.

Es ist darauf zu achten, dass die Untersuchungen jugend- bzw. altersgerecht durchgeführt werden. Das heißt, dass die Sprache der Sachverständigen dem Alter und dem Entwicklungsstand des Exploranden angepasst wird und auch eine möglicherweise begrenzte Konzentrationsspanne berücksichtigt wird. Da die Exploranden in einem Strafverfahren stehen und die Untersuchungen eine Belastung darstellen können, sind die Explorationen und Untersuchungen auf die notwendige Mindestanzahl bzw. -dauer zu beschränken.

3.4 Entgegennahme des Gutachtensauftrags

Bei der Entgegennahme eines Gutachtensauftrages sind die eigenen fachlichen, formalen und rechtlichen Voraussetzungen zu prüfen. Meist erfolgt vor dem offiziellen Auftrag eine informelle Voranfrage per Telefon oder E-Mail durch die auftraggebende Behörde mit einer Schilderung der Ausgangslage und den ungefähren Fragestellungen an den Sachverständigen.

Es liegt an der angefragten Sachverständigen zu prüfen, ob sie für die Thematik bzw. zur Beantwortung der Fragestellungen die *notwendigen fachlichen Kompetenzen* mitbringt. Bei gewissen Gutachten bestehen formale Anforderungen an die Gutachterin (spezifische berufliche Qualifikationen, Anerkennung als Gutachterin, Eintrag auf einer Liste von Sachverständigen). Diese sind möglicherweise zu Beginn mit dem Auftraggeber zu klären.

Voraussetzungen, welche der Gutachter nicht selbst beurteilen kann, aber als Grundlage für seine Beurteilung benötigt, müssen mit dem Auftraggeber abgesprochen werden. So können vor Beginn des Gutachtens weitere Abklärungen notwendig werden (z. B. somatische Abklärungen, Laboruntersuchungen etc.). Beispielsweise kann es sinnvoll sein, vor Beginn des Gutachtens Befunde zum biologischen Alter des Exploranden, zu einem allfälligen Substanzkonsum, zur biologischen Geschlechtsreife oder zur Abklärung genetischer Besonderheiten einzuholen. Weiter ist es sinnvoll, dass zum Zeitpunkt der Auftragserteilung die Strafuntersuchung so weit fortgeschritten ist, dass der Sachverhalt bezüglich der vorgeworfenen Straftaten bereits in groben Zügen geklärt ist. Ist der Jugendliche nicht geständig oder bestehen unterschiedliche Versionen zu wesentlichen Aspekten im Deliktverlauf, sollte der Sachverständige zusammen mit der auftraggebenden Behörde klären, wovon er auszugehen hat bzw. ob er verschiedene Varianten von Deliktverläufen in das Gutachten einbeziehen muss.

Praxisbeispiel

Gutachtensanfrage mit unklarem Alter des Exploranden

Bei der Begutachtung eines (gemäß seinem Ausländerausweis) 16-jährigen Jugendlichen mit Flüchtlingsstatus, welcher aus Eritrea in die Schweiz eingereist war, gab der Vater an, dass er bei der Einreise seines Sohnes gegenüber den Behörden eine falsche Altersangabe gemacht habe. Sein Sohn sei in Wirklichkeit erst 14 Jahre alt. Da es im Rahmen des Gutachtens auch darum ging, den psychischen Entwicklungsstand bzw. die Reife einzuschätzen, war es unerlässlich, valide Angaben zum biologischen Alter des Exploranden zu haben. Daher wurde zu Beginn des psychologischen Gutachtens ein forensisch-medizinisches Gutachten eingeholt, welches anhand einer medizinischen Abklärung mittels des Röntgenbildes der linken Hand und der Begutachtung der Panoramaschichtaufnahme des Gebisses sowie einer körperlichen Untersuchung eine forensische Alterseinschätzung vornahm. Auf der Basis dieser Alterseinschätzung konnte dann das forensisch-psychologische Gutachten anschließend durchgeführt werden.

Wenn die fachlichen Voraussetzungen erfüllt sind, stellt sich die Frage, ob die angefragte Sachverständige bzw. ihre Mitarbeitenden den

Auftrag mit den vorhandenen *zeitlichen und personellen Ressourcen* erledigen können. Dabei ist zu berücksichtigen, dass die angefragte Sachverständige persönlich für die Erstellung eines Gutachtens verantwortlich bleibt, auch wenn sie zu gewissen Aspekten weitere Sachverständige beiziehen kann und/oder einige Arbeiten an Hilfspersonen delegieren kann.

Rechtlich besteht für Untersuchungsverfahren allgemein und für Jugendliche im Besonderen in allen drei Ländern ein *Beschleunigungsgebot.*[19] Der Sachverständige erhält daher für die Erstellung des Gutachtens eine Frist, welche er einzuhalten hat. Die Erstellung eines Gutachtens bei Kindern und Jugendlichen sollte auch aus pädagogischen bzw. erzieherischen Gründen möglichst zeitnah erfolgen. Die benötigte Zeit für die Erstellung eines ausführlichen psychologischen Gutachtens kann jedoch sehr unterschiedlich ausfallen und hängt maßgeblich vom Auftrag, dem Umfang der Fragestellungen sowie den weiteren Umständen ab (z. B. Aufenthaltsort des Exploranden, Verfügbarkeit der Akten, Zugang zu Fremdauskünften). In der Regel sollte auch ein umfangreiches Gutachten innerhalb von 4 bis 5 Monaten angefertigt werden können. Stellt sich während der Begutachtung heraus, dass die Frist nicht eingehalten werden kann, sollte der Sachverständige diesen Umstand der Verfahrensleitung umgehend melden.

Weiter sind die *Kosten* eines Gutachtens im Vorfeld zu klären. Diesbezüglich sind der auftraggebenden Behörde die Stundenansätze transparent mitzuteilen. In einigen Ländern sind die Vergütungsansätze für die Sachverständige gesetzlich geregelt (siehe z. B. Schepker, 2011). Bestehen diesbezüglich keine Regelungen, kann die Behörde in Absprache mit der anfragten Sachverständigen ein Kostendach vereinbaren. Zeigt sich im Verlaufe des Gutachtens, dass die Kosten den Rahmen übersteigen, so ist die auftraggebende Behörde rechtzeitig in Kenntnis zu setzen und das weitere Vorgehen zu klären. Sind die notwendigen Ressourcen vorhanden, so kann die angefragte Person den Auftrag vorläufig annehmen. Es empfiehlt sich, ein schriftliches Auftragsverhältnis zu vereinbaren.

Schließlich muss der angefragte Sachverständige – spätestens nachdem er den schriftlichen Auftrag erhalten hat – *mögliche Ausstandsgründe bzw. eine mögliche Befangenheit*[20] klären. Mögliche Ausstandsgründe sind das Vorliegen eines persönlichen Interesses an der Sache (inkl. Freundschaften, Feindschaften), die Vorbefassung mit der Sache (z. B. Involvierung ins Delikt), die Verheiratung, Partnerschaft, Lebensgemeinschaft oder eine Verwandtschaft bzw. Verschwägerung mit einer Partei oder dem Rechtsbeistand einer Partei oder einer vorbefassten Person. Es ist anzumerken, dass eine vorherige Tätigkeit als Therapeut:in mit dem Exploranden auf jeden Fall einen Ausstandsgrund darstellt. Durch die Durchführung der Therapie und durch das Eingehen einer therapeutischen Beziehung mit dem Exploranden ist immer von einer bestehenden Befangenheit auszugehen. Etwas anders liegt die Sache, wenn der angefragte Sachverständige bereits zu einem früheren Zeitpunkt ein Gutachten über den Exploranden erstellt hat und nun erneut für eine Begutachtung angefragt wird. In solchen Fällen ist zu prüfen, ob der angefragte Sachverständige hinreichend objektiv und unabhängig ist, um das aktuelle Gutachten zu erstellen. Bezieht sich dessen Fragestellung auf den Verlauf nach der Erstbegutachtung und bestehen keine Interessenkonflikte aufgrund des früheren Gutachtens, spricht meist nichts gegen den Einsatz des gleichen Sachverständigen. Bestehen Un-

19 Der Grundsatz, das Strafverfahren ohne ungerechtfertigte Verzögerung zu führen, ist auch übergeordnet in Art. 5 EMRK und 6 EMRK geregelt und für das Jugendstrafrecht verbindlich.

20 Schweiz: Ausstandsgründe gemäß Art. 56 CH-StPO; Deutschland: Befangenheit gemäß § 74 D-StPO; Österreich: gelten gemäß § 126 Abs 4 Ö-StPO für Sachverständige sinngemäß auch die in § 47 Abs 1 StPO für die Befangenheit von Organen der Kriminalpolizei und Staatsanwaltschaft aufgeführten Gründe.

klarheiten bezüglich der Richtigkeit des Erstgutachtens oder eine konflikthafte Beziehung zwischen Exploranden und Gutachter:in ist im Zweifel die Anfrage eines neuen und unabhängigen Sachverständigen angezeigt.

Vor der definitiven Ausfertigung des schriftlichen Auftrags muss die auftraggebende Behörde den Parteien die Möglichkeit geben, sich zur Person der Sachverständigen sowie zu den gestellten Fragen zu äußern und dazu eigene Anträge zu stellen. Diese Frist ist von der Sachverständigen entsprechend abzuwarten, bevor sie mit dem Gutachten beginnen kann.

3.5 Die Sichtung des Aktenmaterials/Durchführung einer Aktenanalyse

Das Aktenmaterial wird dem Sachverständigen von der auftraggebenden Behörde meist zusammen mit dem schriftlichen Auftrag zur Verfügung gestellt. Teilweise werden Akten zu einem späteren Zeitpunkt nachgeliefert. Dies ist bei Auftragserteilung zu klären.

Zu Beginn des Gutachtens – d.h. wenn möglich vor den jeweiligen Explorationen mit dem Exploranden zur Tat und der Einholung von Fremdauskünften – sollte eine Analyse der Akten erfolgen (Czuczor, 2016). Grundsätzlich sind alle Akten zur Kenntnis zu nehmen. Bei der Zusammenfassung der noch nicht abgeurteilten Anlassdelikte soll auf die Terminologie geachtet werden: Es ist von „Angeschuldigten" (und nicht von „Tätern") und „vorgeworfenen" oder „zur Last gelegten" Straftaten zu sprechen. Die Kunst der Aktenauswertung liegt darin, aus der Fülle der Informationen die für die Beurteilung relevanten herauszuarbeiten.

Sind die Akten sehr umfangreich, bietet es sich teilweise an, sich erst anhand eines Inhaltsverzeichnisses einen Überblick über das Material zu verschaffen. Anschließend kann eine Sortierung und eine genauere Sichtung des Materials beginnen. Häufig zieht die Sachverständige zur Analyse von Akten Hilfskräfte hinzu.

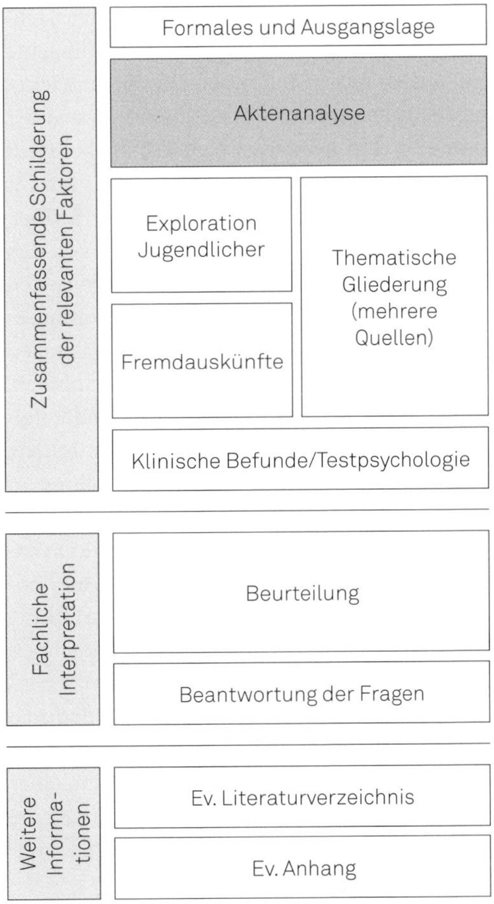

Abbildung 3-1: Gliederung eines jugendforensischen Gutachtens: Fokus Aktenanalyse

Gerade bei umfangreichen Akten ist die Analyse teilweise kaum von einer Person allein zu bewältigen. Es spricht prinzipiell nichts dagegen, dass Hilfskräfte die Akten sondieren und die Teile für das schriftliche Gutachten zusammenfassen. Trotzdem bleibt die beauftragte Sachverständige in der Pflicht für die Richtigkeit und Vollständigkeit der Aktenanalyse. Sie kann sich daher nicht nur auf die von Hilfskräften erstellten Zusammenfassungen stützen, sondern muss die relevanten Originalakten selbst gelesen haben. Die Hilfspersonen sollten am Anfang des schriftlich ausgefertigten Gutachtens namentlich aufgeführt werden.

Die schriftliche Aktenanalyse kann nicht einfach eine reine Reproduktion der Aktenlage sein (Kröber, 2009). Vielmehr muss der Sachverständige eine Auswahl treffen und für seine Aufgabe relevante Inhalte von für ihn unwichtigen Angaben trennen. Die Aktenanalyse muss immer in Bezug auf die Fragestellung beurteilt werden und sollte in diesem Rahmen gestrafft und reduziert wiedergeben werden (Kröber, 2009). Die teilweise geäußerte Kritik von den Behörden/Gerichten, dass die Aktenlage den Auftraggebern schon ausreichend bekannt sei und auf entsprechende Zusammenfassungen verzichtet werden könne, ist nicht angemessen. Dem Anliegen auf Verzicht der Aktendarstellung sollte keinesfalls stattgegeben werden, da diese für eine nachvollziehbare Beurteilung im Gutachten erforderlich ist. Der Sachverständige ist auf ein genaues Verständnis der Akten angewiesen, muss er doch vor diesen Anknüpfungstatsachen eine fachliche Beurteilung vornehmen. Gemäß Kröber (2009) zeichnen sich Gutachten, welche auf die Aktenzusammenfassung verzichten, meist genau dadurch aus, dass in deren Beurteilung die psychische Verfassung nur allgemein aufgegriffen, aber weder auf die vorgeworfene Tat noch auf die Delinquenzgeschichte des Exploranden konkret Bezug genommen wird.

Für die Ausfertigung eines jugendstrafrechtlichen Gutachtens bietet sich folgende Gliederung an:

1. Akten zu den aktuellen Deliktvorwürfen (Anlassdelikte, welche zu aktuellen Begutachtung geführt haben)
2. Akten zu den früheren Delikten (abgeurteilte Delikte vor den Anlassdelikten)
3. weitere Akten (Zusammenfassung von früheren Abklärungen und Therapien, zivilrechtliche Akten, medizinische Befunde etc.)

Alle *Dokumente,* auf die in der Aktenanalyse Bezug genommen wird, müssen in der schriftlichen Zusammenfassung mit der *genauen Bezeichnung* und dem *Erstellungsdatum* des Dokuments aufgeführt werden. Nur so kann die Nachvollziehbarkeit gewährleistet werden. Die Zusammenfassung der relevanten Akteninhalte sollte grundsätzlich im *Konjunktiv* erfolgen. Die Leser:innen sollten zwischen den wiedergegebenen Aussagen und den Aussagen des Sachverständigen unterscheiden können. Überprüfte objektivierbare Aussagen (Geburtsdaten, Wohnort etc.) können im Indikativ aufgeführt werden.

3.5.1 Akten zu den aktuellen Deliktvorwürfen (sowie dem Problem unklarer Deliktsachverhalte)

Es bietet sich im Rahmen der Aktenanalyse an, mit den Akten zu den Anlassdelikten (bzw. den aktuellen Deliktvorwürfen) zu beginnen. Diesen Akten kommt die größte Relevanz zu, und die Befunde sind später für die Beurteilung zentral. Wenn die Vorwürfe mehrere Delikte umfassen, sollten alle Anlassdelikte separat aufgeführt und nummeriert werden. Je nach Gutachten bietet sich eine Auflistung der Anlassdelikte in chronologischer Reihenfolge oder eine Gliederung nach der Relevanz der Delikte an. Bei Letzterem sollten der oder die Hauptdeliktvorwürfe zu Beginn aufgeführt und anschließend auf weitere Deliktvorwürfe eingegangen werden. Bei jedem aufgeführten Anlassdelikt sollte erst der bisher erstellte juristische Sachverhalt referiert werden. Anschließend können die Aussagen des Exploranden und allfällige weitere Erhebungen genannt werden:

Deliktsachverhalt: Der Deliktsachverhalt umfasst die konkreten Vorwürfe, welche die Untersuchungsbehörde (bisher) ermittelt hat. Neben den Angaben zu den entsprechenden Strafartikeln sollte auch eine (möglichst genaue) Beschreibung des Tatablaufs vorliegen. Vielfach ist zum Zeitpunkt der Begutachtung der Deliktsachverhalt noch nicht vollständig geklärt. Trotzdem sollte gegenüber der auftraggebenden Behörde zumindest auf einem provisorisch ausformulierten Sachverhalt bestanden werden (siehe auch Kapitel 3.4 „Entgegennahme des Auftrags"). Diese Ausführungen bilden die Ausgangslage für die Beurteilung im Gutachten. Fehlt ein solch juristischer Sachverhalt, muss der Auftraggeber angeben, worauf sich die Sachverständige stattdessen zu beziehen hat (z. B. auf polizeilich ermittelte Sachverhalte, die Aussagen des Exploranden, die Angaben der Geschädigten).

Praxisbeispiele (Beschreibung Deliktsachverhalte)

Fall 1 (versuchte Tötung): Gemäß dem Auftrag zur forensisch-psychologischen Begutachtung vom (Datum) wird der 17-jährige XX beschuldigt, am (Datum), um (Zeit) auf dem Parkareal (Ort) den geschädigten YY (Geb.-Datum, 18-jährig) nach einem vorausgegangenen Streit mit einem Messer zweimal in den Oberkörper gestochen zu haben. Der Einstich sei mit einer Kanaltiefe von 6 cm erfolgt und habe den linken Lungenflügel getroffen. Der Geschädigte habe sich in Lebensgefahr befunden und habe notoperiert werden müssen.

Fall 2 (Raub, Körperverletzung): Gemäß Auftrag zur forensisch-psychologischen Begutachtung vom Datum wird XX vorgeworfen, am (Datum) nach (Zeit) zusammen mit weiteren Tatbeteiligten auf dem (Ort) den Geschädigten YY (Geb.-Datum) abgepasst und gezwungen zu haben, Brieftasche und Geld herauszugeben. Der Geschädigte habe unter dem Eindruck der Überzahl der Beteiligten und deren aufgeheizter Stimmung XX seine Brieftasche übergeben. XX habe YY anschließend auf dem Bahnhofareal weiterverfolgt, ihn mit Schlägen gegen Gesicht, Schulter und Hinterkopf traktiert und dann zu Boden geschlagen, sodass dieser verletzt und kurzzeitig ohne Bewusstsein liegen geblieben sei.

Fall 3 (sexuelle Handlungen mit Kindern, fehlender detaillierter Sachverhalt): XX wird gemäß der telefonischen Auskunft der zuständigen Jugendanwältin Frau ZZ von der Jugendanwaltschaft vom (Datum Telefon) vorgeworfen, über einen Zeitraum von ca. 1,5 Jahren (Datum von – Datum bis) sexuelle Handlungen an seinem 7-jährigen Pflegebruder XX (Geb.-Datum) vorgenommen zu haben. Gemäß dem telefonischen Austausch soll im Rahmen der vorliegenden Begutachtung bezüglich des genauen Tatablaufs von den Angaben des Exploranden im Rahmen dessen von Einvernahme durch die Jugendanwaltschaft vom (Datum) ausgegangen werden.

Leider sind zum Zeitpunkt der Gutachtenerstellung die Angaben zu den Deliktsachverhalten meist sehr rudimentär und wenig detailliert ausformuliert. Wenn sich die Untersuchungsbehörden bezüglich der Tatabläufe (noch) nicht sicher sind, bietet es sich bei geständigen Jugendlichen an, von deren Angaben zum Deliktablauf auszugehen (siehe Praxisbeispiele, Fall 3). Sollte dies mit der auftraggebenden Behörde so abgesprochen sein, muss auf die genaue Einvernahme verwiesen werden (welche dann anschließend sehr sorgfältig zusammengefasst werden sollte). Bestehen Differenzen in den Angaben des Beschuldigten oder ist dieser nicht oder bezüglich wesentlicher Teile nicht geständig, so muss geklärt werden, von welchen Voraussetzungen der Sachverständige auszugehen hat und ob er mehrere Varianten berücksichtigen muss. Es lohnt sich hier, hartnäckig zu bleiben und beim Auftraggeber entsprechend nachzufragen. Keinesfalls soll der beauftragte Sachverständige sich aus den verschiedenen Aussagen und Protokollen einen eigenen Sachverhalt konstruieren müssen. Dies wäre eine klare Überschreitung seiner Kompetenzen und ein Kardinalfehler eines Gutachters.

Angaben des Exploranden: Anschließend sollten die Angaben des Exploranden in den polizeilichen und juristischen Einvernahmen wiedergegeben werden. Nicht notwendig ist jedoch meist das Zusammenfassen aller Zeugenaussagen und der Angaben der Geschädigten, welche zur Eruierung des Deliktsachverhalts beigezogen werden. Auf Einvernahmen von Geschädigten und Zeug:innen sollte nur referiert werden, wenn sie wesentliche Angaben zum Exploranden beinhalten, welche ansonsten nicht zugänglich sind. Bei der Zusammenfassung der Einvernahmen des zu begutachtenden Jugendlichen spielen zwei Aspekte eine wesentliche Rolle: Einerseits geht es darum, die Dynamik des Aussageverhaltens festzuhalten, welches die Sachverständige später in der Beurteilung des Nachtatverhaltens aufgreift (z.B.: War der Explorand von Beginn weg geständig oder erst im Verlauf nach Konfrontation mit Beweisen oder Opferaussagen? Wie kooperativ war der Explorand in den Einvernahmen?). Andererseits geht es darum, das Erleben des Tatgeschehens aus der Sicht des Exploranden abzubilden, auf welches später in den Gutachtensexplorationen Bezug genommen wird und welches für eine psychologische Deliktanalyse herangezogen werden muss (z.B.: In welcher Stimmung war der Explorand? Welche psychologischen Motive waren involviert?).

Weitere Unterlagen: Schließlich können weitere Unterlagen zu den Anlassdelikten zusammengefasst werden, wenn sie für die Beurteilung von Relevanz sind. Diese beinhalten z.B. Polizeirapporte, Laborbefunde zum Blutalkoholgehalt oder Drogenkonsum des Exploranden während der Tat oder medizinische Unterlagen zu Verletzungen des Opfers.

3.5.2 Akten zu den früheren Delikten

Für die spätere Einordnung der Anlassdelikte und die Erstellung einer Legalprognose ist eine Übersicht und eine Beschreibung der früheren bereits abgeurteilten Delikte unerlässlich. Die Aktenanalyse der früheren Delikte muss jedoch keinesfalls gleich ausführlich wie die Ausführungen zu den Anlassdelikten erfolgen und kann sich auf die *Zusammenfassung der (rechtskräftigen) Gerichtsurteile* bzw. *Strafbefehle* beschränken. Es bietet sich an, die Delikte chronologisch bzw. geordnet nach Urteilen mit den Angaben der Strafartikel und den erstellten Sachverhalten (oder gekürzten Versionen) aufzuführen. Wenn weiter relevant, können Angaben zu den Urteilsbegründungen und der Geständigkeit des Exploranden einbezogen werden. Zudem sind die Angaben zu früheren Strafen und Maßnahmen bzw. entsprechenden Bewährungsauflagen anzugeben. Eingestellte Strafverfahren (Nichteintretensentscheide, Rückzug von Anzeigen, Verjährung etc.) bzw. Deliktvorwürfe, für welche der Explorand nicht schuldig gesprochen wurde, können jedoch weggelassen werden. Der Einbezug solcher Deliktvorwürfe in die Aktenanalyse kann je nach Umständen heikel sein. Wenn man dies tut, dann empfiehlt es sich, zumindest in der Beurteilung explizit zu machen, dass man diese Vorwürfe nicht einbezogen hat.

Auch wenn bei jugendstrafrechtlichen Gutachten die Delinquenzgeschichte meist kürzer ist als bei erwachsenenstrafrechtlichen Gutachten, sollte die Sachverständige von sich aus besorgt sein, dass sie Zugriff auf alle Informationen zu früheren aktenkundigen Delikten hat. Diesbezüglich ist es empfehlenswert, frühzeitig beim Auftraggeber nach Auszügen aus dem Strafregister, internen Datenbanken und archivierten Akten zu fragen.

3.5.3 Weitere Akten

Die weiteren Akten, welche für das Gutachten von der auftraggebenden Behörde mitgeschickt werden, sollen nur im Gutachten aufgeführt und zusammengefasst werden, wenn diese für die Beurteilung der Fragestellungen bedeutsam sind. Von Relevanz sind insbesondere Informationen über einschneidende Ereignisse in der Entwicklung des Exploranden (z.B. Geburtskomplikationen, Unfälle, Trennung der Eltern, Platzierungen, Traumata und andere belastende Lebensereignisse), Angaben zum Erziehungsverhalten der Eltern und zu familiären Belastungen, Angaben über die emotionale, kognitive und soziale Entwicklung, frühere psychische und relevante somatische Erkrankungen, Angaben zur Delinquenzentwicklung oder Hinweise auf die Auswirkung von früheren Interventionen. Von Bedeutung sein können insbesondere frühere Gutachten, psychologische/psychiatrische Abklärungsberichte, Therapieberichte, weitere medizinische Unterlagen, Berichte von sozialpädagogischen Abklärungen, Berichte von Familieninterventionen, familienrechtliche und zivilrechtliche Akten (Verfügungen, Urteile, Vormundschafts-/Beistandschaftsberichte).

3.6 Durchführung der Untersuchungen

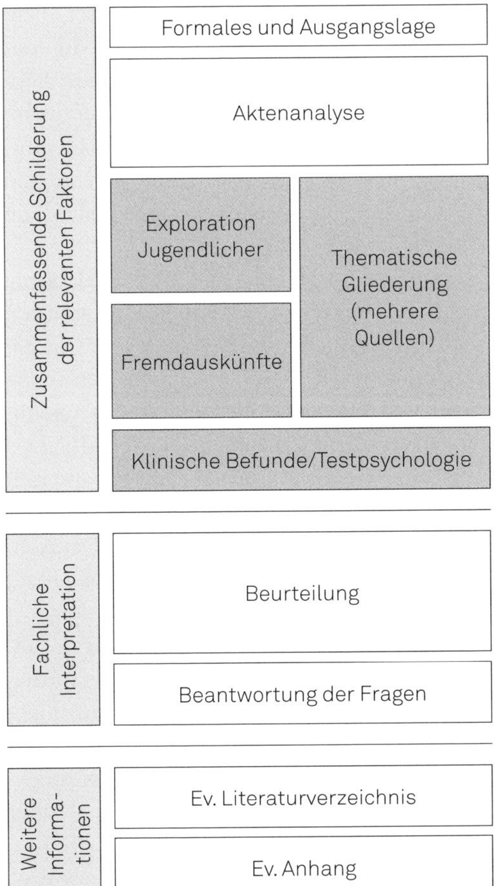

Abbildung 3-2: Gliederung eines jugendforensischen Gutachtens: Fokus Explorationen und weitere Befunde

3.6.1 Aufnahme der Untersuchung auf Video oder Tonträger

Zur Dokumentation der Untersuchungen bietet es sich an, die Sitzungen mit dem Exploranden auf Video oder einem Tonträger aufzunehmen. Die Erstellung einer solchen Aufnahme dient zum Schutz der Sachverständigen sowie zum Schutz des Exploranden. Sie ermöglicht eine spätere Kontrolle von bestrittenen Angaben des Exploranden im Gutachten oder beim Vorwurf einer möglichen Beeinflussung des Exploranden durch die Sachverständigen z. B. mittels suggestiver Fragestellungen. Die Sachverständige sollte sich bewusst sein, dass die Befragungen des Exploranden vor dem Gericht einen Beweischarakter haben. Dementsprechend kommt der Dokumentation der Aussagen eine große Bedeutung zu. Die Aufnahmen bedingen das Einverständnis des Exploranden (bzw. bei nicht urteilsfähigen Exploranden das Einverständnis der Sorgeberechtigten). Ein solches Einverständnis kann vor oder im Anschluss an die Rechtsbelehrung eingeholt werden. Es empfiehlt sich auch, die Einwilligung in Videoaufnahmen oder eine etwaige Ablehnung schriftlich zu dokumentieren und vom Exploranden unterschreiben zu lassen. Die Aufnahmen stellen einen Teil der internen Dokumentation der Sachverständigen dar. Die Aufnahmen müssen aber auf Anfrage gegenüber dem Auftraggeber bzw. der Verfahrensleitung zugänglich gemacht werden. Der Auftraggeber entscheidet auch, inwiefern die Aufnahmen der Strafverteidigung zugänglich gemacht werden.

3.6.2 Aufklärung über die Begutachtung und Durchführung der Rechtsbelehrung

Vor Beginn der Untersuchung sollte der Explorand über den Gutachtenauftrag und die Fragestellungen sowie über den Ablauf der Begutachtung aufgeklärt werden. Dabei müssen das Alter des Exploranden bzw. dessen Entwicklungsstand und seine Urteilsfähigkeit berücksichtigt werden (Fegert, 2006). Weiter ist davon auszugehen, dass die meisten Jugendlichen geringe Kenntnisse über Strafverfahren und die Erstellung von Gutachten aufweisen.

Die meisten Jugendlichen haben eine Gutachtenssituation noch nie erlebt. Meist wissen sie weder, was die Fragestellungen des Gutachtens sind, noch, wie die Untersuchung abläuft. Möglicherweise sind sie gegenüber dem Sachverständigen misstrauisch eingestellt oder haben gar Angst vor einer Begutachtung. Durch eine freundliche, sachliche und altersgemäße Aufklärung über die Fragen und den Ablauf kann ein Teil des bestehenden Misstrauens und Unbehagens abgebaut werden. Dem Exploranden X sollte in einfachen Worten erklärt werden, dass der Gutachter herausfinden soll, wie die allgemeine Entwicklung bei X verlaufen ist, wie sich die Persönlichkeit bei X entwickelt hat, ob bei X psychische Störungen oder Probleme vorhanden sind und ob diese mit den ihm vorgeworfenen Taten zusammenhängen. Je nach Fragestellung kann weiter erklärt werden, dass der Gutachter herausfinden soll, ob bei X ein Risiko für weitere Delikte besteht und welche Maßnahmen zu empfehlen sind, um diesem Risiko entgegenzuwirken. Je nach Alter und Entwicklungsstand kann dem Jugendlichen detaillierter das Konzept von Schuldfähigkeit, Legalprognose und Maßnahmen erklärt werden. Obschon der Explorand normalerweise einen Rechtsbeistand zur Seite gestellt bekommt, kann nicht davon ausgegangen werden, dass der Explorand von diesem über die Begutachtung ausreichend aufgeklärt wurde. Zum Ablauf des Gutachtens kann meist gesagt werden, dass der Sachverständige Einsicht in die Akten bekommen hat, dass er den Exploranden zu mehreren Gesprächen aufsuchen wird (bzw. einladen wird, wenn die Begutachtung ambulant durchgeführt wird). Weiter soll der Explorand informiert werden, dass die Begutachtung verschiedene Testungen (Fragebogen, IQ-Test etc.) beinhalten kann. Weitere Informationen über den Ablauf der Gerichtsverhandlung oder einer mündlichen Eröffnung des Gutachtens richten sich nach den Gegebenheiten des Auftrags bzw. des rechtlichen Rahmens.

Einen zentralen Stellenwert hat die Aufklärung des Exploranden über die rechtlichen Aspekte des Gutachtens. Die Sachverständige ist verpflichtet, dem Exploranden und seinen Familienangehörigen die Rahmenbedingungen des Gutachtens zu erklären und ihn über die eingeschränkte Schweigepflicht der Sachverständigen und sein Recht zur Verweigerung von Aussagen auf eine altersgemäße und verständliche Weise aufzuklären. Konkret besteht für die Sachverständige gegenüber der Strafverfolgungsbehörde keine Schweigepflicht, d. h., alle aus den Untersuchungsgesprächen gewonnenen Informationen können Eingang in das Gutachten finden. In Deutschland ist weiter anzumerken, dass die Informationen in der Gerichtsverhandlung öffentlich werden können. Weiter hat der Explorand in allen drei Ländern gemäß den geltenden Strafprozessordnungen ein Aussageverweigerungsrecht, und die direkten Familienangehörigen haben ein Zeugnisverweigerungsrecht.

Es ist zu empfehlen, die Rechtsbelehrung nicht nur mündlich vorzunehmen, sondern auch in schriftlicher Form vorzulegen. Der Explorand sowie die Familienangehörigen sollen mit ihrer Unterschrift bestätigen, die Ausführungen verstanden zu haben. Die Abbildung 3-3 zeigt eine mögliche Rechtsbelehrung mit den entsprechenden Verweisen auf die Gesetze in der Schweiz. Für die Verwendung in Deutschland oder Österreich muss diese entsprechend angepasst werden.

In der Praxis wird die Rechtsbelehrung teilweise von Sachverständigen als ein eher formaler Punkt erachtet und der Durchführung nicht immer die notwendige Sorgfalt zugemessen. Jugendliche sind mit Situationen eines Gutachtens normalerweise wenig vertraut und daher möglicherweise mit der Belehrung überfordert. Sie stehen im Rahmen der Strafverfolgung bzw. der Begutachtung unter einem besonderen Druck. Es besteht daher die Gefahr, dass ein Jugendlicher die Rechtsbelehrung unterschreibt,

Rechtsbelehrung

Eingeschränkte Schweigepflicht: Die Praxis / Institution (Herr ??, Frau ?? etc.) ist gegenüber der Strafverfolgungsbehörde nicht an die ärztliche Schweigepflicht gebunden, d.h. die aus den Untersuchungsgesprächen gewonnenen Informationen finden Eingang in das Gutachten bzw. den Abklärungsbericht.

Aussageverweigerungsrecht (Art. 3 Abs. 1 JStPO i.V.m. Art. 158 Abs. 1 lit. b StPO) / Zeugnisverweigerungsrecht (Art. 168/169 StPO): Sie haben das Recht, Aussagen gegenüber dem/der für die Abklärung zuständigen Person zu verweigern. Die Verweigerung der Aussagen darf vom Referenten nicht zum Nachteil ausgelegt werden.

Einsichtsrecht: Das Gutachten bzw. der Abklärungsbericht ist Eigentum der Behörden. Die Dokumente können bei uns eingesehen und besprochen, aber nicht beantragt werden.

Ich bestätige, dass ich über die oben genannten Punkte der Rechtsbelehrung und der Allgemeinen Informationen aufgeklärt worden bin, diese zur Kenntnis genommen und verstanden habe.

Ich bestätige, dass alle untenstehenden Angaben korrekt ausgefüllt sind.

____

Ort, Datum Unterschrift des Jugendlichen

____

Ort, Datum Unterschrift der Eltern/Erziehungsberechtigte

Abbildung 3-3: Beispiel einer Rechtsbelehrung

auch wenn er diese nicht vollständig verstanden hat. Aus unserer Sicht empfiehlt es sich, die Rechtsbelehrung in eine möglichst einfache Sprache zu übersetzen und die Inhalte mündlich anhand von Beispielen zu erklären (siehe Praxisbeispiele). Das Alter und der Entwicklungsstand des Exploranden sind zu berücksichtigen. Wenn Zweifel bezüglich der Aussagen bzw. der Mitwirkung im Gutachten allgemein bestehen, soll der Jugendliche die Möglichkeit haben, sich mit seinem Rechtsvertreter vor Beginn des Gutachtens zu besprechen. Wenn die Sachverständige unsicher ist, ob der Explorand die Rechtsbelehrung verstanden hat, soll sie dies mit dem Auftraggeber besprechen. Desgleichen gilt, wenn der Explorand nicht bereit ist, am Gutachten mitzuwirken. Hat der Jugendliche die Belehrung verstanden, heißt dies noch nicht, dass sie ihm bei den späteren Explorationen noch präsent ist. Zu Beginn jeder neuen Exploration soll die eingeschränkte Schweigepflicht und das Aussageverweigerungsrecht erneut kurz aufgegriffen und dem Jugendlichen in Erinnerung gerufen werden.

Praxisbeispiel

1. Erklärung der eingeschränkten Schweigepflicht des Sachverständigen

Sachverständiger: „Alles, was du mir bei unseren Gesprächen erzählst, unterliegt der Schweigepflicht. Das heißt, dass ich diese Informationen nicht weitergeben darf. Es gibt allerdings eine wichtige Ausnahme! Gegenüber dem Gericht / der Behörde, die den Auftrag zum Gutachten erteilt hat, habe ich keine Schweigepflicht. Was du mir sagst, wird also nachher im Gutachten stehen, und das Gericht / die Behörde kann es lesen. Wenn du mir also z.B. erzählst, dass du ein Delikt gemacht hast, von dem das Gericht / die Behörde nichts weiß, dann kann das dazu führen, dass die Behörde dies zur Kenntnis nimmt und eventuell auch ein neues Untersuchungsverfahren eröffnet. Wenn aber jemand anderes, z.B. ein Kollege oder so, mich fragt, dann darf ich keine Auskunft geben."

Explorand: „Okay, das habe ich verstanden. Heißt das, dass meine Eltern nicht erfahren, was ich in den Gesprächen mit Ihnen erwähne?"

Sachverständiger: „Ja, auch deine Eltern erfahren von mir nicht, was du im Gutachten gesagt hast. Allerdings kann es sein, dass sie als Erziehungsberechtigte Teile des Gutachtens lesen können, wenn sie es von dem Gericht / der Behörde beantragen oder über deinen Anwalt erhalten. Du kannst aber angeben, dass sie gewisse Teile von deinen Aussagen nicht lesen dürfen. Das kannst du mit deinem Anwalt besprechen und dann auch dem Gericht / der Behörde mitteilen."

2. Erklärung des Rechts zur Aussageverweigerung

Sachverständiger: „Du kannst bei jeder von meinen Fragen in den Gutachtensgesprächen sagen, dass du keine Antwort dazu geben willst. Du musst dich z.B. nicht selbst belasten, wenn es weitere Vorfälle/Delikte gibt, die noch nicht bekannt sind. Du musst aber auch zu anderen Fragen keine Stellung beziehen, wenn du denkst, dass das nicht gut für dich ist. Ich als Gutachter darf diese Verweigerung der Aussage nicht zu deinem Nachteil auslegen. Zum Beispiel darf ich nicht schlussfolgern, dass das ein ungünstiges bzw. unkooperatives Verhalten sei oder auf vorhandene Probleme bei dir hinweise."

Explorand: „Mhm, dann muss ich also auf keine Fragen antworten, wenn ich nicht will?"

Sachverständiger: „Ja, aber meist ist es hilfreich auch für dich, wenn du Aussagen machen kannst. Es hilft, wenn du z.B. deine Gründe für das Verhalten erklären kannst, du deine Gedanken und Gefühle angeben kannst. Dann kann ich dich besser verstehen und eine genauere Beurteilung und Empfehlung im Gutachten machen. Wenn du keine Antworten geben magst, muss ich mich ausschließlich auf die Angaben von anderen oder auf die Informationen der Akten beschränken. Das ist nicht unbedingt zu deinem Vorteil."

Trotz einer sorgfältigen und altersgemäßen Aufklärung über die Rechte kann es zu Beginn eines Gutachtens zu Situationen kommen, welche die Gutachterin vor Probleme stellen (siehe Praxisbeispiele). Die Handhabung dieser Situationen benötigt ein gewisses Geschick und Erfahrung. Allgemein sollte die Sachverständige versuchen, durch das persönliche Gespräch eine Kooperation einzugehen und ein Arbeitsbündnis mit dem Exploranden herzustellen. Es ist daher wichtig, dass die Sachverständige in den Explorationen dem Jugendlichen auf Augenhöhe begegnet und seine Bedenken ernst nimmt.

Praxisbeispiele (schwierige Situationen bezüglich Einwilligung in die Begutachtung)

Fall 1: Ein 18-jähriger junger Mann, welchem vorgeworfen wurde, über mehrere Jahre sexuelle Delikte an einem 13-jährigen Mädchen vorgenommen zu haben, wurde von mir für eine Begutachtung im Untersuchungsgefängnis aufgesucht. Der junge Mann war zuvor bezüglich der Delikte nur teilweise geständig (er bestritt das Ausmaß der Gewaltanwendung und gab an, die Kontakte seien weitgehend einvernehmlich geschehen). Er verweigerte gleich zu Beginn des ersten Explorationskontakts seine Mitwirkung am Gutachten. Er gab an, der Untersuchungsbehörde nicht zu trauen, und befürchtete, dass das Gutachten für ihn sowieso schlecht herauskommen werde.

Ich erklärte dem jungen Mann, dass ich unabhängig von der auftraggebenden Untersuchungsbehörde arbeiten würde. Ich würde mir sehr gerne ein eigenes Bild von ihm als Person machen. Über die Delikte werde dann das Gericht später entscheiden. Ein Gutachten, welches ausschließlich auf den Akten basiere, komme meist für ihn nicht besser heraus, da ich als Gutachter dann über weniger genaue Informationen verfüge. Ich versuchte, ihn zu überzeugen, am Gutachten mitzuwirken bzw. die Ablehnung nochmals zu überdenken und seine Befürchtungen mit seinem Rechtsvertreter zu besprechen. Weiter schlug ich dem jungen Mann vor, neben den offiziellen Sachverhalten auch seine Sicht der Delikte im Gutachten mitzuberücksichtigen und eine separate Beurteilung für die zwei unterschiedlichen Ausgangslagen zu machen (Ausgangslage gemäß offiziellen Vorwürfen vs. Ausgangslage gemäß den Angaben des Exploranden). Der Explorand erklärte sich schließlich nach diesen Ausführungen mit der Begutachtung einverstanden und war bereit, daran mitzuwirken. Nach Rücksprache mit dem Auftraggeber wurde eine differenzierte zweigleisige Beurteilung je nach Ausgangslage vorgenommen.

Fall 2: Ich wurde beauftragt, einen 14-jährigen, von seinem Entwicklungsstand noch sehr unreifen Jugendlichen im Rahmen eines Aufenthaltes auf einer geschlossenen sozialpädagogisch geführten Beobachtungsinstitution zu begutachten. Der Jugendliche hatte mit älteren Personen diverse Raubdelikte begangen. Der Jugendliche zeigte sich insgesamt wenig kooperativ und verweigerte – nachdem ich ihn über den Zweck und Ablauf des Gutachtens sowie die eingeschränkte Schweigepflicht und sein Aussageverweigerungsrecht informiert hatte – die Unterschrift auf der schriftlichen Rechtsbelehrung. Auf Nachfrage gab er an, dass er meine Ausführungen schon verstanden habe. Er traue aber einfach niemandem und unterschreibe daher nichts. Er sei aber schon bereit, Aussagen im Gutachten zu machen.

Ich entschied mich in dieser Situation, trotz der Unterschriftsverweigerung mit dem Gutachten zu beginnen. Nach dem Gespräch nahm ich die sozialpädagogische Bezugsperson des Jugendlichen hinzu und informierte diese im Beisein des Jugendlichen über die durchgeführte Rechtsbelehrung und die fehlende Unterschrift auf dem Formular. Somit konnte ich im Zweifelsfalle die Belehrung mittels Zeuge bestätigen. Anschließend informierte ich weiter den Auftraggeber über die Situation. Die Begutachtung konnte dann normal weitergeführt werden.

3.6.3 Planung der Untersuchung

Soweit nun der Sachverständige die in den Kapiteln zuvor beschriebenen Voraussetzungen geklärt hat und die Aktenlage ausreichend kennt und der Explorand seine informierte Einwilligung gegeben hat, kann mit der eigentlichen Durchführung der Untersuchung begonnen werden. Jetzt kann sich also der Sachverständige in der Exploration selbst und mittels von eingesetzten Instrumenten ein eigenes Bild vom Exploranden machen. Die Untersuchungen mit dem Jugendlichen sollten möglichst umfassend sein und folgende Angaben beinhalten:

1. aktuelle Situation
2. familiärer Hintergrund (Familienanamnese)
3. persönliche Vorgeschichte inkl. der schulischen und beruflichen Entwicklung
4. Freundschaften und Freizeitverhalten

5. Liebesbeziehungen und Sexualität
6. Substanzkonsum
7. Reizbarkeit und Gewalt
8. psychische Störungen und Persönlichkeitsauffälligkeiten inkl. unemotionalen Persönlichkeitszügen
9. Intelligenz/kognitive Funktionen
10. Stärken und Ressourcen
11. vorgeworfene aktuelle und frühere Delikte
12. Zukunftsperspektiven und Haltung zu jugendstrafrechtlichen Maßnahmen

Wir empfehlen, in einem ersten Schritt die Untersuchung nicht vorzeitig auf bestimmte Fragestellungen einzuengen, sondern die genannten Themenfelder breit zu explorieren und die Jugendlichen bzw. auch die Auskunftspersonen möglichst offen und unvoreingenommen zu befragen. Eine vorzeitige Einengung auf bestimmte Hypothesen, wie z.B., dass eine Pädophilie oder dissoziale Persönlichkeitsstörung vorhanden sei, kann gefährlich sein, da Alternativhypothesen dann nicht berücksichtigt werden. Der Sachverständige sollte sich mit eigenen kognitiven Verzerrungen in der Wahrnehmung und beim Urteilen auseinandergesetzt haben (siehe z.B. Pohl, 2022). Die Tabelle 3-1 zeigt die wichtigsten kognitiven Verzerrungen, welche in forensischen Gutachten von Relevanz sind (Gerth, Graf & Weber, 2022; Guarnera, Murrie & Boccaccini, 2017; Neal, Lienert, Denne & Singh, 2022), mit entsprechenden Beispielen aus der Praxis. Besonders zu betonen ist das Auftreten des Attributionsfehlers, welcher dazu führt, dass man die Ursachen eines Verhaltens häufiger auf die Eigenschaften der Person attribuiert, als sie auf die situativen Einflüsse zurückzuführen. Frühere Gutachten unterlagen diesem Fehler häufiger und sahen die Ursachen von Delinquenz primär in der Person verankert (Rettenberger & Brettel, 2020). Situative Einflüsse sind in der Jugenddelinquenz von besonderer Bedeutung, da die Persönlichkeitsentwicklung noch nicht abgeschlossen ist und die Persönlichkeit und Identität noch instabil und situativ beeinflussbar sind (Steinberg, Cauffman & Monahan, 2015). Delikte im Jugendalter sind häufig wenig geplant und stehen vielfach unter Einflüssen einer ausgeprägten Peergruppendynamik.

Was kann man als Sachverständige tun, um diesen Verzerrungen entgegenzuwirken? Gerth et al. (2022) schlagen vor, sich erstmals mit dem Thema vertieft auseinanderzusetzen und sich ein Wissen aufzubauen. Anschließend soll die eigene Motivation gestärkt werden, solchen Verzerrungen entgegenzuwirken. Als Debiasing-Strategien werden folgende Maßnahmen vorgeschlagen:

- Umstände, in welchen eine Beurteilung vorgenommen wird, möglichst optimal gestalten (genügend zeitliche Ressourcen einplanen, auf das Vorhandensein von kognitiven Kapazitäten achten);
- technische Unterstützung nutzen und Instrumente einsetzen, welche ein strukturiertes Vorgehen bei der Sammlung von Informationen unterstützen (Risikoinstrumente, Leitlinien, statistische Hilfen);
- kognitive Strategien anwenden, wie das Hinterfragen von Schlüssen, das Aufstellen von Alternativ- und/oder Gegenhypothesen und das Prüfen von diesen, Einbezug von verschiedenen Szenarien und
- weitere Fachpersonen einbeziehen: 1) Supervisionen oder Intervisionen durchführen, wo der Fall kritisch besprochen werden kann. 2). In einem Vier-Augen-Prinzip oder Team arbeiten, d.h., die Begutachtung wird neben der ausführenden Person von weiteren Personen begleitet und kritisch gegengelesen. 3) Einbezug von weiteren Expert:innen spezifischer Fachdisziplinen bei besonderen Teilfragestellungen.

Die Art der Fragen und die Strukturierung des Gespräches sollte an das Alter und die Bedürfnisse des Jugendlichen angepasst werden. Es bietet sich an, bei älteren Jugendlichen möglichst offene Fragen zu verwenden. Bei jüngeren Exploranden, insbesondere bei Kindern unter 12 Jahren, kann es angemessen sein, das Gespräch mehr zu strukturieren und besonders

Tabelle 3-1: Wichtige kognitive Verzerrungen in der forensischen Psychologie (in Anlehnung an (Gerth et al., 2022; Iudici, Salvini, Faccio & Castelnuovo, 2015; Ross, 2018)

Kognitive Verzerrung	Beschreibung	Beispiel
Verfügbarkeits-heuristik	Vertrauen auf sofort zugängliche mentale Beispiele bei der Einschätzung der Häufigkeit oder Wahrscheinlichkeit eines Ereignisses	Überschätzung der Wahrscheinlichkeit von Rückfälligkeit einschlägiger Sexualdelikte, weil in den Medien häufig über sexuelle Wiederholungstäter berichtet wird
Ankereffekt	Einfluss eines irrelevanten oder willkürlich gesetzten hohen oder niedrigen Referenzwertes (= Anker auf das Urteil)	Die Bewertung des Rückfallrisikos ist stark fehleranfällig, wenn die zugrunde liegende Basisrate der spezifischen Straftat nicht (oder nur unzureichend) berücksichtigt wird
Halo-Effekt	Beeinflussung durch irrelevante Merkmale einer Person	Geringe Attraktivität und harte Gesichtszüge einer Person führen zu einem schlechteren Urteil im Gutachten (z. B. durch die Annahme, dass so eine Person eine dissoziale Persönlichkeit aufweise)
Bestätigungsbias	Tendenz, eine eigene, bereits bestehende Überzeugung lediglich bestätigen zu wollen	Stellen von geschlossenen Fragen, die nur darauf abzielen, die von Sachverständigen vorhandene Hypothese bestätigen lassen zu wollen
Rückschaufehler	Beurteilungen, welche durch das Wissen über frühere Ereignisse irrational beeinflusst werden	Annahme, der frühere Gutachter hätte eine schlechtere Prognose stellen sollen, weil man wusste, dass der Explorand danach erneut Delikte beging
(fundamentaler) Attributionsfehler	Verzerrte Kausalitätszuschreibung: Neigung, den Einfluss dispositionaler Faktoren wie Persönlichkeitseigenschaften, Einstellungen und Meinungen auf das Verhalten anderer systematisch zu überschätzen und äußere Faktoren (situative Einflüsse) zu unterschätzen	Unterschätzung von situativen Einflüssen, die dazu beigetragen haben, dass eine Person ein Delikt beging (z. B. der Einfluss der sozialen Gruppe, der tatbegünstigenden Faktoren)
Kompetenz-überzeugung/ „bias blind spot"	Glaube, dass es zwar kognitive Verzerrungen gibt, man selbst davon aber nicht betroffen ist	Selbstüberschätzung des eigenen Expertenwissens

einfache Fragen bzw. auch geschlossene Fragen zu verwenden, um mehr Sicherheit zu vermitteln. Jüngere Kinder bis zum Alter von 12 Jahren können direkt geduzt werden, ab dem Alter von ca. 14 Jahren sollte der Sachverständige klären, ob der Jugendliche mit Sie oder Du angesprochen werden will.

Es bietet sich gerade in der für einen Jugendlichen sehr besonderen Situation der Begutachtung an, einige Grundprinzipien der psychologischen Kommunikation zu beachten (Delfos, 2007):

- **Angenehme Gesprächsatmosphäre:** Die Sachverständige soll darum besorgt sein, dass sich der jugendliche Gesprächspartner wohlfühlt. Zu einer angenehmen Gesprächsatmosphäre gehören unter anderem ein freundlich eingerichteter Raum, bequeme Sitzmöbel, ein angenehmes Nähe-Distanz-Verhältnis und das Angebot von Wasser oder einem anderen Getränk. Leider sind die Möglichkeiten, die äußere Gesprächssituation zu gestalten, meist limitiert, finden doch die Explorationsgespräche häufig in Besuchsräumen des Gefängnisses statt.

- **Freundlich-interessierte, authentische Grundhaltung:** Jugendliche fühlen sich in Gutachtensituationen verständlicherweise oft unsicher und überspielen dies teilweise mit einem bewusst „coolen" Auftreten. Sie haben in der Situation Angst, „verurteilt" zu werden. Aufgrund der Anspannung und Unsicherheit beim Exploranden ist eine freundliche und interessierte Grundhaltung des Sachverständigen von zentraler Bedeutung. Eine gewisse Lockerheit in der Kontaktaufnahme ist sicherlich von Vorteil, jedoch ohne dass der Sachverständige sich direkt einer Jugendsprache oder jugendtypischer Verhaltensweisen bedient.
- **Respektvoller Umgang:** Die Gleichwertigkeit ist ein wesentliches Thema während der Adoleszenz. Das Gespräch mit dem jugendlichen Exploranden soll möglichst „auf Augenhöhe" stattfinden. Das heißt, der Jugendliche sollte in seinen Äußerungen ernst genommen werden. Es sollte daher keine Wertung der Aussagen erfolgen. Dies bedeutet nicht, dass man die Verhaltensweisen des Jugendlichen immer billigt. Mehrheitlich geht es darum, zu versuchen, den Jugendlichen in seinem Fühlen, Denken und Handeln zu verstehen.

Auch wenn es sich bei einem Gutachten um einen klar definierten und zeitlich begrenzten Auftrag handelt, besteht durch die Begutachtung zwischen Sachverständiger und Explorand eine Arbeitsbeziehung. Die Sachverständige ist nicht frei von eigenen Gefühlen und Gedanken gegenüber dem Exploranden. Informationen aus dem Aktenstudium und die direkten Begegnungen mit dem Exploranden wirken sich auch auf das subjektive Empfinden aus und aktivieren vorhandene Denkmuster. Die Sachverständige wird eine gewisse Sympathie und Antipathie gegenüber dem Exploranden entwickeln. Sie sollte Beziehungsaspekte, eigene Gefühle und Einstellungen fachlich reflektieren. Dies bedingt, dass sich die Sachverständige ihres eigenen Menschenbildes und ihrer Haltungen bewusst ist und diese kritisch reflektieren kann. Nur so kann sie gewährleisten, dass diese auf ihre Arbeit keinen Einfluss nehmen. Es empfiehlt sich daher, dass die Sachverständige das Gutachten und ihre zugehörigen Gedanken in einer Supervision bespricht.

Bei der Planung der Gespräche ist davon auszugehen, dass die Gespräche mehrere Stunden umfassen und auf verschiedene Termine aufgeteilt werden sollen, um den Jugendlichen nicht zu überfordern. Neben den offenen Gesprächen sind auch strukturierte Erhebungen mittels Interviews und Fragebogen sowie testpsychologische Untersuchungen der kognitiven Funktionen (Intelligenz, Aufmerksamkeitsfunktionen, Merkfähigkeit) sowie des Entwicklungsstandes (emotionale und soziale Kompetenzen) angezeigt, insbesondere wenn Auffälligkeiten vermutet werden.

3.6.4 Einstieg in das Gespräch mit dem Exploranden: Erhebung der aktuellen Situation

Als Einstieg in die Untersuchungssituation empfiehlt sich ein unstrukturierter Einstieg zur aktuellen Befindlichkeit und/oder aktuellen Lebenssituation. Ziel dieser offenen Einleitung ist es, dem subjektiven Empfinden und der Perspektive des Exploranden Raum zu geben. Aus den Themen ergeben sich teilweise schon interessante Hinweise auf das Denken und die Beziehungsgestaltung des Exploranden.

3.6.5 Erhebung der Familienanamnese

Es bietet sich an, als Erstes nach der familiären Einbettung des Exploranden zu fragen. Dabei geht es nicht nur um Faktenwissen zu den Familienmitgliedern, sondern weiter auch um die subjektiven Einstellungen und die Wahrnehmung der Beziehung zu den Familienmitgliedern aus der Sicht des Exploranden. Aus praktischer Sicht bietet es sich an, erst gemeinsam mit dem Exploranden ein Genogramm (siehe McGoldrick, Gerson & Petry, 2022) als eine schematische Aufzeichnung seiner Familie zu erstellen und dieses auf dem Tisch vor sich zu haben (siehe Abbildung 3-4). Dabei sollten die drei wichtigsten Ebenen berücksichtigt werden: 1.) Ebene des Exploranden und seiner Geschwister, 2.) Ebene der Eltern und 3) die Ebene der Großeltern. Es kann aber darauf beschränkt werden, nur relevante Verwandte wie Onkel und Tanten oder neue Lebenspartner:innen des Vaters oder der Mutter, zu welchen der Explorand einen Bezug hat, einzuzeichnen. Die Erstellung eines einfachen gezeichneten Genogramms, welches an einem gemeinsamen Tisch aufgezeichnet wird, stellt eine gute Möglichkeit dar, mit dem Exploranden in das Gespräch zu kommen. Weiter hilft das Genogramm, Orientierung zu erlangen, gerade wenn die Familienstrukturen komplex sind.

Anhand des vorliegenden Genogramms können mit dem Exploranden konkretere Informationen zu den einzelnen Personen erfasst werden. Erfragt werden sollten Angaben über die Herkunft (Nationalität, Kultur, Religion), frühere berufliche Ausbildungen, die aktuelle und frühere berufliche Tätigkeiten, das Freizeitverhalten, den Gesundheitszustand (psychische Probleme, chronische Erkrankungen), frühere und aktuelle Probleme mit der Polizei und Justiz (Kriminalität, Verhaftungen, Gefängnisaufenthalte), das Beziehungsverhalten (Vorhandensein eines Ehe- oder Lebenspartners) sowie Angaben zur Persönlichkeit (z. B. Stärken und

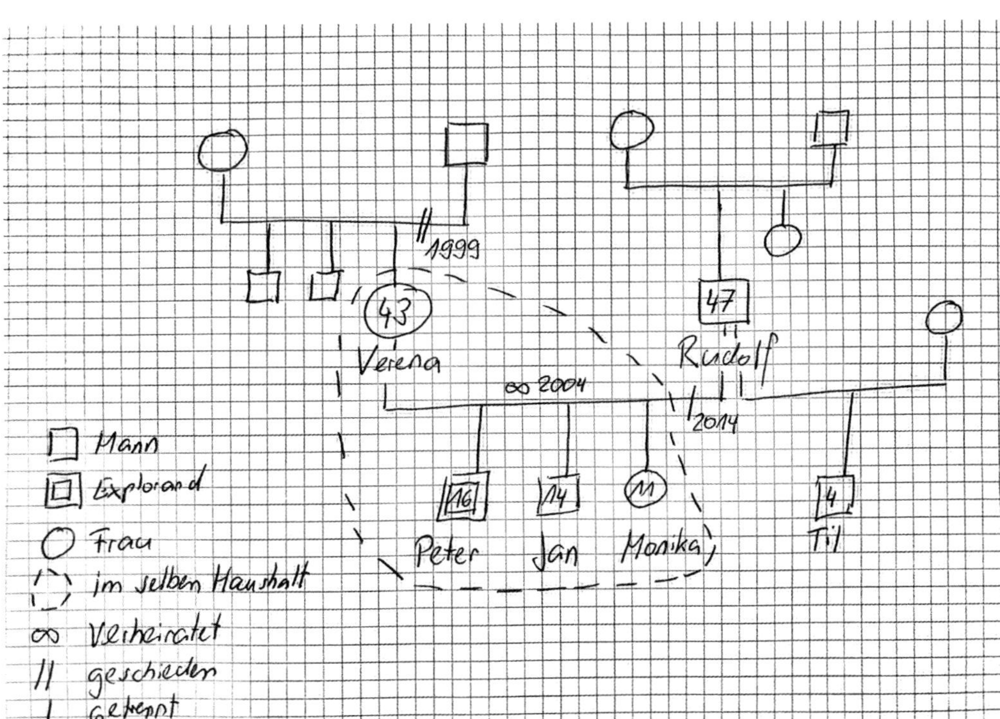

Abbildung 3-4: Beispiel eines Genogramms

Schwächen). In einem weiteren Schritt sollte die qualitative Beziehung des Exploranden zu den einzelnen Familienmitgliedern genauer eruiert werden. Diese Aspekte sind für die Beurteilung von Bedeutung, um die Beziehungsqualität insbesondere zu den Eltern zu beurteilen. Zudem sollte der Explorand in Bezug auf das erlebte erzieherische Verhalten der Eltern bzw. der elterlichen Bezugspersonen befragt werden (was es für Regeln gibt, wie diese aufgestellt und kontrolliert werden, welche Konsequenzen es bei der Nicht-Einhaltung von Regeln und Absprachen gibt), um später eine entsprechende Beurteilung des Erziehungsstils vornehmen können (z. B. autoritär, autoritativ, permissiv gemäß Baumrind, 1975; siehe Kapitel 2.5).

3.6.6 Erhebung der persönlichen Vorgeschichte inklusive der schulischen und beruflichen Entwicklung

Die Entwicklungsgeschichte des Exploranden aus seiner eigenen Sicht stellt eine wichtige Grundlage für die Beurteilung dar. Bei der Erhebung ist auf eine wertfreie und offene Haltung der Sachverständigen zu achten. Es geht in einem ersten Schritt nicht darum, die Aussagen des Exploranden kritisch zu hinterfragen oder zu werten, sondern die subjektiv erlebte Perspektive des Exploranden möglichst unvoreingenommen zu erfassen. Auch wenn bereits klare Widersprüche zu Informationen aus den Akten auftreten, sollten diese nicht während des Gespräches direkt angesprochen werden. Eine solche Konfrontation mit widersprüchlichen Informationen sollte entweder am Ende des Gesprächs oder gar erst nach der Erfassung aller relevanter Themen am Ende der Untersuchungen stattfinden.

Praxisbeispiel (Angaben zur schulischen Entwicklung)

Ein 14-jähriger Jugendlicher berichtet im Rahmen der Exploration von den Problemen während seiner Primarschulzeit. Er gibt an, dass er sich mit der Lehrperson nicht verstanden habe und dass diese ihn während der gesamten Klassenzeit unfair behandelt und benachteiligt habe. Sie sei ein regelrechter „Giftzwerg" gewesen, welcher alles an seinem Arbeiten kritisiert habe. Es sei ihm deswegen sehr schlecht gegangen, und er habe darum begonnen, die Schule zu schwänzen. Eigene Fehler erwähnt der Jugendliche nicht. Obschon der Sachverständige aus den Schulberichten Kenntnis hat, dass der Jugendliche die Lehrperson massiv über Jahre hinweg beschimpft und beleidigt hatte, konfrontiert er den Jugendlichen mit diesen Informationen vorerst nicht. Aus der Sicht und der Beschreibung des Jugendlichen kann die Hypothese aufgestellt werden, dass dieser keine Einsicht in frühere eigene Probleme habe und die Ursachen der Probleme externalisiert habe. Diese Hypothese kann später nach der Erhebung aller Informationen geprüft und in der Beurteilung aufgegriffen werden.

Die Erhebung der Entwicklungsgeschichte sollte möglichst umfassend gestaltet werden und dem Exploranden einen Raum bieten, sich darzustellen. Angaben zur Geburt und frühkindlichen Entwicklung sollen erfragt werden, auch wenn der Explorand sich nicht selbst an diese Ereignisse erinnern kann. Es ist wichtig zu erfahren, was dem Exploranden von seinen Eltern über die *Geburt und frühe Kindheit* berichtet wurde und ob er Kenntnisse über mögliche Komplikationen oder Auffälligkeiten hat. Ab dem Vorschul- bzw. Kindergartenalter kann er auf der Basis von eigenen Erinnerungen spezifischer befragt werden nach *der familiären Entwicklung* (Beziehung zu Eltern und Geschwistern, familiäre Ereignisse, Trennung der Eltern, Zu-/Wegzug von Familienmitgliedern), *der sozialen Entwicklung* (Aufbau und Dauer von Freundschaften zu anderen Kindern), den *spezifischen Interessen* (Spielverhalten, Lieblingsbeschäftigungen), dem *Verhalten im Kindergarten* (Auftreten von Trennungsängsten, Beziehung zur Lehrperson, Befolgen von Anweisungen, möglichen Probleme und Konflikte). Neben den für den Jugendlichen positiven Konnotationen mit der Kindheit sollte auch ein Fokus auf mögliche *psychische und gesundheitliche Probleme* gelegt werden und spezifisch nach psychischen Problemen gefragt werden (z.B. Ängste, Einnässen oder Einkoten, Ein- und Durchschlafprobleme, chronische Erkrankungen, Unfälle und Krankenhausaufenthalte).

Möglichst detailliert sollte auch die *schulische und berufliche Entwicklung* erhoben werden: Angaben zu den konkreten Schulen und Ausbildungen, absolvierten Schulstufen und den jeweiligen Lehrpersonen sowie möglichen Sonderbeschulungen und Unterstützungshilfen (z.B. Deutschkurse, integrative Förderung). Dabei ist der Fokus einerseits auf den *Leistungen* (Stärken, Schwächen) und möglichen *Leistungsproblemen* (inkl. daraus folgenden Repetitionen, Klassenabstufungen oder weiteren Unterstützungsmaßnahmen wie Nachhilfen) und andererseits auf dem *Verhalten* des Explorанden (z.B. ob er gerne die Schule besucht hat) und möglicherweise auftretenden *Verhaltensproblemen* (z.B. Konzentrationsprobleme, Unruhe, Impulsivität, disziplinarische Schwierigkeiten, Schwänzen des Unterrichts, verbale und physische Aggressionen gegenüber anderen Kindern und Autoritätspersonen).

Zudem sollte nach möglichen *Belastungserlebnissen* in der Kindheit oder Jugend gefragt werden. Dies beinhaltet neben Erfahrungen von Mobbing und Ausgrenzungen auch Erfahrungen emotionaler, physischer oder sexueller Gewalt. Es bietet sich an, zu diesem Themenkreis auch entsprechende Selbstbeurteilungsfragebögen einzusetzen, da es gewissen Jugendlichen leichter fällt, solche Angaben schriftlich zu machen, anstatt sie vor dem Sachverständigen anzusprechen (siehe Tabelle 3-2).

Tabelle 3-2: Deutschsprachig verfügbare Instrumente zur Erhebung von Trauma

Instrument	Autoren	Jahr	Beschreibung
Child Trauma Questionnaire (CTQ)	Nissen et al.	1998	Kurzer Fragebogen zu Vernachlässigung und Missbrauch in der Kindheit Skalen: emotionaler Missbrauch, körperlicher Missbrauch, sexueller Missbrauch, emotionale Vernachlässigung, körperliche Vernachlässigung
Essener Trauma Inventar für Kinder und Jugendliche (ETI-KJ)	Tagay, S., Düllmann, S., Hermans, E., Repic, N., Hiller, R., Senf, W.	2011	Identifikation von traumatischen Ereignissen und Traumafolgestörungen bei Kindern und Jugendlichen
Skala „belastende Kindheitserfahrungen" (KERF)	Isele, D., Teicher, M.H., Ruf-Leuschner, M., Elbert, T., Kolassa, I.-T., Schury, K. Schauer, M.	2014	Deutschsprachige Version der MACE (Maltreatment and Abuse Chronology of Exposure) Scale, welche umfassend belastende Kindheitserfahrungen erfasst Deutschsprachige Version der MACE (Maltreatment and Abuse Chronology of Exposure) Scale KERF Subskalen: 1) körperliche Gewalt durch Eltern, 2) verbale Gewalt durch Eltern, 3) nonverbale emotionale Gewalt durch Eltern, 4) sexuelle Gewalt durch Eltern, fremde Erwachsene, Gleichaltrige, 5) emotionale Vernachlässigung, 6) körperliche Vernachlässigung, 7) bezeugte körperliche Übergriffe auf Eltern, 8) bezeugte Übergriffe auf Geschwister, 9) emotionale Gewalt durch Gleichaltrige, 10) körperliche Gewalt durch Gleichaltrige

3.6.7 Erhebungen zu Freundschaften und Freizeitverhalten

Weiter sind Informationen zum Freundeskreis und zum Freizeitverhalten des Exploranden einzuholen. Es bietet sich an, nach der Anzahl von Bekanntschaften aus dem engen und erweiterten Freundeskreis zu fragen, wobei zu berücksichtigen ist, dass viele Jugendliche auch über soziale Medien unterschiedliche Formen von Kontakten pflegen. Bei den wichtigsten Bekannten lohnt es sich, detaillierter nach dem Geschlecht und Alter, deren Bedeutung für den Exploranden, den gemeinsamen Beschäftigungen, deren familiärem Hintergrund sowie deren schulischer und beruflicher Beschäftigung zu fragen. Weiter empfiehlt es sich, bei den wichtigsten Freund:innen nach dem Substanzgebrauch und möglichen früheren und aktuellen Kontakten mit der Polizei und Justiz zu fragen. Um mögliche Hemmungen beim Exploranden zu reduzieren, sollen Namen und identifizierbare Angaben zu den Freund:innen nicht in das Gutachten geschrieben werden. Meist genügt eine summarische Zusammenfassung der sozialen Einbindung des Exploranden und zu möglicherweise prosozialen oder problematischen Kollegenkreisen. Beim *Freizeitverhalten* interessieren aktuelle und frühere Hobbys, Mitgliedschaften in Vereinen und anderweitige Interessen des Exploranden. Vor dem Hintergrund, dass eine unstrukturierte Freizeitgestaltung häufig einen deliktrelevanten Faktor darstellt, ist es wichtig zu erfahren, ob der Explorand einer strukturierten Beschäftigung über längere Zeit nachging oder immer wieder wechselnde oder unstrukturierte Freizeitbeschäftigungen hatte. Von Interesse ist, ob sich der Explorand bei Teamsportarten in die Mannschaften einbringen konnte und ob er mit anderen kooperieren konnte.

Auch nach der Ausübung von *Kampfsportarten* (z.B. Thaiboxen, Mixed Martial Arts) sollte spezifisch gefragt werden, da die Ausübung eines solchen Hobbys auf ein höheres Gewaltpotenzial hinweisen kann (Gubbels, van der Stouwe, Spruit & Stams, 2016). Ein direkter Zusammenhang zwischen Kampfsport und Gewaltausübung ist aber bisher auch bei straffällig gewordenen Jugendlichen nicht gefunden worden (Hishinuma, Umemoto, Nguyen, Chang & Bautista, 2012), und langfristig scheinen solche Sportarten im Durchschnitt zu einer Verminderung von aggressiven Verhaltensweisen bei Kindern und Jugendlichen zu führen, wie eine kürzlich publizierte Metaanalyse fand (Lafuente, Zubiaur & Gutiérrez-García, 2021).

Ein weiterer Punkt der Exploration gilt dem Verhalten des Exploranden im *Internet, dem Konsum von Filmen/Serien und dem Spiel von Computerspielen.* Auch diesbezüglich interessiert insbesondere, ob ein übermäßiger Konsum oder ein Konsum von gewaltbejahenden oder sexualisierten Inhalten vorhanden ist. Das Spielen von gewalttätigen Computer- oder Videospielen ist gemäß den Metaanalysen ein signifikanter Prädiktor für ein gewalttätiges Verhalten insbesondere bei Jugendlichen im frühen Jugendalter (ca. 14 Jahre), wo der Einfluss am größten scheint (Burkhardt & Lenhard, 2021). Für die Erhebungen von einem ungesunden Verhalten bezüglich Internet und (Online-)Computerspielen gibt es verschiedene Fragebögen und Interviews (siehe Tabelle 3-3). Diese beziehen sich auf eine problematische Nutzung dieser Medien und die Kriterien für eine entsprechende psychische Störung (Internet Gaming Disorder gemäß ICD-11 oder DSM-5; siehe auch Erhebung von psychischen Störungen). Solche Instrumente sind aber nur indiziert, wenn im Gespräch oder durch Akteninformationen Hinweise auf eine Problematik bestehen.

3.6.8 Erhebungen zu Liebesbeziehungen und Sexualität

Einen weiteren Bereich, der häufig vernachlässigt wird, stellen die Informationen über Partnerschaften und Sexualität dar. Dass diese

Tabelle 3-3: Deutschsprachig verfügbare Instrumente zu Internetabhängigkeit

Instrument	Autoren	Jahr	Beschreibung
Computerspielabhängigkeitsskala (CSAS)	Rehbein, F. Baier, D., Kleimann, M., Mössle, T.	2015	Mit der CSAS liegt ein normierter Fragebogen vor, welcher auffälliges Spielverhalten hinsichtlich elektronischer Bildschirmspiele erfasst (wie z. B. Onlinerollenspiele, Strategiespiele und Shooterspiele). Der Beurteilungszeitraum erstreckt sich auf die letzten 12 Monate. Dabei werden sowohl online als auch offline durchgeführte Spiele (mit oder ohne aktive Internetverbindung) unabhängig vom benutzten Gerät berücksichtigt. Eine Abhängigkeit bezogen auf Glücksspiele wird mit der CSAS dagegen explizit nicht erfasst.
AICA-SKI:IBS Strukturiertes klinisches Interview zu internetbezogenen Störungen	Müller, K.W. Wölfling, K.	2017	Das AICA-SKI:IBS basiert auf den DSM-5-Kriterien der Internet Gaming Disorder, welche einen Bezug zum pathologischen Glücksspiel und zu Substanzabhängigkeiten aufweist. Als übergeordneter theoretischer Rahmen dient somit das Verhaltenssuchtmodell. Mit AICA-SKI:IBS können verschiedene Formen internetbezogener Störungen diagnostisch erfasst werden (z. B. schädlicher Gebrauch, Abhängigkeit).

Thematik gerade bei Kindern und Jugendlichen, welche aufgrund von Sexualdelikten begutachtet werden, von zentraler Bedeutung ist, liegt auf der Hand (Aebi & Bessler, 2012). Aber auch bei anderen Jugendlichen sind Partnerschaften und Sexualität bedeutsame Aspekte in der Entwicklung, welche das Verhalten von Jugendlichen in der Adoleszenz stark beeinflussen. Es ist wichtig, dass der Sachverständige diese Themen offen und ohne Hemmungen ansprechen kann. Leider wird diesen Aspekten in den forensischen Ausbildungen wie auch allgemein in der Psychotherapie von Kindern und Jugendlichen eher wenig Bedeutung zugemessen (Rose, Poppek, Mösler, Kemper & Dorrmann, 2018). Bei vorhandenen Unsicherheiten bietet es sich an, diese im Rahmen von Supervisionen anzusprechen und die Exploration der Beziehungen und Sexualität mittels Rollenspielen einzuüben. Weiter können Instrumente wie z. B. Interviews oder Fragebögen hinzugezogen werden, da es auch den Jugendlichen teilweise leichter fällt, Fragen zu diesem Themenkreis schriftlich zu bearbeiten.

Praxisbeispiel (Sexualanamnese bei einem Jugendlichen mit einem Sexualdelikt)

Sachverständiger: „Ich werde dir nun einige Fragen zu deinen Erfahrungen in Liebesbeziehungen und zu deiner Sexualität stellen. Auch wenn diese Fragen sehr persönlich sind, sind sie wichtig, um zu verstehen, wie es dir damit geht und wie es zu den Delikten gekommen ist."
Explorand: „Muss ich dazu etwas sagen? Es ist mir peinlich, darüber zu sprechen."
Sachverständiger: „Nein, du kannst auch sagen, dass du Fragen nicht beantworten willst. Es muss dir aber überhaupt nicht peinlich sein, darüber zu reden. Ich stelle diese Fragen allen Jugendlichen, die ich begutachte. Die Antworten helfen mir, besser zu verstehen, welche Bedeutung Beziehungen und Sexualität in deinem Leben haben und was für Gedanken und Motive bei den Delikten eine Rolle gespielt haben könnten."

Es bietet sich an, mit der Frage nach *aktuellen und früheren Beziehungserfahrungen* zu beginnen (Anzahl, Dauer und der Qualität von Intimbeziehungen, wie die Beziehungen begonnen haben und allenfalls beendet wurden). Weiter kann erfragt werden, was dem Exploranden in einer Beziehung wichtig ist und welche Anforderungen/Wünsche er an eine:n Partner:in hat. In Bezug auf die Sexualität bietet es sich an, als Einstieg die Frage nach der *sexuellen Orientierung* bzw. der sexuellen Anziehung zu stellen. Anschließend kann nach den sexuellen Erfahrungen innerhalb und außerhalb von Beziehungen gefragt werden. Bei jüngeren Exploranden kann es sinnvoll sein, erst einige Begrifflichkeiten zu klären, um anschließend über sexuelles Verhalten reden zu können.

Bestehen Hinweise auf sexuelle Auffälligkeiten/Übergriffe, sollte in einer erweiterten Sexualanamnese weiter nach dem *körperlichen/sexuellen Entwicklungsstand*[21] gefragt werden (Schambehaarung, Pubertätszeichen, erste Ejakulation bzw. bei Mädchen Einsetzen der Regelblutung), nach der Art und Weise, wie der Explorand *sexuell aufgeklärt* worden ist und wie mit dem Thema *Sexualität in der Familie und im Freundeskreis* umgegangen wird. Weiter sollte der Explorand befragt werden nach seinen Einstellungen und seinem *Konsum von Pornografie* (welche Medien, welche Art von Pornografie, Häufigkeit) sowie nach der *Einstellung zur sexuellen Selbstbefriedigung und seinem Umgang damit* (allgemeiner Umgang, Häufigkeit, auftretende Probleme). Sexuelle Gedanken und Fantasien, welche den Jugendlichen früher und aktuell beschäftigen, sollen weiter eruiert werden, um mögliche sexuelle Devianzen wie z. B. pädophile Tendenzen, Sadismus und Gewaltaffinitäten zu erkennen (Müller & Hinrichs, 2009).

21 Ergänzend können weitere somatische Abklärungen zur Geschlechtsreife notwendig sein, wenn zu eruieren ist, inwieweit aufgrund einer bereits fortgeschrittenen Sexualentwicklung davon auszugehen ist, dass ein explizites sexuelles Motiv vorliegt oder die Delikte im Rahmen einer noch kindlichen Neugier zu verstehen sind. Die somatischen Abklärungen sollten von einem unabhängigen spezialisierten (Kinder-)Arzt vorgenommen werden.

Schließlich sollten psychische und körperliche *sexuelle Probleme* (Ängste, Minderwertigkeitsgefühle, Funktionsstörungen) aufgegriffen und konkret nach *negativen sexuellen Erfahrungen* wie dem Erleben von sexuellen Übergriffen oder sexuellen Traumata gefragt werden. Bei Unsicherheiten im Gespräch oder bei Hinweisen auf sexuelle Auffälligkeiten sind strukturierte Instrumente zur Erfassung der sexuellen Entwicklung und von sexuellen Problemen zu empfehlen (siehe Tabelle 3-4). Bei sexuellen Delikten gegenüber jüngeren Kindern und *Hinweisen auf eine Pädophilie* können zudem weitere Abklärungen indiziert sein. In der Entwicklung befinden sich verschiedene Verfahren, welche auf Messungen von Verhalten (z. B. Reaktionszeiten, Anschauzeiten bzw. der sogenannten Viewing Time) basieren und Hinweise auf eine sexuelle Präferenz geben können (Schmidt, Babchishin & Lehmann, 2017). Diese Instrumente wurden aber bisher ausschließlich auf der Basis von erwachsenen Personen entwickelt und validiert und sind in der forensischen Praxis mit Jugendlichen bisher kein Standard. Beim Gebrauch solcher Instrumente und bei der Interpretation solcher Befunde ist also Vorsicht geboten. Sie sollten nur als Ergänzung zu den klinischen Befunden dienen. Es ist davon auszugehen, dass in den nächsten Jahren neue Verfahren entwickelt werden und auf den Markt kommen, welche auf Verhaltensdaten basieren oder neurophysiologische Indikatoren für sexuell deviante Orientierungen erfassen (Jordan, Wild, Fromberger, Müller & Müller, 2020). Von der Verwendung von Penis-Plethysmografien (Phallografie zur medizinischen Aufzeichnung der Peniserektion während der Vorgaben von verschiedenen Stimuli) ist in aller Regel aufgrund der Invasivität und der unklaren Validität bei Jugendlichen abzuraten.

3.6.9 Erhebungen zum Substanzkonsum

Da eine große Anzahl von Jugendlichen mit kriminellen Straftaten auch Substanzen konsumieren (Aebi, Bessler & Steinhausen, 2021),

Tabelle 3-4: Deutschsprachig verfügbare Instrumente zur Erhebung von Partnerschaften und Sexualität

Instrument	Autoren	Jahr	Beschreibung
Multiphasic Sex Inventory für Jugendliche (MSI-J)	Gruber, T., Waschlewski, S., Deegener, G.	2003	Fragebogen zur Erfassung psychosexueller Merkmale bei jugendlichen Straftätern von 14 bis 18 Jahren. Validierung an Stichprobe von Jugendlichen mit sexuellen Übergriffen. Sozial erwünschtes Sexualverhalten, zwanghaftes Sexualverhalten, Selbsttäuschung Kindesmissbrauch, Selbsttäuschung Inzest, Selbsttäuschung Vergewaltigung, Selbsttäuschung Exhibitionismus, kognitive Verzerrungen/Unreife, Rechtfertigungstendenzen, Behandlungseinstellung, Exhibitionismus, Vergewaltigung, sexueller Kindesmissbrauch, Verhaltensliste sexuell devianten Verhaltens, Vertrauen in eigene sexuelle Beziehungsfähigkeit, Wissen/Überzeugungen zur Sexualität
Halbstrukturiertes Interview zur Erfassung von Vorgeschichte und Einstellungen jugendlicher sexueller Misshandler (HIEVE-SM)	Schmelzle, M., Egli Alge, M., Bullens, R.	2001	Fragenliste zu Familie, Kindheit und Pubertät, Selbstwahrnehmung, Jugendalter, psychosexueller Entwicklung, Beziehungen und Vorgeschichte, sexueller Beziehung
Adolescent Sexual Abuser Protocol (ASAP)	Beckett, R. Gerhold, C.K.E., Brown, S.	2002	Handbuch, Fragebögen und Auswertungsrichtlinien und Profilschema (bisher ohne deutsche Validierung) zu sozialer Erwünschtheit, Persönlichkeit und sozialen Funktionen, Opferempathie, tatspezifische Skalen
Sexual Präferenz Männchen (SPM)	Ahlers et al.	2008	Verfahren, welches mittels grafischer Veranschaulichung der Differenzierung zwischen dem sexuellen Erleben und dem sexuellen Verhalten Hinweise auf sexuelle Präferenzen gibt (siehe Ahlers et al., 2008)
LOOK (iPad-App)[1]	Reser, G.	Seit ca. 2015	Ein auf Anschauzeiten (Viewing Time) basierendes validiertes Instrument, welches als App auf einem fest installierten iPad geliefert wird

[1] Siehe: https://www.lookassessment.net/ (zuletzt zugegriffen am 24.08.2024)

sollten routinemäßig auch Angaben zum Konsum von Nikotin, Alkohol, Cannabis und weiteren illegalen Substanzen erhoben werden. Tabelle 3-5 gibt einen Überblick über verschiedene (meist illegale) Substanzgruppen, welcher der Sachverständigen als Orientierung dienen kann. Bei der Befragung interessiert, ob der Jugendliche mit diesen *Substanzen Erfahrung hat* bzw. ob es sich um ein *einmaliges Ausprobieren, eine kürzere oder wiederholte Phase von mehrmaligem Konsum* oder um einen *regelmäßigen Konsum* handelt. Wird der Konsum einer Substanz bejaht, soll weiter gefragt werden nach dem Beginn, der *Motivation* zur Einnahme (z.B. Neugier, Einfluss von Peers, Wunsch nach spezifischer Wirkung), der *Intensität/Häufigkeit* und

Tabelle 3-5: Übersicht über Drogen und weitere Substanzen

Substanz	Wirkung/Nebenwirkungen	Psychische Langzeitfolgen
Alkohol	In kleinen Mengen: anregend, entspannend In größeren Mengen: Beeinflussung des Denk-, Sprech- und Reaktionsvermögens, Bewegungs- und Gleichgewichtsstörungen, Gedächtnislücken, Enthemmung, Aggressivität, Übelkeit, Erbrechen	Depression, reduzierte geistige Leistungsfähigkeit, Psychosen, Wahnvorstellungen, Krampfanfälle, Delir, Demenz, Abhängigkeit
Benzos/Benzodiazepine (Wirkstoff: aus der Gruppe der Benzodiazepine) Zum Beispiel Medikamente wie Xanax® Valium® und andere	Beruhigung, Entspannung, Verlangsamung, Angstreduktion, Müdigkeit, Schlafförderung; Herabsetzung der Atmung	Toleranzentwicklung/ Abhängigkeit (relativ schnell bei Einnahme über längere Zeit)
Cannabis (Wirkstoff: Tetrahydrocannabinol; THC)	Euphorie, veränderte/ intensivere Sinneswahrnehmung, Steigerung der sexuellen Lust, Appetitanregung, Beruhigung bis hin zur Schläfrigkeit, Muskelentspannung, Schmerzdämpfung	Störungen des Kurzzeitgedächtnisses, der Aufmerksamkeit und des Koordinationsvermögens, Halluzinationen, Wahnvorstellungen, Depersonalisation möglich, Psychosen, Angstzustände, Panik, psychische Abhängigkeit
Codein (codeinhaltiger Hustensaft) Auch „Sizzup", „Puple Drank" (Wirkstoff: Codein)	Schmerzlindernd, hustenreizstillend, beruhigend, euphorisierend	Entzugserscheinungen, Abhängigkeit, Verminderung der sexuellen Lust, Schlafstörungen
Crystal/Crystal Meth (Wirkstoff: Methamphetamin)	Gesteigertes Selbstbewusstsein, Euphorie, Rededrang, aufputschend, Unterdrückung des Hungergefühls und Schlafbedürfnisses, gesteigerte Lust auf Sex, Aggressivität, gesteigerte Risiko- und Gewaltbereitschaft, vermindertes Schmerzempfinden, langer Nachschlaf, starker Hunger, Gereiztheit, depressive Verstimmung, Konzentrationsstörungen	Schlafstörungen, Gewichtsverlust, Depression, Übernervosität, Psychose, akustische Halluzinationen Körperliche Folgen: Bluthochdruck mit dem Risiko für Schlaganfälle/Hirnblutungen, körperlicher Verfall, Hautprobleme, Zahnschäden („Meth-Mouth")
Ecstasy (Wirkstoff: Methylendioxymethamphetamin; MDMA)	Wohliges Körpergefühl, Leichtigkeit und Unbeschwertheit, intensivierte Wahrnehmung, gesteigerte Ausdauer bei Bewegung, gesteigerte Kommunikationsbereitschaft, Kontaktbedürfnis, intensivere Berührungsempfindung, Harmonie- und Zärtlichkeitsgefühle, Mundtrockenheit	Schlafstörungen, Gedächtnisprobleme, Depressionen, Angst, Psychosen, psychische Abhängigkeit Körperliche Folgen: extreme Erhöhung der Körpertemperatur, Bildung von Blutgerinnseln möglich, Auflösung von Muskelfasern, Nierenversagen, Herzrhythmusstörungen,

Tabelle 3-5: *Fortsetzung*

Substanz	Wirkung/Nebenwirkungen	Psychische Langzeitfolgen
	Depressive Verstimmung, Angst, Konzentrationsstörungen, Appetitverlust, Übelkeit, gelegentlich Antriebslosigkeit und Unruhe, Anstieg von Blutdruck, Herzfrequenz und Körpertemperatur	Herzrasen, Kreislaufkollaps, Krämpfe, Kieferklemme, Zähneknirschen
GHB/Liquid Ecstasy (Wirkstoff: Gamma-Hydroxybutyrat; GHB) Achtung: schwierig zu dosieren: Gefahr einer tödlichen Überdosis!	In geringen Mengen: ähnlich einem Alkoholrausch euphorisierend, entspannend, sozialisierend. In größeren Mengen: sexuell anregende Sensibilität (erhöhte Libido und Hemmungslosigkeit)	Angstsymptome, Schwitzen und Schlaflosigkeit, physische Abhängigkeitsentwicklung
Heroin (Wirkstoff Diacetylmorphin)	Beruhigung, Wärmeempfindung, Entspannung, Müdigkeit, Langsamkeit, Gleichgültigkeit, Dämpfung der Sinneswahrnehmung und Verminderung der Schmerzwahrnehmung, Verringerung der sexuellen Lust Verlangsamung der Atmung, bei Überdosis Atemlähmung und Tod	Schnelle Toleranzentwicklung, Entzugserscheinungen (Schweißausbrüche, Zittern, Gereiztheit, Rastlosigkeit, Krämpfe, Schlaflosigkeit), Verwirrung, Desorientierung, Auftreten von Psychosen möglich
Ketamin (Wirkstoff Ketamin) Narkosemittel	Optische und akustische Halluzinationen, Bewusstseinsveränderung/-erweiterung, Angstzustände, Nahtod-Erlebnisse, Ich-Auflösung; Steigerung des Lustempfindens Stark verminderte oder völlig ausgeschaltete Schmerzwahrnehmung, Kommunikationsverlust, Verlust des Bewusstseins (Narkosezustand), Muskelsteifheit, Bewegungsunfähigkeit (Starre), Herabsetzung der Atmung bis hin zum Atemstillstand	Psychische Abhängigkeit
Kokain (Wirkstoff: Kokain)	Euphorie, Gefühl der Stärke, Abbau von Hemmungen, Redseligkeit, Abnahme der Kritik- und Urteilsfähigkeit, erhöhte Risikobereitschaft, sexuell stimulierend In höherer Dosis Erektionsstörungen, Unterdrückung des Hunger- und Durstgefühls sowie des Schlafbedürfnisses,	Erschöpfung, Depression, Gereiztheit, Angst und Hunger nach der Droge (Craving), Stimmungsschwankungen, Angststörungen, Kokainpsychose mit Wahnvorstellungen, Persönlichkeitsveränderungen, Depressionen, Gedächtnisstörungen Psychische Abhängigkeit

Tabelle 3-5: *Fortsetzung*

Substanz	Wirkung/Nebenwirkungen	Psychische Langzeitfolgen
	Verminderung des Schmerzempfindens, Verwirrtheit, Psychosen und Krampfanfälle möglich, Kreislaufbelastung durch Erhöhung von Blutdruck und Herzfrequenz, durch Verengung der Herzkranzgefäße erhöhtes Herzinfarktrisiko (auch bei jungen Menschen!)	
LSD (Wirkstoff: Lysergsäurediethylamid)	Veränderungen des Bewusstseins, der Ich-Empfindung und der Wahrnehmung der Umwelt; Stimmung und Gefühle können sich verändern, optische und akustische Halluzinationen, verlangsamtes Zeitempfinden, Veränderungen der Gehör-, Geruchs-, Geschmacks- und Tastwahrnehmungen und des sexuellen Erlebens Gleichgewichtsstörungen, Orientierungsstörung, Unfallgefahr durch Selbstüberschätzung. Angstzustände, Halluzinationen/Horrortrips mit der Gefahr des „Hängenbleibens“, d.h., die Halluzinationen können lange anhalten	Toleranzbildung, Flashbacks, Auslösung schwerer psychischer Störungen
Pilze / Magic Mushrooms (Wirkstoff: Psilocybin, Psilocin)	Ähnliche Symptome wie LSD	

den Rahmenbedingungen des Konsums. Weiter sollte nach der individuellen Wirkung der Substanz nach der Einnahme sowie nach *positiven und negativen Auswirkungen* gefragt werden.

Eine weitergehende Diagnostik in Bezug auf das Vorliegen einer substanzinduzierten Störung nach ICD-10/11 oder DSM-5 soll im Rahmen eines strukturierten Interviews (siehe Erhebungen zur Psychopathologie) erfolgen. Dabei erhoben werden sollten Symptome einer *akuten Intoxikation,* eines *schädlichen Gebrauchs* (negative Auswirkungen auf schulische oder arbeitsmäßige Pflichterfüllung, Gesundheit, Familie) und einer *Abhängigkeitserkrankung* (Toleranzentwicklung, zeitliche Beschäftigung mit Substanz, Entzugssymptome etc.). Ergänzend können auch Fragebögen hinzugezogen werden (siehe Tabelle 3-6).

3.6.10 Erhebungen zu Reizbarkeit und Gewalt

Für die forensischen Fragestellungen ist die Unterscheidung zwischen reaktiv-impulsiven und kontrollierten Formen aggressiver Verhaltensweisen von zentraler Bedeutung. Aggressionen können als impulsive Reaktion auf eine Bedrohung oder einen Misserfolg oder als kontrolliertes Verhalten zur Erreichung eines Zieles (instrumentelle Aggression) oder die Lust an der Ausübung von Gewalt (appetitive Aggression) beurteilt werden (siehe auch Kapitel 2.1 „Defi-

Tabelle 3-6: Deutschsprachig verfügbare Instrumente zur Erhebung des Substanzkonsums

Instrument	Autoren	Jahr	Beschreibung
Heidelberger Drogenbögen	Aguilar-Raab, C., Weinhold, J., Verres, R.	2014	Modulares Inventar zur Erfassung von Konsummustern illegaler psychoaktiver Substanzen und von drogenbezogenem Wissen. Für die fünf Substanzgruppen Cannabis, Amphetamine, Ecstasy, Kokain und Halluzinogene steht jeweils ein Wissensmodul sowie ein Verhaltensmodul zur Verfügung. Die Verhaltensmodule bestehen aus jeweils 16 Items und richten sich ausschließlich an Personen, die innerhalb der letzten 12 Monate Erfahrungen mit der entsprechenden Substanzgruppe gemacht haben. Einsatz ab 12 Jahren möglich.

nition und Erscheinungsformen von Aggression“). Die Form der appetitiven Aggression geht mit dem Gefühl von Dominanz und Macht einher (Weierstall & Elbert, 2012) und kann sich insbesondere bei Jugendlichen als relevantes Konstrukt zur Erklärung von gewalttätigem Verhalten erweisen (Elbert, Moran & Schauer, 2016). Ein Instrument zur Selbsterfassung appetitiver Aggression wurde 2011 publiziert (Weierstall & Elbert, 2011).

Bei der Befragung des Exploranden ist nach Situationen mit Gewaltausübungen gegenüber anderen zu fragen. In Bezug auf die reaktive Aggression sind Reizbarkeit, Wutkontrolle und das Verhalten bei Wutausbrüchen genauer zu erfragen. Weiter interessieren in Bezug auf die proaktive Aggression die Einstellungen des Exploranden zur Gewalt. In welchen Situationen sieht er die Ausübung von Gewalt als gerechtfertigt? Wann distanziert er sich von einem Gewalteinsatz? Ist der Explorand Mitglied von gewaltassoziierten Gruppen (z.B. Fußballfans etc.)? Schließlich sind auch positive Gefühle bei der Ausübung von Gewalt zu erfragen (Lust, Gefühl der Macht, Dominanzgefühle etc.). In Bezug auf Letzteres soll auch das Quälen von Tieren spezifisch erfragt werden. Zur Aggressionsdiagnostik können auch Fragebögen hinzugezogen werden (siehe Tabelle 3-7).

3.6.11 Erhebungen zu psychischen Störungen und zu Persönlichkeitsauffälligkeiten inklusive unemotionalen Persönlichkeitszügen

Für eine spätere Diagnosestellung im Gutachten ist es unumgänglich, den Exploranden direkt zu dem Vorliegen von psychischen Symptomen und Auffälligkeiten in der Persönlichkeit zu befragen. Es gilt als einer der Standardfehler in der psychologischen/psychiatrischen Diagnostik, sich zu früh auf eine Störungshypothese zu fokussieren und dadurch andere mögliche Störungen nicht mehr systematisch zu explorieren (Aebi, Kuhn et al., 2012).

Es empfiehlt sich daher der Einsatz entsprechender Screeningfragebögen zu Erhebung von psychischen Störungen/Auffälligkeiten (siehe Tabelle 3-8) sowie die Durchführung eines diagnostischen Interviews, welches die wichtigsten psychischen Störungen umfasst.[22] Dabei sollten einerseits *aktuelle sowie frühere psychische Störungen/Auffälligkeiten* exploriert werden. Es mag

22 Zu den weiteren störungsspezifischen Fragebögen, welche bei delinquenten Jugendlichen häufig vorkommende Störungen erfassen (z.B. ADHS, Depression, Autismus-Spektrum-Störungen), sei an dieser Stelle auf die entsprechende allgemeine jugendpsychiatrisch/-psychologische Fachliteratur verwiesen (Döpfner & Petermann, 2012; Steinhausen, 2019).

Tabelle 3-7: Wichtige deutschsprachig verfügbare Instrumente zur Erhebung von Aggression

Instrument	Autoren	Jahr	Beschreibung
Differentieller Aggressionsfragebogen (DAF)	Petermann, F. Beckers, L.	2014	Kurzer Fragebogen für Kinder und Jugendliche von 10 bis 18 Jahre. Gesamt-Aggression, reaktive Aggression, proaktive Aggression Subskalen: Wut, Aggression, defensive Aggressions-Attribution, Macht-/Dominanzausübung
Kurzfragebogen zur Erfassung von Aggressivitätsfaktoren (K-FAF)	Heubrock, D. Petermann, F.	2008	Kurzer Fragebogen für Jugendliche von 15 bis 18 Jahre. Gesamt-Aggression, spontane Aggressivität, reaktive Aggressivität, Erregbarkeit, Selbstaggressivität, Aggressionshemmung
Fragebogen zur Erfassung von Empathie, Prosozialität, Aggressionsbereitschaft und aggressivem Verhalten (FEPAA)	Lukesch, H.	2005	Fragebogen für Kinder und Jugendliche von 15 bis 16 Jahre Empathie, Prosozialität, Aggressionsbereitschaft, aggressives Verhalten
Appetitive Aggressionsskala (AAS)	Weiherstall, R. Elbert, T.	2011	Selbstbeurteilungsskala zur Erhebung von appetitiver Aggression

schon sein, dass einige Exploranden im Rahmen eines Gutachtens Auffälligkeiten insbesondere im Bereich von externalisierenden und substanzbezogenen Störungen bagatellisieren. Jugendliche tendieren teilweise dazu, im Rahmen eines Strafverfahrens oder einer Begutachtung eigene Probleme und Schwierigkeiten auszublenden oder bewusst sozial erwünschte Antworten zu geben (Imbach, Aebi, Metzke, Bessler & Steinhausen, 2013). Daraus zu schließen, dass Selbstbeurteilungsinstrumente und störungsspezifische Interviews mit dem Exploranden nicht sinnvoll und zielführend seien, wäre aber ein Fehler. Im Gutachten müssen zwingend auch widersprüchliche Informationen und Befunde offengelegt werden (siehe auch Qualitätskriterien von [jugend-]forensischen Gutachten und der Erstellung von qualitätskritischen Stellungnahmen). Diese dienen dann als Grundlage für die Beurteilung durch den Sachverständigen. In vielen Fällen wird der Sachverständige aufgrund von Akteninformationen, seinen eigenen Beobachtungen oder Fremdauskünften zum Schluss kommen, dass trotz unauffälliger Fragebögen/Interviews eine externalisierende/substanzbezogene Störung vorliegt. Für die Formulierung der Maßnahmenempfehlung ist es aber entscheidend, eine fehlende Störungseinsicht beurteilen und begründen zu können.

Weiter sind auch *Aspekte der Persönlichkeit* bzw. deren Entwicklung und Entwicklungsauffälligkeiten zu erfassen. Neben den psychologischen Theorien zur Persönlichkeit (z.B. die NEO-Big-Five mit den Dimensionen Offenheit, Gewissenhaftigkeit, Extraversion, Verträglichkeit und Neurotizismus; siehe Kanning, 2009) hat sich das Modell von C.R. Cloninger (Cloninger, Svrakic & Przybeck, 1993) mit der Postulierung von grundlegenden Temperaments- und darauf aufbauenden Charakterdimensionen als hilfreich erwiesen. Ein ausgeprägtes Neugierverhalten, eine geringe Tendenz zur Schadensvermeidung und geringe Kooperativität können Hinweise auf deliktnahe Persönlichkeitszüge

Tabelle 3-8: Wichtige deutschsprachig verfügbare Instrumente zur Erhebung psychischer Störungen/ Auffälligkeiten und Persönlichkeit

Instrument	Autoren	Jahr	Beschreibung
Fragebogen (psych. Probleme): Youth Self Report (YSR)	Döpfner et al.	2014	Screening-Instrument für 11–18-jährige Kinder und Jugendliche Übergreifende Skalen: Gesamtwert, internalisierend, externalisierend Subskalen: sozialer Rückzug, körperliche Beschwerden, Angst/Depressivität, soziale Probleme, schizoid/zwanghaft, delinquentes Verhalten, aggressives Verhalten (zusätzlich DSM-orientierte Skalen)
Fragebogen (psych. Probleme): Strengths and Difficulties Questionnaire (SDQ)	Goodman, R.	1997	Screening-Instrument für 11–18-jährige Kinder und Jugendliche Übergreifende Skalen: Gesamtwert für Schwierigkeiten Subskalen: emotionale Probleme, Verhaltensprobleme, Hyperaktivität, Probleme mit Gleichaltrigen, prosoziales Verhalten
Fragebogen (psych. Probleme): Massachusetts Youth Screening Instrument-2 (MAYSI-2)	Grisso, T. Barnum, R.	2000	Screening-Instrument für 12–18-jährige Kinder und Jugendliche (speziell im Bereich von straffälligen Jugendlichen) Alkohol-/Drogengebrauch, Ärger/Irritabilität, Depression/Angst Somatische Beschwerden, Suizidalität, Gedankenstörungen, traumatische Erfahrungen
Fragebogen (psych. Probleme): Diagnostik-System für psychische Störungen nach ICD-10 und DSM-5 für Kinder und Jugendliche – III (DYSIPS-III)	Döpfner, M Görtz-Dorten, A.	2017	Screening-Instrument für 12–18-jährige Kinder und Jugendliche Aufmerksamkeitsdefizit-/Hyperaktivitätsstörungen (ADHS), Störungen des Sozialverhaltens, depressive Störungen, Angststörungen, trauma- und belastungsbezogene Störungen, Zwangsspektrum-Störungen, Tic-Störungen, Autismus-Spektrum- und soziale Kommunikationsstörungen, Bindungs- und Beziehungsstörungen
Interview /Online Instrument (psych. Probleme): Development and Well-Being Assessment (DAWBA)	Goodmann, R.	2018	Umfassendes Interview (basierend auf SDQ) zur Erfassung von Störungen im Kindes- und Jugend- sowie im Erwachsenenalter. Das Instrument kann online (www.dawba.net) oder ausgedruckt verwendet werden. Es existiert in verschiedenen Sprachen. Weitere Informationen siehe https://dawba.info
Interview (psych. Probleme): Mini International Neuropsychiatric Interview, Version für Kinder und Jugendliche (M.I.N.I. KID)	Sheehan et. al.	2010	Semistrukturiertes Interview zur Erfassung von psychischen Störungen im Kindes- und Jugendalter gemäß ICD-10 und DSM-IV / DSM-5. Deutsche Version (Austria-German-Version) verfügbar. Weitere Infos: https://eprovide.mapi-trust.org/instruments/mini-international-neuropsychiatric-interview-for-children-and-adolescents (zuletzt zugegriffen am 15.11.2024)

Tabelle 3-8: *Fortsetzung*

Instrument	Autoren	Jahr	Beschreibung
Fragebogen (Pers.): Junior Temperament und Charakter Inventar (JTCI)	Goth, K. Schmeck, K.	2009	Instrument für 12–18-jährige Kinder und Jugendliche. Der JTCI umfasst 4 Temperaments- und 3 Charakterskalen (und weitere normierte Subskalen): Temperament: Neugierverhalten, Schadensvermeidung, Belohnungsabhängigkeit, Beharrungsvermögen Charakter: Selbstlenkungsfähigkeit, Kooperativität, Selbsttranszendenz
Youth Psychopathic Traits Inventory (YPI)	Schmeck et al.	2005	Instrument für 12–25-jährige Kinder, Jugendliche und junge Erwachsene. Der YPI erfasst Aspekte des Psychopathiekonzepts in der Selbstauskunft: grandios/manipulativ, kalt/oberflächlich unemotional, impulsiv/unverantwortlich

darstellen oder Erklärungen zum delinquenten Verhalten geben (Schmeck & Poustka, 2001).

Speziell von Interesse im Rahmen von forensischen Gutachten liegt der Fokus jedoch weniger auf den individuellen Persönlichkeitsprofilen, sondern vorwiegend auf *problematischen Persönlichkeitsaspekten,* welche auf *Persönlichkeitsstörungen* hinweisen oder sich im Rahmen des *Psychopathiekonzepts* erfassen lassen.[23] In den letzten Jahren hat sich in der Forschung gezeigt, dass Persönlichkeitsstörungen bereits im Jugendalter auftreten und sich auch in diesem Alter entsprechend valide erfassen lassen (Schmeck, Schlüter-Müller & Resch, 2012). Es bietet sich daher an, entsprechende Instrumente zur Erfassung von Persönlichkeitsstörungen auch im Bereich der Jugendforensik einzusetzen. Es sei an dieser Stelle auf die ICD-11 verwiesen, wobei die Diagnose einer Persönlichkeitsstörung nicht mehr kategorial, sondern neu dimensional beurteilt wird, was entsprechend auch auf die forensische Praxis Auswirkungen hat (Hauser, Herpertz & Habermeyer, 2021). Gemäß ICD-11 werden zur Abklärung einer Persönlichkeitsstörung diagnostisch relevante Funktionsbeeinträchtigungen geprüft und das Ausmaß dieser Beeinträchtigungen beurteilt. Erst danach werden Persönlichkeitsmerkmale zugeordnet. Die existierenden Instrumente dienen bisher dazu, entweder die Störungen noch nach dem kategorialen Modell zu erfassen oder entsprechende Merkmalsdimensionen zu beurteilen.

Für den Bereich der Psychopathie gibt es Selbstbeurteilungsinstrumente, welche verschiedene Facetten dieses Konzepts erfassen. Der in der Forschung bei Kindern und Jugendlichen am besten untersuchte Aspekt sind die fehlenden prosozialen Emotionen bzw. kaltblütig unemotionalen Persönlichkeitszüge (engl. „callous-unemotional traits"; Frick, Ray, Thornton & Kahn, 2014). Diese umfassen eine fehlende Empathie, fehlende Reue oder Schuldgefühle, oberflächlichen Affekt und eine Gleichgültigkeit in Bezug auf Leistungen. Es soll bereits an dieser Stelle darauf hingewiesen werden, dass es bei Jugendlichen und jungen Erwachsenen häufig sehr schwierig zu beurteilen ist, ob Auffälligkeiten bereits verfestigt und damit zeitlich stabil oder nur im Rahmen der Entwicklung als passageres Phänomen zu beurteilen sind (siehe auch Kapitel 3.9.1 „Beurteilung der Entwicklung und Persönlichkeit").

Neben den Befragungen sind die direkten Beobachtungen der Sachverständigen im Hin-

23 Die Psychopathie-Checklist Youth Version (PCL-YV; Sevecke & Krischer, 2014) wird aufgrund der Erhebung deliktorientierter Persönlichkeitsmerkmale im Rahmen der Risikobeurteilung (Kapitel 3.9.6) aufgegriffen.

blick auf Auffälligkeiten im Erleben und Verhalten von entscheidender Bedeutung. Es bietet sich an, diese Beobachtungen im Rahmen eines psychopathologischen Befundes zu erheben und entsprechend in einem eigenen Kapitel im Gutachten zu beschreiben. Dazu kann auf die Vorgaben des AMDP (Broome, Bottlender, Rösler & Stieglitz, 2017; Stieglitz, 2018) oder auf das für Kinder und Jugendliche entwickelte Befundsystem CASCAP-D (Döpfner, Berner, Flechtner, Lehmkuhl & Steinhausen, 1999) Bezug genommen werden.

Praxisbeispiel (psychopathologischer Befund eines Jugendlichen in einer Beobachtungsinstitution)

XX war zum Zeitpunkt der Untersuchung ein noch nicht ganz 18-jähriger, junger Mann mit schlanker Statur und einem altersgemäßen Erscheinungsbild. Er erschien zu den Explorationsterminen in einfacher, sportlicher Kleidung. Der Explorand zeigte sich im Kontakt mit dem Referenten freundlich und kooperativ. Er zeigte sich selbstbewusst und übernahm häufig die Initiative im Gespräch. Seine Ausführungen waren häufig weitschweifend und sprunghaft. Auf Fragen des Referenten reagierte der Explorand mit ausführlichen Erklärungen, wobei er sich teilweise auf eine Metaebene begab und persönliche Eigenheiten verantwortlich machte, wenn er keine konkreten Angaben machen konnte (z. B. „Je nach Stimmung würde er die Fragen unterschiedlich beantworten" oder „Er könne keine zeitlichen Einordnungen machen"). Trotzdem war der Explorand insgesamt sehr offen und machte auch authentische Angaben zu ihm eher unangenehmen Themen (z. B. Sexualität, erlebte Schwierigkeiten). Der Explorand zeigte eine überhöhte Selbstdarstellung (Überlegenheit gegenüber anderen in Bezug auf Intelligenz und Wissen) und äußerte sich teilweise sehr kritisch und abwertend über andere Personen (Mitschüler, frühere Behandler, Kollegen). Der Explorand war bewusstseinsklar und zeitlich, örtlich und situativ ausreichend orientiert. Es zeigten sich keine Hinweise auf Aufmerksamkeitsstörungen. In seinem formalen Denken war er teilweise umständlich, und in seiner Sprache zeigte er mehrfach Wortfindungsschwierigkeiten und Neologismen. Die Aussprache war teilweise etwas verwaschen und geprägt von Schwierigkeiten in der Artikulation. In seinem Denken war er phasenweise assoziativ und sprunghaft. Er wirkte teilweise verwirrt und hatte Mühe, zeitliche Abläufe zu schildern oder zeitliche Daten in seiner Biografie einzuordnen. Zu Beginn und phasenweise während der Explorationen waren ein erhöhtes Misstrauen und emotionale Unsicherheiten spürbar. Es waren keine weiteren Hinweise auf inhaltliche Denkstörungen bzw. Wahnsymptome oder Halluzinationen vorhanden. Der Affekt war überwiegend euthym. Er war schwingungsfähig, und der Affekt war kohärent mit den Gesprächsinhalten. Eine erhöhte motorische Unruhe war nicht beobachtbar. Seine Bewegungen wirkten jedoch in den ersten beiden Explorationssitzungen seltsam ungelenk und verkrampft. Eigentliche Tics waren jedoch nicht feststellbar. Ein Substanzkonsum (mit Ausnahme eines Zigarettenkonsums) war im Rahmen des Aufenthaltes in der Institution nicht beobachtbar. Eine akute Fremd- oder Selbstgefährdung wurde von XX glaubhaft verneint. Der Explorand wies nach eigenen Angaben eine Körpergröße von 185 cm und ein Körpergewicht von ca. 65 kg auf (BMI = 19 kg/m^2).

3.6.12 Erhebungen der intellektuellen Fähigkeiten und neuropsychologischer Funktionsstörungen

Die Durchführung von Intelligenztestungen und weiteren testpsychologischen Abklärungen kann wichtige Aufschlüsse über die kognitive Leistungsfähigkeit und etwaige kognitive Defizite eines Jugendlichen geben. Liegen eine unterdurchschnittliche Intelligenz oder spezifische kognitive Defizite bzw. Teilleistungsstörungen vor, kann dies die Beurteilung der Deliktdynamik, der Schuldfähigkeit und der Legalprognose sowie die Ansprechbarkeit auf therapeutische Maßnahmen maßgeblich beeinflussen.

Eine Beurteilung der allgemeinen kognitiven Leistungsfähigkeit/Intelligenz ist im Rahmen eines Gutachtens zwingend notwendig. Vielfach sind aufgrund früherer schulpsychologischer oder anderweitiger Abklärungen, schulischer Leistungsbeschriebe und der Informationen der Eltern und Lehrpersonen schon Hinweise vorhanden, ob intellektuelle Schwierigkeiten vorhanden sind. Liegen bereits zeitnahe Intelligenztestungen vor, kann im Rahmen des Gutachtens auf diese zurückgegriffen werden. Ansonsten empfiehlt es sich, eine standardisierte Testung vorzunehmen und sich nicht einzig auf den klinischen Eindruck in den Explorationen zu beziehen. Die verfügbaren Tests bieten unterschiedlich differenzierte Möglichkeiten, einen allgemeinen IQ und/oder ein differenziertes Intelligenzprofil zu erfassen. Letzteres ermöglicht eine differenzierte Diagnostik von verschiedenen Intelligenzbereichen wie Arbeitsgedächtnis, Sprachverständnis, Verarbeitungsgeschwindigkeit, visuell-räumliches Denken, fluides Schlussfolgern etc. Die Unterscheidung zwischen der fluiden (allgemeine Grundintelligenz) und kristallinen Intelligenz (Fähigkeiten, die von Wissen und Erfahrung abhängen) ist insbesondere bei Jugendlichen mit Bildungsdefiziten und schulischen Lücken von Interesse (Cattell, 1971). Bei Jugendlichen mit Migrationshintergrund, bei welchen Defizite in der deutschen Sprache vorliegen, bietet es sich an, ein Verfahren zu wählen, welches die Intelligenz sprachunabhängig misst. Liegen keine spezifischen Gründe für eine ausführliche Testung vor, genügt die Erhebung des IQ mittels eines einfachen Verfahrens (z. B. Grundintelligenztest Skala 2-Revision; CFT 20-R; Weiss, 2019). Bestehen Hinweise auf spezifische Defizite und soll unter anderem auch eine Empfehlung der schulischen und beruflichen Maßnahmen erfolgen, empfiehlt sich ein umfassendes Intelligenzverfahren (Grob, Hagmann-von, Jaworowska, Matczak & Fecenec, 2018; Wechsler, 2017). Zudem sollten bei Hinweisen auf Defizite in neuropsychologischen Bereichen (z. B. Aufmerksamkeit, Merkfähigkeit, Gedächtnisstörungen, visuelle oder auditive Wahrnehmung, Motorik) spezifische neuropsychologische Verfahren eingesetzt werden. Für eine Übersicht zu den neuropsychologischen Verfahren soll hier auf die einschlägige Literatur verwiesen werden (Lidzba, Everts & Reuner, 2019). Es ist anzumerken, dass es sich aufgrund der Häufigkeit des Störungsbildes in der Jugendforensik anbietet, eine detaillierte Abklärung zur ADHS zu machen, welche unter anderem auch eine testpsychologische Aufmerksamkeitsprüfung beinhaltet (z. B. Testbatterie zur Aufmerksamkeitsprüfung; TAP; Zimmermann & Fimm, 2015).

Bei Intelligenzminderung im klinischen Bereich sind die entsprechenden Diagnosen in der ICD-10/11 zu prüfen und gegebenenfalls eingehender abzuklären. Auch in Bezug auf weitere neuropsychologische Störungen müssen möglicherweise spezialisiertere Abklärungen durch eine Neuropsychologin oder bei Verdacht auf organische Korrelate medizinische Abklärungen durch einen Neurologen durchgeführt werden. Die entsprechenden Teile des Gutachtens müssen delegiert oder eventuell gänzlich ausgelagert werden. Das genaue Vorgehen muss mit der auftraggebenden Behörde abgestimmt werden.

Schließlich ist anzumerken, dass nicht nur entsprechende Defizite, sondern auch eine hohe Intelligenz bzw. eine Hochintelligenz (IQ > 130) für die forensische Beurteilung bedeutsam sein kann.

Praxisbeispiel Deliktrelevanz von hoher Intelligenz

Der 11-jährigen Junge A. wurde angemeldet, weil er zusammen mit seinem älteren Bruder B. ein 7-jähriges Pflegekind der Familie zu sexuellen Spielen gezwungen habe. Es kam zu 3 Vorfällen, bei welchen der Bruder B das 7-jährige Mädchen aufforderte, Leggins und Unterhosen herunterzuziehen. In der Folge zog A. seine Hosen und Unterhosen aus und legte sich auf das Mädchen, sodass sein Glied auf der Scheide des Mädchens zu liegen kam (es bliebt letztlich unklar, ob eine Form der Penetration stattfand) und er Bewegungen des Geschlechtsverkehrs simulieren konnte. Als das Mädchen nicht wollte und Widerstand zeigte, drohte ihr der danebenstehende B. an, dass sie keine Weihnachtsgeschenke vom Weihnachtsmann bekommen würde, wenn sie nicht weiter mitmachen würde.

Der emotionale und soziale Entwicklungsstand von A. wurde als altersgemäß beurteilt. Kognitiv wurde aufgrund einer Intelligenztestung eine überdurchschnittliche Grundintelligenz (IQ = 128) festgestellt. Es bestanden zum Zeitpunkt der Übergriffe bei A. bereits einige Verhaltensprobleme (Schwierigkeiten, Regeln einzuhalten, vorlautes Verhalten, Konflikte mit Mädchen). Im Umfeld der Schule bzw. in seiner Klasse war Sexualität unter den Kindern ein großes Thema. A. selbst war zum Zeitpunkt der Übergriffe nur teilweise sexuell aufgeklärt. Hingegen zeigte A. allgemein eine große Neugier und war ein aktiver, teilweise impulsiv agierender Junge. Die Idee zum Ausprobieren von sexuellen Handlungen kam zuvor gemeinsam im Spiel mit dem Bruder B. auf. Ein sexuelles Interesse bzw. ein Wunsch nach sexueller Befriedigung war beim noch präpubertären A. nicht vorhanden. Es kann als Hypothese angenommen werden, dass A. aufgrund seiner guten Intelligenz zumindest teilweise schulisch unterfordert war und die Verhaltensprobleme und das sexuelle Neugierverhalten zumindest teilweise auf eine Unterforderung/ Unterstimulation zurückzuführen waren.

3.6.13 Erhebungen zu Stärken und Ressourcen

Einen wichtigen und leider oft vergessenen Teil der Exploration stellt die Abklärung der Stärken und Ressourcen des jugendlichen Exploranden dar. Gerade weil viele Fragen der Untersuchung auf problematische und für den Exploranden schwierige Bereiche abzielen, ist es auch aus psychologischer Sicht wichtig, nach positiven Bereichen zu fragen, um dem Exploranden nicht den Eindruck zu vermitteln, „nur aus Problemen zu bestehen“. Weiter kann die Exploration von Stärken und Ressourcen wichtige Hinweise für die Therapieindikation geben. Es empfiehlt sich, den Exploranden nach positiven Eigenschaften seiner Person zu fragen (großzügig, gesellig, liebenswert, verantwortungsbewusst, gelassen, humorvoll, warmherzig, selbstständig etc.) und danach, was er gut kann (Sport, verstehen mit Freund:innen, anderen helfen, Musik, Computerkenntnisse, Kunst etc.). Es bietet sich an, nach konkreten Situationen zu fragen, wo der Jugendliche seine Stärken und Talente einbringen konnte.

3.6.14 Erhebungen zu den vorgeworfenen aktuellen und früheren Delikten

Einen Kernteil der Untersuchung stellt die Exploration der aktuellen und früheren Delikte dar. Dabei ist das individuelle Verhalten und das subjektive Erleben des Exploranden in den Deliktabläufen, also vor, während und nach dem Delikt, von Bedeutung. Die Sachverständige orientiert sich am vorgegebenen Sachverhalt bzw. der Ausgangslage, welche mit der zuständigen Behörde vereinbart wurde (siehe auch Kapitel 3.5.1 „Akten zu den aktuellen Deliktvorwürfen“). Eventuell muss sie daher verschiedene Versionen in das Gutachten einbeziehen. Die Erhebungen zu den Delikten dienen zusammen mit den Akteninformationen als wichtige Grundlage für die spätere vorzunehmende Deliktanalyse sowie die Beurteilung der Schuldfähigkeit (siehe Kapitel 3.9.4 „Beurteilung der Deliktdynamik/Deliktanalyse" und Kapitel 3.9.5 „Beurteilung der Schuldfähigkeit").

Es ist wichtig, dass der Explorand auch vor der Besprechung der Delikte nochmals an die Rechtsbelehrung bzw. die eingeschränkte Schweigepflicht des Sachverständigen erinnert wird. Weiter soll dem Exploranden der Zweck der Erhebung zu den früheren und aktuellen Delikten erklärt werden. Es geht bei der Erhebung im Rahmen des Gutachtens nicht darum, die schon gemachten Angaben des Exploranden in den Einvernahmen zu wiederholen und diese zu verifizieren. Vielmehr stehen die psychologischen Aspekte der Tat im Vordergrund und der Zusammenhang zwischen den Handlungen, den Kognitionen, den Gefühlen und den Körperempfindungen während des Tatablaufs. Die Tabelle 3-9 kann als Raster dienen, um die Erhebungen zu den Delikten zu planen und das Gespräch zu strukturieren. Das Vorgehen orientiert sich dabei weitgehend an den Prinzipien der Verhaltens- und Problemanalyse, wie sie in der Verhaltenstherapie verwendet wird (siehe z.B. Tuschen-Caffier & von Gemmeren, 2009). Es müssen nicht alle Vorfälle detailliert erhoben werden, gerade wenn viele Delikte wie beispielsweise eine Serie von Raubstraftaten vorliegen. Vielmehr bietet es sich dann an, die grundlegenden und übergreifenden psychologischen Muster hinter mehreren ähnlichen Taten herauszuarbeiten.

Erweiterter Tatvorlauf: Im erweiterten Tatvorlauf geht es darum, die allgemeine Situation beim Exploranden zu erfragen, welche möglicherweise direkt oder zumindest indirekt mit den Taten assoziiert ist. Der Explorand sollte daher konkret nach seinem Befinden und Verhalten in den Tagen und Wochen vor den Delikten gefragt werden. Wenn die Tat gegenüber einem Opfer ausgeführt wurde, mit welchem zuvor bereits eine Beziehung bestand, sollten mögliche Veränderungen in der Beziehung angesprochen werden. Insbesondere bei Gewalt- oder Sexualdelikten gibt es möglicherweise im Vorfeld auftretende Fantasien oder Gedanken, welche auf die Tat hindeuten können. Vielfach zeigt sich bei Jugendlichen vor den Taten eine zunehmende Verschlechterung der Stimmung, welche z.B. durch verschiedene Misserfolgsereignisse und fehlende Problemlösestrategien des Jugendlichen mitbedingt ist. Dies führt dann zu Gedanken wie „Jetzt ist mir alles egal" und zu vermehrten Risikosituationen für Delinquenz, in welche sich der Jugendliche begibt. Weiter können eine zunehmende Langeweile und der Wunsch nach Stimulation tatrelevante Faktoren im erweiterten Vorfeld eines Delikts sein. Zudem soll erfragt werden, inwiefern der Explorand mit gesellschaftlichen Regeln und Gesetzen vertraut war und ein Unrechtsbewusstsein bezüglich der späteren Delikthandlungen vorhanden war. Schließlich ist bei Exploranden mit früheren ähnlichen Delikten zu erfragen, inwiefern diese einem ähnlichen Tatmuster folgten wie das aktuell zu explorierende Delikt und ob Hinweise auf eine gefühlsmäßige Abstumpfung/Routine vorhanden waren.

Tatvorlauf: Der Tatvorlauf ist auf die nähere Zeit vor dem Delikt begrenzt. Es sind daher die Verhaltensweisen, das Denken und Fühlen des Exploranden in den Stunden vor dem Delikt zu erfassen. In Ausnahmefällen kann der Tatvorlauf bei längerfristig geplanten Delikten auch einen längeren Vorbereitungszeitraum von mehreren Tagen und Wochen beinhalten. Bei einer spontanen oder ad hoc geplanten Tat beschränkt sich der Tatvorlauf auf die Zeit vor der Ausführung. Der Explorand soll gefragt werden, wann er den Entschluss für das Delikt gefasst hat und wie dieser Entschluss zustande gekommen ist. Mögliche Auslöser und Trigger der Tat können anhand des Verhaltens bzw. der Vorbereitungshandlungen und der dabei ablaufenden Gedanken und Gefühle des Exploranden eruiert werden. So können die psychologischen Motive für die Tatbegehung später besser beurteilt werden. Bei Jugendlichen sind insbesondere die Gruppenkonstellation und Gruppeneinflüsse auf die Tat zu explorieren. Auch

Tabelle 3-9: Fragen zu Verhalten, Kognitionen, Affekt und Körperempfindungen im Tatablauf als Raster für die Exploration von Delikten

Phase	Verhalten	Kognition	Affekt	Körperempfinden
Erweiterter Tatvorlauf	Frühe Hinweise auf die Tat im Verhalten des Exploranden? Waffenaffinität? Beziehungsdynamik mit bekanntem Opfer? Einflüsse von Peers? Anschluss an deliktorientierte Gruppen?	Kognitive Auffälligkeiten (Wahngedanken etc.)? Grübeln? Gedankenkreisen? Fantasien? Wissen über gesellschaftliche Regeln/Gesetze?	Allgemeine Stimmungslage? Depressive Verstimmungen? Frustrationen? Langeweile? Wunsch nach Action?	Craving/Lust? Abstumpfung/Gewöhnung?
Tatvorlauf	Planungsgrad? Gibt es Hinweise auf Vorbereitungshandlungen? Verhalten gegenüber Opfer? (bekanntes vs. unbekanntes Opfer?) Spezifizität der Tatkonstellation? Gruppendruck? Einfluss situativer und persönlicher Faktoren?	Konkrete Planungen des Delikts? Trigger / deliktauslösende Mechanismen? Wunsch nach Geltung und Anerkennung? Ambivalenzen in Bezug auf die Tat?	Lust/Nervenkitzel vs. Angst? Neugier? Ausgelassene Stimmung? Kippen der Stimmung in Aggression?	Einfluss Medikamente, Alkohol, Drogen?
Tatablauf	Progredienz im Tatablauf? Differenzierungsgrad/Komplexität der Tat? Art und Ausmaß der Gewaltanwendung? Waffeneinsatz? Sicherungsstrategien? Einfluss situativer und persönlicher Faktoren?	Innere Tatdynamik? Gedanken während der Tat? Ambivalenzen? Rationalisierung? Kognitive Impulsivität?	Reizbarkeit? Wut/Hassgefühle? Lustgefühle? Dominanz? Hinweise auf Affekttat? Bedürfnisbefriedigung/Spannungsabfuhr? Affektive Empathie?	Einfluss Medikamente, Alkohol, Drogen? Einflüsse auf Körperwahrnehmung/Steuerung? Anspannung/Stressreaktionen? „Fight-or-Flight-Modus“?
Nachtatverhalten	Sicherungsstrategien? Verhalten in Einvernahmen? Kooperation mit Behörden? Bluffen/Angeben mit der Tat?	Rechtfertigung der Tat? Bagatellisierung?	Triumphgefühle? Befriedigung? Scham? Reue? Schuldgefühle?	Entspannung?

wenn die meisten Jugendlichen die Wirkung von Gruppeneinflüssen nicht direkt angeben können, können die Profilierung vor anderen deliktnahen Peers oder die Angst vor Ausschluss aus der Gruppe für die Begehung der Delikte von hoher Relevanz sein. Häufig sind gerade bei Gewaltdelikten auch Einflüsse eines vorhergehenden Substanzkonsums und/oder ein Kippen einer zunächst ausgelassenen Stimmung in eine aggressive zu beobachten.

Tatablauf: Beim Tatablauf geht es zuerst darum zu identifizieren, ob das Delikt aus mehreren komplexen Handlungsfolgen besteht oder das Ergebnis eines einzelnen Verhaltensimpulses oder einer einzelnen Entscheidung ist. Bei einem hohen Differenzierungsgrad zeigt der Explorand über einen längeren Zeitraum verschiedene Tathandlungen, z. B. wenn er das Opfer erst niederschlägt, dann fesselt, die Wohnung des Opfers durchsucht, das Opfer mit einer Waffe bedroht, um von ihm die Angaben der Bankkarte zu erpressen, das Opfer mittels Schlägen traktiert und schließlich verletzt liegen lässt. Dementsprechend resultiert eine gering differenzierte Tathandlung aus einem einzelnen Verhaltensimpuls, z. B. einem einzelnen Schlag nach einer vorhergehenden verbalen Kränkung oder Provokation (welcher möglicherweise aber gravierende Folgen hatte). Differenzierte Tathandlungen sind meist mit stärker dissozialen Einstellungen assoziiert und weisen auf ein Vorhandensein der Steuerungsfähigkeit hin.

Es wird empfohlen, den Exploranden den Tatablauf möglichst genau selbstständig und mit Fokus auf sein inneres Erleben schildern zu lassen. Es kann hilfreich sein, den Exploranden aufzufordern, sich dazu nochmals in die damalige Lage während der Tat zu versetzten, d.h., sich die Situation bildlich nochmals in Erinnerung zu rufen. Es lohnt sich hier, in den Gesprächen etwas hartnäckig zu bleiben, auch wenn der Explorand diesem Anliegen anfänglich nicht nachkommen will oder kann bzw. angibt, sich nicht erinnern zu können. Im Gespräch mit dem Exploranden kann eruiert werden, inwiefern Scham- oder Schuldgefühle, eine oppositionelle Haltung oder andere Ursachen eine Rolle im Verhalten des Exploranden haben.

Die Gedanken und Gefühle des Exploranden während des Tatablaufs können wertvolle Hinweise für die Beurteilung der inneren Tatdynamik geben. Insbesondere ist für die Beurteilung der Dissozialität eines Jugendlichen von Interesse, inwiefern es im Tatablauf (oder eventuell schon vorher bei der Planung) Ambivalenzen gab und inwieweit es für ihn Überwindung benötigte, die Deliktschwelle zu überschreiten. Bei impulsiv anmutenden Delikten sind mögliche Hinweise für eine Impulstat oder Affekttat abzuklären (siehe Kapitel 3.9.5 „Beurteilung der Schuldfähigkeit“). Von Interesse ist weiter, inwiefern der Explorand Sicherungsstrategien schildert, welche den Zweck hatten, die Aufdeckung der Tat zu verhindern. Ein solches Verhalten liegt z. B. vor, wenn ein Jugendlicher seine Freundin schlägt, aber darauf achtet, dass die Schläge keine direkt sichtbaren Verletzungen hinterlassen, welche von anderen entdeckt werden können.

Nachtatverhalten: Das Nachtatverhalten beinhaltet das Verhalten in der Zeit unmittelbar nach dem Delikt, aber auch das Verhalten im Verlauf bis zur Verhaftung und darüber hinaus inklusive der Aussagen und des Verhaltens des Exploranden bei den bisherigen Einvernahmen. Es stellt sich die Frage, inwiefern der Jugendliche nach der Tat sein Verhalten beurteilt. Es soll eruiert werden, inwiefern der Explorand sein Verhalten bereut oder die Taten zu rechtfertigen oder zu bagatellisieren versucht. Auch im Nachtatverhalten können vom Exploranden Sicherungsstrategien eingesetzt worden sein, um die Aufdeckung der Tat zu verhindern (z. B. durch das Vernichten von Beweismaterial, Beeinflussung von Zeug:innen oder dem bzw. der Geschädigten). Um zu beurteilen, welchen emotionalen und materiellen Nutzen der Explorand aus seiner Tat ziehen konnte, muss er nach den kurzfristigen und längerfristigen Folgen des Delikts befragt werden. Dadurch kann die subjektive Bedeutung der Tat für den Exploranden beurteilt werden, was möglicherweise für die Begehung von zukünftigen Delikten von Relevanz ist (Aebi, Vogt, Plattner, Steinhausen & Bessler, 2012; Baglivio, Wolff, Piquero, DeLisi &

Vaughn, 2018). Schließlich soll der Explorand nach den Gründen für die Kooperation oder Nichtkooperation bei den Einvernahmen gefragt werden. Diesbezüglich ist aber anzumerken, dass von einer fehlenden Kooperation bzw. dem Abstreiten eines Delikts nicht auf ein höheres Deliktrisiko geschlossen werden kann (Zara, Farrington & Jung, 2020) und die Verweigerung der Aussage ein grundlegendes Recht eines jeden Beschuldigten darstellt.

Eine Besonderheit tritt dann ein, wenn der Explorand im Gegensatz zu den vorhergehenden polizeilichen und juristischen Einvernahmen *wesentliche neue Sachverhalte zu den Delikten* präsentiert. Wenn er neue bzw. divergierende Aussagen zum Deliktverhalten und dem Deliktablauf macht, ist Vorsicht geboten. Es ist nicht die Aufgabe der Sachverständigen, Sachverhalte zu erheben bzw. den Ablauf der Tat(en) zu konstruieren. In einer Gutachtensexploration ist auch der Rechtsvertreter des Exploranden nicht anwesend und kann daher nicht eingreifen und die Rechte des Exploranden wahren.[24] In einem solchen Fall muss die Untersuchung unterbrochen und die zuständige Behörde über die Sachlage in Kenntnis gesetzt werden. Das weitere Vorgehen muss dann von der Behörde festgelegt werden. Es kann einerseits sein, dass die Begutachtung sistiert werden muss, bis weitere juristische Einvernahmen vorgenommen wurden. Erst dann kann mit der Begutachtung fortgefahren werden.

3.6.15 Erhebungen zur Zukunftsperspektive und Haltung zu jugendstrafrechtlichen Maßnahmen

Ein wesentlicher Teil der Exploration ist die Thematisierung von Zukunftsvorstellungen und der Einstellung des Exploranden zu Unterstützungsmaßnahmen. Die *kurz- und langfristigen Pläne und Wünsche* des Exploranden in seinem Leben sollen möglichst offen und vorurteilsfrei angesprochen werden. Eventuell bietet es sich an, dieses Thema bereits zu einem früheren Zeitpunkt ins Gespräch einzubringen. Dies bietet sich insbesondere dann an, wenn der Explorand in der aktuellen Situation sehr belastet ist oder das Gespräch schwierig verläuft. Der Explorand sollte spüren, dass es dem Sachverständigen wichtig ist, ihn in Bezug auf eine positive, d.h. deliktfreie, Entwicklung zu unterstützen.

Neben den kurzfristigen Wünschen und Plänen z.B. nach der Entlassung aus der Haft interessieren die längerfristigen Ziele im Leben des Jugendlichen in Bezug auf die persönliche Entwicklung, Berufsausbildung, Familie, Beziehungen und Freizeitverhalten. Aus forensischer Sicht ist sicherlich von Interesse, wie konkret und realistisch seine Angaben zu beurteilen sind. Weiß der Explorand, welche Schritte notwendig sind, um ein bestimmtes Ziel zu erreichen? Sind die beruflichen Vorstellungen vor dem Hintergrund seines schulischen Entwicklungsstands realistisch? Hat der Explorand Kenntnisse von eigenen Stärken und möglichen Limitierungen, welche wichtig sind in Bezug auf die Erreichung seiner Ziele? Weiß er, was er machen kann, um eigene Limitierungen zu überwinden bzw. eigene Wissenslücken zu füllen? Wie geht er mit möglichen Rückschlägen oder auftretenden Belastungen um? Die Angaben des Klienten sind für die Beurteilung der psychologischen Reife maßgeblich.

3.7 Einholung von Fremdauskünften

Die Einholung von Fremdauskünften aus dem Umfeld des Klienten ist bei jugendforensischen Gutachten eine zwingende Notwendigkeit. Insbesondere sind die Angaben der Eltern bzw. der rechtlichen Vertreter des Jugendlichen und Informationen aus dem schulischen

24 Eine entsprechende Aufzeichnung auf Video- oder Tonträger gibt der Verteidigung die Möglichkeit, Vorfälle anzumerken und entsprechend zu intervenieren.

Umfeld bzw. der Ausbildung einzubeziehen. Als weitere wichtige Informationsquellen sind aktuelle und frühere Therapeut:innen oder die Bezugspersonen aus den Institutionen/Heimen, in welchen der Jugendliche zuvor oder aktuell untergebracht war, einzubeziehen. Diese Informationen sind relevant, um ein umfassendes Bild des begutachteten Jugendlichen zu erhalten und entsprechende psychologische Beurteilungen zur Entwicklung und Persönlichkeit, zum Reifestand, zu Umfeldfaktoren und zu möglichen Störungsbildern vornehmen zu können, die sich nachher auf Schuldfähigkeit, Prognose und Maßnahmenempfehlungen auswirken können. Der Sachverständige soll aber keinesfalls bei jeder Person Informationen zu aktuellen und früheren Taten einholen. Die Tabelle 3-10 zeigt auf, welche Auskunftspersonen zu welchen Bereichen relevante Hinweise geben können.

Die Sachverständige ist berechtigt, Informationen von Dritten einzubeziehen, wenn dies mit den auftraggebenden Behörden so vereinbart ist. Bestehen Unsicherheiten diesbezüglich, muss die Sachverständige dies mit dem Auftraggeber vorgängig klären. Kritisch könnten möglicherweise Angaben zu früheren Delikten / früherem Fehlverhalten sein, von welchen die Referentin von den Behörden keine Informationen erhalten hat.

Tabelle 3-10: Themenfelder, welche ergänzend von Fremdauskünften erfragt werden können/sollen

Themenfelder	Eltern (ev. Beistand:in/ Vormund:in)	Lehrpersonen/ Ausbilder:-innen	Psycho-therapeut:-innen	Sozial-pädagogische Bezugspersonen
Familienanamnese	Ja	Nein	Nein	Nein
persönliche Vorgeschichte inkl. der schulischen und beruflichen Entwicklung	Ja	Ja	Ja	Nein
Freundschaften und Freizeitverhalten	Ja	(Schulkolleg:-innen: Pausen-verhalten)	Nein	Ja
Liebesbeziehungen und Sexualität	Ja	(ev. sexuelle Auffälligkeiten/ Sprache)	Ja	Ja
Substanzkonsum	Ja	Ja	Ja	Ja
Reizbarkeit und Gewalt	Ja	Ja	Ja	Ja
psychische Störungen und Persönlichkeits-auffälligkeiten	Ja	(Hinweise auf Aggression, Delinquenz, Ängste, Stimmung, Motivation)	Ja	Hinweise auf Aggression, Delinquenz, Ängste, Stimmung, Motivation)
Stärken und Ressourcen	Ja	Ja	Ja	Ja
vorgeworfene aktuelle und frühere Delikte	(mögliche Hintergründe, Folgen)	Nein	Nein	Nein

Der Sachverständige hat die Pflicht, die angefragten Drittpersonen auf ihre Rechte aufmerksam zu machen. Bei Eltern oder anderen Verwandten ersten Grades ist auf ihr Zeugnisverweigerungsrecht hinzuweisen. Ärzt:innen und (Psycho-)Therapeut:innen bzw. andere Personen aus dem Gesundheitsbereich müssen auf ihre Schweigepflicht hingewiesen werden. Möglicherweise wünschen die auftraggebenden Behörden, dies selbst zu übernehmen, und wollen deshalb im Vorfeld einer allfälligen Kontaktaufnahme informiert werden. Wir empfehlen bei allen Fremdauskünften aus dem Bereich der Gesundheit, sich vom Exploranden und seinen Eltern eine schriftliche Entbindung von der Schweigepflicht unterzeichnen zu lassen und eine Kopie dem Gutachten beizulegen (bzw. diese in einem Anhang aufzunehmen).

Alle Fremdauskunftspersonen sind weiter bezüglich des Zwecks der Informationserhebung aufzuklären. In der Praxis bedeutet dies, dass kenntlich gemacht wird, dass der Referent beauftragt worden ist, im Auftrag einer namentlich zu nennenden Behörde ein Sachverständigengutachten zu erstellen, und die eingeholten Informationen der Auskunftsperson im Gutachten Verwendung finden. Der Sachverständige selbst darf sich aufgrund seiner eigenen Schweigepflicht ohne Einwilligung des Jugendlichen bzw. seiner rechtlichen Vertreter nicht zu den Hintergründen des Gutsachtensauftrages oder zum Exploranden äußern. Insbesondere darf er keine Angaben zu dem dem Klienten angelasteten Delikt oder dessen aktuellem Aufenthaltsort machen. Diesbezüglich kann der Sachverständige sich auf seine eigene Schweigepflicht beziehen. In der Praxis bietet es sich an, den Exploranden in Bezug auf die einzuholenden Fremdauskünfte vorab zu informieren und seine Haltung dazu zu erfragen. Welche Quellen einzubeziehen sind, bleibt jedoch in der Verantwortung des Sachverständigen. Der Explorand kann aber eventuell wertvolle Hinweise geben, welche Personen noch wichtige Informationen über ihn geben könnten.

3.8 Darstellung der Explorationsgespräche, Fremdauskünfte und Befunde im Gutachten

Die Informationen aus den Explorationen mit dem Klienten und von Fremdauskünften sowie die klinischen Befunde bzw. die Ergebnisse der Testpsychologie und Fragebogeninstrumente sind im Rahmen des schriftlichen Gutachtens umfassend, objektiv und nachvollziehbar darzustellen. Es sollten keine Bewertungen durch die Sachverständige in diesen Teil einfließen. Dies stellt eine Herausforderung dar, da Menschen im Alltag gewohnt sind, Dinge zu automatisch zu interpretieren, und dabei anfällig sind für kognitive Verzerrungen (Kahneman, 2011; Pohl, 2022). Die häufigsten Verzerrungen und mögliche Strategien, damit umzugehen, wurden eingangs dieses Kapitels dargestellt. Es hilft, sich beim Niederschreiben auf möglichst detaillierte Gesprächsnotizen abstützen zu können. Wenn möglich, sollen bei wichtigen Aussagen die originalen Formulierungen des Jugendlichen bzw. der Auskunftspersonen verwendet werden. Ansonsten wird man nicht darum herumkommen, die Gespräche zusammenfassend wiederzugegeben und dadurch eigene Formulierungen zu verwenden. Wenn die Gespräche aufgezeichnet wurden, kann im Zweifel auf diese Aufzeichnungen zurückgegriffen werden. Eine Eins-zu-eins-Transkription der Gespräche ist zeitlich und ressourcentechnisch in den wenigsten Fällen machbar und aufgrund des großen Umgangs der daraus resultierenden Gutachten wohl auch nicht wünschenswert.

Sollte der Sachverständige Anmerkungen in der Niederschrift der Explorationen einfügen, so müssen diese explizit kenntlich gemacht werden. Häufig werden dazu eckige Klammern verwendet, z. B. [„Anmerkung Sachverständiger“]. Es ist üblich, diese Kennzeichnung zu Beginn des Gutachtens zu erklären. Mögliche Anmerkungen sind kurze Erklärungen zu (Fach-)Begriffen, welche vom Exploranden oder von Auskunftspersonen verwendet werden und für den Sachverständigen klar waren, bei welchen jedoch nicht zwingend davon ausgegangen werden kann, dass die auftraggebende Behörde diese einordnen kann. Häufig wird in Gutachten auch das Kennzeichen „[sic]" verwendet, welches aus dem Lateinischen stammt und „so" bzw. „wirklich so" bedeutet (vollständig: „sīc scriptum erat": „So wurde es geschrieben"). Damit wird kenntlich gemacht, dass eine Besonderheit vorliegt bzw. dass das Geschriebene eine Aussage widerspiegelt, welche objektiv betrachtet bzw. nach allgemeinen Maßstäben „falsch" ist (z. B. 2 + 2 = 5) oder im Widerspruch zu anderen Informationen steht (z .B., der Jugendliche behauptet, in Frankreich geboren zu sein, während die Eltern behaupten, er sei in der Schweiz geboren).

Es ist üblich, die Exploration des Jugendlichen, die Fremdauskünfte und die klinischen Befunde / testpsychologischen Ergebnisse in gesonderten Kapiteln abzuhandeln. Die Fremdauskünfte beinhalten auch die Angaben der elterlichen Bezugspersonen, welche meist den umfangreichsten Teil der Fremdinformationen darstellen. Je nach Gutachten, Alter des Exploranden und Art der Einbindung von Bezugspersonen bietet es sich an, die Aussagen von mehreren Personen thematisch zu gliedern. So kann es in einigen Fällen sinnvoll sein, Themenblöcke mit gemeinsamen Angaben des Jugendlichen und der Eltern zu bilden, etwa, wenn Informationen zur Familie oder zur Entwicklung zusammengefasst werden. In diesem Fall sollten die Quellen in den Überschriften aufgeführt gemacht und im Text kenntlich gemacht werden, wenn Widersprüche bzw. unterschiedliche Aussagen bestehen.

Personen, welche im Rahmen der Explorationen des Gutachtens erwähnt werden und nicht zur Kernfamilie gehören, sollen im Gutachten nicht namentlich genannt werden. Es bietet sich an, für die Personen die Initialen bzw. eineindeutige Abkürzungen zu verwenden. Dadurch können die Persönlichkeitsrechte dieser Personen gewahrt werden.

Bei ausführlichen Testungen kann es sich anbieten, nur die (Haupt-)Ergebnisse im Gutachten selbst auszuführen und die weitere Beschreibung der Tests sowie die detaillierten Ergebnisse in einen Anhang zu stellen.

3.9 Stellungnahme des Sachverständigen/Beurteilung des Gutachtens

Wie schon mehrfach angesprochen, sollte die Beurteilung des Sachverständigen auf jeden Fall getrennt von der bisherigen Informationserhebung erfolgen. In der Beurteilung kommt nun die fachliche Expertise zum Tragen, nach der die in den vorhergehenden Kapiteln zusammengetragenen Informationen vor dem Hintergrund des psychologischen/psychiatrischen Fachwissens interpretiert werden. Dabei ist entscheidend, dass Schlussfolgerungen des Sachverständigen nachvollziehbar und in sich stimmig sind. Dies bedeutet, dass sich die Inhalte der Beurteilung auf die in den vorangegangenen Kapiteln beziehen bzw. sich von diesen ableiten lassen. Es sollte keinesfalls vorkommen, dass in der Beurteilung Informationen auftauchen, welche nicht zuvor in den vorherigen Teilen des Gutachtens aufgeführt wurden. Der Sachverständige hat aber die eingeholten bzw. vorhandenen Informationen aus den ersten Teilen des Gutachtens in Bezug auf ihre Relevanz für die Fragestellungen des Gutachtens zu beurteilen. Nicht relevante Sachverhalte sollen weggelassen werden. Es soll transparent gemacht werden, wie der Sachverständige mit widersprüchlichen Informationen umgegangen ist: Er kann diesbezüglich Unsicherheiten in der Informationslage einfach benennen und auf eine weitere Interpretation verzichten. Er kann verschiedene Varianten diskutieren sowie eine Information glaubwürdiger beurteilen und von dieser ausgehen. Letzteres sollte begründet werden z. B. mit der höheren Plausibilität von mehreren unabhängigen Informant:innen.

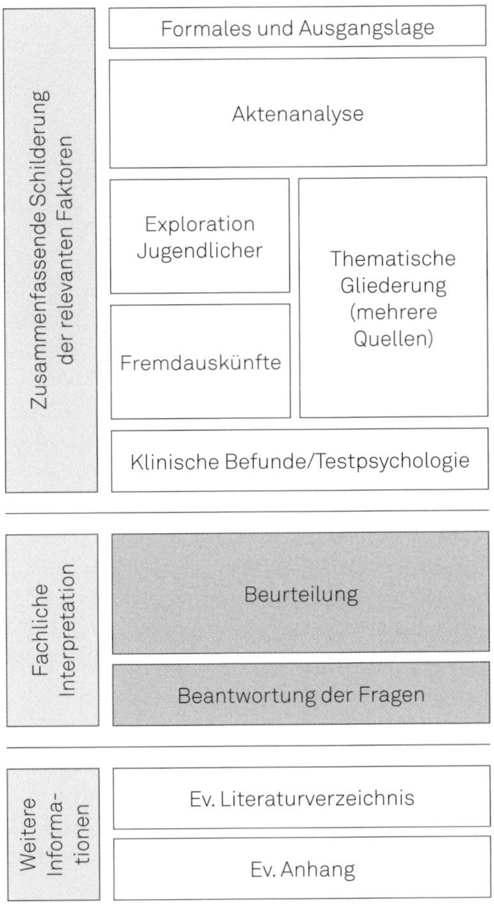

Abbildung 3-5: Gliederung eines jugendforensischen Gutachtens: Fokus Beurteilung und Beantwortung der Fragen

3.9.1 Beurteilung der Entwicklung und Persönlichkeit

In diesem Teil soll die Sachverständige erst die Entwicklung des Exploranden zusammenfassend auf ca. einer bis drei Seiten beschreiben. Es bietet sich an, in diesem Kapitel auch auf die familiäre Situation und die Auswirkungen von erzieherischem Verhalten sowie die Einflüsse von Belastungen und positiven Veränderungen auf die Persönlichkeitsentwicklung einzugehen. Es empfiehlt sich, einen separaten Abschnitt zum familiären und erzieherischen Umfeld zu machen, wo wesentliche Einflüsse wie Persönlichkeitsaspekte der Eltern, Erziehungsfaktoren, Gewalt- und Missbrauchserlebnisse, Vernachlässigung oder sonstige längerfristig überdauernde Einflussmerkmale beschrieben werden können.

Die erzieherischen Fertigkeiten der Eltern oder anderer Bezugsperson und ihre Auswirkungen auf den Exploranden sollten im Rahmen des Gutachtens gesamthaft beurteilt werden. Dabei sollen die Erziehungsstile (z. B. autoritär, autoritativ, permissiv gemäß Baumrind, 1975) und mögliche erzieherische Probleme/Fehlentwicklungen zusammengefasst werden. Es ist an dieser Stelle darauf hinzuweisen, dass eine differenzierte Beurteilung der erzieherischen Fertigkeiten in Bezug z. B. auf Förderkompetenzen, Lenkungskompetenzen oder Feinfühligkeit der elterlichen Wahrnehmung eine umfassende Thematik darstellt. Differenzierte Einschätzungen der Eltern bzw. Bezugspersonen sind meist im Rahmen von familienrechtlichen Gutachten zu beurteilen (siehe z. B. Dettenborn, 2016; Staub, 2018). In einem jugendstrafrechtlichen Gutachten kann auf eine detaillierte Beurteilung verzichtet werden, da der Fokus auf den Auswirkungen der Erziehung auf den Jugendlichen liegt.

Es bietet sich an, die weitere Beurteilung der Entwicklung und Persönlichkeit zeitlich (z. B. Geburt und frühkindliche Entwicklung, Kindheit, Jugendalter, aktuelle Entwicklung) oder thematisch (z. B. persönliche Entwicklung, familiäre Entwicklung, schulische Entwicklung, sexuelle Entwicklung) zu gliedern und auf die wesentlichen Entwicklungsaspekte zu beschränken. Die früheren und aktuellen Delikte, welche dem Exploranden angelastet werden, sollen zwar im Rahmen der Gesamtentwicklung erwähnt, aber nicht detailliert ausgeführt oder erklärt werden. Die Analyse der Delinquenz soll in einem separaten Kapitel abgehandelt werden (siehe Kapitel 3.9.3).

Anschließend sollten summarisch die wesentlichen Entwicklungsaspekte nochmals aufgelistet und die aktuelle Persönlichkeitsstruktur des Exploranden beschrieben werden.

Dabei soll der Fokus nicht nur auf den Defiziten liegen, welche häufig wichtige Aspekte für das Verständnis von Persönlichkeitsstörungen, weiterer Psychopathologie und den Delikten darstellen, sondern auch auf den Ressourcen. Letztere sind für die Planung der Maßnahmen und beim Aufbau einer prosozialen Persönlichkeit wichtig.

Praxisbeispiele für die summarische Zusammenfassung Entwicklung/ Persönlichkeit

Beispiel 1: Zur Beurteilung in einem jugendstrafrechtlichen Gutachten von einem 17-jährigen Jugendlichen, welchem Sexualdelikte gegenüber Kindern zur Last gelegt werden, wurde die *Persönlichkeitsentwicklung* wie folgt zusammengefasst:
Insgesamt war die Entwicklung von B. in den ersten Lebensjahren durch die frühe Trennung und Konflikte zwischen den Kindseltern sowie die Auswirkungen von frühen Symptomen einer ADHS bzw. eines schwierigen Temperaments geprägt. Die weitere Entwicklung war geprägt von einer emotionalen Überfürsorge und mangelnden erzieherischen Strukturen/Grenzsetzungen in der Familie, einer sehr engen Beziehung mit der Mutter sowie von zunehmenden Leistungsproblemen in der Schule. Sozial fand B. nur schwer Zugang zu anderen Kindern und wurde teilweise aufgrund seines Übergewichtes ausgegrenzt. Die schulischen Probleme waren bedingt durch die Symptome einer ADHS, welche sich in Form von Konzentrationsproblemen, erhöhter Ablenkbarkeit und mangelnder Organisationsfähigkeit zeigte. Das hohe Kontrollbedürfnis des Vaters und dessen Impulsivität und das vermeidende, lügende und teilweise exzessive sexuelle Verhalten führten immer wieder zu Streit, Drohungen und verbalen Beleidigungen. Zudem stand der Explorand in einem Loyalitätskonflikt zwischen seinen Eltern, die ihre Konflikte teilweise über ihn austrugen. Er entwickelte zunehmend eine Angst vor seinem Vater.

Insgesamt können beim Exploranden in der Persönlichkeit und im Verhalten aktuell folgende relevante Schwierigkeiten und Problembereiche beurteilt werden:
Bei B. bestehen Auffälligkeiten in der Persönlichkeitsentwicklung, welche vor dem Hintergrund psychosozialer Belastungen (Konflikte der Eltern), einer frühen Aufmerksamkeits-Hyperaktivitäts-Problematik und erzieherischer Probleme (gewährende Erziehungshaltung der Mutter, fehlende erzieherische Strukturen) zu beurteilen sind. Der Explorand zeigt aktuell Defizite im Selbstwerterleben und ist in seiner Persönlichkeit noch wenig gefestigt. Er ist unsicher in der Gestaltung von sozialen Beziehungen. Er besitzt noch kein stabiles Konzept von seiner Person und trifft Entscheidungen auf der Basis seiner emotionalen Verfassung. Das heißt, er agiert häufig aus dem aktuellen Moment ohne Reflexion zukünftiger Folgen.
Gegenüber diesen Defiziten und Verhaltensproblemen zeigt der Explorand jedoch auch einige Stärken: B. verfügt über eine altersgemäße Intelligenz, er besitzt ein sympathisches und sozial kompetentes Auftreten im Kontakt mit anderen Jugendlichen und Erwachsenen und er zeigt in seiner Persönlichkeit resiliente Züge. Er hat grundsätzlich prosoziale Einstellungen.
Beispiel 2: Zur Beurteilung in einem jugendstrafrechtlichen Gutachten von einem 17-jährigen Jugendlichen, welchem Diebstähle und Brandstiftungen angelastet werden, wurde die *aktuelle Persönlichkeit* wie folgt zusammengefasst:
Aktuell präsentiert sich C. im Rahmen der Begutachtung – vor dem Hintergrund der anzunehmenden (früh-)kindlichen Bedürfnisverletzungen mit emotionaler Vernachlässigung bzw. mangelnder Sicherheit und Konstanz im familiären Kontext bei gleichzeitig hoher emotionaler Erregbarkeit infolge der ADHS sowie der Zurückweisungs- bzw. Versagenserlebnisse im schulischen Kontext und des Verlusts seines Vaters – als in seiner Persönlichkeitsentwicklung verzögerter und noch sehr unreifer Jugendlicher. C. verfügt über eine

ausgeprägte Selbst- und Identitätsunsicherheit sowie eine Halt- und Orientierungslosigkeit. Sein Konsum illegaler Substanzen, die Orientierung an (dissozialen) Peers, sein dominantes, drohendes Auftreten, die Faszination für einen delinquenten Lebensstil, die Sachbeschädigungen und Brandstiftungen sowie seine kompensatorische „Gangster-Identität" sind vor dem Hintergrund mangelnder alternativer Emotionsregulationsstrategien als dysfunktionale Bewältigungsstrategien im Umgang mit seiner inneren Unsicherheit, Wut, Haltlosigkeit und Anspannung zu verstehen. Diese Verhaltensweisen sichern ihm kurzfristig Zugehörigkeit, Anerkennung und Bewunderung im Peerkontext. Langfristig lösen die Sachbeschädigungen und Brandstiftungen, die Drohungen gegenüber seinen Eltern sowie die seinem „Gangster-Image" entsprechenden prahlerischen Verhaltensweisen im Umfeld aber Reaktionen aus, die seine unbewussten Erwartungen (z. B. Abwertung, Zurückweisung) bestätigen, wodurch wiederum die o.g. Verhaltensauffälligkeiten verstärkt werden. Vor dem Hintergrund dieses Teufelskreises gelingt es C. immer weniger bzw. nur vereinzelt, im Rahmen von sicheren Beziehungen zu erwachsenen Bezugspersonen sich von seiner bedürftigen, sensiblen und prosozialen Seite zu zeigen. Dies führt auch dazu, dass seine zahlreichen Ressourcen (z. B. im oberen Durchschnittsbereich liegende Intelligenz, hohe Beziehungsbedürftigkeit, Reflexionsfähigkeit, sensibel-herzliche Umgangsweise mit großem Wunsch, bedingungslos angenommen zu werden, Humor, Sportlichkeit, gute soziale Umgangsformen) infolge des o.g. Teufelskreises immer weniger zur Geltung kommen.

3.9.2 Beurteilung der Reife / Störung der Persönlichkeitsentwicklung

Die im vorhergehenden Kapitel aufgeführten Persönlichkeitsentwicklungsaspekte ermöglichen vor dem Hintergrund des biologischen Alters des Exploranden und der im Rahmen dieses Alters zu erwartenden normativen Entwicklungsaspekte eine Beurteilung der Reife bzw. des Reifestandes. Die Reife spielt später auch bei den Überlegungen zur Schuldfähigkeit eines Jugendlichen eine bedeutende Rolle. So geht es bei der Beurteilung der Strafreife darum zu beurteilen, ob ein Jugendlicher in Bezug auf seinen psychologischen Entwicklungsstand überhaupt in der Lage ist, das Unrecht der Tat einzusehen und nach dieser Einsicht zu handeln. In Deutschland ist weiter bei 18- bis 20-jährigen Personen zu prüfen, ob gemäß § 105 D-JGG die Anwendung des Jugendstrafgesetzes infrage kommt. Anhand des Reifestandes kann beurteilt werden, ob ein Explorand psychisch einem Jugendlichen unter 18 Jahren oder einem Erwachsenen über 18 Jahren entspricht. Entsprechend kann auch ein Explorand über 18 Jahren nach dem D-JGG beurteilt werden. In der Schweiz muss bei 18–25-jährigen Personen beurteilt werden, ob eine erhebliche Störung der Persönlichkeitsentwicklung vorliegt, um eine spezifische, pädagogisch ausgerichtete Maßnahme für junge Erwachsene empfehlen zu können. Jedoch ist die Reife bzw. der Entwicklungsstand eines Jugendlichen / jungen Erwachsenen nicht nur aufgrund rechtlicher Aspekte im Rahmen der Schuldfähigkeit, sondern auch aus wissenschaftlicher Sicht ein wesentliches Merkmal bei der Erklärung von kriminellem Verhalten (siehe Kapitel 2.2.6) und stellt darum ein wesentliches Merkmal für die Überlegungen zur Deliktdynamik dar (siehe Kapitel 3.9.4).

Im Rahmen eines Gutachtens sind zwei Aspekte bei der Beurteilung der Reife zu unterscheiden:

- Erstens geht es darum, die Reife bzw. den Entwicklungsstand in Relation zum biologischen Alter bzw. zu einer normalen Entwicklung gesamthaft zu beurteilen. Sind deutliche Entwicklungsdefizite zu erkennen, kann von einer Störung der Persönlichkeitsentwicklung ausgegangen werden. Eine solche kann einen Vorläufer für eine Persönlichkeitsstörung darstellen, welche nach den gängigen Klassifikationssystemen für psychische Störungen diagnostiziert werden kann. Eine Persönlichkeitsentwicklungsstörung kann aber aktuell nicht eigenständig als Diagnose im Rahmen der ICD-11 oder des DSM-5 vergeben werden.

- Zweitens muss der Reifestand in Bezug auf seine Relevanz zu den dem Jugendlichen bzw. jungen Erwachsenen angelasteten Delikten beurteilt werden. Konkret geht es darum, inwiefern sich allfällige Reifedefizite auf die Einsichts- und Steuerungsfähigkeit bei der Deliktbegehung ausgewirkt haben. Letzteres soll nicht an dieser Stelle, sondern bei der Beurteilung der Anlassdelinquenz und der Schuldfähigkeit ausgeführt werden (siehe Kapitel 3.9.4 und 3.9.5).

Für die umfassende Beurteilung der Reife bzw. einer Persönlichkeitsentwicklungsstörung existieren im deutschen Sprachraum verschiedene Instrumente/Kriterienkataloge, welche von Sachverständigen eingesetzt werden sollten (Esser, Fritz & Schmidt, 1991; Urwyler, Siedler & Aebi, 2021; Von Buch & Köhler, 2019). Es ist dabei anzumerken, dass das Konzept der Reife/Entwicklungsstörung gewisse Überschneidungen mit anderen psychischen Störungsbildern aus dem Kindes- und Jugendalter aufweist, z.B. Verhaltensstörungen, ADHS, Störungen der Impulskontrolle sowie mit Persönlichkeitsstörungen. Es ist an der Sachverständigen, diese Überschneidungen transparent zu machen und zu diskutieren. Bei der Beurteilung der ICD-11-/DSM-5-Kriterien einer Persönlichkeitsstörung muss beurteilt werden, inwieweit die Symptome einer Persönlichkeitsstörung einen Entwicklungsbezug aufweisen und mit einer Verzögerung der Reife im Zusammenhang stehen können.

Bisherige Untersuchungen zeigen, dass in Bezug auf die Beurteilung der Reife und Störungen der Persönlichkeitsentwicklung eine große Unsicherheit bei Sachverständigen herrscht (Aebi, Fenner, Schlüsselberger, Urwyler & Siedler, 2023; Von Buch & Köhler, 2019). Exemplarisch wird darum im Folgenden ein Instrument in Anlehnung an das Lösungsmodell von Urwyler et al. (2021) dargestellt, welches grundsätzlich für die Beurteilung einer erheblichen Störung der Persönlichkeitsentwicklung bei 18–25-Jährigen konzipiert wurde. Das im Folgenden dargestellte Instrument kann bei Jugendlichen sowie bei jungen Erwachsenen zur Beurteilung der psychologischen Reife eingesetzt werden. Die Beurteilung geschieht mehrdimensional, wobei die beiden ersten Beurteilungsdimensionen Einflussfaktoren abbilden, welche eine normale bzw. altersgemäße Persönlichkeitsentwicklung beinträchtigen können (Umweltdimension, pathologische Dimension), während die dritte die Dimension für die eigentliche Beurteilung von Entwicklungsaufgaben darstellt. Der Referenzmaßstab dabei ist eine normale altersgemäße Persönlichkeitsentwicklung im Jugend- und jungen Erwachsenenalter, auch wenn es schwierig bleibt, den prototypisch normalentwickelten Jugendlichen / jungen Erwachsenen zu beschreiben (Urwyler et al., 2021).

Die Tabelle 3-11 zeigt die relevanten Kriterien für die Beurteilung. Jedes Item soll auf drei Stufen, d.h. als „unauffällig“, „partiell auffällig“ oder „auffällig“, bewertet werden. Auffällig bedeutet dabei immer, dass sich Hinweise erkennen lassen, welche auf eine Verzögerung oder Beeinträchtigung der Entwicklung schließen lassen. Bezüglich des Vorgehens ist erst die interaktionistische Dimension, d.h. die Umwelteinflüsse, die sich möglicherweise auf die Entwicklung ausgewirkt haben, zu beurteilen. Danach sind die Einflüsse von (psycho-)pathologischen Störungen, die sich möglicherweise auf die Entwicklung ausgewirkt haben, einzuschätzen. Schließlich sind nun die konkreten Entwicklungsaufgaben zu prüfen, d.h., ob bzw. in welchem Rahmen diese bewältigt wurden bzw. wo dieser Schritt noch aussteht. Aufgrund der Angaben in den beiden ersten Dimensionen und in Bezug auf die Items der Entwicklungsaufgaben kann nun im Sinne einer Gesamtwürdigung ausgeführt werden, ob eine Normalentwicklung oder Auffälligkeiten vorliegen. Dieser Beurteilungsschritt erfolgt nach dem Prinzip einer strukturierten professionellen Einschätzung, also ohne eine Verrechnung/Aufsummierung der Items, sondern nach der eigenen Gewichtung der Items. Dabei sollen die „Breite", d.h., die Anzahl und Verschiedenheit der Items, sowie die „Tiefe", d.h. die Bedeutung der (partiell) nicht erfüllten Entwicklungsaufgaben, für den Exploranden berücksichtigt werden. Die Gesamteinschätzung erfolgt in fünf Stufen: (1) „weitgehend unauffällig", (2) „gering bis mittelgradig auffällig", (3) „mittelgradig auffällig", (4) „mittelgradig bis sehr auffällig" oder (5) „sehr auffällig".

Im Rahmen des Gutachtens ist differenziert darzulegen, ob eine Beeinträchtigung der Reife/Störung der Persönlichkeitsentwicklung aktuell und zum Zeitpunkt der Anlasstat(en) vorliegt und wie schwer diese zu beurteilen ist.

3.9.3 Beurteilung des Vorliegens psychischer Störungen/Diagnosen

In diesem Kapitel soll eine diagnostische Einordnung erfolgen. Dazu wird das Vorliegen von psychischen Störungen zum Zeitpunkt der Begutachtung sowie zum Zeitpunkt der Anlassdelikte beurteilt. Die Beurteilung von psychischen Störungen sollte nach den Kriterien der anerkannten diagnostischen Manuale, also der ICD-10/11 oder des DSM-5, erfolgen. Grundlage zur Beurteilung sind die Ausführungen in den vorhergehenden Kapiteln, welche Persönlichkeit, Verhalten und innerpsychische Symptome im Verlauf der Entwicklung herausgearbeitet haben, sowie die klinischen Befunde aus direkten Beobachtungen und Befragungen. Befunde aus Fragebögen und Interviews können nicht ungefiltert für eine Diagnose übernommen werden. Sie müssen im Zusammenhang mit den weiteren Befunden gesamthaft beurteilt werden. Auch wenn in einem klinischen Interview die Kriterien für eine psychische Störung erfüllt sind, bedeutet dies nicht, dass eine entsprechende Diagnose gestellt werden muss. In der Gesamtbeurteilung können Symptome und Beeinträchtigungen durch andere Störungen miterklärt werden oder die Angaben des Exploranden können nicht als nachvollziehbar beurteilt werden, während weitere Informationsquellen glaubhafter erscheinen.

Grundsätzlich sollen alle bei einem Exploranden infrage kommenden psychischen Störungen diskutiert werden. Dies gilt insbesondere für Störungen, welche bei Jugendlichen häufig im Zusammenhang mit Gewaltdelinquenz (Aebi & Steinhausen, 2018) sowie mit sexuellen Grenzverletzungen (Boonmann et al., 2015) vorkommen. Die Herleitung, ob eine Störung vorliegt, eine solche ausgeschlossen werden kann oder ob das Vorliegen aufgrund der vorhandenen Informationen nicht abschließend beurteilt werden kann, soll möglichst transparent beschrieben werden. Dabei sollen – wenn möglich – die Eingangsmerkmale, der Beginn, die zeitliche Dauer, die Ausprägung / der Schweregrad und die funktionalen Auswirkungen der Diagnose diskutiert werden. Es genügt daher meist nicht, einfach die Diagnose und die entsprechende Codierung der ICD-10/11 zu nennen. Einige Diagnosen können auch mittels Spezifizierungen nochmals differenziert werden (z.B. in Bezug auf vordergründige oder zusätzliche Symptome oder den Beginn der Störung). Dies gilt z.B. für die wahrscheinlich im Jugendbereich am häufigsten gestellte Diagnose der Störung des Sozialverhaltens, welche bezüglich des Schweregrades und des Beginns (vor oder nach dem 10. Altersjahr) sowie des zusätzlichen Vorliegens von eingeschränkten prosozialen Emotionen spezifiziert werden kann (siehe Fallbeispiele). Neben den Diagnosen sollen auch differenzialdiagnostische Überlegungen dargestellt werden, beispielsweise wenn Symptome auch im Rahmen von anderen Störungsbildern auftreten können oder keine sichere Abgrenzung zu anderen Störungen möglich sind.

Tabelle 3-11: Kriterienliste zur Beurteilung der Reife/Persönlichkeitsentwicklung (in Anlehnung an Urwyler et al., 2021)

Dimension	Item	Operationalisierung/Beschreibung	Bewertung
Umfeld/ Umwelt	Familiäre Situation	• Wurden und werden prosoziale gesellschaftliche Werte/Normen vermittelt und gelebt? • Bestanden in der Entwicklung eine adäquate Fürsorge/Förderung des jungen Erwachsenen seitens der Eltern/Erziehungsberechtigten oder eher vernachlässigende, gewährende, inkonsistente, autoritäre Erziehungshaltungen?	☐ unauffällig ☐ partiell auffällig ☐ auffällig
Umfeld/ Umwelt	Außer-familiäre Netzwerke	• Wurden und werden prosoziale gesellschaftliche Werte/Normen von Freund:innen etc. vermittelt und gelebt? • Gibt es eine oder mehrere besonders enge Bezugspersonen und/oder Liebespartner:innen? Was ist deren Normorientierung (eher prosozial oder eher antisozial)?	☐ unauffällig ☐ partiell auffällig ☐ auffällig
Umfeld/ Umwelt	Konstanz und Stabilität im Umfeld der Entwicklung	• Gibt es Phasen von Belastungen in der Kindheit oder Jugend (wie die Erfahrung von körperlicher, emotionaler oder sexueller Gewalt oder von emotionaler oder physischer Vernachlässigung, den Kontakt mit häuslicher Gewalt, die Trennung der Eltern oder Suizidversuche, Substanzmissbrauch oder psychischen Störungen im familiären Umfeld)? • Allfälliger Migrationskontext: Gibt es Anlass zur Annahme, dass bei Migrant:innen der Angewöhnungsprozess an die neue Umgebung so viele Ressourcen beanspruchte, dass Entwicklungsaufgaben nicht oder nur verzögert erfolgen konnten?	☐ unauffällig ☐ partiell auffällig ☐ auffällig
Pathologie	Einfluss Psychopathologie	• Liegen oder lagen bei der Person psychische Störungen vor, welche die psychische Entwicklung der Person beeinflussen/beeinflusst haben? (Keine aktuellen Störungen, sondern in der Kindheit/Jugend längerfristig vorhandene Störungen sind zu beurteilen.)	☐ unauffällig ☐ partiell auffällig ☐ auffällig
Pathologie	Einfluss von Erkrankungen	• Liegen oder lagen bei der Person somatische Erkrankungen vor, welche die psychische Entwicklung der Person beeinflussen/beeinflusst haben? (Keine aktuellen Störungen, sondern in der Kindheit/Jugend längerfristig vorhandene Störungen sind zu beurteilen.)	☐ unauffällig ☐ partiell auffällig ☐ auffällig

Tabelle 3-11: *Fortsetzung*

Dimension	Item	Operationalisierung/Beschreibung	Bewertung
Entwicklungs-aufgaben	Autonomie vs. Abhängigkeit	• Ist die Person fähig, eigene Entscheidungen zu fällen, oder ist sie in ihren Handlungen und Entscheidungen tendenziell von Bezugspersonen (Freund:innen, Eltern, sonstige) abhängig? Ein Indikator für eine Abhängigkeit kann beispielsweise die Unfähigkeit sein, sich gruppendynamischen Prozessen zu entziehen, welche antisoziale Handlungen zum Inhalt haben.	☐ unauffällig ☐ partiell auffällig ☐ auffällig
Entwicklungs-aufgaben	Verantwortungsübernahme	• Nimmt die Person Verantwortung für die ihr zugewiesenen bzw. anfallenden Aufgaben wahr (Aus-/Weiterbildung, Beruf, Freizeit etc.)? • Externalisiert sie bei Nichterfüllen einer Aufgabe die Verantwortung?	☐ unauffällig ☐ partiell auffällig ☐ auffällig
Entwicklungs-aufgaben	Stimmungsstabilität vs. -labilität	• Hat die Person einen rationalen Zugang zu eigenen Gefühlen bzw. eine gewisse Kontrolle über ihre Gefühlswelt (Selbstregulation)? • Ist die Stimmungslage der Person von einer gewissen Stabilität geprägt oder schwankt die Stimmung (ohne dass dies durch objektiv nachvollziehbare Lebensereignisse wie Todesfälle usw. nachvollziehbar wäre)?	☐ unauffällig ☐ partiell auffällig ☐ auffällig
Entwicklungs-aufgaben	Fähigkeit des Bedürfnisaufschubs	• Kann die Person unmittelbare Bedürfnisbefriedigungen zugunsten langfristiger Ziele aufschieben (Ausprägung Bedürfnisaufschub)? • Indikatoren für ein fehlendes Maß an Bedürfnisaufschub können z. B. exzessiver Genuss von Social Media, Games, Suchtmitteln usw. sein.	☐ unauffällig ☐ partiell auffällig ☐ auffällig
Entwicklungs-aufgaben	Vorausschauendes Handeln	• Kann die Person die Folgen eines geplanten Verhaltens, d. h. Vor- und Nachteile, in den jeweiligen Lebensbereichen (Arbeit, Freund:innen, Familie etc.) abschätzen oder ist sie jeweils nach der Handlung ob den Folgen überrascht? • Werden Entscheide nach rationaler Abwägung gefällt oder fehlt ein Abwägungsprozess?	☐ unauffällig ☐ partiell auffällig ☐ auffällig
Entwicklungs-aufgaben	Realitätsgrad der Pläne	• Hat die Person konkrete und angesichts der Fähigkeiten realistische Pläne für ihre Zukunft (Beruf, Ausbildung, Beziehungen etc.)?	☐ unauffällig ☐ partiell auffällig ☐ auffällig

Tabelle 3-11: *Fortsetzung*

Dimension	Item	Operationalisierung/Beschreibung	Bewertung
Entwicklungs-aufgaben	Durchhal-tewillen	• Verfolgt die Person Ziele und Ausbildungsstufen (Schule, Berufslehre, Studium etc.) mit einer gewissen Ernsthaftigkeit oder kommt es schnell zu Frustrationen und/oder Interessewechsel (z. B. durch Abbruch einer Lehre oder eines Studiums erkennbar; Vermeidungsverhalten bei Problemen)?	☐ unauffällig ☐ partiell auffällig ☐ auffällig
Entwicklungs-aufgaben	Stabilität, Kontext und Qualität von Beziehungen	• Ist die Person in der Lage, langfristige Beziehungen mit Freund:innen, Liebespartner:innen etc. einzugehen, oder sind zwischenmenschliche Beziehungen von schnellen Wechseln geprägt? • Ist das Freundesnetz vor allem durch gleichaltrige und ältere oder überwiegend durch jüngere Personen besetzt?	☐ unauffällig ☐ partiell auffällig ☐ auffällig
Entwicklungs-aufgaben	Verankerung des Wertesystems	Hat die Person ein verinnerlichtes und verfestigtes Norm- und Wertesystem oder orientiert sie sich an den momentanen Folgen/Strafen? (Die Beurteilung ist unabhängig davon vorzunehmen, ob das Normsystem prosozial oder dissozial ausgerichtet ist.)	☐ unauffällig ☐ partiell auffällig ☐ auffällig
Entwicklungs-aufgaben	Problem- und Konfliktmanagement	• Kann die Person Anzeichen für Konflikte erkennen und kann sie diese frühzeitig (ohne das Recht zu brechen) lösen oder brechen Konflikte (aus der Perspektive der betroffenen Person) unerwartet über sie hinein und können nur noch durch delinquentes Verhalten gelöst werden? • Damit verbunden: Erkennt sie bei Konflikten eigene Anteile und kann sie die Perspektive des anderen einnehmen?	☐ unauffällig ☐ partiell auffällig ☐ auffällig
Entwicklungs-aufgaben	Weitere Entwicklungsaufgaben	-	☐ unauffällig ☐ partiell auffällig ☐ auffällig
Gesamtbeurteilung		Die Person ist bezüglich ihrer Entwicklung/Reife zu beurteilen als: ☐ (1) „weitgehend unauffällig" ☐ (2) „gering bis mittelgradig auffällig" ☐ (3) „mittelgradig auffällig" ☐ (4) „mittelgradig bis sehr auffällig" ☐ (5) „sehr auffällig"	

Obschon es meist nicht einfach ist, retrospektiv Diagnosen zu vergeben, und Erinnerungen des Exploranden und auch weiterer Beteiligter fehlerhaft sein können, muss für ein Gutachten zwingend das Vorliegen einer Störung nicht nur aktuell, sondern auch zum Deliktzeitpunkt beurteilt werden. Die meisten psychischen Symptome müssen allerdings für eine bestimmte Zeitdauer vorhanden sein, um einen Störungswert darzustellen. In der Praxis kann zudem auf die Aktenlage und die Einvernahmen abgestützt werden. Daraus kann meist geschlussfolgert werden, ob eine Störung zum Zeitpunkt der Delikte bereits vorhanden war, auch wenn die aktuellen Angaben des Exploranden dazu lückenhaft sind. Wenn möglich sollte bei der Klassifikation von Störungen auf die neusten Versionen der Klassifikationsmanuale Bezug genommen werden, da diese den aktuellen Forschungsstand am besten repräsentieren. Zum Zeitpunkt des Schreibens dieses Buches sind noch keine umfassenden Materialien zur aktuellen Version der ICD-11 in deutscher Sprache verfügbar. Im Kapitel 2.2 sind die wichtigsten Diagnosen mit den entsprechenden ICD-11-Codierungen mit Bezug zu Gewalt- und Sexualdelinquenz dargestellt. Für weitere Ausführungen zu dem konkreten Vorgehen bei der Beurteilung einzelner Diagnosen wird auf die entsprechende Literatur verwiesen (Dreßing & Habermeyer, 2020; Hauser et al., 2021; Renneberg & Herpertz, 2020; Steinhausen, 2019). Es soll angemerkt werden, dass die diagnostischen Klassifikationssysteme vorwiegend für die allgemeinpsychiatrische Diagnostik und die Kommunikation mit Kostenträgern entwickelt wurden. Die darin definierten Störungen sind nicht zwingend von Relevanz für die Deliktentstehung. Die Bedeutung der Störung im Rahmen der Delikte soll im folgenden Kapitel thematisiert werden.

Es bestehen weiter auch Symptomkonstellationen, die forensisch von hoher Relevanz sind, jedoch nicht in den aktuellen Diagnosemanualen aufgeführt werden (Borchard & Gerth, 2020; Obergericht des Kantons Zürich, 2011). So müssen im Rahmen eines Gutachtens beispielsweise eine Störung der Persönlichkeitsentwicklung oder das Vorliegen einer hebephilen Störung (sexuelle Ausrichtung auf jugendliche, pubertierende Körperschemata) beurteilt werden. Diese Störungen haben kein Äquivalent in ICD-10/11 oder DSM-5. Es empfiehlt sich diesbezüglich, das Fehlen dieser Störungen transparent zu machen und auf die aktuelle wissenschaftliche Literatur Bezug zu nehmen sowie die Relevanz der Symptomkonstellation in Bezug auf den vorliegenden Fall klar zu begründen. Der Einsatz von veralteten und eigenständig definierten Diagnosen ist im Rahmen eines Gutachtens nicht legitim. Auffälligkeiten in der Persönlichkeit sollen aus den beiden vorhergehenden Kapiteln hervorgehen und können unter den Diagnosen einer Persönlichkeitsakzentuierung beschrieben werden, wenn die Kriterien für eine Persönlichkeitsstörung nicht erfüllt sind.

Im deutschsprachigen Raum ist aktuell eine Diskussion im Gange, inwieweit psychische Krankheitsbilder in der Forensik sich an den gängigen Klassifikationsmanualen DSM-5 bzw. ICD-10/11 ausrichten müssen oder inwieweit ein unabhängiges forensisch-psychiatrisches Diagnosesystem wie z. B. das in diesem Kontext von Urbaniok entwickelte Forensische Operationalisierte Therapie-Risiko-Evaluations-System (FOTRES; Urbaniok, 2021) angewendet werden soll (Borchard & Gerth, 2020; Habermeyer, Mokros & Briken, 2020). Der Einsatz solch zusätzlicher Beschreibungen von forensisch relevanten Symptomkonstellationen kann sinnvoll sein. Ein solches System ersetzt aber nicht die viel breiter abgestützten und international anerkannten diagnostischen Klassifikationen nach DSM-5 bzw. ICD-10/11.

Im Gutachten bietet es sich unter Umständen an, eine vordergründige Störung als Hauptstörung zu bezeichnen und als erste und wichtigste Störung aufzuführen. In der Folge können weitere vorhandene Störungen als Komorbiditäten aufgeführt werden.

Im Bereich des Jugendalters hat es sich bewährt, nicht nur auf die psychischen Störungen Bezug zu nehmen, sondern eine mehrdimensionale Beurteilung anhand des multiaxialen

Klassifikationsschemas für psychische Störungen des Kinder- und Jugendalters (Remschmidt, Schmidt & Poustka, 2017) vorzunehmen. Dabei werden auf sechs Achsen beurteilt:

1. klinisch-psychiatrische Syndrome (Achse 1, Störung gemäß Kapitel V der ICD-10, ICD-11),
2. umschriebene Entwicklungsstörungen (Achse 2, z. B. Lese-Rechtschreib-Störung),
3. Intelligenzniveau (Achse 3, sehr hohe Intelligenz IQ > 129, hohe Intelligenz IQ = 115–129, durchschnittliche Intelligenz IQ = 85–114, niedrige Intelligenz IQ = 70–84 und Intelligenzstörungen gemäß ICD-10, ICD-11),
4. körperliche Symptomatik (Achse 4, nicht psychiatrische Krankheiten und Syndrome aus anderen Kapiteln des ICD-10, ICD-11),
5. assoziierte aktuelle abnorme psychosoziale Umstände (Achse 5) und
6. das globale Funktionsniveau (Achse 6, 1 = sehr gute soziale Funktionen bis 10 = schlecht).

Praxisbeispiele

Vorhandene Diagnose einer Störung des Sozialverhaltens

Beim Exploranden lag bzw. liegt sowohl zu den Zeitpunkten der Anlassdelikte als auch aktuell eine Störung des Sozialverhaltens (SSV) mit dissozialem Verhalten (ICD-10: F91.2 / ICD-11: 6C91.01) vor. Der Explorand zeigt(e) ein charakteristisches, sich wiederholendes und andauerndes Muster dissozialer Verhaltensweisen. Durch dieses Verhalten verletzt(e) er wichtige altersentsprechende soziale Normen und Gesetze. Er erfüllt(e) folgende Symptomkriterien: häufiges Streiten mit Erwachsenen, häufige aktive Ablehnung und Zurückweisung von Wünschen und Vorschriften Erwachsener, häufiges wohlüberlegtes Ärgern anderer, häufiges Lügen oder Brechen von Versprechen, um materielle Vorteile und Begünstigungen zu erhalten oder um Verpflichtungen zu vermeiden, Tierquälerei, absichtliche Destruktivität gegenüber dem Eigentum anderer, absichtliches Feuerlegen mit dem Risiko oder der Absicht, ernsthaften Schaden anzurichten, Stehlen von Wertgegenständen ohne Konfrontation mit dem Opfer sowie Einbruch in Häuser, Gebäude oder Autos. Zudem gab der Explorand im Rahmen der Begutachtung an, häufig körperliche Auseinandersetzungen begonnen und gefährliche Waffen benutzt zu haben.

Der Explorand zeigt insgesamt ein breites Spektrum und eine schwere Ausprägung der Symptome dieses Störungsbildes, weshalb die Störung des Sozialverhaltens bei ihm als schwer ausgeprägt zu beurteilen ist. Zudem ist – da die Störung des Sozialverhaltens bereits im Rahmen einer früheren Abklärung im Jahre XXX diagnostiziert worden ist, von einem frühen Beginn der Störung (vor dem 10. Lebensjahr) auszugehen, was eher auf einen ungünstigen Verlauf hinweisen könnte. Ein solcher Subtyp der SSV mit eingeschränkten prosozialen Emotionen (ICD-11: 6D91.00) liegt beim Exploranden sowohl zum Zeitpunkt der Anlassdelikte als auch aktuell nicht vor (2 von 4 Kriterien müssten in den letzten 12 Monaten erfüllt sein). Der Explorand verfügt weder über mangelnde Reue noch über eine mangelnde Empathiefähigkeit, einen oberflächlichen Affekt oder eine Gleichgültigkeit gegenüber seiner eigenen Leistung. Seine wiederholt geäußerte fehlende Veränderungsmotivation bzgl. deliktischer Verhaltensweisen sowie die geringe Perspektivenübernahme und der oberflächliche Affekt im Umgang mit seinen deliktischen Verhaltensweisen sind vielmehr als Strategien zur Festigung seiner „Gangster-Identität“ vor dem Hintergrund seines Wunsches nach Anerkennung und Bewunderung, nicht aber als Ausdruck einer grundsätzlich fehlenden Reue oder fehlenden Fähigkeit zur Empathie zu verstehen. Es gilt aber anzumerken, dass er im Rahmen seiner „Gangster-Identität“ durchaus phasenweise seine Empathie ausblenden kann.

Fehlende Diagnose einer Störung des Sozialverhaltens

Eine Störung des Sozialverhaltens kann beim Exploranden nicht festgestellt werden. Es bestehen einzelne Symptome in den letzten 12 Monaten (häufiges Lügen, Einbrüche). Ein weitergehendes Muster an dissozialen Verhaltensweisen ist jedoch nicht vorhanden. Hinweise auf ein offen aggressives Verhalten oder eine Gewaltproblematik fehlen gänzlich.

3.9.4 Beurteilung der Deliktdynamik/Deliktanalyse

Die Beurteilung der Deliktdynamik hat zum Ziel, das Deliktgeschehen in einen Zusammenhang mit den beim Exploranden vorhandenen Persönlichkeitsmerkmalen, Verhaltensmustern und psychischen Störungen zu setzen (Bessler, Imbach & Vertone, 2015). Weiter sollen die relevanten Umfeldfaktoren, welche im Rahmen der Entwicklung des Exploranden beschrieben wurden, im Hinblick auf ihre Auswirkungen im Rahmen der Delikte beleuchtet werden. Die Informationen aus der Aktenanalyse und die Angaben des Exploranden zu den Delikten – sofern er denn im Rahmen des Gutachtens bereit war – sind die wichtigsten Quellen dafür. Voraussetzung für eine fundierte Beurteilung der Deliktdynamik ist ein möglichst detaillierter Deliktsachverhalt der zu beurteilenden Anlassdelikte (siehe 3.6.1). Liegt nur ein rudimentärer Deliktsachverhalt vor und kann nicht einfach auf ein detailliertes Geständnis des Exploranden oder die detaillierten Angaben der Geschädigten abgestützt werden, so ist dies an dieser Stelle klar aufzuzeigen. Nach Absprache mit der auftraggebenden Behörde ist zu klären, ob von verschiedenen Deliktsachverhalten ausgegangen werden soll und darauf basierend mehrere Deliktanalysen angefertigt werden sollen. Alternativ kann die Beurteilung der Deliktdynamik/Deliktanalyse verkürzt dargestellt werden, ohne dass auf die genauen zeitlichen Abläufe und Dynamiken eingegangen wird. Dies hat aber zur Folge, dass die nachfolgenden Ausführungen zu Schuldfähigkeit, Legalprognose und Maßnahmenbeurteilung möglicherweise aufgrund der fehlenden bzw. unklaren Informationen weniger genau sind.

Konkret soll eine detaillierte Darstellung des Deliktablaufes aus forensisch-psychologischer Perspektive vorgenommen werden. Dazu müssen die situativen Einflüsse, die handlungsleitenden Kognitionen und Affekte, die Wahrnehmung des Exploranden und die eventuelle Gruppendynamik in einen zeitlichen Ablauf gesetzt werden. Bei mehreren gleich gelagerten Anlassdelikten soll dies nicht für jedes Delikt einzeln geschehen. Es sollen bei einer solchen Ausgangslage ein prototypisches Delikt dargestellt werden und Ähnlichkeiten und Unterschiede zu anderen Anlassdelikten beschrieben werden.

Es bietet sich an – wie bereits bei der Exploration der Delikte mit dem Jugendlichen –, das Deliktgeschehen in vier Phasen zu unterteilen, z. B. in einen erweiterten Vorlauf des Delikts, Vordeliktphase (Tatvorlauf), Deliktphase (Tatablauf), Nachdeliktsphase (Nachtatverhalten). Die Abbildung 3-6 zeigt relevante Fragestellungen für die einzelnen Phasen, welche im Rahmen der Deliktanalyse aufgegriffen werden sollten.

Erweiterter Vorlauf: Im erweiterten Vorlauf geht es um die distalen Faktoren, die zur Anlassdelinquenz beigetragen haben können. Konkret geht es also darum, die erweiterte Vorgeschichte des Exploranden in Bezug auf ihre Bedeutung für die Anlassdelinquenz zu beurteilen. Auch wenn die Umstände im Vorfeld die Anlassdelikte niemals vollständig erklären können, kann eine sorgfältige Analyse des erweiterten Vorlaufs wertvolle Hinweise für das Verständnis liefern. Frühere aktenkundige Delikte sowie die Bewertung von deliktnahen Vorfällen, welche der Explorand möglicherweise im Rahmen der Explorationen eingeräumt hat, sind aus psychologischer Sicht von Bedeutung. Bei Jugendlichen ist – im Vergleich zu Erwachsenen – die Vordelinquenz aufgrund des noch jungen Alters meist jedoch auf eine überschaubare Anzahl von Vorfällen beschränkt. Es ist aber durchaus möglich, dass bereits ähnliche Delikte aus ähnlichen Ausgangslagen verübt

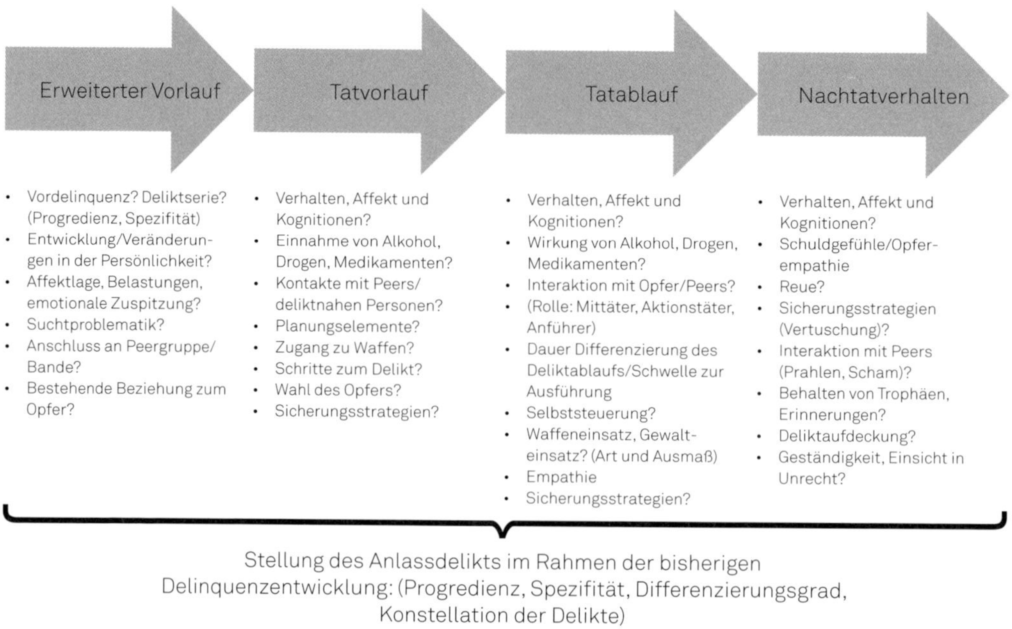

Abbildung 3-6: Fragestellungen zur Beurteilung der Deliktdynamik in den vier Phasen des Tatverlaufes

wurden. Dies kann entweder auf ein etabliertes Verhaltensmuster hinweisen, eine zunehmende kriminelle Einstellung widerspiegeln oder ein Zeichen mangelnder alternativer Problemlösungsstrategien darstellen. Genau um solche Fragen geht es in der Herausarbeitung der Vorgeschichte. Die Sachverständige kann sich folgende Reflexionsfragen stellen: Gab es schon Delikte mit gleichem oder ähnlichem Ablauf? Was waren die Auslöser? Was war die Gruppendynamik? Gab es Lernprozesse über die Delikte hinweg? Zeigten sich gleichgelagerte Einstellungen? Gab es eine Zunahme von Delikten oder eine Zunahme von Gewaltausübung während der Deliktausübung?

Es ist aber nicht nur das frühere Deliktgeschehen von Bedeutung. Ebenso sind Prozesse im Umfeld des Exploranden und Veränderungen der Persönlichkeit zu beleuchten. Wie hat sich die Persönlichkeit in der Zeit vor der Anlassdelinquenz entwickelt? Gab es einschneidende Erlebnisse oder Veränderungen in der Persönlichkeit oder im Umfeld des Jugendlichen? Haben sich psychische Störungen oder (Substanz-)Abhängigkeiten im Vorfeld entwickelt? Zeigte sich eine zunehmende Langeweile, Leere, Perspektivlosigkeit und/oder ein Wunsch nach Erregung bzw. Sensation Seeking? In diesem Kontext ist auch bedeutsam, wie im Vorfeld die Verbindungen zu Mitangeschuldigten zustande kamen und ob der Explorand sich anderen deliktnahen Jugendlichen angeschlossen und deren Werte und Ansichten übernommen oder gar verinnerlicht hat. Schließlich sind, wenn das Opfer schon länger bekannt ist, auch die Art der Beziehung darzustellen und mögliche Veränderungen in der Beziehung aufzuzeigen, wenn diese von Relevanz in Bezug auf die Tatbegehung sind.

Tatvorlauf: Im Tatvorlauf geht es um die proximalen Faktoren, welche zur Begehung des Anlassdelikts beigetragen haben. Um die innere Tatdynamik abzuklären, sollen die Gedanken, Emotionen und Verhaltensweisen des Exploranden im unmittelbaren Vorfeld der Delikte angeschaut werden. Neben den Aussagen des Exploranden kann aufgrund des psychologischen Fachwissens auch von Beschreibungen aus den Akten und Angaben der Mittäter, Zeug:innen und Geschädigten auf den inneren Zustand des Exploranden geschlossen werden. Die Art der Einnahme, der Zeitpunkt und die Menge von psychotropen Substanzen, welche die Wahrnehmung, das Denken und Fühlen nachfolgend während der Tat beeinträchtigt haben könnten, sollen möglichst genau beschrieben werden. Wenn der Explorand keine konkreten Angaben dazu machen kann oder will und keine objektivierbaren Befunde aus Tests vorliegen, von welchen Rückschlüsse gemacht werden können, soll dies transparent gemacht werden. Die Interaktion mit den mitangeschuldigten anderen beteiligten Jugendlichen, die Art und Weise der Beschaffung möglicher Waffen und der Grad der Planung des Delikts (spontan, Ad-hoc-Planung, längerfristige Planung) ist darzustellen. Das Verhalten des Exploranden in der Vorbereitung lässt häufig darauf schließen, ob er die Idee zum Delikt hatte und die Handlungsinitiative ergriffen hat (Anführerrolle), ob er einfach Beteiligter war und sich hat anstiften lassen (Delegationsrolle) oder ob er sich nur von anderen zu dem Delikt hat überreden lassen (Mitläuferrolle). Die Rolle kann sich in den verschiedenen Schritten, die zur Begehung des Delikts notwendig sind, verändern. Ob zum Opfer bereits eine Beziehung bestand (spezifische Täter-Opfer-Konstellation) oder die Wahl des Opfers zufällig oder nach spezifischen Gesichtspunkten getroffen wurde (z.B. Verfügbarkeit, Wahrscheinlichkeit von Gegenwehr), spielt für das Deliktverständnis eine wesentliche Rolle. Schließlich stellt sich die Frage, ob im Vorfeld bereits Sicherungsstrategien eingesetzt wurden, welche eine Aufdeckung der Tat und/oder eine Verhaftung später erschweren würden. Dies kann beispielsweise auch die Wahl des Opfers zeigen. Wenn etwa ein Drogendealer als Opfer eines Raubes gewählt wird, dann geschieht dies häufig in der Annahme, dass ein solcher aufgrund seines eigenen illegalen Tuns keine Anzeige machen wird.

Tatablauf: Der Tatablauf stellt zwar das Kernstück der Deliktanalyse dar, wesentliche Aspekte des Deliktverständnisses stammen jedoch bereits aus der Analyse des (erweiterten) Vorlaufs. Sie sollen an dieser Stelle aufgegriffen und weitergeführt werden. Auch beim Tatablauf ist es entscheidend, Gedanken, Gefühle und Verhalten des Exploranden sowie mögliche Interaktionen mit anderen Personen darzustellen. Die Wirkung von Substanzen, welche im Vorfeld eingenommen wurden, soll nun konkret für den Tatablauf beurteilt werden. Dabei ist abzuschätzen, wie sich die Substanzeinnahme auf das Denken, Fühlen und Verhalten während der Tat ausgewirkt hatte. Es ist abzuschätzen, inwiefern das rationale Denken und die Einsicht durch die Substanz beeinflusst bzw. vermindert wurde (z.B. ob der Explorand klar und logisch denken konnte oder in einem substanzinduzierten Wahn agierte). Weiter ist abzuschätzen, inwiefern er sein Verhalten steuern und kontrollieren konnte (z.B. ob der Explorand gezielt agieren konnte, ob körperkoordinative Fertigkeiten, Grob-, Fein- und Sprechmotorik beeinträchtigt waren, ob der Explorand mit anderen verbal und nonverbal interagieren konnte). Die Rolle des Exploranden in der Gruppe oder in der Interaktion mit anderen während der Tat ist aufzuzeigen: Hatte der Explorand (weiterhin) eine Mitläufer-, Delegations- oder Anführerrolle? Der zeitliche Ablauf des Delikts (wenige Sekunden vs. längere Deliktabläufe) und der Differenzierungsgrad (einfache Tat vs. verschiedene Tatelemente in einem komplexeren Ablauf) sind zu beschreiben. Längere Deliktabläufe mit verschiedenen Tatelementen, welche durch den Exploranden initiiert werden, weisen auf eine größere emotional-motivationale Involvierung und/oder ausgeprägtere kriminelle Einstellung hin. Möglicherweise mussten eine oder mehrere innere Schwellen überschritten werden, um das Delikt begehen zu können. Diesbezüglich ist zu beurteilen, ob beim Exploranden ein innerer Konflikt oder Hemmungen vorhanden waren. Es stellt sich weiter die Frage, ob es Eigenschaften des Opfers gab, welche den Exploranden bei der Tatbegehung (mit-)beeinflusst hatten. Auch während der Tat selbst können Sicherungsstrategien eingesetzt worden sein, welche die Tatendeckung erschweren sollten. Zum Beispiel können Schläge gezielt so ausgeführt worden sein, dass Verletzungen Außenstehenden nicht auffallen.

Nachtatverhalten: Im Nachtatverhalten sollen die Gedanken, Gefühle und das Verhalten weiter ausgeführt werden. Es ist herauszuarbeiten, ob beim Exploranden eine Erschütterung über die begangene Tat spürbar wird. Kann der Explorand die Folgen der Tat für das Opfer benennen und kann er Empathie in Bezug auf die erlittenen Verletzungen und Schädigungen äußern? Ist die Erschütterung über die Tat hauptsächlich der Sorge um sich selbst geschuldet (z. B. aus Angst vor strafrechtlichen Folgen)? Im Nachtatverhalten können diverse Sicherungsstrategien eingesetzt werden, um zu versuchen, die Aufdeckung der Tat zu verhindern. Flüchtete der Explorand nach der Tat? Suchte er eine Form von Unterstützung oder war er gar bereit, sich selbst anzuzeigen? Verwischte er Spuren am Tatort, versteckte oder entsorgte er Waffen oder anderes Material, das im Delikt eine Rolle gespielt hatte? Bei Delikten im Internet stellt sich die Frage, ob der Explorand versuchte, illegales Material mittels Software zu verschlüsseln oder den Zugang mit Passwörtern oder anderen Methoden zu verhindern. Schließlich ist zu eruieren, wie der Explorand nach der Tat und aktuell über sein früheres Verhalten dachte/denkt. Nimmt er die Schuld vollständig oder teilweise auf sich? Macht er Mittäter oder das Opfer (mit-)verantwortlich? Einige Exploranden behalten Erinnerungen (z. B. Fotos, Videos vom Delikt/Opfer) oder Trophäen von der Tat auf (z. B. die Brieftasche oder ein gegnerisches Fantrikot nach einem Raub). Dies weist auf eine mögliche emotionale Bedeutung der Tat für den Exploranden bzw. die involvierte Tätergruppe hin. So kann ein Explorand stolz auf das Delikt sein, wenn ideologische oder gar politische Motive bei der Begehung eine Rolle spielen. Ebenso kann ein Delikt ein Zeichen für die Zugehörigkeit zu einer Gruppe/Bande darstellen. Die Zugehörigkeit zu einer (delinquenten) Gruppe kann für den Exploranden hier eine identifizierende Funktion haben und damit für sein Selbstwerterleben eine wichtige Funktion besitzen. Schließlich ist das Aussageverhalten des Exploranden zu analysieren. Zeigte er sich von Beginn weg geständig oder war dies erst zu einem späteren Zeitpunkt der Fall? Was waren die Motive des Exploranden, das Delikt zuzugeben (z. B. Erleichterung des eigenen Gewissens, Einflüsse von Peers, Freund:innen oder Familie, Hoffnung auf mildere Bestrafung)?

Nachdem die Anlassdelikte einzeln oder prototypisch diskutiert wurden, geht es in dem letzten Schritt der Deliktanalyse darum, die *Anlasstaten in den Gesamtkontext der Deliktgeschichte* zu stellen. Wenn bereits diverse Vordelikte vorhanden sind, kann die Schwere, der Gewalteinsatz und die kriminelle Einstellung/Verhalten im Verlauf beurteilt werden. Sind die Delikte spezifisch, d. h., wiederholt sich eine Deliktart, ein Motiv und/oder ein Tatmuster? Oder zeigt sich ein breites Muster an kriminellem Verhalten mit diversen Formen von Delikten? Die Anzahl von verschiedenen Deliktkategorien wird in einigen Risikoinstrumenten (z. B. PCL-YV; Sevecke & Krischer, 2014) als Risikofaktor für weitere zukünftige Delikte berücksichtigt. Diesbezüglich können die Deliktkategorien des PCL-YV als Grundlage genommen werden.[25] Weiter sollen bei der Einordnung des Anlassdelikts gesamthaft Schlussfolgerungen zu einer allfälligen Progredienz oder zunehmenden Differenziertheit einer Tatserie mit ähnlichen Delikten gezogen werden.

Die sorgfältige Analyse der Delinquenz ermöglicht die Aufstellung von einer oder mehreren *individuellen Delikthypothesen* (Kröber, Bret-

25 Kategorien des PCL-YV: 1. Tötung, 2. sexuelle Delikte, 3. Tätlichkeit, 4. Raub, 5. Entführung, 6. Brandstiftung, 7. Bedrohung, 8. schwere Verkehrsdelikte, 9. Waffen, 10. Rechtsbehinderung, 11. Diebstahl, 12. Drogendelikte, 13., Betrug, 14. Verstöße, 15. Verschiedenes.

tel, Rettenberger & Stübner, 2019), welche vor dem Hintergrund des Erfahrungswissens bzw. der wissenschaftlichen Erkenntnisse auf ihre Plausibilität geprüft werden sollen. Die individuelle Delikthypothese umfasst die wichtigsten Erklärungsfaktoren, warum das Delikt verübt wurde, und die wichtigsten Aspekte aus dem Tatablauf. Gemeint sind Faktoren der Person (Persönlichkeitsmerkmale, Einstellungen, Werthaltungen, psychische Störungen, Reife) und Faktoren der Umgebung (Gelegenheit, Lebensbedingungen, psychosoziale Belastungen, Opferverfügbarkeit, Einflüsse von Peers bzw. der Familie). Aus der Analyse des Deliktablaufs lässt sich zudem ableiten, wie hoch die kriminelle „Energie“ des Exploranden ist, d.h., inwiefern das Deliktverhalten die Einstellungen und Haltungen des Exploranden widerspiegelt und Entscheidungen bewusst und reflektiert getroffen wurden.

Praxisbeispiel

Es folgt ein Auszug der Deliktanalyse aus einem Gutachten von einem 16-jährigen Jugendlichen. Dabei ist anzumerken, dass der ermittelte Sachverhalt noch wenig differenziert war (z.B. ob eine Tötungsabsicht vorlag). Es wurde mit der auftraggebenden Behörde vereinbart, von den Angaben des mehrheitlich geständigen Exploranden auszugehen.

Die von dem Exploranden begangenen früheren Delikte (illegaler Waffenbesitz, Sachbeschädigung) und das aktuell ihm vorgeworfene Anlassdelikt der versuchten Tötung / schweren Körperverletzung eines gleichaltrigen Jugendlichen sind vor dem Hintergrund zunehmender Auffälligkeiten in der Persönlichkeitsentwicklung (Selbstwertprobleme, unrealistische Zukunftsvorstellungen, fehlende Antizipation von Konsequenzen) und der bei ihm seit Langem bestehenden psychischen Störungen, nämlich einer schweren Störung des Sozialverhaltens und einer Abhängigkeit von multiplen Substanzen (Cannabis, MDMA) mit akuter Intoxikation sowie der Entziehung von den erzieherischen Einflüssen und der Kontrolle der Eltern zu beurteilen.

Maßgeblich für das Anlassdelikt sind weitere äußere bzw. situative Faktoren, wie das unstrukturierte Freizeitverhalten, der Anschluss an delikt- und drogennahe Jugendliche, der zum Zeitpunkt des Delikts beim Exploranden vorliegende Alkohol- und Cannabiseinfluss sowie die Dynamik zwischen dem Exploranden mit einer anderen deliktnahen Gruppe von Jugendlichen zu beurteilen.

Weiter spielten die ausgeprägte Tendenz des Exploranden zum Sensation Seeking und die Schwierigkeiten in der Antizipation der Konsequenzen seiner Handlungen vor dem Hintergrund seiner emotionalen Reifedefizite eine deliktbegünstigende Rolle.

Das Delikt entwickelte sich aus den dysfunktionalen Beziehungen des Exploranden zu einer anderen deliktnahen Gruppe von Jugendlichen, wobei der Wunsch nach Rache für die zuvor erlittenen Demütigungen (Kränkung mittels beleidigender Posts auf sozialen Netzwerken) ausschlaggebend für die Beschaffung und Mitführung des Messers (Tatwaffe) und somit für die Entstehung des Delikts war. Der Explorand fühlte sich im Vorfeld des Delikts erniedrigt und beschämt. Gleichzeitig bestand aus der erlebten Langeweile der Wunsch nach Erregung und der Umsetzung von Rachefantasien. Er konsumierte in den Stunden vor dem Delikt Alkohol, Cannabis und MDMA in größeren Mengen, um sich zu entspannen. Als er (zufällig) auf die anderen Jugendlichen traf, wurde er verbal und körperlich angegangen. Nachdem der Explorand nach dem Schlag Blut im Mund verspürte, stiegen ihn ihm aggressive Gefühle hoch, und er griff mit der einen Hand in die Innentasche seiner Jacke, klappte mit der anderen Hand das Messer auf und versetzte dem ihm sehr nahe gekommenen Geschädigten mit dem in der Faust gehaltenen Messer drei Stiche in den Oberkörper. Aufgrund dieses relativ differenzierten Verhaltensablaufs kann nicht von einer Impulstat im Sinne einer

Kurzschlussreaktion ausgegangen werden. Das dreimalige Zustechen in den seitlichen Oberkörper geschah wenig gezielt und weitgehend undifferenziert. Der Gewalteinsatz mit dem Messer muss aus forensisch-psychologischer Sicht als heftig und die Gewalthandlung als überschießend beurteilt werden. Eine direkte Tötungsabsicht lag nicht vor, wohl aber der Wunsch, den Geschädigten zu verletzen und ihn zum Aufhören zu bewegen. Im Tatablauf sowie im Vor- und Nachtatverhalten waren keine Sicherungsstrategien ersichtlich. Nach der Tat zeigte sich der Explorand reuig und gestand die Tat noch am gleichen Abend vollständig.
Bezüglich der Deliktschwere des Anlassdeliktes, jedoch nicht bezüglich der Häufigkeit von Delikten im Verlauf, ist daher von einer klaren Progredienz auszugehen.

Die Deliktanalyse stellt eine wichtige Voraussetzung für die legalprognostische Beurteilung dar, da hier persönlichkeitsgebundene Dispositionen und tatrelevante Merkmale hervorgehoben werden, die später auch für kriminelle Rückfälle von Bedeutung sein können (Bessler et al., 2015). In der Schematherapie stellt das Herausarbeiten der vor, während und nach dem Delikt aktivierten Modi die Grundlage für das therapeutische Arbeiten dar (Knörnschild & Jacob, 2018). Damit stellt die Deliktanalyse auch eine Grundlage für die Empfehlung von deliktfokussierten Interventionen dar.

3.9.5 Beurteilung der Schuldfähigkeit

Bezüglich der Schuldfähigkeit ist als Erstes anzumerken, dass es sich dabei um einen juristischen Begriff handelt, welcher im Kern eine normative Fragestellung beinhaltet, die schlussendlich immer von einem Gericht oder einer juristischen Behörde beurteilt werden muss. In der psychologischen Wissenschaft wird die Frage des freien Willens bei einem Menschen bereits sehr kontrovers diskutiert, und Forschungsergebnisse haben immer wieder Haltungen bekräftigt, wonach es keinen freien Willen gibt, sondern das Verhalten kausal determiniert ist (Urwyler, Endrass, Hachtel & Graf, 2022).[26] In der Schweiz, in Deutschland und Österreich wird aber in der Rechtsprechung grundsätzlich von einer freien Willensbildung ausgegangen (Dreßing & Habermeyer, 2020; Paar, 2021; Urwyler et al., 2022). Sachverständige werden herangezogen, um zu prüfen, ob zum Tatzeitpunkt eine psychische Störung oder eine anderweitige Bewusstseinsänderung vorlagen, welche sich auf die freie Willensbildung ausgewirkt und somit die Schuldfähigkeit aufgehoben (Schuldunfähigkeit) oder zumindest reduziert haben könnten (verminderte Schuldfähigkeit).

In der Schweiz ist in Art. 11 CH-JStG die Anordnung der Strafen geregelt: Hat der Jugendliche schuldhaft gehandelt, so verhängt die urteilende Behörde zusätzlich zu einer Schutzmaßnahme oder als einzige Rechtsfolge eine Strafe. Schuldhaft handeln kann nur der Jugendliche, der fähig ist, das Unrecht seiner Tat einzusehen und nach dieser Einsicht zu handeln. Damit bezieht sich das Jugendstrafrecht ähnlich wie das Erwachsenenstrafrecht auf die Möglichkeit einer *aufgehobenen Schuldfähigkeit* (Art. 19 CH-StGB Abs. 1: „War der Täter zur Zeit der Tat nicht fähig, das Unrecht seiner Tat einzusehen oder gemäss dieser Einsicht zu handeln, so ist er nicht strafbar"). Zudem ist eine *verminderte Schuldfähigkeit* möglich (Art. 19 CH-StGB Abs. 2: War der Täter zur Zeit der Tat nur teilweise fähig, das Unrecht seiner Tat einzusehen oder gemäss dieser Einsicht zu handeln, so mildert das Gericht die Strafe).

Äquivalent ist in Deutschland gemäß § 20 D-StGB und in Österreich gemäß § 11 Ö-StGB

26 Siehe z.B. die Experimente des Physiologen Benjamin Libet und diverse Replikationsbefunde (Libet, 2004). Die durchgeführten Experimente weisen darauf hin, dass die neuronale Aktivität der bewussten Willensbildung vorangeht. Damit wird der Schluss nahegelegt, dass menschliche Handlungen neuronal determiniert sind und der freie Wille eine Illusion ist.

die Aufhebung der Schuldfähigkeit möglich, wenn bei einem Jugendlichen eine (1) *krankhafte seelische Störung* bzw. eine Geisteskrankheit, (2) *eine tiefgreifende Bewusstseinsstörung,* (3) eine *Intelligenzminderung* bzw. Geistesschwäche oder (4) eine *schwere andere seelische Störung* vorliegt (Paar, 2021). Aus den gleichen Gründen kann eine Verminderung der Schuldfähigkeit in Betracht gezogen werden. Es ist anzumerken, dass bei einer krankhaften seelischen Störung eine körperliche Ursache der psychischen Symptome vorliegen muss. Es stellt sich weiter die Frage, welche psychischen Störungen unter den Punkt (4) fallen und als „schwer" zu bezeichnen sind (Boetticher, Nedopil, Bosinski & Saß, 2007). Zudem ist gemäß § 3 D-JGG und § 4 Ö-JGG ein Jugendlicher von 14 bis 17,11 Jahren nur dann strafrechtlich verantwortlich, „wenn er zur Zeit der Tat nach seiner sittlichen und geistigen Entwicklung reif genug war, das Unrecht der Tat einzusehen und nach dieser Einsicht zu handeln" (Pfundmair, 2020). Der Begriff der geistigen und sittlichen Reife verweist auf das Vorliegen von Entwicklungsverzögerungen bzw. einer Störung der Persönlichkeitsentwicklung, wie im Kapitel 3.9.2 bereits diskutiert worden ist.

Die Frage der Schuldfähigkeit ist bereits an sich schon komplex und stellt für viele Sachverständige eine Herausforderung dar (Urwyler et al., 2022). Im Jugendbereich ist neben allfälligen psychischen Störungen auch die Reife zu beurteilen, was die Komplexität der Fragestellung weiter erhöht. In der Schweiz kommt aufgrund des geringen Strafrahmens (maximal 4 Jahre Freiheitsstrafe) und der möglichen Anordnung einer Maßnahme ohne Beeinträchtigung der Beurteilung der Schuldfähigkeit deutlich weniger Gewicht zu als in Deutschland oder Österreich.

Im Folgenden soll ein Vorgehen skizziert werden, welches sich an den Mindeststandards in Deutschland orientiert (Boetticher, Nedopil et al., 2007), die Ausführungen von Urwyler et al. (2022) bei Erwachsenen einbezieht und auf den Anforderungen jugendstrafrechtliche Gutachten in der Schweiz aufbaut (Aebi et al., 2018). Dabei wird ein umfassender Ansatz zur Beurteilung von Einsicht und Steuerung gewählt und damit ein anderes Vorgehen vorgeschlagen, als dies z. B. Pfundmair (2020) macht, wonach die Beeinträchtigung aufgrund von psychischen Störungen und die fehlende Verantwortlichkeit aufgrund Entwicklungsdefiziten in der sittlichen Reife von Heranwachsenden separate Fragestellungen darstellen und die Beurteilungen unabhängig voneinander vorgenommen werden (Pfundmair, 2020). Das hier vorgeschlagene Vorgehen begründet sich dadurch, dass sich Entwicklungsdefizite und psychische Störungen symptomatisch überlappen können und psychische Störungen und Reifedefizite auch gleichzeitig vorliegen können. Es wird zudem postuliert, dass eine Einschränkung aufgrund der Reife und der psychischen Störung aus psychologischer Sicht immer als dimensional zu beurteilen ist. Eine komplett fehlende Verantwortlichkeit wird sich in der Realität selten auffinden lassen, insbesondere da auch schon sehr junge Kinder unter 10 Jahren in der Lage sind, gesetzlich unrechte Handlungen zu erkennen (Weyers, Weyers, Eckensberger, Sujbert & Eckensberger, 2007).

Die Beurteilung der Schuldfähigkeit greift die im vorherigen Kapitel aufgestellten *individuellen Delikthypothesen* auf, welche als Grundlage für die Beurteilung dienen. Den dahinterstehenden juristischen Sachverhalten kommt damit auch bei Beurteilung der Schuldfähigkeit eine entscheidende Bedeutung zu, und gegebenenfalls sind mehrere Delikthypothesen auf der Basis von unterschiedlichen Ausgangslagen separat zu diskutieren.

Zur Beurteilung der Schuldfähigkeit wird die *psychisch-normative Methode* angewendet. Das heißt, es wird zunächst das Vorliegen einer Reifeverzögerung und/oder einer oder mehrerer psychischen Störungen geprüft und anschließend bewertet, ob diese die Einsichts- und Steuerungsfähigkeit des Täters beeinträchtigt haben könnten (Pfundmair, 2020; Urwyler et al., 2022). Damit wird im Gutachten auf die Beurteilungen zum Vorliegen einer beeinträchtigten Reife bzw. Störung der Persönlichkeitsentwicklung (siehe Kapitel 3.9.2) und auf die Diagnostik psychischer Störungen nach ICD-10/11 oder DSM-5 direkt Bezug genommen. Es ist an dieser Stelle anzumerken, dass es in Ausnahmefällen auch Symptomkonstellationen gibt, welchen ein Einfluss auf die Einsichts- und Steuerungsfähigkeit zukommen kann, die aber nicht durch die gängigen Diagnosemanuale aufgeführt sind (Pfundmair, 2020; Urwyler et al., 2022). Diesbezüglich sind insbesondere eine Störung der Sexualpräferenz in Form einer Hebephilie sowie akute affektive Ausnahmezustände (bei sogenannten Affekt- oder Impulstaten) zu erwähnen. Solche Konstellationen sollen im Gutachten separat beschrieben werden.

Für die Beurteilung der Auswirkung der zuvor beschriebenen Reifedefizite und/oder psychischen Störungen auf die Einsichts- und Steuerungsfähigkeit empfehlen wir folgendes Vorgehen:

1. Beschreibung der Auswirkung der *Reifedefizite* auf allgemeiner Ebene zum Zeitpunkt des Delikts und Quantifizierung der Reifedefizite
2. Beschreibung der Auswirkungen der *psychischen (Haupt-)Störung* auf allgemeiner Ebene zum Zeitpunkt des Delikts und Quantifizierung der Störungsschwere/Auswirkung
3. Berücksichtigung der zusätzlichen Einflüsse von *komorbiden Störungen*
4. Eruierung der Bedeutung der Reifedefizite, der Hauptstörung und der Komorbiditäten im Zusammenhang mit der *Einsichts- und Steuerungsfähigkeit während des Anlassdelikts* diskutieren
5. *Empfehlung* an die Behörde bezüglich einer vorhandenen, aufgehobenen oder verminderten (*leichten, mittelgradigen, schweren*) *Einsichts- und Steuerungsfähigkeit* formulieren

1. Schritt: Die unter Kapitel 3.9.2 beurteilten Reifedefizite/Störungen der Persönlichkeitsentwicklung sollen in Bezug zum Deliktzeitpunkt gesetzt werden. Waren die Reifedefizite zum Zeitpunkt des Delikts vorhanden und haben sie sich auf das Erleben, Fühlen, Denken und Verhalten des Exploranden ausgewirkt? Wenn ja, wie schwer sind die Auswirkungen zu beurteilen?

2. Schritt: Die unter Kapitel 3.9.3 beurteilten psychischen (Haupt-)Störungen zum Tatzeitpunkt sollen in Bezug auf ihre Schwere und funktionellen Auswirkungen zum Deliktzeitpunkt beurteilt werden. Wie hat die Störung das Erleben, Fühlen, Denken und Verhalten des Exploranden zum Deliktzeitpunkt beeinträchtigt? War die Störung grundsätzlich in der Lage, die Einsichts- und Steuerungsfähigkeit aufzuheben oder zu vermindern? Wenn ja, inwieweit? Um diese Fragen zu beantworten, bietet es sich an, auf das psychopathologische Referenzsystem von Sass und Habermeyer (2007) zurückzugreifen. Dabei wird angenommen, dass das Kernbild einer floriden psychotischen Schizophrenie den Prototyp für eine Schuldunfähigkeit darstellt. Eine solche zeichnet sich durch eine komplette Störung des Realitätsbezugs aus (z.B. Wahnsymptomatik, akustische und visuelle Halluzinationen) sowie durch formale Denkstörungen, Defizite in den exekutiven Funktionen und eine Verflachung des Affekts. Die Symptomatik ist gemäß Sass und Habermeyer (2007) somit in der Lage, die Einsichts- und Steuerungsfähigkeit zum Deliktzeitpunkt gänzlich aufzuheben. Es wird vorgeschlagen, dass die Auswirkungen der zu beurteilenden Störung mit diesem Prototyp verglichen und mit den Einschränkungen in Beziehung gesetzt werden.

3. Schritt: Nun sollen allfällige komorbide Störungen und deren Auswirkungen beschrieben werden. Dabei ist insbesondere hervorzuheben, inwiefern die Auswirkungen der komorbiden Störungen die Beeinträchtigung zum Deliktzeitpunkt verändert haben.

4. Schritt: Im Anschluss sollen die zuvor beurteilten Störungen mit den entsprechenden Auswirkungen konkret in Bezug auf die zuvor aufgestellte individuelle Delikthypothese angewendet werden. Dabei ist das unter Kapitel 3.9.4 erarbeite Deliktverständnis einzubeziehen und in einen Zusammenhang zwischen Reife und Störungen bzw. deren Auswirkungen zu stellen. Dabei soll beurteilt werden, ob und inwieweit sich die Auswirkungen im Deliktablauf widerspiegeln. Es ist nicht zwingend, dass die Reifedefizite oder Störungen sich immer auf die Einsichts- oder Steuerungsfähigkeit des Delikts ausgewirkt haben. So können trotz vorhandener Störung die konkreten Tatelemente auf eine (partiell) vorhandene Einsicht und Steuerung hinweisen. Hinweise, die für oder gegen eine Einschränkung sprechen, sind im Gutachten zu diskutieren. Die nachfolgende Tabelle 3-12 wurde in Anlehnung an die bestehende Literatur entwickelt (Boetticher, Nedopil et al., 2007; Urwyler et al., 2022). Sie deckt nicht vollständig alle Störungsbilder und Symptomkonstellationen ab, kann aber als erste Orientierung für die Erstellung einer Beurteilung dienen. Es werden Symptome aufgeführt, welche bei der entsprechenden Störung eher für (-) oder eher gegen eine Einschränkung (+) sprechen. Die Auswirkungen der Störungen sind aber spezifisch im Einzelfall zu prüfen.

Neben dem Einfluss von Reife und psychischen Störungen können bei reaktiven, affektiven getriebenen Taten die Kriterien für eine Affekt-/Impulstat herangezogen werden. In der Tabelle 3-13 sind die Kriterien nach Sass aufgeführt, welche aber im Verlauf weiter ergänzt und verändert wurden (Marneros, 2007; Sass, 1993). Affekttaten sind reaktive Handlungen, deren Ablauf vom Ausführenden nicht beherrscht wird und die durch intensiv empfundene und meist relativ kurz andauernde Affekte motiviert ist. Gemäß Sass (1993) und Marneros (2007) ist bei einem Affektdelikt im Kontrast zu einem Impulsdelikt jeweils eine spezifische Opfer-Täter-Beziehung vorhanden, welche im Vorfeld sich konflikthaft zuspitzt. Es gibt verschiedene Persönlichkeitsmerkmale, welche das Risiko für Affekthandlungen erhöhen: Explosibilität, emotionale Labilität, dysphorische Gereiztheit, Selbstunsicherheit und eine Neigung zu Flucht- und Versagensreaktionen. Die Personen mit einem Risiko zu Affekttaten sind häufig eher introvertierte Menschen, die sich im Affekt zu einer schweren Aggressionshandlung hinreißen lassen, die entgegen ihrem Charakter und ihrer bisherigen Lebensführung steht. Eine wichtige Rolle spielen bei Affekttaten begünstigende Faktoren wie der Einfluss von Alkohol und weiteren psychogenen Substanzen, Erschöpfung, Übermüdung und vegetative Regulationsstörungen.

5. Schritt: Im letzten Schritt ist ein Fazit zu ziehen und eine Empfehlung für die Behörden zu machen. Es soll klar gemacht werden, inwiefern die Schuldfähigkeit bzw. die Einsichts- oder Steuerungsfähigkeit aus forensisch-psychologischer/psychiatrischer Sicht vorhanden, aufgehoben oder vermindert ist (leicht, mittelgradig, schwer). Diese Einschätzung ergibt sich gesamthaft aus der obigen Bewertung der Delikte. Um klar zu machen, dass die Frage der Schuldfähigkeit eine letztendlich normative Entscheidung des Gerichts oder der Behörde ist, empfiehlt es sich, entweder nur Einsichts- und Steuerungsfähigkeit zu beurteilen und keine Angaben zur Schuldfähigkeit zu machen oder deutlich zu machen, dass es sich bei den Ausführungen zur Schuldfähigkeit nur um eine forensisch-psychologisch/psychiatrische Empfehlung handelt.

3.9.6 Beurteilung von Risikomerkmalen für weitere Delinquenz

Anhand der Beurteilung der Risikomerkmale für weitere Delinquenz wird eine Risikoeinschätzung durchgeführt. Es wird beurteilt, wie wahrscheinlich der Explorand ohne die Ergreifung von spezifischen Maßnahmen mit der gleichen Deliktart rückfällig wird. Es gilt anzumerken, dass die Erstellung einer Risikoprognose im Jugendalter aufgrund der

Tabelle 3-12: Symptome von Störungen, welche bei der entsprechenden Störung eher für oder eher gegen eine Einschränkung sprechen

Störung	Einschränkung der Einsichtsfähigkeit	Einschränkung der Steuerungsfähigkeit
Reifedefizite/ Störung der Persönlichkeitsentwicklung	Dafür spricht eher – starke Verwahrlosung – fehlender Kontakt mit Normen	Dafür spricht eher – fehlender Bedürfnisaufschub – fehlende Abgrenzung von Peers – fehlende Planungsfähigkeiten – fehlende Konfliktlösungen/Frustrationstoleranz Dagegen spricht eher – überhöhte Autonomie
ADHS		Dafür spricht eher – Impulskontrollprobleme (sexuelle, aggressive Impulse) – Sensation Seeking – Beeinträchtigung exekutiver Funktionen Dagegen spricht eher – geplantes Vorgehen – langer, differenzierter Deliktablauf
Störungen des Sozialverhaltens		Dafür spricht eher – reaktive, impulsive Aggression – fehlende Konfliktlösungen/Frustrationstoleranz – fehlende Abgrenzung von Peers Dagegen spricht eher – breites Spektrum an Symptomen – dissoziale Einstellungen – Vorbereitungshandlungen – langer, differenzierter Deliktablauf – breites Spektrum an Symptomen – viele und sich wiederholende Taten
Störung aus dem schizophrenen Spektrum	Dafür spricht eher – Realitätsverlust – Wahnsymptomatik – Halluzinationen – Denkstörungen Dagegen spricht eher – keine floride Symptomatik	Dafür spricht eher – Beeinträchtigung exekutiver Funktionen – formale Denkstörungen
Persönlichkeitsstörungen	(nur in Ausnahmefällen)	Dafür spricht eher – Handlungsimpulse kontrollieren – konflikthafte Zuspitzung – emotionale Labilität – abrupter, impulshafter Tatablauf Dagegen spricht eher – Tatvorbereitung – planmäßiges Vorgehen – dissoziale Einstellungen/Verhaltensbereitschaft – Fähigkeit, zu warten – langer, differenzierter Deliktablauf – komplexe Taten – Sicherungsstrategien

Tabelle 3-12: *Fortsetzung*

Störung	Einschränkung der Einsichtsfähigkeit	Einschränkung der Steuerungsfähigkeit
Paraphilien		Dafür spricht eher – überflutende, dranghafte paraphile Impulse – emotionale Labilisierung – erlebte Ausweglosigkeit – Taten in Situationen mit hohem Entdeckungsrisiko – impulshafte Taten – Ausblendung von Außenreizen Dagegen spricht eher – bisherige Kontrolle paraphiler Impulse – Progredienz – Planungsgrad – Sicherungsstrategien – langer, differenzierter Deliktablauf
Intelligenzminderungen (in der Regel IQ < 70)	Dafür spricht eher – starke Ausprägung der IQ-Defizite – fehlendes Erkennen des Unrechts – fehlende Abstraktionsfähigkeit – fehlende Unterscheidung von Wichtigem und Unwichtigem	Dafür spricht eher – Handlungsimpulse kontrollieren – konflikthafte Zuspitzung – emotionale Labilität – abrupter, impulshafter Tatablauf Dagegen spricht eher – Tatvorbereitung – planmäßiges Vorgehen – dissoziale Einstellungen/Verhaltensbereitschaft – Fähigkeit, zu warten – langer, differenzierter Deliktablauf – komplexe Taten – Sicherungsstrategien
Störung durch Alkohol und weitere Substanzen	fehlender Realitätsbezug (z. B. substanzinduzierter Wahn, Delir)	Dafür spricht eher – Einengung auf Substanzbeschaffung – motorische Koordinationsstörungen – formale Denkstörungen – Reagibilitätsverminderungen auf Stimuli – affektive Veränderungen – abrupter, impulshafter Tatablauf Dagegen spricht eher – vorhandene Koordinationsfähigkeit – Motorik zielführend – Tatvorbereitung – planmäßiges Vorgehen – dissoziale Einstellungen/Verhaltensbereitschaft – Fähigkeit, zu warten – langer, differenzierter Deliktablauf – komplexe Taten – Sicherungsstrategien

Tabelle 3-13: Kriterien zur Beurteilung einer Affekttat/Impulstat (nach Kriterien von Sass, 1985)

Für das Vorliegen einer Affekttat/Impulstat spricht:	Gegen das Vorliegen einer Affekttat/Impulstat spricht:
• spezifische Vorgeschichte • affektive Ausgangssituation • psychopathologische Persönlichkeitsdisposition • konstellative Faktoren • enger Zusammenhang Provokation – Erregung – Tat • abrupter, elementarer Tatablauf ohne Sicherung • Einengung der Wahrnehmung / seelischen Abläufe • vegetative psychomotorische und psychische Begleiterscheinungen heftiger Affekterregung • charakteristischer Affektaufbau und Affektabbau • Folgeverhalten mit schwerer Erschütterung	• Vorbereitungshandlungen für die Tat • Konstellation der Tatsituation auf den Täter • zielgerichtete Gestaltung des Tatablaufs vorwiegend durch den Täter • komplexer Handlungsablauf in unterschiedlichen Etappen • länger hingezogenes Tatgeschehen • exakte detaillierte Erinnerung • Vorgestaltung in der Fantasie, Tatankündigung und aggressive Handlungen in der Tatanlaufzeit

entwicklungsbedingten Veränderungen in der Adoleszenz und des Auftretens von sogenannten „turning points" (Wendepunkte zur Abkehr von kriminellen Verhaltensweisen durch neue soziale Bindungen; Göppinger, 1983; Sampson & Laub, 1993) ein schwieriges Unterfangen darstellt. Aufgrund der Veränderungen in der Persönlichkeitsentwicklung sowie der Veränderungen im sozialen und familiären Umfeld haben Risikoprognosen bei Jugendlichen jeweils nur eine zeitlich begrenzte Gültigkeit. Weiter ist zu berücksichtigen, dass Jugendliche Reifedefizite bzw. Störungen der Persönlichkeitsentwicklung aufweisen, welche deliktrelevant sind, sich aber durch die weitere Hirnreifung verbessern können. Das Verhalten von Jugendlichen ist überwiegend von emotionalen Reizen und Impulsen gesteuert, während die Kontroll- und Steuerungsfunktionen des präfrontalen Kortex noch wenig ausgereift und damit ungenügend verhaltenswirksam sind (Dünkel, Geng & Passow, 2017). Es wird daher empfohlen, im Gutachten kenntlich zu machen, dass es sich bei der vorliegenden Einschätzung um eine nur kurzfristig gültige Beurteilung handelt, welche ihm Verlauf einer Maßnahme zu überprüfen ist.

Auf eine Darstellung der theoretischen Grundlagen von Risikoeinschätzungen und die Art des Vorgehens bei der Entwicklung von Risikoinstrumenten wird an dieser Stelle verzichtet und auf die dazu bereits sehr ausführlich vorhandene Literatur verwiesen (z.B. Aebi & Bessler, 2017; Nedopil, Endrass, Rossegger & Wolf, 2021; Rettenberger & von Franqué, 2013; Urwyler et al., 2022). Grundsätzlich lassen sich Risikofaktoren und protektive Faktoren in sechs Typen gliedern (in Anlehnung an Kraemer et al., 1997):

1. *Statische Risikofaktoren* bezeichnen Merkmale einer Person, welche nicht (mehr) veränderbar sind (z.B. männliches Geschlecht, früheres Delikt).
2. *Variable Risikofaktoren* bezeichnen Merkmale, die über die Zeit veränderbar sind, aber nicht durch Interventionen beeinflusst werden können (z.B. Alter einer Person).
3. *Dynamisch-assoziierte Risikofaktoren* stellen deliktrelevante Rahmenbedingungen für kriminelle Handlungen dar (z.B. fehlende Tagesstruktur) und können durch Interventionen verändert werden.
4. *Dynamisch-kausale Risikofaktoren* sind direkt mit der Entwicklung des straffälligen Verhaltens verbunden und stellen somit zentrale Faktoren dar, welche in der Therapie bzw. bei weiteren Interventionen zur Risikoreduktion aufgegriffen werden sollen (z.B. fehlende Empathie, kriminelle Einstellungen).

Neben den Risikofaktoren sollten auch *protektive Faktoren* identifiziert werden. Dies sind:

1. *allgemeine Schutzfaktoren* gegen delinquente Entwicklungen (z.B. gute Beziehungen zu Autoritätspersonen, positive Einstellung zur Maßnahme) und
2. *Resilienzfaktoren* (*Widerstandskraft*), welche bei aufkommenden Belastungen von einem Jugendlichen aktiviert werden können (z.B. Distanzierung von dissozialen Einflüssen, aktive Bewältigungsstrategien im Umgang mit auftretenden Problemen).

Zur Beurteilung des Rückfallrisikos bestehen grundsätzlich drei unterschiedliche Ansätze: (a) ein unstrukturiertes klinisches Urteil (engl. „unstructured professional judgement", UPJ), (b) aktuarische bzw. mechanische Ansätze und (c) strukturierte professionelle Beurteilungen (engl. „structured professional judgement", SPJ). UCJ basiert ausschließlich auf dem klinischen Fachwissen der Beurteilerin, ohne dass eine Methode zur Definition und Gewichtung von Risiko- und Schutzfaktoren vordefiniert ist. Aktuarische bzw. mechanische Ansätze sind strukturierte Methoden der Risikoeinschätzung, die sich auf eine Liste von empirisch ermittelten (statistisch gewichteten) Risiko- und/oder Schutzfaktoren beziehen, welche auf der Grundlage bestimmter Algorithmen zu Gesamtsummenwerten (oder Risikokategorien) verrechnet werden. SPJ basiert ebenfalls auf einer Liste empirisch ermittelter Risiko- und Schutzfaktoren, das Gesamtrückfallrisiko wird jedoch durch die individuelle Gewichtung dieser Faktoren durch die Beurteilerin bestimmt. Sie umfassen normalerweise eine breite Spanne an individuellen, umfeldbezogenen und kriminellen Charakteristika (Brown & Singh, 2014).[27] Während klinisch-unstrukturierte Vorgehensweisen aufgrund der ungenügenden Validität als nicht geeignet angesehen werden müssen, können SPJ und aktuarische Ansätze als gleichwertig beurteilt werden bezüglich ihrer Vorhersagegüte (Singh, Grann & Fazel, 2011).

Für die aktuelle Praxis von Risikoeinschätzungen wird ein mehrstufiges Vorgehen empfohlen (Nedopil et al., 2021; Urwyler et al., 2022). Zwingend ist der Einsatz von einem oder mehreren standardisierten Risikoprognoseinstrumenten, wobei es aber keinesfalls genügt, das Ergebnis des Instruments einfach für die Gesamtbeurteilung zu übernehmen. Die Risikoeinschätzung benötigt zwingend eine individuelle Beurteilung vor dem Hintergrund der zuvor aufgestellten Delikthypothese. In Anlehnung an das Vorgehen, welches von Dahle (2013) postuliert und anschließend von anderen Autor:innen (Nedopil et al., 2021; Urwyler et al., 2022) differenziert wurde, wird im folgenden Vorgehen im Rahmen von jugendstrafrechtlichen Gutachten vorgeschlagen:

1. Auswahl der Referenzkategorie und Definition der Basisraten für Rückfälligkeit
2. Einsatz von einem oder mehreren ausgewählten Beurteilungsinstrumenten (strukturierte Beurteilung von Risiko- und protektiven Faktoren)
3. Individualisierung der Risikoeinschätzung unter Berücksichtigung der individuellen Delikthypothese(n) und Risikoszenarien
4. Erstellung eines Fazits und Kommunikation des Risikos fünfstufig mit Bezugnahme zur Basisrate (gemäß Eher, Rettenberger, Etzler, Eberhaut & Mokros, 2019)

1. Schritt: In einem ersten Schritt ist die Basisrate der Rückfälligkeit zu bestimmen für die Kategorie, welcher der Explorand am besten zugeordnet werden kann. Bei der Basisrate handelt es sich um den Anteil der Personen mit einem spezifischen Anlassdelikt, die dann tatsächlich wieder rückfällig werden. Diese Zahlen können nur geschätzt werden und sind unter anderem abhängig von Anzeigequote, Aufklärungsquote und weiteren juristischen und persönlichen Merkmalen. Nationale Statistiken und große

27 Für weitere Einzelheiten zu diesen drei Ansätzen und ihren spezifischen Vor- und Nachteilen siehe Brown und Singh (2014).

Studien liefern entsprechende Zahlen als Annäherung. Prinzipiell gilt: Je geringer die Basisrate ist, desto schwerer ist es, eine Prognose vorzunehmen (Nedopil et al., 2021). Die Basisrate bildet eine wichtige Grundlage für die Einschätzung des Risikos und wird in Schritt 4 benötigt, um eine adäquate Risikokommunikation sicherzustellen.

Die Ermittlung der Basisraten ist ein Unterfangen, welches einigen Aufwand erfordert und Kenntnisse zur Verfügbarkeit von statistischen Kennzahlen notwendig macht. Nach Möglichkeit wären länderspezifische Daten für Geschlechts- und Alterskategorien in Bezug auf verschiedene Arten von Anlassdelikten und entsprechende Prävalenzraten zu einschlägigen Rückfällen einzubeziehen. Allerdings können weder Deutschland noch die Schweiz aktuell solch detaillierte Daten zur Verfügung stellen. Da die Rückfallraten von Jugendlichen höher sind, kann keinesfalls einfach auf Zahlen von Erwachsenen zurückgegriffen werden.

In der Schweiz bietet das Bundesamt für Statistik (BfS) Zahlen zu unspezifischen Rückfällen innerhalb von drei Jahren (erneutes Urteil) differenziert nach Mädchen und Jungen, verschiedenen Alterskategorien, Schweizer vs. ausländischer Staatsbürgerschaft sowie Vorstrafen an (Bundesamt für Statistik, 2017; siehe Tabelle 3-14). In Deutschland hat Jehle bundesweite Studie zu kriminellen Rückfällen mit entsprechenden Daten publiziert (Hohmann-Fricke, Jehle & Palmowski, 2014; Jehle, Albrecht, Hohmann-Fricke & Tetal, 2020).

Als Anhaltspunkt können weiter die Daten von 1.563 Jugendlichen (10–18 Jahre) aus Nordirland genommen werden (Duncan & Damkat, 2017), welche spezifische Aussagen zu einschlägigen Rückfällen nach Deliktkategorie der Anlassdelinquenz erlauben (Rückfallzeitraum ein Jahr nach Urteil oder nach Entlassung; siehe Tabelle 3-15). Die Vergleichbarkeit mit der Schweiz, Deutschland und Österreich ist aber möglicherweise aufgrund der Unterschiede im Strafrechtssystem und in Bezug auf die Lebensverhältnisse in Nordirland eingeschränkt.

Für Jugendliche (12–18 Jahre), welche Sexualdelikte begangen haben, sind aktuelle Daten zu einschlägigen gewalttätigen und allgemeinen Rückfällen weltweit (Lussier, McCuish,

Tabelle 3-14: Rückfallstatistik BFS Minderjährige: Rückfallrate nach Geschlecht, Alter, Nationalität, Vorstrafen, Rückfalltyp und ausgewählten Straftaten

Stichprobe 2012	Diebstahl	Raub	Gewalt	Körperverletzung	BtMG-Handel	Total
Männer	39 %	44,2 %	36,7 %	37,1 %	33,8 %	29,3 %
Frauen	16,9 %	22,2 %	17,5 %	9,6 %	22,9 %	12,1 %
Bis 14 Jahre	20,8 %	45,2 %	27,2 %	27,7 %	21,9 %	18,8 %
15 Jahre	37,9 %	51 %	39,1 %	29 %	35,7 %	29,4 %
16 Jahre	32,5 %	36,9 %	34,7 %	36,9 %	35,8 %	26,6 %
17 Jahre	37,3 %	42,6 %	36,3 %	36,8 %	31,5 %	29,3 %
Schweizer	31,2 %	41,6 %	33,8 %	29,9 %	31,9 %	24,8 %
Nicht-Schweizer	38,2 %	46,6 %	36,8 %	39,7 %	37 %	31,8 %
Keine Vorstrafe	27,3 %	37,3 %	27,8 %	26 %	26,4 %	21,3 %
Eine Vorstrafe	42,9 %	52,3 %	46,8 %	48,2 %	44,1 %	39,8 %
Zwei oder mehr Vorstrafen	62,3 %	48,8 %	54,4 %	63,6 %	62,8 %	57,4 %

Chouniard Thivierge & Frechette, 2023) und für die Schweiz (Barra, Bessler, Landolt & Aebi, 2018) verfügbar (siehe Tabelle 3-16).

Es empfiehlt sich, je nach Anlassdelikt eine entsprechende Literaturrecherche bzw. -abfrage zu aktuellen Daten zu machen. Trotzdem ist davon auszugehen, dass es an belastbaren Daten zu Rückfällen gerade bei seltenen Delikten fehlt.

2. Schritt: Anschließend sind geeignete Risikobeurteilungsinstrumente zu identifizieren, mit welchen dynamische und statische Risikofaktoren sowie protektive Faktoren identifiziert werden können. Die Instrumente sollen spezifisch ausgesucht und nach den Richtlinien angewendet werden. Allgemein gilt, dass Instrumente sich ergänzen und unterschiedliche Aspekte erfassen sollen. Die Anzahl der eingesetzten Instrumente soll auf ein sinnvolles Maß, also auf maximal drei bis vier, begrenzt werden. Die Tabelle 3-17 listet die im deutschen Sprachraum am häufigsten eingesetzten Instrumente auf. Leider sind einige Instrumente auch aktuell nur in englischer Sprache verfügbar.

Es bietet sich an, mindestens auf ein Instrument zurückzugreifen, welches auf dem Prinzip der SPJ basiert, das auf die Anlassdelinquenz, das Geschlecht und das Alter des Exploranden ausgerichtet ist und Aussagen zu einschlägigen Rückfällen machen kann. Für Gewaltdelikte und allgemeine Delinquenz bieten sich der SAVYRY (Borum, Bartel & Forth, 2006) und der YLS-CMI 2.0 an (Hoge & Andrews, 2006). Für Sexualdelikte das J-SOAP-II (Prentky & Righthand, 2003), der ERASOR (Worling & Curwen, 2001) und der PROFESOR (Worling, 2017). Zur Erfassung protektiver Faktoren soll zusätzlich der SAPROF-YV (de Vries Robbé, Geers, Stapel, Hilterman & de Vogel, 2018) durchgeführt werden, insbesondere dann, wenn das Risikobeurteilungsinstrument keine protektiven Faktoren

Tabelle 3-15: Daten aus Nordirland Kohorte 2014/2015

Deliktkategorie	Einschlägige Rückfälle
Gewaltdelikte	33,6 %
Einfacher Diebstahl	44,5 %
Einbruch	9,5 %
Sachbeschädigung	9,2 %
Drogendelikte	37,6 %
Öffentliche Ordnung	30,8 %
Straßenverkehrsdelikte	58,8 %

Tabelle 3-16: Rückfallsdaten von Jugendlichen, welche Sexualdelikte begingen

Stichprobe	Sexuelle Rückfälle	Gewalt Rückfälle	Allgemeine Rückfälle
Weltweite Metaanalyse N= 30.396 (Lussier et al., 2023)	8 %	18 %	44 %
Schweiz N= 597 (männlich) (Barra et al., 2018)	3,5 % (0,5 Jahre) 7,4 % (3 Jahre)	8 % (0,5 Jahre) 18,5 % (3 Jahre)	21,6 % (0,5 Jahre) 43,4 % (3 Jahre)

Tabelle 3-17: Aktuell verfügbare Risikobeurteilungsinstrumente für das Jugendalter und Angaben zur Validität

Instrument	Abk.	Autor:innen (Jahr)	Alter ♂/♀	Art	Validität (r; Cohen's d)	Validität (AUC)	Bezug (deutsche Version)
Child Pornography Offender Risk Tool	CPORT	Eke et al. (2018)	Erw. ♂	aktua-risch	--	0.74 (S) 0.72 (Porn)	Eke, Helmus und Seto (2018)
Estimate of Risk of Adolescent Sexual Offense Recidivism	ERASOR	Worling und Curwen (2001)	12–18 ♂	SPJ	r = 0.14 (A) r = 0.20 (S)	0.59 (A) 0.66 (S)	www.forio.ch
Juvenile Sex Offender Assessment Protocol-II	J-SOAP-II	Prentky und Righthand (2003)	12–18 ♂	mecha-nisch (SPJ)	r = 0.25 (A) r = 0.19 (S)	0.66 (A) 0.67 (S)	www.forio.ch
Protective + Risk Observa-tions for Eliminating Sexual Offense Recidivism	PROFESOR	Worling (2017)	12–25 ♂	SPJ	--	--	www.profesor.ca (nur Englisch)
Psychopathie Checklist Youth Version	PCL-YV	Sevecke und Krischer (2014)	12–18 ♂ und ♀	mecha-nisch	r = 0.28 (G) r = 0.25 (A)		https://www.testzentrale.de/
Violence Risk Appraisal Guide – revised	VRAG-R	Harris et al. (2015)	(Jug.) Erw. ♂	aktua-risch	--	0.77 (G)	https://www.krimz.de/
Structured Assessment of Protective Factors for violence risk – Youth Version	SAPROF-YV	de Vries Robbé et al. (2018)	12–18 ♂ und ♀	SPJ	Cohen's d = 0.51 (G) Cohen's d = 0.77 (A)		https://www.saprof.com/
Structured Assessment of Violence Risk in Youth	SAVRY	Borum et al. (2006)	12–18 ♂ und ♀	SPJ	r = 0.33 (A) r = 0.31 (G) r = 0.06 (S)	0.71(A)	www,parinc.vom (nur Englisch)
Youth Level of Service / Case Management Inventory (2.0)	YLS / CMI YLS / CMI 2.0	Hoge und Andrews (2006)	12–18 ♂ & ♀	SPJ	r = 0.32 (A) r = 0.26 (G) r = 0.20 (S)	--	www.mhs.com (nur Englisch)

Anmerkung: r = mittlere Korrelationskoeffizienten: 0–0.2 kein / sehr gering, 0.2–0.5 gering, 0.5–0.7 mittel, 0.7–1.0 hoch bis sehr hoch; AUC= Area under the Curve (Maß der Prädiktionsgüte basierend auf Receiver Operating Characteristic Analyses; AUC: 0.5–0.7 gering, 0.7–0.8 moderat, > 0.8 gut); Cohen's d: Werte zwischen 0,2 und 0,5 repräsentieren einen kleinen Effekt, zwischen 0,5 und 0,8 einen mittleren und ein d größer als 0,8 einen starken Effekt; A = allgemeine Delinquenz, G = Gewaltdelikte, S = Sexualdelikte, Porn = Pornografiedelikte; Evaluationsstudien/Metaanalysen siehe für SAVRY, PCL-YV, YLS-CMI: Olver, Stockdale und Wormith (2009), für J-SOAP-II, ERASOR: Viljoen, Mordell und Beneteau (2012), für VRAG: Singh et al. (2011), für CPORT: Eke et al. (2019), für SAPROF-YV: Burghart et al. (2023).

erfasst. Zusätzlich kann die PCL-YV (Sevecke & Krischer, 2014) eingesetzt werden, ein psychometrisch konzipiertes Instrument, welches das Psychopathiekonzept erfasst und an deutschen straffällig gewordenen Jugendlichen validiert worden ist. Die beiden in der Tabelle aufgeführten aktuarischen Instrumente, der VRAG-R (Harris, Rice, Quinsey & Cormier, 2015) und der CPORT (Eke, Helmus & Seto, 2018), sind grundsätzlich für Erwachsene ab 18 Jahren konzipiert. Sie können nur als Zusatzinstrumente eingesetzt werden, wenn es darum geht, Gewalt- oder Pornografiedelikte nach dem Alter von 18 Jahren vorherzusagen.

Bezüglich der Risikoinstrumente ist zu erwähnen, dass nicht für alle Deliktformen (z. B. Drogendelikte, Brandstiftung etc.) und nicht für alle Jugendlichen (z. B. Kinder unter 12 Jahren, Mädchen etc.) geeignete Instrumente im Jugendalter verfügbar sind. Es lohnt sich, bei spezifischen Fragestellungen die aktuelle wissenschaftliche Literatur nach neueren Instrumenten zu sichten (Rettenberger & von Franqué, 2013).

3. Schritt: Im nächsten Schritt ist ein Abgleich zwischen den beurteilten Items und den Ergebnissen der Risikobeurteilungsinstrumente einerseits sowie den Befunden aus der Deliktanalyse andererseits vorzunehmen. Die zuvor aufgestellte Delikthypothese und der analysierte Deliktablauf bilden die Grundlage für das bisherige Deliktverständnis. Die daraus resultierenden zentralen Erklärungsfaktoren sollten sich auch in den Risikoinstrumenten widerspiegeln. Dies betrifft vor allem den Abgleich von dynamischen Risikofaktoren, welche auch für allfällige Interventionsansätze die Grundlage bilden.

Der Sachverständige kann sich folgende Reflexionsfragen stellen: Welche der Faktoren, die beim Exploranden als deliktrelevant beurteilt werden, konnten in den Risikoinstrumenten aufgegriffen werden? Welche Faktoren blieben unberücksichtigt? Sind die Ergebnisse der eingesetzten Instrumente divergent oder stimmen sie überein? Können Divergenzen der Instrumente mit dem unterschiedlichen Einbezug oder der Gewichtung der Faktoren aus der Delikthypothese erklärt werden? Konkret geht es darum zu beurteilen, inwiefern die zentralen Elemente der Person des Exploranden (Persönlichkeitsmerkmale, Einstellungen, Werthaltungen, psychische Störungen, Reife) und der Umgebung (Gelegenheit, Lebensbedingungen, psychosoziale Belastungen Opferverfügbarkeit, Einflüsse von Peers bzw. der Familie) einbezogen und gewichtet wurden. Weiter soll beurteilt werden, inwiefern die vorhandenen protektiven Faktoren den vorhandenen Risikofaktoren entgegenwirken können. Aus all diesen Überlegungen soll sich schließlich ein Gesamtbild ergeben. Die in diesem Schritt gemachte Bilanz von gewichteten Risikofaktoren und gewichteten protektiven Faktoren soll Schlüsse zulassen, inwiefern es sich beim Exploranden – im Vergleich zu einem prototypischen Täter – um jemandem mit mehr, gleich vielen oder weniger Risikomerkmalen für die Begehung eines weiteren ähnlichen Delikts handelt.

4. Schritt: Der letzte Schritt beinhaltet, das Risiko in geeigneter Form dem Gericht oder der auftraggebenden Behörde zu kommunizieren. Nicht immer ist eine solche Risikokommunikation zwingend notwendig. Wenn im Gutachten nicht nach der Einschätzung des Risikos direkt gefragt wird, genügt es möglicherweise, die zentralen Risikofaktoren und protektiven Faktoren zu benennen und individuelle Maßnahmen vorzuschlagen, mit welchen sich Risikofaktoren vermindern und protektive Faktoren verbessern lassen (siehe Ausführungen zum Risikomanagement in Nedopil et al., 2021).

In den meisten Fällen muss aber das beurteilte Risiko gesamthaft angegeben werden. Vorgeschlagen dazu wird ein Fünf-Kategorien-Modell der Risikokommunikation (Eher et al., 2019; Hanson et al., 2017). Es werden Angaben zu einem relativen (vergleichende Beurteilung) und einem absoluten Risiko (Rückfallrate protypischer Täter) in einem Modell mit fünf

Kategorien miteinander verknüpft. Dabei wird definiert, dass die Mittelkategorie (Kategorie 3) an der Rückfallbasisrate der jeweiligen Täterpopulation zu liegen hat. Unter und über dieser Mittelkategorie werden jeweils eine Kategorie festgemacht, die etwa das doppelte (Kategorie 4) bzw. halb so hohe (Kategorie 2) Rückfallrisiko aufweist, und zwei weitere Extremkategorien mit entweder noch höheren oder noch tiefen Rückfallkategorien, die jeweils ca. 5 % der Gesamtpopulation umfassen sollten. Zentral an diesem Kommunikationsmodell ist die Eichung auf ein durchschnittliches Rückfallrisiko, welches mit der Basisrate übereinstimmt.

In der Umsetzung dieses Modells sind die unter dem Schritt 3 gemachten Überlegungen zu quantifizieren. Dabei ist der Prototyp der durchschnittliche Täter mit einer Rückfallrate, welche der Basisrate entspricht. Es geht nun darum zu beurteilen, ob beim Exploranden ein wesentlich größeres Risiko basierend auf den gefundenen und gewichteten Risiko- und protektiven Faktoren (Referenzgröße sind hier ca. doppelt so viele Risikoeigenschaften) oder wesentlich geringeres Risiko auszumachen ist (Referenzgröße sind hier ca. halb so viele Risikoeigenschaften). Wenn das eine oder andere bejaht wird, ist im letzten Schritt zu prüfen, ob es sich beim Exploranden aufgrund der Risikomerkmale um eine Person handelt, welche in eine Extremkategorie fällt. Die Referenzgröße sind hier die untersten und obersten 5 % der Gruppe von Tätern mit gleichen Anlassdelikten.

Schließlich können in diesem Kapitel die *Beeinflussbarkeit* des Risikos diskutiert und hypothetische Überlegungen zu *verschiedenen Risiko- und Maßnahmenszenarien* angestellt werden. Letzteres umfasst Überlegungen zu besonderen zukünftigen Risikokonstellationen (z. B. weitere Zugehörigkeit zu einer dissozialen Gruppe, Zugang zu Kindern etc.) sowie zu allfälligen Unterbringungsformen und Interventionen (z. B. offene, geschlossene Unterbringungen, E-Monitoring etc.).

Praxisbeispiel

Überlegungen zur Basisrate von Rückfällen im Rahmen eines Gutachtens eines 17,11-jährigen Jugendlichen mit Pornografiedelikten

Für die dem Exploranden zur Last gelegten Delikte (Pornografie bzw. Hands-off-Sexualdelikte) bestehen aktuell keine Angaben zu Wiederverurteilungen bzw. einschlägigen kriminellen Rückfällen in der Statistik des Bundesamts für Statistik (BFS). Die einzige Publikation in der Schweiz zu sexuellen Rückfällen von Minderjährigen, welche wegen Kinderpornografie verurteilt wurden, basiert auf Daten des Kantons Zürich von 54 männlichen Jugendlichen. Innerhalb von 2,9 Jahren wurde eine Person (1,9 %) erneut aufgrund eines Sexualdelikts verurteilt (Aebi, Plattner, Ernest, Kaszynski & Bessler, 2014). Die Daten sind aufgrund der kleinen Stichprobe und der geringen Aktualität der Daten wenig belastbar. Auch muss vermutet werden, dass für diese Art von Delikten eine hohe Dunkelziffer vorhanden ist, wenn man die Häufigkeit in Betracht zieht, mit welcher Jugendliche aktuell im Internet in Kontakt mit problematischen/pornografischen Inhalten kommen (JAMES-Studie; Külling et al., 2022). Nimmt man die Daten zu erneuten sexuellen Delikten bei Jugendlichen in der Schweiz, welche wegen Hands-on-Sexualdelikten verurteilt wurden, zeigt sich, dass 3,5 % innerhalb von sechs Monaten und 7,4 % innerhalb von drei Jahren einen erneuten sexuellen Übergriff begehen (Barra et al., 2018). Als Grundlage für die folgenden Beurteilungen wird daher von einer geringen Basisrate von ca. 3,5 % für kurzfristige Rückfälle im Bereich der Pornografie bei Jugendlichen ausgegangen.

3.9.7 Beurteilung des Maßnahmenbedarfs

Nachdem nun maßgebliche Überlegungen zu Entwicklung und Persönlichkeit, Diagnose, Delikt, Schuldfähigkeit und Rückfallrisiko gemacht wurden, geht es in einem nächsten Kapitel darum, entsprechende Empfehlungen zu machen, wie mit den bestehenden Auffälligkeiten der Person (was braucht der Jugendliche, um sich gesund und deliktfrei entwickeln zu können?) und den konkreten Risiken der weiteren Delinquenz (wie können die Risikomerkmale aufgegriffen und vermindert werden?) umzugehen ist. Im Normalfall beinhaltet dies die Einweisung in eine Maßnahme / einen Maßregelvollzug mit entsprechenden Kontroll- und Sicherheitsfunktionen, psychiatrisch-psychologische Interventionen und/oder erzieherisch-sozialpädagogische/sozialarbeiterische Unterstützungen.

In der Schweiz sind die Voraussetzungen in Kapitel 3, Abs. 1 des CH-JStG unter Art. 10 für die Anordnung von jugendstrafrechtlichen Schutzmaßnahmen geregelt: „Hat der Jugendliche eine mit Strafe bedrohte Tat begangen und ergab die Abklärung, dass er einer besonderen erzieherischen Betreuung oder therapeutischen Behandlung bedarf, so ordnet die urteilende Behörde die nach den Umständen erforderlichen Schutzmassnahmen an, unabhängig davon, ob er schuldhaft gehandelt hat.“ Als Schutzmaßnahmen gelten:

- Aufsicht (Art. 12 CH-JStG): Besteht Aussicht darauf, dass die Inhaber:innen der elterlichen Sorge oder die Pflegeeltern die erforderlichen Vorkehrungen treffen, um eine geeignete erzieherische Betreuung oder therapeutische Behandlung des Jugendlichen sicherzustellen, so bestimmt die urteilende Behörde eine geeignete Person oder Stelle, der Einblick und Auskunft zu geben ist.
- Persönliche Betreuung (Art. 13 CH-JStG): Genügt eine Aufsicht nicht, so bestimmt die urteilende Behörde eine geeignete Person, welche die Eltern in ihrer Erziehungsaufgabe unterstützt und den Jugendlichen persönlich betreut.
- Ambulante Behandlung (Art. 14 CH-JStG): Leidet der Jugendliche unter psychischen Störungen, ist er in seiner Persönlichkeitsentwicklung beeinträchtigt oder von Suchtstoffen oder in anderer Weise abhängig, so kann die urteilende Behörde anordnen, dass er ambulant behandelt wird.
- Unterbringung (Art. 15 CH-JStG): Kann die notwendige Erziehung und Behandlung des Jugendlichen nicht anders sichergestellt werden, so ordnet die urteilende Behörde die Unterbringung an. Diese erfolgt namentlich bei Privatpersonen oder in Erziehungs- oder Behandlungseinrichtungen, die in der Lage sind, die erforderliche erzieherische oder therapeutische Hilfe zu leisten. Die urteilende Behörde darf die Unterbringung in einer geschlossenen Einrichtung nur anordnen, wenn sie:
  - für den persönlichen Schutz oder für die Behandlung der psychischen Störung des Jugendlichen unumgänglich ist oder
  - für den Schutz Dritter vor schwerwiegender Gefährdung durch den Jugendlichen notwendig ist.
  - Hat der Explorand das 17. Altersjahr vollendet, kann die Maßnahme in einer Einrichtung für junge Erwachsene vollzogen oder weitergeführt werden (CH-JStG Art. 16 Abs. 3).

In Deutschland und Österreich sind die Voraussetzungen für die Einweisung in einen Maßregelvollzug deutlich strenger. Es können aber in beiden Ländern Weisungen erstellt und der Jugendhilfe durch das Gericht angeordnet werden. In Deutschland kann für den Fall, dass der Explorand eine Straftat im Zustand der Schuldunfähigkeit (§ 20 D-StGB) oder zumindest verminderten Schuldfähigkeit (§ 21 D-StGB) begangen hat, die Unterbringung in einem psychiatrischen Krankenhaus gemäß § 63 D-StGB angeordnet werden. Etwas abweichend davon stellt sich die Situation bei der Unterbringung in einer Entziehungsanstalt dar (§ 64 D-StGB): „Hat eine Person den Hang, alkoholische Getränke oder andere berauschende Mittel im Übermaß zu sich zu nehmen, und wird sie wegen einer rechtswidrigen Tat, die sie im Rausch begangen hat oder die auf ihren Hang zurückgeht, verurteilt oder nur deshalb nicht verurteilt, weil ihre Schuldunfähigkeit erwiesen oder nicht auszuschließen ist, so soll das Gericht die Unterbringung in einer Entziehungsanstalt anordnen, wenn die Gefahr besteht, dass sie infolge ihres Hanges erhebliche rechtswidrige Taten begehen wird." Die Behandlung von Jugendlichen folgt nach der gleichen Logik, bedingt aber besondere Anforderungen an die Institutionen: So sollte eine Trennung von Jugendlichen und Erwachsenen erfolgen, einerseits zum Schutz der Jugendlichen, aber auch, um ein altersgemäßes therapeutisches und pädagogisches Milieu zu schaffen (Allroggen, 2019).

Die im Folgenden beschriebenen Maßnahmenempfehlungen richten sich nach der schweizerischen Rechtsprechung. Die Beurteilungen des Maßnahmenbedarfs bei Jugendlichen und jungen Erwachsenen in Deutschland und Österreich müssen daher entsprechend angepasst werden. In beiden Ländern ist es möglich, dass das Gericht Weisungen erstellt, um die Resozialisierung zu fördern und die Erziehung sicherzustellen (z. B. bezüglich Therapie/Heilbehandlung, Arbeit, Aufenthalt)[28] oder bei entsprechender Indikation eine stationäre Maßnahme zur Behandlung psychischer Störungen oder Entziehung anzuordnen. Entsprechend können die Empfehlungen in einem Gutachten ausgestaltet werden.

Einleitend sollen die Grundlagen, auf denen die Maßnahmenbedürftigkeit des Exploranden basiert, nochmals zusammenfassend für den aktuellen Zeitpunkt dargestellt werden (Persönlichkeitsentwicklung, Diagnose, Risikomerkmale). Die Maßnahmenbedürftigkeit muss zum Zeitpunkt der Begutachtung nach wie vor gegeben sein. Zudem muss zur Maßnahmenfähigkeit und -willigkeit des Exploranden Stellung genommen werden. Diesbezüglich sollen die Überlegungen aus der Beurteilung der Persönlichkeit und Diagnose (insbesondere Angaben zu Kommunikationsfertigkeiten, verfestigte Einstellungen, Minderintelligenz) einbezogen werden sowie auf die Angaben des Exploranden zu zukünftigen Maßnahmen Bezug genommen werden.

Bezüglich der empfohlenen Maßnahmen müssen die Rahmenbedingungen, die Ausgestaltung, die Inhalte und die Zielsetzungen möglichst genau auf die individuellen Bedürfnisse des Exploranden angepasst beschrieben werden. Dabei sind Risiken und Chancen aufzuzeigen. Gegebenenfalls ist genau darzulegen, wie eine empfohlene Maßnahme das Deliktrisiko senken kann. Ebenso muss zur Durchführbarkeit und zum erwartenden Erfolg der empfohlenen Maßnahmen Stellung genommen werden. Ebenso muss diskutiert werden, ob und wie stark im Rahmen der verschiedenen empfohlenen Maßnahmen mit einer Kooperation des Jugendlichen (und dessen elterlichen Bezugspersonen) gerechnet werden kann und ob die Maßnahmen auch gegen den Willen des Exploranden durchgesetzt werden und erfolgversprechend sein können. Ebenso muss diskutiert werden, ob und inwiefern ein gleichzeitiger Freiheitsentzug die empfohlenen Maßnahmen gefährdet. Die obigen Ausführungen sind eventuell bei verschiedenen Maßnahmen separat vorzunehmen. Bei erzieherischen und therapeu-

---

28 Bundesrepublik Deutschland: https://www.gesetze-im-internet.de/jgg/BJNR007510953.html (zuletzt zugegriffen am 24.07.2024): § 10 D-JGG: Weisungen sind Gebote und Verbote, welche die Lebensführung des Jugendlichen regeln und dadurch seine Erziehung fördern und sichern sollen. Dabei dürfen an die Lebensführung des Jugendlichen keine unzumutbaren Anforderungen gestellt werden. Der Richter kann dem Jugendlichen insbesondere auferlegen, 1.) Weisungen zu befolgen, die sich auf den Aufenthaltsort beziehen, 2.) bei einer Familie oder in einem Heim zu wohnen, 3.) eine Ausbildungs- oder Arbeitsstelle anzunehmen, 4.) Arbeitsleistungen zu erbringen, 5.) sich der Betreuung und Aufsicht einer bestimmten Person (Betreuungshelfer) zu unterstellen, 6.) an einem sozialen Trainingskurs teilzunehmen, 7.) sich zu bemühen, einen Ausgleich mit dem Verletzten zu erreichen (Täter-Opfer-Ausgleich), 8.) den Verkehr mit bestimmten Personen oder den Besuch von Gast- oder Vergnügungsstätten zu unterlassen oder 9.) an einem Verkehrsunterricht teilzunehmen; Republik Österreich: https://www.ris.bka.gv.at/ (zuletzt zugegriffen am 24.07.2024): Ö-JGG, Weisung, sich einer Entwöhnungsbehandlung, einer psychotherapeutischen oder einer medizinischen Behandlung zu unterziehen (§ 51 Abs. 3 Ö-StGB, § 173 Abs. 5 Z 9 Ö-StPO) oder in einer sozialtherapeutischen Wohneinrichtung Aufenthalt zu nehmen (§ 51 Abs. 2 Ö-StGB, § 173 Abs. 5 Z 4 Ö-StPO).

tischen Empfehlungen sollten konkrete Ziele aufgeführt werden, die sich einerseits am Risiko und andererseits an den Bedürfnissen des Jugendlichen orientieren. Dabei kann auf die von Andrew und Bonta gemachten Überlegungen zum Risk-Need-Responsivity-Prinzip (Bonta & Andrews, 2016; siehe Kapitel 4.1) Bezug genommen werden. Allgemein sollten keine Institutionen oder Therapieangebote namentlich genannt werden, um den Auftraggeber in der oft schwierigen Suche nach geeigneten Angeboten nicht einzuengen. Eventuell können solche aber als Beispiel angeführt werden (Bessler et al., 2015).

Spezifikationen bezüglich einer empfohlenen erzieherischen Maßnahme und Unterbringung in einem sozialpädagogischen Rahmen:

- Genügt eine ambulante erzieherische Maßnahme in Form einer Aufsicht oder persönlichen Betreuung?
- Wenn persönliche Betreuung: Welche konkreten erzieherischen Unterstützungsformen sollen die elterlichen Bezugspersonen erhalten (aufsuchende Familienbegleitung, Coaching/Beratung, individuelle Formen, befristet vs. offene Dauer)?
- Wenn persönliche Betreuung: Welche konkreten Unterstützungsformen soll der Explorand selbst erhalten (aufsuchendes Coaching, Beratung, gemeinsame Freizeitgestaltung etc.)?
- Wenn persönliche Betreuung: Was genau sollen die Ziele sein (erzieherische Kontrolle, Verbesserung von Absprachen Regeln im Haushalt, Umgang mit Schule/Aufgaben, Geld, Freizeitverhalten, Kontakte mit Peers, Umgang mit Substanzen etc.)?
- Wenn persönliche Betreuung: Was sind die Anforderungen an eine Person, welche die erzieherische Maßnahme durchführt (Profession, Bereich der Expertise, Unabhängigkeit etc.)?
- Wenn ambulante Maßnahme nicht genügt: Welche erzieherische Unterbringung braucht der Explorand (offen, geschlossen, Institution mit Stufenkonzept, Größe, Lage, pädagogisches Konzept, Kontrollmöglichkeiten, interne Schule/Ausbildung, Zusammenarbeit mit Therapie etc.)?
- Wie kann die Empfehlung mit oder gegen den Willen des Exploranden (elterliche Bezugspersonen) umgesetzt werden? Was sind Risiken und Chancen?
- Sind die Maßnahmenempfehlungen umsetzbar, gibt es entsprechende Institutionen in der Umgebung?
- Wie sind die empfohlenen Maßnahmen bezüglich ihrer Wirksamkeit zu beurteilen?
- Welche qualitätssichernden Kriterien sollen bei der Durchführung der Maßnahmen beachtet werden?

Spezifikationen bezüglich einer empfohlenen Therapie/Medikation:

- Genügt eine ambulante Therapie oder braucht es eine Unterbringung in einer psychiatrischen Klinik?
- Wenn ambulante Therapie: Welches therapeutische Setting wird benötigt (Einzel- oder Gruppentherapie, Therapiefrequenz, aufsuchende Therapie, befristet vs. offene Dauer, Einbezug der elterlichen Bezugspersonen etc.)?
- Wenn ambulante Therapie: Welche genauen Behandlungsziele soll die Therapie verfolgen (störungsspezifische Behandlung der vorliegenden psychischen Störungen, deliktfokussierte Behandlung, Beschreibung der Ziele in Bezug auf die zuvor erstellte Beurteilung der Persönlichkeitsentwicklung, Diagnosen und der Risikomerkmale)?
- Wie soll eine ambulante Therapie aufgebaut werden (Beziehungsaufbau, Beziehungsgestaltung, Motivationsaufbau, Ressourcenorientierung, Reihenfolge der zu bearbeitenden Themen etc.)?
- Wenn ambulante Therapie: Was sind die Anforderungen an die Therapeut:innen (Profession, forensische Expertise/Schwerpunkt, Unabhängigkeit etc.)?
- Wenn ambulante Maßnahme nicht genügt: Welches klinische Setting braucht der Explo-

rand für die stationäre Behandlung? Braucht es eine Einweisung in eine geschlossene Maßnahme bzw. in einen Maßregelvollzug in Deutschland und Österreich (offen, geschlossen, Art der psychiatrischen Klinik/Entzugsinstitution, forensische Ausrichtung, Sicherheitsmaßnahmen, interne pädagogische und schulische/ausbildnerische Angebote etc.)?

- Wie sind die empfohlenen Therapien bezüglich ihrer Wirksamkeit zu beurteilen?
- Welche qualitätssichernden Kriterien sollen bei der Durchführung der Behandlung beachtet werden?

Praxisbeispiel

Therapieempfehlung bei einem 17,11-jährigen Jugendlichen mit Pornografiedelikten

Ambulante Behandlung / delikt- und störungsorientierte Psychotherapie: Aufgrund des schambehafteten Umgangs mit den ihm vorgeworfenen Delikten und seiner Beeinflussbarkeit durch andere Jugendliche wird die Durchführung einer Psychotherapie in einem Einzel- und nicht in einem Gruppensetting empfohlen. Die Therapie sollte längerfristig ausgerichtet sein, wobei in Rücksprache mit dem behandelnden Therapeuten / der behandelnden Therapeutin an regelmäßigen Standortgesprächen über die Weiterführung entschieden werden soll. Eine zeitlich begrenzte Therapie wird aufgrund der vielfältigen Themen in der Therapie nicht als sinnvoll erachtet. Die Therapie sollte vielmehr als ein Prozess verstanden werden und sollte auch dazu dienen, das sexuelle Verhalten und die sexuelle Ausrichtung des Exploranden weiter zu beobachten. Der Fokus sollte auf einer möglichen Entwicklung einer pädophilen oder hebephilen sexuellen Ausrichtung liegen.

Nach erfolgreichem Beziehungsaufbau sollte im Rahmen der Therapie der Fokus auf deliktrelevante Faktoren sowie auf die Förderung seiner Persönlichkeitsentwicklung gelegt werden. Aufgrund des deliktorientierten Fokus der Therapie empfehle ich deren Durchführung durch einen forensisch geschulten Psychotherapeuten / eine forensisch geschulte Psychotherapeutin. Konkret sollten mit dem Exploranden folgende Ziele angestrebt werden:

- **Beziehungsaufbau:** In den ersten Sitzungen sollte der Fokus auf den Aufbau einer vertrauensvollen therapeutischen Beziehung gelegt werden. Der Aufbau einer sicheren therapeutischen Beziehung wird auch als Voraussetzung dafür beurteilt, dass sich der Explorand emotional auf einen therapeutischen Prozess einlassen und eigene Schwierigkeiten und Probleme überhaupt thematisieren kann. Mit dem Ziel des Aufbaus einer vertrauensvollen therapeutischen Beziehung sollte insbesondere zu Beginn der Therapie Themen und Lebensbereichen Raum gelassen werden, in denen sich der Explorand positiv erleben kann.
- **Förderung seiner sozioemotionalen Nachreifung und Stärkung seines Selbstwert- und Identitätserlebens:** Es gilt im Rahmen der Therapie, mittels Trainings der sozialen und emotionalen Kompetenzen die Fähigkeit des Exploranden zur Perspektivenübernahme zu fördern. Um seinen sozioemotionalen Reifungsprozess zu fördern, wird es darüber hinaus als essenziell erachtet, dass der Explorand im Rahmen der Therapie Unterstützung in der Ausbildung eines Selbstkonzeptes erfährt. Es gilt dabei festzuhalten, dass die Förderung seiner sozioemotionalen Nachreifung und der Aufbau eines gesunden und breit abgestützten Selbstwert- und Identitätserlebens nicht nur der weiteren Persönlichkeitsentwicklung, sondern auch der Verminderung des Rückfallrisikos dient. Die Entwicklung einer Identität und die Steigerung des Selbstvertrauens werden auch als zentraler Faktor angesehen, dass es dem Exploranden gelingt, adäquate Beziehungen zu Gleichaltrigen einzugehen und sich von ungünstigen Ideen abzugrenzen. Diesbezüglich sind auch die vom Ex-

ploranden geschilderten Ängste und emotionalen Unsicherheiten in der Therapie aufzugreifen und zu bearbeiten.

- **Bearbeitung der sexualitätsspezifischen Risikofaktoren und Unterstützung des Exploranden in seiner weiteren sexuellen Entwicklung:** Es gilt im Rahmen der Therapie – beispielsweise in Anlehnung an die im forensischen Therapieprogramm für ein angemessenes Sexualverhalten (Vertone, Aebi, Imbach, Best & Bessler, 2024) vorgesehenen Module (z.B. Opferempathie, Sexualaufklärung, rechtliche Grundlagen, Rückfallprophylaxe) –, die sexualitätsspezifischen Risikofaktoren des Exploranden zu behandeln. Es gilt, mit dem Exploranden ein Verständnis für die Deliktdynamik und für seine Risikofaktoren zu erarbeiten. Soziale Kompetenzen und die Beziehungsfähigkeiten sollten bei ihm gefördert werden. Auch dazu können Module des ThePaS (Beziehungsaufbau, Umgang mit Gefühlen etc.) eingesetzt werden. Weiter gilt es, den Exploranden im Rahmen der Therapie darin zu unterstützen, sich mit seiner eigenen Sexualität (sexuelle Wahrnehmung, Gefühle und Impulse) auseinanderzusetzen und die Ausbildung eines sexuellen Selbstkonzepts zu fördern. Die im Zusammenhang mit dem Tatvorwurf stehenden Scham- und Schuldgefühle, die seine weitere sexuelle Entwicklung beeinträchtigen könnten, sollten bearbeitet werden, sodass es ihm gelingen wird, zukünftig eine normale Sexualität ausleben zu können.
- Spezifisch sollte mit dem Exploranden in der Einzelpsychotherapie auch der Umgang mit dem Gamen und dem Internet kritisch betrachtet und eingeschränkt bzw. strukturiert werden. Des Weiteren sollten mit ihm die Kriterien für eine Internet Gaming Disorder gemeinsam angeschaut und Nutzen und Schaden von seinem suchtartigen Spiel- und Internetverhalten aufgezeigt werden. Dies würde dazu dienen, mit dem Exploranden eine motivationale Grundlage für eine mögliche Verhaltensänderung zu erarbeiten. Die Bedürfnisse hinter dem Gamen und dem dysfunktionalen Internetkonsum (Macht- und Selbstwerteleben) sollten mit ihm herausgearbeitet werden. Die Problematik von Inhalten im Darknet sollte aufgegriffen und ein kritischer Umgang damit erlernt werden.

3.10 Qualitätskriterien/ qualitätskritische Stellungnahmen

Die Qualität von jugendstrafrechtlichen (Aebi & Bessler, 2012; Aebi et al., 2018) wie auch erwachsenenstrafrechtlichen Gutachten (König, Elsner, Schalast & Leygraf, 2018; Wertz, Kury & Rettenberger, 2018) wurde in den letzten 20 Jahren wiederholt kritisiert. In Deutschland wurden im Rahmen von interdisziplinären Arbeitsgruppen Mindeststandards für Schuldfähigkeits- (Boetticher, Nedopil et al., 2007) und Prognosegutachten (Boetticher, Kröber et al., 2007) definiert, welche 2018 für den Bereich der Prognosegutachten nochmals als Empfehlungen aus psychologisch-psychiatrischer (Kröber et al., 2019) und rechtlicher Perspektive (Boetticher et al., 2019) aktualisiert wurden. Besonders auffallend ist die Verschiebung vom Fokus der Krankheit und Störung zu den persönlichkeitsbezogenen und biografischen Aspekten der Delinquenzentstehung (Rettenberger & Brettel, 2020).

Zur Sicherung der Qualität von jugendstrafrechtlichen Gutachten haben sich ein *Vier-Augen-Prinzip,* bei welchem der Gutachtensprozess von einer zweiten, erfahrenen Person begleitet wird, und *regelmäßige Super- oder Intervisionen* bewährt. Durch die Involvierung von mehreren Fachpersonen wird die Professionalität erhöht, und mögliche subjektive Haltungen oder Verzerrungen können aufgefangen werden (siehe auch kognitive Verzerrungen in der Untersuchungsplanung in Kapitel 3.6.3). Auch wenn es rechtlich einen hauptverantwortlichen

Sachverständigen für das Gutachten braucht, der entsprechend auch das Gutachten unterschreibt, sollen die weiteren involvierten Fachpersonen/Supervisor:innen im Gutachten kenntlich gemacht werden.

Im Bereich der Jugendstrafrechtsgutachten können – wie in anderen Gutachtensbereichen schon üblich – *methodenkritische Stellungnahmen* angefragt und ausgefertigt werden. Es handelt sich dabei meist um Anfragen und Aufträge von Parteien (beauftragte Anwälte der Geschädigten oder der Angeschuldigten), welche mit dem Vorgehen und/oder den Schlussfolgerungen eines Gutachtens nicht einverstanden sind und dies kritisch hinterfragen wollen. Solche Anfragen zu methodenkritischen Stellungnahmen – auch wenn sie im Einzelfall auch kritisch zu würdigen sind – ermöglichen einen fachlichen Diskurs und dienen schlussendlich der Verbesserung der allgemeinen Qualität von jugendstrafrechtlichen Gutachten.

Literatur

Aebi, M. & Bessler, C. (2012). Sexuelle Straftaten von Minderjährigen: Ergebnisse einer empirischen Untersuchung im Kanton Zürich. *Schweizerische Zeitschrift für Kriminologie, 1*, 17–28.

Aebi, M. & Bessler, C. (2017). Prognoseerstellung. In O. Bilke-Hentsch & K. Sevecke (Hrsg.), *Aggressivität, Impulsivität und Delinquenz, Von gesunden Aggressionen bis zur forensischen Psychiatrie bei Kindern und Jugendliche* (S. 119–124). Stuttgart: Thieme.

Aebi, M., Bessler, C. & Steinhausen, H.-C. (2021). A cumulative substance use score as a novel measure to predict risk of criminal recidivism in forensic juvenile male outpatients. *Child Psychiatry & Human Development, 52* (1), 30–40. https://doi.org/10.1007/s10578-020-00986-7

Aebi, M., Fenner, C., Schlüsselberger, M., Urwyler, T. & Siedler, C. (2023). Massnahmenanordnungen bei jungen Erwachsenen: Ergebnisse einer empirischen Untersuchung im Kanton Zürich. *NKrim, 1*, 25–39.

Aebi, M., Imbach, L., Holderegger, N. & Bessler, C. (2018). Jugendstrafrechtliche Gutachten in der Schweiz: Anforderungen aus juristischer, psychologischer und psychiatrischer Sicht. *Aktuelle Juristische Praxis (AJP), 12*, 1461–1477.

Aebi, M., Kuhn, C., Metzke, C.W., Stringaris, A., Goodman, R. & Steinhausen, H.-C. (2012). The use of the development and well-being assessment (DAWBA) in clinical practice: a randomized trial. *European Child & Adolescent Psychiatry, 21* (10), 559–567. https://doi.org/10.1007/s00787-012-0293-6

Aebi, M., Plattner, B., Ernest, M., Kaszynski, K. & Bessler, C. (2014). Criminal history and future offending of juveniles convicted of the possession of child pornography. *Sexual Abuse, 26* (4), 375–390. https://doi.org/10.1177/1079063213492344

Aebi, M. & Steinhausen, H.-C. (2018). Violent juvenile offenders: A psychiatric and mental health perspective. In A.T. Vazsonyi, D.J. Flannery & M. DeLisi (Eds.), *The Cambridge handbook of violent behavior and aggression* (pp. 278–300). Cambridge: Cambridge University Press. https://doi.org/10.1017/9781316847992.017

Aebi, M., Vogt, G., Plattner, B., Steinhausen, H.-C. & Bessler, C. (2012). Offender types and criminality dimensions in male juveniles convicted of sexual offenses. *Sexual Abuse, 24* (3), 265–288. https://doi.org/10.1177/1079063211420449

Ahlers, C.J., Neutze, J., Mundt, I., Hupp, E., Konrad, A., Beier, K.M. & Schaefer, G.A. (2008). Erhebungsinstrumente in der klinischen Sexualforschung und der sexualmedizinischen Praxis – Teil II. *Sexuologie, 15* (3), 82. https://doi.org/10.6138/7/S.2008.34.8

Allroggen, M. (2019). *Strafrecht und Kinder- und Jugendpsychiatrie und -psychotherapie.* Zugriff am 16. November 2024 unter https://www.springermedizin.de/emedpedia/psychiatrie-und-psychotherapie-des-kindes-und-jugendalters/strafrecht-und-kinder-und-jugendpsychiatrie-und-psychotherapie?epediaDoi=10.1007%2F978-3-662-49289-5_86 https://doi.org/10.1007/978-3-662-49289-5_86-1

Baglivio, M.T., Wolff, K.T., Piquero, A.R., DeLisi, M. & Vaughn, M.G. (2018). The effects of changes in dynamic risk on reoffending among serious juvenile offenders returning from residential placement. *Justice Quarterly, 35* (3), 443–476. https://doi.org/10.1080/07418825.2017.1317013

Barra, S., Bessler, C., Landolt, M.A. & Aebi, M. (2018). Testing the validity of criminal risk assessment tools in sexually abusive youth. *Psychological Assessment, 30* (11), 1430. https://doi.org/10.1037/pas0000590

Bauer, C. (2017). Der Sachverständige im Strafprozess. *Sachverständige, 3*, 142–149.

Baumrind, D. (1975). Some thoughts about childrearing. In U. Bronfenbrenner & M.A. Mahoney (Eds.), *Influences on Human Development* (pp. 270–282). Michigan: The Dryden Press.

Bessler, C., Imbach, D. & Vertone, L. (2015). *Empfehlungen und Leitfaden zur Erstellung von jugendstrafrechtlichen Gutachten.* Unveröffentlichtes Dokument, Psychiatrische Universitätsklinik Zürich, Zentrum für Kinder- und Jugendforensik.

Boetticher, A., Koller, M., Böhm, K.M., Brettel, H., Dölling, D., Höffler, K., Müller-Metz, R., Pfister, W., Schneider, U. & Schöch, H. (2019). Empfehlungen für Prognosegutachten: Rechtliche Rahmenbedingungen für Prognosen im Strafverfahren. *Forensische Psychiatrie Psychologie Kriminologie, 4,* 305–333. https://doi.org/10.1007/s11757-019-00557-0

Boetticher, A., Kröber, H.-L., Müller-Isberner, R., Böhm, K.M., Müller-Metz, R. & Wolf, T. (2007). Mindestanforderungen für Prognosegutachten. *Forensische Psychiatrie, Psychologie, Kriminologie, 1,* 90–100. https://doi.org/10.1007/s11757-007-0017-9

Boetticher, A., Nedopil, N., Bosinski, H.A. & Saß, H. (2007). Mindestanforderungen für Schuldfähigkeitsgutachten. *Forensische Psychiatrie, Psychologie, Kriminologie, 1* (1), 3–9. https://doi.org/10.1007/s11757-006-0002-8

Bonta, J. & Andrews, D.A. (2016). *The psychology of criminal conduct.* New York, NY: Taylor & Francis. https://doi.org/10.4324/9781315677187

Boonmann, C., van Vugt, E.S., Jansen, L.M., Colins, O.F., Doreleijers, T.A., Stams, G.-J.J. & Vermeiren, R.R. (2015). Mental disorders in juveniles who sexually offended: A meta-analysis. *Aggression and Violent Behavior, 24,* 241–249. https://doi.org/10.1016/j.avb.2015.06.003

Borchard, B. & Gerth, J. (2020). Die Relevanz eines kohärenten forensischen Beurteilungs- und Behandlungsprozesses: Grenzen der allgemeinpsychiatrischen Diagnosesysteme ICD und DSM für die forensische Fallkonzeption. *Forensische Psychiatrie Psychologie Kriminologie, 14,* 197–211. https://doi.org/10.1007/s11757-020-00586-0

Borum, R., Bartel, P.A. & Forth, A.E. (2006). *Structured Assessment of Violence Risk in Youth (SAVRY).* Lutz, FL: Psychological Assessment Resources.

Broome, M.R., Bottlender, R., Rösler, M. & Stieglitz, R. (2017). *The AMDP System: Manual for assessment and documentation of psychopathology in psychiatry.* Göttingen: Hogrefe.

Brown, J. & Singh, J.P. (2014). Forensic risk assessment: A beginner's guide. *Archives of Forensic Psychology, 1* (1), 49–59.

Bundesamt für Statistik. (BfS). (2017). *Minderjährige: Rückfallrate nach Geschlecht, Alter, Nationalität, Vorstrafen, Rückfalltyp und ausgewählten Straftaten.* Neuchâtel: Bundesamt für Statistik. Zugriff am 16. November 2024 unter https://www.bfs.admin.ch/bfs/de/home/statistiken/kriminalitaet-strafrecht/rueckfall.assetdetail.2769498.html

Bundesinstitut für Arzneimittel und Medizinalprodukte. (n.d.). *ICD-11 in Deutsch – Entwurfsfassung.* Bonn: Bundesinstitut für Arzneimittel und Medizinalprodukte. Zugriff am 04.11.2024 unter https://www.bfarm.de/DE/Kodiersysteme/Klassifikationen/ICD/ICD-11/uebersetzung/_node.html

Burghart, M., De Ruiter, C., Hynes, S.E., Krishnan, N., Levtova, Y. & Uyar, A. (2023). The Structured Assessment of Protective Factors for violence risk (SAPROF): A meta-analysis of its predictive and incremental validity. *Psychological Assessment, 35* (1), 56. https://doi.org/10.1037/pas0001184

Burkhardt, J. & Lenhard, W. (2021). A meta-analysis on the longitudinal, age-dependent effects of violent video games on aggression. *Media Psychology,* 1–14.

Cattell, R.B. (1971). *Abilities: Their structure, growth, and action.* New York, NY: Houghton Mifflin.

Cloninger, C.R., Svrakic, D.M. & Przybeck, T.R. (1993). A psychobiological model of temperament and character. *Archives of General Psychiatry, 50* (12), 975–990. https://doi.org/10.1001/archpsyc.1993.01820240059008

Czuczor, T. (2016). Abfassen eines Gutachtens – Schritt für Schritt. In O. Bilke-Hentsch & K. Sevecke (Hrsg.), *Aggressivität, Impulsivität und Delinquenz: Von gesunden Aggressionen bis zur forensischen Psychiatrie bei Kindern und Jugendlichen* (S. 226–228). Stuttgart: Thieme.

Dahle, K. (2013). (Sach-)Verständige Auswahl und Integration von Basisrateninstrumenten und Prognoseinstrumenten der dritten Generation. In M. Rettenberger & F. von Franqué (Hrsg.), *Handbuch kriminalprognostischer Verfahren* (S. 337–345). Göttingen: Hogrefe.

de Vries Robbé, M., Geers, M., Stapel, M., Hilterman, E. & de Vogel, V. (2018). *SAPROF-Youth Version: Leitlinien für die Erfassung von Schutzfaktoren bei einem Gewaltrisiko in der Jugend.* Utrecht: saprof.

Delfos, M.F. (2007). *„Wie meinst du das?": Gesprächsführung mit Jugendlichen.* Weinheim: Beltz.

Dettenborn, H. (2016). *Familienrechtspsychologie.* München: Ernst Reinhardt Verlag. https://doi.org/10.36198/9783838586762

Döpfner, M., Berner, W., Flechtner, H., Lehmkuhl, G. & Steinhausen, H.-C. (1999). *Psychopathologisches Befund-System für Kinder und Jugendliche (CASCAP-D).* Göttingen: Hogrefe.

Döpfner, M. & Petermann, F. (2012). *Diagnostik psychischer Störungen im Kindes- und Jugendalter* (3. Aufl.). Göttingen: Hogrefe.

Dreßing, H. & Habermeyer, E. (2020). *Psychiatrische Begutachtung: Ein praktisches Handbuch für Ärzte und Juristen.* München: Elsevier.

Duncan, L. & Damkat, I. (2017). Adult and Youth Reoffending in Northern Ireland. *Research and Statistical Bulletin, 29.* Available from https://www.justice-ni.gov.uk/sites/default/files/publications/justice/r-bulletin-29-2017-adult-and-youth-reoffending-northern-ireland-201415-cohort.pdf

Dünkel, F., Geng, B. & Passow, D. (2017). Erkenntnisse der Neurowissenschaften zur Gehirnreifung („brain maturation"): Argumente für ein Jungtäterstrafrecht. *Zeitschrift für Jugendkriminalrecht und Jugendhilfe, 2,* 115–120.

Eher, R., Rettenberger, M., Etzler, S., Eberhaut, S. & Mokros, A. (2019). Eine gemeinsame Sprache für die Risikokommunikation bei Sexualstraftätern: Trenn- und Normwerte für das neue Fünf-Kategorienmodell des Static-99. *Recht und Psychiatrie, 37* (2), 91–99.

Eke, A.W., Helmus, L.M. & Seto, M.C. (2018). *Child Pornography Offender Risk Tool (CPORT).* Verfügbar unter https://www.researchgate.net/publication/348513569_Deutsche_Version_des_zweiten_Bewertungsleitfadens_fur_das_Child_Pornography_Offender_Risk_Tool_CPORT#fullTextFileContent https://doi.org/10.1177/1079063218762434

Eke, A.W., Helmus, L.M. & Seto, M.C. (2019). A validation study of the child pornography offender risk tool (CPORT). *Sexual Abuse, 31* (4), 456–476. https://doi.org/10.1177/1079063218762434

Elbert, T., Moran, J. & Schauer, M. (2016). Appetitive aggression. In B.J. Bushman (Ed.), *Aggression and violence: A social psychological perspective* (pp. 119–136). New York, NY: Routledge.

Esser, G., Fritz, A. & Schmidt, M. (1991). Die Beurteilung der sittlichen Reife Heranwachsender im Sinne des § 105 JGG-Versuch einer Operationalisierung. *Monatsschrift für Kriminologie und Strafrechtsreform, 74* (6), 356–368. https://doi.org/10.1515/mks-1991-740603

Fegert, J.M. (2006). Aufklärung von Probanden als ethische Grundvoraussetzung der Begutachtung in der Kinder- und Jugendpsychiatrie. In G. Klosinski (Hrsg.), *Begutachtung in der Kinder- und Jugendpsychiatrie: Empfehlungen der Kommission „Qualitätssicherung für das Gutachtenwesen in der Kinder- und Jugendpsychiatrie und Psychotherapie"* (S. 17–27). Köln: Deutscher Ärzteverlag.

Föderation der Schweizer Psychologinnen und Psychologen. (2023). *Berufsordnung.* Verfügbar unter https://www.psychologie.ch/storage/images/1974/fsp_berufsordnung_4sprachig_2023.pdf

Föderation Deutscher Psychologenvereinigungen. (Hrsg.). (2022). *Berufsethische Richtlinien des Berufsverbandes Deutscher Psychologinnen und Psychologen e.V. und der Deutschen Gesellschaft für Psychologie e.V.* Berlin: Föderation Deutscher Psychologenvereinigungen. Verfügbar unter https://www.bdp-verband.de/fileadmin/user_upload/BDP/website/dokumente/PDF/Profession/Berufsethik/BER-Foederation-20230426-Web-1.pdf

Frick, P.J., Ray, J.V., Thornton, L.C. & Kahn, R.E. (2014). Can callous-unemotional traits enhance the understanding, diagnosis, and treatment of serious conduct problems in children and adolescents? A comprehensive review. *Psychological Bulletin, 140* (1), 1. https://doi.org/10.1037/a0033076

Fuchs, M. & Zahrl, J. (2016). Gemeinsamkeiten und Unterschiede in deutschsprachigen Ländern: Österreich. In O. Bilke-Hentsch & K. Sevecke (Hrsg.), *Aggressivität, Impulsivität und Delinquenz: Von gesunden Aggressionen bis zur forensischen Psychiatrie bei Kindern und Jugendlichen* (S. 226–228). Stuttgart: Thieme.

Gerth, J., Graf, M. & Weber, M. (2022). Kognitive Verzerrungen im forensischen Kontext – Zuverlässigere Risikobeurteilungen durch Debiasing? *Praxis der Rechtspsychologie, 1,* 69–89. https://doi.org/10.51625/pdr20220103

Göppinger, H. (1983). *Der Täter in seinen sozialen Bezügen: Ergebnisse aus der Tübinger Jungtäter-Vergleichsuntersuchung.* Berlin: Springer. https://doi.org/10.1007/978-3-642-69168-3

Grob, A., Hagmann-von Arx, P., Jaworowska, A., Matczak, A. & Fecenec, D. (2018). *Intelligence and Development Scales – IDS-2.* Göttingen: Hogrefe.

Guarnera, L.A., Murrie, D.C. & Boccaccini, M.T. (2017). Why do forensic experts disagree? Sources of unreliability and bias in forensic psychology evaluations. *Translational Issues in Psychological Science, 3* (2), 143. https://doi.org/10.1037/tps0000114

Gubbels, J., van der Stouwe, T., Spruit, A. & Stams, G.J.J. (2016). Martial arts participation and externalizing behavior in juveniles: A meta-analytic review. *Aggression and Violent Behavior, 28*, 73–81. https://doi.org/10.1016/j.avb.2016.03.011

Habermeyer, E., Graf, M., Noll, T. & Urbaniok, F. (2016). Psychologen als Gutachter in Strafverfahren, Wie weiter nach dem Bundesgerichtsurteil BGer 6B_884/2014 vom 8. April 2015? *Aktuelle Juristische Praxis (AJP)*, 127–134.

Habermeyer, E., Mokros, A. & Briken, P. (2020). „Die Relevanz eines kohärenten forensischen Beurteilungs- und Behandlungsprozesses“: Großer Wurf oder alter Wein in undichtem Schlauch? *Forensische Psychiatrie, Psychologie, Kriminologie, 14* (2), 212–219. https://doi.org/10.1007/s11757-020-00592-2

Hanson, R.K., Bourgon, G., McGrath, R.J., Kroner, D., D'Amora, D.A., Thomas, S.S. & Tavarez, L.P. (2017). *A five-level risk and needs system: Maximizing assessment results in corrections through the development of a common language*. New York, NY: The Council of State Governments Justice Center.

Harris, G.T., Rice, M.E., Quinsey, V.L. & Cormier, C.A. (2015). *Violent offenders: Appraising and managing risk*. Washington, DC: Americal Psychological Association.

Hauser, N.C., Herpertz, S.C. & Habermeyer, E. (2021). Das überarbeitete Konzept der Persönlichkeitsstörungen nach ICD-11: Neuerungen und mögliche Konsequenzen für die forensisch-psychiatrische Tätigkeit. *Forensische Psychiatrie, Psychologie, Kriminologie*, 1–9. https://doi.org/10.1007/s11757-020-00648-3

Hishinuma, E.S., Umemoto, K.N., Nguyen, T.G., Chang, J.Y. & Bautista, R.P.M. (2012). Epidemiology of mixed martial arts and youth violence in an ethnically diverse sample. *Violence and Victims, 27* (1), 43–69. https://doi.org/10.1891/0886-6708.27.1.43

Hoge, R.D. & Andrews, D. (2006). *Youth Level of Service/Case Management*. Toronto: Multi Health Systems.

Hohmann-Fricke, S., Jehle, J.-M. & Palmowski, N. (2014). Rückfallkriminalität nach jugendstrafrechtlichen Entscheidungen. *RdJB Recht der Jugend und des Bildungswesens, 62* (3), 313–327. https://doi.org/10.5771/0034-1312-2014-3-313

Imbach, D., Aebi, M., Metzke, C.W., Bessler, C. & Steinhausen, H.C. (2013). Internalizing and externalizing problems, depression, and self-esteem in non-detained male juvenile offenders. *Child and Adolescent Psychiatry and Mental Health, 7* (1), 1–8. https://doi.org/10.1186/1753-2000-7-7

Iudici, A., Salvini, A., Faccio, E. & Castelnuovo, G. (2015). The clinical assessment in the legal field: An empirical study of bias and limitations in forensic expertise. *Frontiers in Psychology, 6*, 1831. https://doi.org/10.3389/fpsyg.2015.01831

Jehle, J.-M., Albrecht, H.-J., Hohmann-Fricke, S. & Tetal, C. (2020). *Legalbewährung nach strafrechtlichen Sanktionen: Eine bundesweite Rückfalluntersuchung 2013 bis 2016 und 2004 bis 2016*. Berlin: Bundesministerium der Justiz.

Jordan, K., Wild, T.S.N., Fromberger, P., Müller, I. & Müller, J.L. (2020). Are there any biomarkers for pedophilia and sexual child abuse? A review. *Frontiers in Psychiatry, 10*, 940. https://doi.org/10.3389/fpsyt.2019.00940

Kahneman, D. (2011). *Thinking, fast and slow*. London: Macmillan.

Kanning, U.P. (2009). NEO-Fünf-Faktoren-Inventar nach Costa und McCrae (NEO-FFI). *Zeitschrift für Arbeits- und Organisationspsychologie A&O, 53* (4), 194–198. https://doi.org/10.1026/0932-4089.53.4.194

Knörnschild, C. & Jacob, G. (2018). Schematherapie bei antisozialem Verhalten und Psychopathie. *Forensische Psychiatrie, Psychologie, Kriminologie, 12* (3), 256–265. https://doi.org/10.1007/s11757-018-0485-0

König, A., Elsner, K., Schalast, N. & Leygraf, N. (2018). *Qualität der Prognosegutachten (gem. § 16 Abs. 3 MRVG NRW und § 463 StPO) bei nach § 63 StGB untergebrachten Maßregelvollzugspatientinnen und -patienten in NRW. Abschlussbericht*. Essen: Institut für Forensische Psychiatrie der Universität Duisburg-Essen.

Kraemer, H.C., Kazdin, A.E., Offord, D.R., Kessler, R.C., Jensen, P.S. & Kupfer, D.J. (1997). Coming to terms with the terms of risk. *Archives of General Psychiatry, 54* (4), 337–343. https://doi.org/10.1001/archpsyc.1997.01830160065009

Kröber, H.-L. (2009). Darstellung der Aktenlage. *Forensische Psychiatrie, Psychologie, Kriminologie, 3* (1), 76–77. https://doi.org/10.1007/s11757-008-0114-4

Kröber, H.-L., Brettel, H., Rettenberger, M. & Stübner, S. (2019). Empfehlungen für Prognosegutachten: Erfahrungswissenschaftliche Empfehlungen für kriminalprognostische Gutachten. *Forensische Psychiatrie, Psychologie, Kriminologie, 13* (4), 334–342. https://doi.org/10.1007/s11757-019-00558-z

Külling, C., Waller, G., Suter, L., Willemse, I., Bernath, J., Skirgaila, P., Streule, P. & Süss, D. (2022). *JAMES: Jugend, Aktivitäten, Medien – Erhebung Schweiz.* Zürich: Zürcher Hochschule für Angewandte Wissenschaften.

Lafuente, J., Zubiaur, M. & Gutiérrez-García, C. (2021). Effects of martial arts and combat sports training on anger and aggression: A systematic review. *Aggression and Violent Behavior*, 101611. https://doi.org/10.1016/j.avb.2021.101611

Libet, B. (2004). Haben wir einen freien Willen? In C. Geyer (Hrsg.), *Hirnforschung und Willensfreiheit. Zur Deutung der neuesten Experimente* (S. 268–290). Frankfurt a.M.: Suhrkamp.

Lidzba, K., Everts, R. & Reuner, G. (2019). *Neuropsychologie bei Kindern und Jugendlichen.* Göttingen: Hogrefe. https://doi.org/10.1026/02835-000

Lussier, P., McCuish, E., Chouinard Thivierge, S. & Frechette, J. (2023). A meta-analysis of trends in general, sexual, and violent recidivism among youth with histories of sex offending. *Trauma, Violence, & Abuse, 25* (1), 54–72. https://doi.org/10.21428/cb6ab371.57ffbae7

Marneros, A. (2007). *Affekttaten und Impulstaten: Forensische Beurteilung von Affektdelikten.* Stuttgart: Schattauer Verlag.

McGoldrick, M., Gerson, R. & Petry, S. (2022). *Genogramme in der Familienberatung.* Bern: Hogrefe.

Müller, J.L. (2019). Rechtsfragen bei Kindern, Jugendlichen und Heranwachsenden. In J.L. Müller, N. Nedopil, F.J. Freisleder, M. Graf & R. Haller (Hrsg.), *Forensische Psychiatrie* (Bd. 5, S. 75–83). Stuttgart: Thieme.

Müller, S. & Hinrichs, G. (2009). Zur psychologischen Untersuchung jugendlicher Sexualstraftäter. *Zeitschrift für Soziale Strafrechtspflege, 45* (18), 24–36.

Neal, T., Lienert, P., Denne, E. & Singh, J.P. (2022). A general model of cognitive bias in human judgment and systematic review specific to forensic mental health. *Law and Human Behavior, 46* (2), 99. https://doi.org/10.1037/lhb0000482

Nedopil, N., Endrass, J., Rossegger, A. & Wolf, T. (2021). *Prognose: Risikoeinschätzung in forensischer Psychiatrie und Psychologie: Ein Handbuch für die Praxis.* Lengerich: Papst Science Publishers.

Obergericht des Kantons Zürich. (2011). *Leitfaden zur Gutachtenerstellung.* Zürich: Obergericht des Kantons Zürich, Fachkommission psychiatrische und psychologische Gutachten.

Olver, M.E., Stockdale, K.C. & Wormith, J.S. (2009). Risk assessment with young offenders: A meta-analysis of three assessment measures. *Criminal Justice and Behavior, 36*, 329–353. https://doi.org/10.1177/0093854809331457

Ostendorf, H. (2003). Rechtliche Grundlagen. In R. Lempp, G. Schütze & G. Köhnken (Hrsg.), *Forensische Psychiatrie und Psychologie des Kindes- und Jugendalters* (S. 135–146). Berlin: Springer.

Paar, E. (2021). Künstliche Intelligenz im Rahmen der Beurteilung der strafrechtlichen Schuldfähigkeit Jugendlicher: Grundrechtliche Überlegungen aus deutscher und österreichischer Perspektive. *Zeitschrift für Jugendkriminalrecht und Jugendhilfe, 2*, 117–125.

Pfundmair, M. (2020). Psychologie der Schuldfähigkeitseinschätzung: Wie geprüft werden kann, ob ein Rechtsbrecher schuldfähig oder strafmündig ist. In M. Pfundmair (Hrsg.), *Psychologie bei Gericht* (S. 81–102). Berlin: Springer.

Pohl, R.F. (2022). *Cognitive illusions: Intriguing phenomena in thinking, judgment, and memory.* London: Routledge. https://doi.org/10.4324/9781003154730

Prentky, R. & Righthand, S. (2003). *Juvenile Sex Offender Assessment Protocol II (JSOAP-II) Manual.* Washington, DC: U.S. Department of Justice, Office of Justice Programs, Office of Juvenile Justice and Delinquency Prevention.

Remschmidt, H., Schmidt, M.H. & Poustka, F. (2017). *Multiaxiales Klassifikationsschema für psychische Störungen des Kindes- und Jugendalters nach ICD-10. Mit einem synoptischen Vergleich von ICD-10 und DSM-5.* Göttingen: Hogrefe. https://doi.org/10.1024/85759-000

Renneberg, B. & Herpertz, S.C. (2020). *Persönlichkeitsstörungen.* Göttingen: Hogrefe. https://doi.org/10.1026/02508-000

Rettenberger, M. & Brettel, H. (2020). Qualitätssicherung in der Kriminalprognostik: Die neuen Mindestanforderungen („Empfehlungen") für Prognosegutachten. *Praxis der Rechtspsychologie, 30* (1), 29–42.

Rettenberger, M. & von Franqué, F. (2013). *Handbuch kriminalprognostischer Verfahren.* Göttingen: Hogrefe.

Rose, A., Poppek, S., Mösler, T., Kemper, J. & Dorrmann, W. (2018). *Sexuelle Probleme bei Kindern und Jugendlichen.* Tübingen: Psychotherapie-Verlag.

Ross, L. (2018). From the fundamental attribution error to the truly fundamental attribution error and beyond: My research journey. *Perspectives on Psychological Science, 13* (6), 750–769. https://doi.org/10.1177/1745691618769855

Sampson, R.J. & Laub, J.H. (1993). Crime in the making: Pathways and turning points through life. *Crime & Delinquency, 39* (3), 396–396. https://doi.org/10.1177/0011128793039003010

Sass, H. (1985). Ein psychopathologisches Referenzsystem für die Beurteilung der Schuldfähigkeit. *Forensia, 6*, 33–43.

Sass, H. (1993). Affekt und Schuldfähigkeit: ein psychopathologischer Lösungsvorschlag. In H. Sass (Hrsg.), *Affektdelikte: Interdisziplinäre Beiträge zur Beurteilung von affektiv akzentuierten Straftaten* (S. 214–231). Berlin: Springer: https://doi.org/10.1007/978-3-642-78514-6_13

Sass, H. & Habermeyer, E. (2007). Die Begutachtung von Persönlichkeitsstörungen aus psychopathologischer Sicht. *Forensische Psychiatrie, Psychologie, Kriminologie, 2* (1), 156–161. https://doi.org/10.1007/s11757-007-0024-x

Schepker, R. (2011). Grundsätze des Jugendstrafrechts. In F. Hässler, W. Kienze & N. Nedopil (Hrsg.), *Praxishandbuch forensische Psychiatrie des Kindes-, Jugend- und Erwachsenenalters: Grundlagen, Begutachtung und Behandlung.* Berlin: Medizinisch Wissenschaftliche Verlagsgesellschaft.

Schmeck, K. & Poustka, F. (2001). Temperament and disruptive behavior disorders. *Psychopathology, 34* (3), 159–163. https://doi.org/10.1159/000049300

Schmeck, K., Schlüter-Müller, S. & Resch, F. (2012). Persönlichkeitsstörungen. In J.M. Fegert, C. Eggers & F. Resch (Hrsg.), *Psychiatrie und Psychotherapie des Kindes- und Jugendalters* (S. 717–734). Berlin: Springer.

Schmidt, A.F., Babchishin, K.M. & Lehmann, R.J. (2017). A meta-analysis of viewing time measures of sexual interest in children. *Archives of Sexual Behavior, 46* (1), 287–300. https://doi.org/10.1007/s10508-016-0806-3

Schmidt, V. (2016). Begutachtungen und fachliche Stellungnahmen. In O. Bilke-Hentsch & K. Sevecke (Hrsg.), *Aggressivität, Impulsivität und Delinquenz: Von gesunden Aggressionen bis zur forensischen Psychiatrie bei Kindern und Jugendlichen* (S. 108–113). Stuttgart: Thieme.

Schweizerische Akademie der Medizinischen Wissenschaften & Verbindung der Schweizer Ärztinnen und Ärzte (Hrsg.). (2022). *Rechtliche Grundlagen im medizinischen Alltag: Ein Leitfaden für die Praxis.* Verfügbar unter https://www.samw.ch/dam/jcr:6ad95a25-5d41-48f9-84bf-6892ced7a0fc/leitfaden_samw_rechtliche_grundlagen.pdf

Sevecke, K. & Krischer, M. (2014). *Hare Psychopathy Checklist: Youth Version by A.E. Forth, D.S. Kosson and R.D. Hare.* Göttingen: Hogrefe.

Singh, J.P., Grann, M. & Fazel, S. (2011). A comparative study of violence risk assessment tools: A systematic review and metaregression analysis of 68 studies involving 25,980 participants. *Clinical Psychology Review, 31* (3), 499–513. https://doi.org/10.1016/j.cpr.2010.11.009

Staub, L. (2018). *Das Wohl des Kindes bei Trennung und Scheidung: Grundlagen für die Praxis der Betreuungsregelung.* Bern: Hogrefe. https://doi.org/10.1024/85813-000

Steinberg, L.D., Cauffman, E. & Monahan, K. (2015). *Psychosocial maturity and desistance from crime in a sample of serious juvenile offenders.* Washington, DC: US Department of Justice, Office of Justice Programs. Available from https://ojjdp.ojp.gov/sites/g/files/xyckuh176/files/pubs/248391.pdf

Steinhausen, H.-C. (2019). *Psychische Störungen bei Kindern und Jugendlichen: Lehrbuch der Kinder- und Jugendpsychiatrie und-psychotherapie.* München: Elsevier.

Stieglitz, R.-D. (2018). Das AMDP-System – Entwicklung und aktueller Stand. *Der Neurologe & Psychiater, 19* (2), 36–39. https://doi.org/10.1007/s15202-018-1945-2

Tuschen-Caffier, B. & von Gemmeren, B. (2009). Problem- und Verhaltensanalyse. In J. Margraf & S. Schneider (Hrsg.), *Lehrbuch der Verhaltenstherapie* (S. 363–375). Berlin: Springer.

Urbaniok, F. (2021). *FOTRES-Forensisches Operationalisiertes Therapie-Risiko-Evaluations-System: Diagnostik, Risikobeurteilung und Risikomanagement bei Straftätern.* Berlin: Medizinisch Wissenschaftliche Verlagsgesellschaft.

Urwyler, T., Aebi, M., Bessler, C., Bernard, S., Beyli, M., Boudriot, F. et al. (2024). Psycholog:innen als Sachverständige für Gutachten zur Schuldfähigkeit und Massnahmenindikation im Erwachsenenstrafrecht: Falsifikation der bundesgerichtlichen Thesen in BGE 140 IV 49. *sui generis, 1*, 102–112. https://doi.org/10.21257/sg.256

Urwyler, T., Endrass, J., Hachtel, H. & Graf, M. (2022). *Handbuch Strafrecht Psychiatrie Psychologie.* Basel: Helbling Lichtenhahn.

Urwyler, T., Siedler, C. & Aebi, M. (2021). *Massnahmen für junge Erwachsene nach Art. 61 StGB: Beurteilung der erheblich gestörten Persönlichkeitsentwicklung. Bibliothek zur Zeitschrift für Schweizerisches Recht, Beiheft 57.* Basel: Helbling Lichtenhahn.

Vertone, L., Aebi, M., Imbach, D., Best, T. & Bessler, C. (2024). *Forensisches Therapieprogramm für angemessenes Sexualverhalten: das ThePas-Manual*. Göttingen: Hogrefe.

Viljoen, J.L., Mordell, S. & Beneteau, J.L. (2012). Prediction of adolescent sexual reoffending: A meta-analysis of the J-SOAP-II, ERASOR, J-SORRAT-II, and Static-99. *Law and Human Behavior, 36* (5), 423–438. https://doi.org/10.1037/h0093938

Von Buch, J. & Köhler, D. (2019). Jugendlich oder erwachsen? – Standards in der Beurteilung der strafrechtlichen Verantwortungsreife nach § 105 JGG. *Rechtspsychologie – RPsych, 5* (3), 178–205.

Wechsler, D. (2017). *Wechsler Intelligence Scale for Children – Fifth Edition*. Göttingen: Hogrefe.

Weierstall, R. & Elbert, T. (2011). The Appetitive Aggression Scale—development of an instrument for the assessment of human's attraction to violence. *European Journal of Psychotraumatology, 2* (1), 8430. https://doi.org/10.3402/ejpt.v2i0.8430

Weierstall, R. & Elbert, T. (2012). Formen und Klassifikation menschlicher Aggression. In J. Endrass, A. Rossegger, F. Urbaniok & B. Borchard (Hrsg.), *Interventionen bei Gewalt- und Sexualstraftätern: Risk-Management, Methoden und Konzepte der forensischen Therapie* (S. 3–14). Berlin: Medizinisch Wissenschaftliche Verlagsgesellschaft.

Weiss, R. (2019). *Grundintelligenztest Skala 2-Revision (CFT 20-R)*. Göttingen: Hogrefe.

Wertz, M., Kury, H. & Rettenberger, M. (2018). Umsetzung von Mindestanforderungen für Prognosegutachten in der Praxis. *Forensische Psychiatrie, Psychologie, Kriminologie, 12* (1), 51–60. https://doi.org/10.1007/s11757-017-0458-8

Weyers, S., Weyers, S., Eckensberger, L.H., Sujbert, M. & Eckensberger, L.H. (2007). *Recht und Unrecht aus kindlicher Sicht*. Münster: Waxmann Verlag.

Worling, J.R. (2017). *Protective + Risk Observations For Eliminating Sexual Offense Recidivism*. Retrieved November 16, 2024, from www.profesor.ca

Worling, J.R. & Curwen, T. (2001). *Estimate of Risk of Adolescent Sexual Offense Recidivism (ERASOR)*. Dorset: Roussel House Publishing.

Zara, G., Farrington, D.P. & Jung, S. (2020). Denial in sex offending treatment: examining criminal career diversity. *Journal of Forensic Psychology Research and Practice, 20* (5), 451–473. https://doi.org/10.1080/24732850.2020.1776050

Zimmermann, P. & Fimm, B. (2015). *Testbatterie zur Aufmerksamkeitsprüfung (TAP), Handbuch* [Attention Test Battery (TAP), Manual]. Herzogenrath: Psytest.

4 Interventionen

Der Umgang mit Jugendlichen und jungen Erwachsenen, welche Delikte begangen haben, wird kontrovers und teilweise sehr emotional diskutiert. In den Medien und in der Öffentlichkeit werden unterschiedliche Haltungen und Empfehlungen zum Umgang mit Jugendkriminalität geäußert, wobei die Frage nach der rehabilitativen Wirkung einer Intervention nur zum Teil im Fokus der Diskussion steht. Häufig geht es auch um die Frage einer gerechten Bestrafung oder um Vorwürfe eines zu wenig harten Durchgreifens bzw. einer Kuscheljustiz. Es würde an dieser Stelle zu weit führen, auf den allgemeinen Umgang mit Jugenddelinquenz und die Funktion und die Angemessenheit von Strafen genauer einzugehen. In der Schweiz ist gemäß dem CH-JStG der Schutz und die Erziehung wegleitend im Umgang mit straffällig gewordenen Jugendlichen.[29] Auch in Deutschland und Österreich stehen erzieherische Interventionen im Vordergrund (Grundsatz: Erziehung vor Strafe). Entsprechend geht es um individuell ausgestaltete Interventionen für einen straffällig gewordenen Jugendlichen, welche in diesem Kapitel beschrieben werden.

29 CH-JStG Art. 2 Abs. 1: Wegleitend für die Anwendung dieses Gesetzes sind der Schutz und die Erziehung des Jugendlichen. CH-JStG Art. 2 Abs. 1: Den Lebens- und Familienverhältnissen des Jugendlichen sowie der Entwicklung seiner Persönlichkeit ist besondere Beachtung zu schenken.

4.1 Grundlagen

In einem ersten Schritt werden im Folgenden wichtige forensische Grundprinzipien wie das „Risk-Need-Responsivity-Prinzip" und das „Good Lives Model" beschrieben. Danach wird auf verschiedene in Europa und den angloamerikanischen Ländern verbreitete Interventionsformen und ihre Wirksamkeit eingegangen. Interventionen lassen sich in punitive, erzieherische und soziale sowie therapeutische Ansätze gliedern. Es werden aktuelle wissenschaftliche Erkenntnisse zur Wirksamkeit der Interventionen dargestellt. Die konkreten therapeutischen Möglichkeiten und die praktische Ausführung einer multimodalen und deliktpräventiven Therapie werden nachfolgend im Kapitel 5 beschrieben.

Die verschiedenen Rechtssysteme in der Schweiz, Deutschland und Österreich machen es schwierig, die rechtlichen Grundlagen der Interventionen im Einzelnen zu beschreiben. Die folgende Übersicht orientiert sich daher vorwiegend am CH-JStG. Gemäß Manzoni, Baier und Eberitzsch (2018) befindet sich die Schweiz in Bezug auf die Wirksamkeit ihrer jugendstrafrechtlichen Interventionen in einer guten Position, da die Rückfallquote von Jugendlichen im europäischen Vergleich tief ausfällt. Die Zahlen des Bundesamts für Statistik zeigen, dass die Rückfallquote bei Minderjährigen in der Schweiz, gemessen als erneute Verurteilung nach drei Jahren, zwischen 26,7 und 36,8 % bei

31,3 % lag (Bundesamt für Statistik, 2017). Demgegenüber belief sich die allgemeine Rückfallrate in Deutschland nach ebenfalls drei Jahren bei 14- bis 15-Jährigen auf 46 %, bei 16- bis 17-Jährigen auf 42 % und bei 18- bis 20-Jährigen sowie bei 21- bis 24-Jährigen auf 40 % (Jehle, Albrecht, Hohmann-Fricke & Tetal, 2013). Mit einer Rückfallrate von 74 % innerhalb von drei Jahren bei Jugendlichen, die aus dem deutschen Jugendstrafvollzug entlassen wurden, ist diese Gruppe besonders gefährdet (Jehle et al., 2013).

4.1.1 Das Risk-Need-Responsivity-Prinzip

Andrews et al. (1990) sowie Bonta und Andrews (2016) zeigten auf, dass die Reduzierung der Rückfallraten durch spezifische Behandlung davon abhängig ist, ob den RNR-Prinzipien, also dem Risikoprinzip (Risk), dem Bedarfsprinzip (Need) und dem Ansprechbarkeitsprinzip (Responsivity), Rechnung getragen wird. Das *Risikoprinzip* (Risk) fordert, dass die Intensität der Intervention sorgfältig auf die Höhe des Rückfallrisikos, welches von der Person ausgeht, abgestimmt wird. Beziehungsweise sollte der Beeinträchtigung durch die eventuell vorliegende psychische Störung der Person, welche die Höhe des Rückfallrisikos mitbedingt, Rechnung getragen werden. Je höher das Rückfallrisiko bzw. der Grad der Erkrankung beurteilt wird, desto intensiver sollte die Betreuung/Behandlung sein, um rückfallpräventiv zu wirken. Das *Bedarfsprinzip* (Need) impliziert, dass die inhaltliche Arbeit mit der straffällig gewordenen Person auf die jeweilig vorliegenden spezifischen kriminogenen (deliktbegünstigenden) Faktoren abzielen sollte. Das heißt, dass der Behandlungsansatz die individuellen psychosozialen Ursachen für straffälliges Verhalten beeinflussen muss, um rückfallpräventiv zu wirken. Das *Ansprechbarkeitsprinzip* (Responsivity) sagt aus, dass einerseits die Wirksamkeit der zum Zuge kommenden Interventionsform belegt sein muss, andererseits aber auch dem konkreten Denk- und Lernstil des Jugendlichen sowie dessen persönlichen Eigenarten entsprechen muss (Bonta & Andrews, 2016).

4.1.2 Good Lives Model

Ein weiteres Prinzip, das in der Behandlung von straffällig gewordenen Jugendlichen und jungen Erwachsenen von Bedeutung ist, ist das Good Lives Model (deutsch: Modell des guten Lebens; Ward, 2002; Ward, Mann & Gannon, 2007). Es basiert auf der Theorie der Positiven Psychologie und verfolgt das grundlegende Ziel, den Klienten zu befähigen, ein gutes Leben führen zu können, und damit die Motivation zu verringern, weiterhin zu delinquieren. Gerade dieser Fokus wurde auch entsprechend kritisiert: Das verübte Delikt und die kriminogenen Faktoren würden zu wenig Beachtung finden (Andrews, Bonta & Wormith, 2011). Es ist aber darauf hinzuweisen, dass eine ressourcenorientierte Fokussierung auf eigene Stärken mit dem Ziel, das eigene Wohlergehen zu verbessern, von zentraler Bedeutung ist, damit ein Jugendlicher sich überhaupt auf eine Intervention einlassen kann. Eine konsequente Fokussierung auf positive Lebensziele sollte daher ebenfalls bei straffällig gewordenen Jugendlichen Berücksichtigung finden, sehen sie sich im Rahmen des Strafverfahrens doch vielen aversiven Konsequenzen gegenüber. Gerade bei Jugendlichen ist der Aufbau einer zuversichtlichen Perspektive von zentraler Bedeutung. Dies gilt für eine allgemeine Stärkung des Selbstvertrauens wie auch der Selbstachtung in den verschiedenen Lebensbereichen. Insbesondere in der Therapie geht es darum, Ziele zu erarbeiten und zu erreichen und mit diesen einen Grund und einen Wert zu erschaffen, für die es sich lohnt, deliktfrei zu bleiben.

4.2 Punitiv ausgerichtete Interventionen

Punitive Interventionen sind Maßnahmen, die vor allem auf Bestrafung und Abschreckung fokussieren, um zukünftiges Fehlverhalten zu verhindern.

4.2.1 Gefängnisaufenthalte

Es ist wichtig, zwischen zwei Arten von Haftsettings zu unterscheiden: 1) Vor einer Verurteilung können Jugendliche in Polizei- oder Untersuchungshaft eingewiesen werden. Die Anordnung von Untersuchungshaft ist in der Schweiz, Deutschland und Österreich vergleichbar. Sie kann angeordnet werden, wenn von einer Flucht- oder Wiederholungsgefahr auszugehen ist oder wenn eine sogenannte Kollusionsgefahr besteht, also ein Risiko, dass Beweismittel vernichtet oder Zeug:innen, Mitangeschuldigte oder Geschädigte beeinflusst werden. Eine Untersuchungshaft ist befristet und muss richterlich bestätigt werden. 2) Andererseits können Jugendliche zu einer Freiheitsstrafe verurteilt werden, welche sie dann in einer Justizvollzugsanstalt verbüßen müssen. Bei der Anordnung von Freiheitsstrafen zeigen sich aufgrund der verschiedenen Rechtssysteme gravierende Unterschiede in den verschiedenen Ländern. Beispielsweise werden in Deutschland rund zehnmal mehr Jugendliche in den Jugendstrafvollzug eingewiesen als in der Schweiz.[30] In anderen Ländern, so z. B. den USA, sind die Zahlen von Jugendlichen in Gefängnissen nochmals deutlich höher (National Center for Juvenile Justice, 2022), und ein Teil der Jugendlichen ist gar in Gefängnissen für Erwachsene inhaftiert (Bureau of Justice Statistics of the U.S. Department of Justice, 2023). Insgesamt ist in den letzten 20 Jahren die Anzahl von Jugendlichen in Gefängnissen weltweit gesunken, was zum einen auf eine geringere Kriminalitätsrate und zum anderen auf die Entwicklung von alternativen Maßnahmen zurückzuführen ist (Rovner, 2024; UNICEF, 2024).

Während Gefängnisse früher nur Institutionen waren, in welchen verurteilte Personen einfach ihre „Zeit absaßen" bzw. ihre Strafe verbüßten, hat in den letzten 10–20 Jahren ein Paradigmenwechsel stattgefunden. In fast allen Ländern Westeuropas ist die Wiedereingliederung von inhaftierten Personen eine der zentralen Aufgabe des Justizvollzugs (Reichenbach & Bruns, 2018). Diese beginnt bereits nach der Inhaftierung und durchläuft alle Phasen einer möglichen Freiheitsstrafe mit entsprechenden Lockerungen. Durch die Aufrechterhaltung von Kontakten zu Angehörigen, durch Gespräche mit Sozialarbeitenden sowie durch die Ausübung und Erlernung von schulischen und beruflichen Tätigkeiten sollen die Inhaftierten auf ein Leben ohne Delikte vorbereitet werden (Dünkel, Jesse & Pruin, 2016). Die Inhaftierung von Jugendlichen unter 18 Jahren wird als besonders kritisch bezüglich möglicher negativer Auswirkungen gesehen. Die UNICEF-Kinderrechtskonvention (UNICEF, n. d.) fordert darum auch, dass bei Kindern und Jugendlichen eine Freiheitsstrafe nur als letztes Mittel und nur für die kürzeste angemessene Zeit angeordnet werden darf. Weiter müssen Kinder und Jugendliche von Erwachsenen räumlich getrennt untergebracht werden, und zwischen den beiden Gruppen darf in den Institutionen kein Kontakt bestehen. Damit wird intendiert, Jugendliche vor negativen bzw. kriminogenen Einflüssen durch Erwachsene zu schützen. Der schädliche Einfluss von Gefängnissen auf Jugendliche wurde in einer umfassenden Übersichtsarbeit der wissenschaftlichen Literatur von Lambie und Randell (2013) zusammengefasst: Eine Inhaftierung kann dazu führen,

1. dass eine normale prosoziale Entwicklung gestört wird,
2. dass antisoziale Gedanken und Verhaltensweisen von anderen deliktnahen Jugendlichen übernommen werden,
3. dass Jugendliche Opfer von Übergriffen durch andere Inhaftierte werden,
4. dass psychische Probleme sich verschlechtern und suizidale Gedanken und Impulse zunehmen,

30 Am Stichtag waren 2023 von 1,7 Millionen Jugendlichen 45 Jugendliche (0,000026 %) in einem Freiheitsentzug. Demgegenüber waren in Deutschland am Stichtag 2023 von 13,6 Millionen Jugendlichen 2.698 (0,000218 %) im Jugendstrafvollzug (Schweiz: Bundesamt für Statistik, 2024a, 2024b); Deutschland: Destatis, n. d.; Statista, 2024).

5. dass wichtige soziale Beziehungen zu Familie und Freunden nicht fortgeführt werden können und
6. dass durch das Stigma des Gefängnisaufenthaltes die Resozialisierung erschwert wird.

Viele Untersuchungen zeigen hohe Prävalenzen von psychischen Störungen in den Gefängnissen und weisen darauf hin, dass viele dieser Auffälligkeiten nicht angemessen erfasst und behandelt werden (Beaudry, Yu, Långström & Fazel, 2020; Bessler, Stiefel, Barra, Plattner & Aebi, 2018).

Wirksamkeit: Die Forschungslage zeigte bisher relativ deutlich, dass Gefängnisstrafen keinen präventiven Charakter in Bezug auf die Vermeidung von Rückfällen im Allgemeinen haben. So fand keine der durchgeführten Metaanalysen einen deliktpräventiven Effekt (siehe z. B. Lipsey & Cullen, 2007; Smith, Gendreau & Goggin, 2002; Villettaz, Killias & Zoder, 2006). Gefängnisstrafen sind bei Jugendlichen in Bezug auf ihre individuellen Auswirkungen als problematisch anzusehen. Lambie und Randell (2013) kommen zum Schluss, dass Gefängnisse weder kosteneffektiv noch wirkungsvoll sind in Bezug auf positive Veränderungen der Jugendlichen. Sampson und Laub (1993) zeigen anhand von Daten einer Langzeitstudie aus den USA, dass Jugendliche durch ihre Gefängnisaufenthalte ihre sozialen Bindungen verloren und darum nach der Entlassung häufiger rückfällig wurden. Zusammenfassend ist aus einer psychologisch-psychiatrischen und deliktpräventiven Sicht eine Inhaftierung von Kindern, Jugendlichen und jungen Erwachsenen aufgrund ihrer individuellen Auswirkungen als kritisch zu beurteilen. Bei der Anordnung einer Freiheitsstrafe sind jedoch nicht nur individuelle, sondern auch allgemeinjuristische, gesellschaftlich-ethische und opferrechtliche Gesichtspunkte zu berücksichtigen (z. B. Überlegungen zu Straftheorien/Schuldausgleich). Auf diese kann an dieser Stelle nicht näher eingegangen werden (siehe z. B. Thiem, 2010; Urwyler, Endrass, Hachtel & Graf, 2022). Weiter ist zu erwähnen, dass in den letzten 10 Jahren im Rahmen der Ausrichtung auf die Wiedereingliederung soziale und therapeutische Angebote eingeführt wurden, welche die sozialen Funktionen, aber auch das Deliktrisiko nach der Entlassung positiv beeinflussen können. Insbesondere bei Jugendlichen wird auch dem Aspekt der Angehörigenarbeit mehr Rechnung getragen. Der Kontakt zur Familie soll aktiv gepflegt werden. Eine aktuelle Übersichtsarbeit über therapeutische Programme zeigt, dass Therapieprogramme auch in Jugendgefängnissen eingesetzt werden und dort wirksam sind (Pappas & Dent, 2023).

4.2.2 Bootcamps

Als Bootcamps werden bestimmte Einrichtungen zur Umerziehung von straffällig gewordenen Jugendlichen bezeichnet. Sie wurden erstmals 1983 in den USA für erwachsene Inhaftierte eingeführt. Dort haben sie sich rasch ausgebreitet und wurden auch vermehrt im Jugendstrafvollzug eingesetzt (Wilson, MacKenzie & Mitchell, 2005). In Europa existieren Bootcamps in England (Farrington et al., 2002), während im deutschsprachigen Raum – gemäß unserem Wissen – keine solchen Programme bekannt sind. Bootcamps orientieren sich an den disziplinarischen Grundregeln von Militäreinheiten. In einem typischen Bootcamp haben die Teilnehmer täglich einen genauen Ablauf von Aktivitäten einzuhalten (z. B. militärischer Drill, Zeremonien und körperliches Training). Fehlverhalten wird sofort und schnell bestraft und beinhaltet in der Regel eine Art von körperlicher Betätigung wie z. B. das Ausführen von Liegestützen. In Bootcamps für Jugendliche werden auch schulische Bildung und therapeutische Aktivitäten angeboten (Wilson et al., 2005). Die Aufnahmekriterien unterscheiden sich, teilweise können Strafgerichte Jugendliche zur Teilnahme an einem Camp verpflichten. Teilweise werden die Teilnehmer vom Justizpersonal eines Gefängnisses ausgewählt bzw. können an einem Bootcamp alternativ zu einer längeren Gefängnisstrafe teilnehmen (Wilson et al., 2005).

Die Idee hinter den Bootcamps ist, dass die Jugendlichen durch Routine, Disziplin und die Konfrontationen mit dem Personal Selbstkontrolle und Respekt erlernen. Durch den physischen Drill und die Bestrafungen haben Bootcamps jedoch auch einen klar aversiven Charakter und wollen die Jugendlichen auch vor weiteren Straftaten abschrecken. Viele forensische Fachpersonen stehen den Bootcamps äußerst kritisch gegenüber, weil es in der Regel darum gehe, den Willen eines Menschen zu brechen, was nicht Ziel einer Behandlung sein könne. Die Teilnehmenden gewinnen kein vertieftes Verständnis für die Entstehung ihres kriminellen Verhaltens und lernen keine echten, auf sie abgestimmten alternativen Handlungsvarianten kennen. Die Bootcamps wurden auch stark kritisiert, weil es immer wieder zu Todesfällen von Teilnehmenden oder zu sexuellen Übergriffen gekommen sei (Boot camp for kids: Torturing teens for fun & profit, n.d.).

Wirksamkeit: Die beiden bisher durchgeführten Metaanalysen kamen zum Schluss, dass Bootcamps nicht effektiv bezüglich einer Verhinderung von weiteren Straftaten sind (Meade & Steiner, 2010; Riphagen, 2010; Wilson et al., 2005). Die Teilnehmenden von Bootcamps zeigten in der Metaanalyse von Wilson eine (nicht signifikante) 3–5 % höhere Rückfallquote als die Nichtteilnehmenden (Berechnungen gemäß Farrington, Gaffney & White, 2022). Betrachtet man die Metaanalyse von Wilson et al. (2005), so ist anzumerken, dass die Bootcamps mit einer therapeutischeren oder rehabilitativeren Ausrichtung besser abschnitten als andere. Weiter ist auch entscheidend, welche Gruppe als Vergleichsgruppe für die Wirksamkeit herangezogen wurde: Bootcamps waren weniger wirkungsvoll im Vergleich zu einer Kontrollgruppe mit Jugendlichen auf Bewährung, hingegen waren sie effektiver, wenn man sie mit einer Kontrollgruppe von Jugendlichen in Gefängnissen verglich (Farrington et al., 2022).

4.2.3 Individuelle Abschreckung

Bereits in den 1960er-Jahren entstanden in den USA Programme, die Gefängnisbesuche zu Präventionszwecken beinhalteten. Durch den Besuch von Jugendlichen, welche bereits Straftaten verübt hatten, oder von Kindern, die Gefahr liefen, straffällig zu werden, sollte ein Abschreckungseffekt erzielt werden, um diese dadurch von weiteren Straftaten abzuhalten (Sturm, 2018). Bei fast allen diesen Interventionen interagierten die Jugendlichen direkt mit den Gefängnisinsassen in den Einrichtungen. Die Abschreckung sollte funktionieren, indem der Alltag und die Gewalt in den Gefängnissen möglichst realitätsnah aufgezeigt wurden. Bekanntheit erlangte dieser Ansatz mit dem Film „Scared Straight" (Shapiro, 1978), welcher den Besuch einer Gruppe von ca. 30 Jugendlichen im Rahway-Gefängnis von New Jersey dokumentiert (Sturm, 2018). Der Film erhielt 1979 den Oscar als bester Dokumentarfilm (Academy of Motion Picture Arts & Sciences, n.d.). Die Jugendlichen werden darin von einer Gruppe Häftlinge beschimpft, angeschrien und eingeschüchtert. Die Gefängnisinsassen sollten dabei „Negativbeispiele" darstellen und dadurch gleichzeitig erzieherisch auf die „Besucher" einwirken. Solche Programme waren und sind bis heute in verschiedenen Staaten der USA populär und werden von Jugendrichter:innen angeordnet (Petrosino, Norton & MacDougall, 2023).

Wirksamkeit: Basierend auf einzelnen anekdotisch anmutenden Fallbeispielen wurde eine sehr hohe Erfolgsquote bei gleichzeitig sehr geringen Kosten propagiert. Dass solche Interventionen schädlich waren und die Jugendlichen dazu brachten, vermehrt kriminell zu werden, wurde erst durch systematische wissenschaftliche Erhebungen aufgezeigt. Ein systematisches Review (Petrosino, Turpin-Petrosino, Hollis-Peel & Lavenberg, 2013) basierend auf sieben Studien zeigt, dass diese Interventionsform schädlicher ist, als nichts zu tun.[31] Obschon viele der Abschreckungsprogramme aus den USA stammen, konnte auch eine Metaanalyse basierend auf europäischen Studien zeigen, dass individuelle Abschreckung nicht zu einer Verminderung von weiteren kriminellen Handlungen führt (Koehler, Lösel, Akoensi & Humphreys, 2013). Auch im deutschsprachigen Raum gibt es ähnliche Projekte, bei welchen ehemalige Strafgefangene Jugendliche vor Kriminalität warnen wollen (Sturm, 2018): Organisationen wie z. B. „Gefangene helfen Jugendlichen“[32] bieten Schulklassen die Möglichkeit von Besuchen durch ehemalige Gefangene, die über ihre Erlebnisse berichten. Auch wenn diese Angebote nicht vergleichbar sind mit den amerikanischen Scared-Straight-Ansätzen, bleibt unklar, inwieweit solche Interventionen wirksam sind, insbesondere labile Jugendliche von Kriminalität abzuhalten.

4.3 Erzieherische und soziale Ansätze

Erzieherische und soziale Ansätze bei der Intervention mit straffällig gewordenen Jugendlichen zielen darauf ab, das Verhalten der Jugendlichen positiv zu beeinflussen, ihre Wiedereingliederung in die Gesellschaft zu fördern und zukünftige Straftaten zu verhindern.

4.3.1 Sozialpädagogische Unterbringungen

Die Unterbringung von straffällig gewordenen Kindern und Jugendlichen in Pflegefamilien und sozialpädagogisch ausgerichteten Institutionen ist insbesondere in der Schweiz, aber auch in anderen europäischen Ländern verbreitet. In anderen Ländern existieren sozialpädagogisch ausgerichtete Institutionen, welche ausschließlich für straffällig gewordene Jugendliche konzipiert sind. In den USA und Kanada umfassen stationäre Betreuungsangebote sehr große geschlossene Einrichtungen bis hin zu kleineren und wohnlicheren Umgebungen. Je nach Konzept sind sie primär auf Sicherheit ausgerichtet (und dann eher vergleichbar mit Gefängnissen) oder sie beinhalten mehr offene sozial- und milieutherapeutische oder erlebnispädagogische Ausrichtungen (Office of Juvenile Justice & Delinquency Prevention, 2019).

In der Schweiz kann eine offene oder geschlossene Unterbringung als jugendstrafrechtliche Schutzmaßnahme angeordnet werden. Die Institutionen sind meist unabhängig und können Jugendliche nicht nur aus strafrechtlichen, sondern auch aus zivilrechtlichen Einweisungsgründen aufnehmen. Eine kürzlich durchgeführte Untersuchung weist auf die großen Ähnlichkeiten der zivil- und strafrechtlich platzierten Jugendlichen hin (z. B. bezüglich psychischer Probleme und Traumaerfahrungen) und unterstützt eine solche bedürfnisorientierte Einweisungspraxis (Jäggi et al., 2021). In Deutschland oder Österreich kann ein Richter eine Weisung erstellen, die dem Jugendlichen auferlegt, in einem Heim oder bei einer Pflegefamilie zu leben (Scheffler, 2010). Zudem können Jugendhilfemaßnahmen oder eine geschlossene Unterbringung als vorsorgliche Maßnahme zur Vermeidung einer Untersuchungshaft oder bei einer entsprechenden Selbst- oder Fremdgefährdung angeordnet werden. Durch die Herausnahme des Kindes oder Jugendlichen aus einem (erzieherisch) dysfunktionalen und/oder belasteten familiären Umfeld und mittels einer räumlichen Distanzierung von einem delikt- und drogennahen Peerumfeld soll weiteren Delikten entgegengewirkt und die Grundlage für eine angemessene psychosoziale Entwicklung geschaffen werden.

Mittels sozialpädagogischer Betreuung (z. B. Ermutigung zur Selbstständigkeit, Umgang mit Finanzen, Einhaltung von Ordnung) und Kon-

31 Die Odds Ratio (OR) für die Auswirkungen auf offiziell gemessenes kriminelles Verhalten deutet auf einen negativen Programmeffekt hin (OR 1,68, 95 %-Konfidenzintervall [CI] 1,20 bis 2,36).

32 https://www.gefangenehelfenjugendlichen.ch/ (letztmals zugegriffen am 10.11.2024).

trolle (Einhaltung von sozialen Regeln des Zusammenlebens) kann so erzieherischen Fehlentwicklungen entgegengewirkt werden. Da viele Jugendliche in sozialpädagogischen Institutionen in früheren Umgebungen Formen von Missbrauch und Vernachlässigung erfahren haben, sind traumapädagogische Ansätze hilfreich (Schmid et al., 2022). Über eine konstante Bezugsperson und regelmäßige Gespräche erfolgt eine vertiefte Beziehungsarbeit und Auseinandersetzung mit dem Jugendlichen. Die in der Schweiz existierenden Maßnahmenzentren nehmen Jugendliche ab 17 Jahren und junge Erwachsene von 18 bis 25 Jahren auf und bieten diesen ein hochstrukturiertes Setting mit einer geschlossenen Eintrittsphase und einem Stufenprogramm mit möglichen Vollzugslockerungsschritten. Sie haben kein direktes Äquivalent in Deutschland oder Österreich und sind eher vergleichbar mit geschlossenen forensischen Behandlungszentren in den USA. In Maßnahmenzentren werden sozialpädagogische, schulische, arbeitsagogische und psychiatrisch-psychotherapeutische Ansätze vereint. Es bestehen in einem solchen Umfeld aber auch starke Kontroll- und Sicherungsstrategien. Die ständige Beobachtung und das Wissen, dass die Alltagsbeobachtungen schriftlich festgehalten werden und für viele Mitarbeitende einsehbar sind, die Kameraüberwachung, die monotonen, repetitiven Geräusche in einem solchen Setting (Schritte, Piepsen der Türöffnungen per elektronischem Schlüssel, laute Signale bei Sicherheitsalarmen) sowie die von Mitarbeitenden sichtbar getragenen Personenschutzgeräte machen solche Umgebungen wenig behaglich und können dazu führen, dass sich die Jugendlichen und jungen Erwachsenen ohnmächtig und verletzlich fühlen.

Wirksamkeit: Trotz der häufigen Anordnungen von sozialpädagogischen Unterbringungen sind sie in Bezug auf deren Auswirkungen eher wenig erforscht. Eine moderate, aber statistisch signifikante Wirkung von sozialpädagogischen Unterbringungen auf eine Reduktion von kriminellen Rückfällen ist mittels früherer Metaanalysen teilweise belegt (Grietens & Hellinckx, 2004). Eine groß angelegte Studie in der Schweiz (Schmid, Kölch, Fegert & Schmeck, 2012) fand insgesamt positive Effekte von Heimunterbringungen und zeigt eine Abnahme an psychischen Belastungen und einen Zuwachs an sozialen Kompetenzen der Jugendlichen. 80 % der Jugendlichen erreichten ihre individuell definierten Ziele (Schmid et al., 2012). Andere Studien weisen aber auf eine diametral entgegengesetzte Wirkung von strafrechtlichen Unterbringungen hin. So zeigen Daten aus den USA und Kanada, dass eine Unterbringung zu einer Erhöhung der spezifisch einschlägigen oder einer allgemeinen Rückfallwahrscheinlichkeit führt (Bayer, Hjalmarsson & Pozen, 2009; Gatti, Tremblay & Vitaro, 2009). Auch die Untersuchungen bei Jugendlichen und jungen Erwachsenen in Maßnahmenzentren weisen auf hohe Rückfallraten und Gewaltdelikte nach deren Entlassung hin, ohne dass jedoch eine entsprechende Vergleichsgruppe zur Verfügung stand (Endrass, Fegert, Rossegger, Rubertus & Urbaniok, 2007; Gerth & Borchard, 2019). Kritisch diskutiert wird in diesem Zusammenhang der unerwünschte Lerneffekt durch deliktnahe Peers und/oder eine mögliche Stigmatisierung aufgrund der Heimerfahrung (Dishion, McCord & Poulin, 1999; Dishion & Tipsord, 2011; Gatti et al., 2009; siehe auch Kapitel 2.6 „Die Rolle von Peers und Medieneinflüssen"). Die Unterbringung in Pflegefamilien ist daher möglicherweise den Unterbringungen in Institutionen überlegen (Chamberlain & Moore, 1998). Eine groß angelegte Studie in der Schweiz hat die langzeitlichen Verläufe von Jugendlichen in sozialpädagogischen Heimen in der Schweiz analysiert (Modellversuch „Jugendhilfeverläufe: Aus Erfahrung lernen", JAEL; Jenkel & Schmid, 2018). Obschon die Untersuchung noch läuft und die Gesamtergebnisse noch ausstehend sind, fanden sich erste Teilergebnisse: Es ließen sich zwei Verlaufsgruppen identifizieren: eine Gruppe mit hohen stabilen Aggressionsverläufen und eine Gruppe mit einer verminderten Aggression. Letztere zeichnete sich unter anderem dadurch aus, dass sie die schulischen Anforderungen besser meisterte, weniger Substanzen konsumierte und sich als selbstwirksamer beschrieb (Kind, Bürgin, Clemens, Jenkel & Schmid, 2020). Die Rate von psychischen Störungen war im Jugendalter, aber auch nach der Heimentlassung im jungen Erwachsenenalter, konstant hoch (Seker et al., 2022).

4.3.2 Ambulante sozialpädagogische oder sozialarbeiterische Interventionen

Ambulante sozial ausgerichtete Interventionen umfassen verschiedene Formen von Unterstützungsmaßnahmen, welche einerseits individuell auf einen Jugendlichen ausgerichtet sein können (z. B. individuelles Coaching, persönliche Begleitung, Erziehungshilfen) oder andererseits in Form eines Programmes für mehrere Jugendliche gleichzeitig angeboten werden (z. B. Anti-Aggressionsprogramme, Lernprogramme, erlebnispädagogische Programme). In der Schweiz kann im Rahmen des Jugendstrafrechts eine persönliche Betreuung (Art. 13 CH-JStG) angeordnet werden. Eine solche kann unterschiedlich ausgestaltet sein. Sie kann individuelle Begleitungen und Beratungen oder Kurse für Gruppen von Jugendlichen umfassen. Sie kann entweder direkt durch den Sozialarbeiter oder die Sozialarbeiterin einer Jugendanwaltschaft oder durch eine externe Fachperson durchgeführt werden. Eine persönliche Betreuung wird in der Schweiz sehr häufig eingesetzt. Bei über der Hälfte der Fälle mit einer jugendanwaltschaftlichen Maßnahme wird eine persönliche Betreuung angeordnet (Molinari, 2022). In Deutschland kann äquivalent dazu gemäß dem D-JGG, § 10, die Weisung erlassen werden, dass der Jugendliche sich der Betreuung und Aufsicht einer bestimmten Person (Betreuungshelfer) unterstellen muss oder an einem sozialen Trainingskurs teilzunehmen hat.

Individuell ausgerichtete Interventionen: Mittels einer ambulanten erzieherischen Maßnahme soll eine adäquate Entwicklung, Erziehung und Bildung eines Jugendlichen durch die Einführung einer externen Person in die betroffene Familie gewährleistet werden (Molinari, 2022). Eine solche Maßnahme kann in Deutschland durch eine richterliche Weisung der Jugendhilfe durch den Einsatz einer sozialpädagogischen Familienbegleitung oder eines Jugendlichencoaches angeordnet werden. Das Ziel der Intervention ist meist die Stärkung der erzieherischen Fähigkeiten der Eltern und/oder der Eigenverantwortung des Jugendlichen. So soll die soziale und berufliche Integration verbessert und langfristig das Rückfallrisiko vermindert werden. Damit die Jugendlichen und die elterlichen Bezugspersonen von der Intervention des Betreuers profitieren können und die gewünschte Wirkung erzielt wird, ist der Aufbau eines Vertrauensverhältnisses notwendig (Molinari, 2022). Es empfiehlt sich daher, die Person sorgfältig auszuwählen und entsprechende Zeit für einen Beziehungsaufbau einzuplanen. Die sozialpädagogische Begleitung wird individuell auf die Bedürfnisse des Jugendlichen ausgerichtet. Dabei sollen die im Gutachten vorliegenden Befunde und Empfehlungen berücksichtigt werden (siehe Kapitel 3.9.7). Zu Beginn erfolgt meist erst eine Klärung der Beziehungen innerhalb der Familie, der Lebensbedingungen und der Umstände, unter denen die gewünschte Entwicklung erreicht werden kann. In der Folge werden die Entwicklung und Stärkung der persönlichen und sozialen Ressourcen der Jugendlichen und ihrer Familien verfolgt, damit sie selbstständig und verantwortungsbewusst sein können und die Eltern ihre erzieherischen Fähigkeiten anpassen können.

Gruppenspezifisch ausgerichtete Interventionen: Im deutschsprachigen Raum werden häufig auch sozialpädagogische Interventionsprogramme für Jugendliche angeboten. Darunter fallen verschiedene Kurse zum Umgang mit Wut und Aggressionen, sexualpädagogische Programme zur Aufklärung und Erlernung einer angemessenen Sexualität sowie verschiedene Programme zur Aufklärung über die Auswirkungen von Substanzen und den Umgang mit Suchtmitteln. Das Hauptziel der Kurse ist es, den Jugendlichen Wissen und Fähigkeiten zu vermitteln, die im weiteren Sinne deliktpräventiv sind. Sie sollen lernen, ihre Impulse und Emotionen zu kontrollieren, alternative Handlungsstrategien im Umgang mit sexuellen und aggressiven Impulsen zu entwickeln, sowie die Wirkungen von Substanzen kennenlernen und Alternativen zu deren Einnahme finden. Eine spezielle Kategorie der gruppenspezifisch ausgerichteten Interventionen stellen die erlebnispädagogischen Programme dar, welche teilweise auch in Kombination mit anderen Maßnahmen angeboten werden. Erlebnispädagogik versteht sich dabei als eine handlungsorientierte Methode, welche durch exemplarische Lernprozesse Jugendliche vor physische, psychische und soziale Herausforderungen stellt, um diese in ihrer Persönlichkeitsentwicklung zu fördern und sie dazu zu befähigen, ihre Lebenswelt eigenverantwortlich zu gestalten (Heckmair & Michl, 1993).

Exemplarisch als Gruppenprogramm soll hier das Anti-Aggressivitäts-Training genauer dargestellt werden, da es im deutschsprachigen Raum häufig in Jugendstrafanstalten, Jugendheimen und weiteren Erziehungseinrichtungen eingesetzt wird (Weidner, 1995). Konkret soll mittels des Programms ein verbesserter Umgang mit Konfliktsituationen erlernt werden, etwa im Rahmen von individuellen Provokationstests oder bei der Analyse von Aggressivitätsauslösern. Eine Veränderung der Einstellungen zur Gewalt und eine bessere Fähigkeit zur Opferempathie und Perspektivenübernahme sollen dabei erreicht werden. Der Ansatz umfasst mehrere Übungen, welche in einer Gruppe im Rahmen eines Programms durchgeführt werden. Die meisten dieser Übungen beziehen sich auf ein Konfrontationsprinzip, bei welchem der Jugendliche vor der Gruppe zu sich, seinen Delikten und seinen Einstellungen Stellung beziehen muss (z.B. in Form eines „heißen Stuhls“, bei welchem sich der Jugendliche in der Mitte der Gruppe der Diskussion wie auch dem verbalen „Kreuzfeuer“ stellen muss). Diese Übungen werden weiter komplettiert durch Interventionen aus der Erlebnis- und Sportpädagogik, wo die gemeinsame Überwindung von Herausforderungen im Zentrum steht. Der Ansatz wurde allerdings wiederholt aufgrund des damit verbundenen „Vorgeführtwerdens“ des Jugendlichen innerhalb der Gruppe und der teilweise grenzwertigen Kommunikation der Trainer:innen als entwürdigend kritisiert (Plewig, 2010).

Wirksamkeit: Die sozialpädagogischen Coachings wurden in zahlreichen Untersuchungen in Bezug auf ihre Wirkung erforscht, dies aber häufig nicht nur im Kontext von strafrechtlichen Interventionen: So haben Raposa et al. (2019) insgesamt 70 Untersuchungen zu Mentoringprogrammen mit 25286 Kindern und Jugendlichen in ihre Metaanalyse einbezogen. Nur ein Teil der einbezogenen Studien umfasste jedoch Interventionen mit ausgebildetem Fachpersonal und erhob externalisierende Verhaltensprobleme als Outcomes. Christensen et al. (2020) haben in einer Ergänzung zu dieser Metaanalyse spezifische zielorientierte Coachingansätze untersucht. Die Interventionen wurden als wirksamer beurteilt, wenn sie von professionellen Helfer:innen durchgeführt wurden und zielorientiert ausgerichtet waren. Insgesamt führten die Interventionen zu einer Verminderung der externalisierenden Verhaltensprobleme im Umfang von 13 bis 19% (Berechnungen gemäß Farrington et al., 2022). Noch spezifischer haben Tolan, Henry, Schoeny, Lovegrove und Nichols (2014) Effekte von Mentoringprogrammen auf Jugenddelinquenz und Aggression untersucht. Basierend auf 25 Untersuchungen fanden sie eine Verminderung der Delinquenz im Umfang von 19 bis 26% (Berechnungen gemäß Farrington et al., 2022). Eine erzieherische Unterstützung für Eltern im Rahmen des Jugendstrafrechts wurde bisher nicht systematisch untersucht. Die Wirkung von Elterntrainings im Allgemeinen ist jedoch sehr gut belegt. So zeigen verschiedene Metaanalysen eine deutliche Verminderung von Problemverhaltensweisen bei Kindern und Jugendlichen, welche mit späteren antisozialen Verhaltensweisen im Zusammenhang stehen (Baumel, Pawar, Kane & Correll, 2016; Piquero et al., 2016; Piquero, Jennings, Farrington, Diamond & Gonzalez, 2016).

Viele sozialpädagogische Gruppenprogramme sind wissenschaftlich schlecht evaluiert und beziehen ihre Berechtigung häufig mehr aus einer intuitiven Plausibilität zur Wirkung als aus belastbaren Daten. Wenn es vereinzelte Wirksamkeitsstudien zu Programmen gibt, sind sie häufig methodisch als problematisch zu beurteilen (z. B. durch das Fehlen einer geeigneten Kontrollgruppe) und können deshalb wenig belastbare Aussagen zu einer deliktpräventiven Wirkung machen. So sind auch abschließende Aussagen zur Wirkung eines Anti-Aggressionstrainings aktuell nicht möglich (Bliesener, 2010). Erlebnispädagogisch orientierte Programme führten gemäß einer kürzlich publizierten Metaanalyse mit 11 Originalstudien zu einem signifikanten Rückgang von selbst- und fremdberichtetem delinquentem Verhalten (Beck & Wong, 2022). Dabei ist jedoch zu berücksichtigen, dass die Stichproben sehr klein waren, die meisten Interventionen in Form von Abenteuerferien oder ähnlichen Settings durchgeführt wurden und nur kurzfristige Auswirkungen im Selbst- und Fremdbericht (elterliche Bezugspersonen) erhoben werden konnten. Inwieweit solche Programme auch nachhaltig kriminelle Verläufe gemäß offiziellen Zahlen verhindern können, bleibt unklar.

4.3.3 Mediation/Täter-Opfer-Ausgleich und weitere Ansätze zur restaurativen Justiz

Der Einsatz und die Wirkung von Strafmediationen und der restaurativen Justiz werden aktuell in der Schweiz, Deutschland und Österreich intensiv diskutiert (siehe z. B. Domenig, 2023). In der Schweiz besteht im Jugendstrafrecht die Möglichkeit einer Strafmediation. In Deutschland besteht die Möglichkeit eines Täter-Opfer-Ausgleiches, welche seit den 1980er-Jahren im Jugendstrafrecht[33] und in der Zwischenzeit auch im Erwachsenenstrafrecht Anwendung findet. In Österreich ist äquivalent dazu der Tatausgleich als Instrument der Diversion in der Strafprozessordnung (§ 204 Ö-StPO) verankert und findet auch im Jugendstrafrecht Anwendung (Ö-JGG, § 7). Im Unterschied zur Schweiz kann ein Tatausgleich auch ohne Zustimmung der Geschädigten erfolgen (Ö-JGG, § 7). Im Folgenden sollen das Mediationsverfahren der Schweiz und das Konzept der restaurativen Justiz allgemein kurz dargestellt werden.

Strafmediation: Eine Strafmediation ist ein für alle betroffenen Parteien freiwilliges vor- und außergerichtliches Verfahren der Konfliktbearbeitung zwischen strafrechtlich beschuldigten und geschädigten Personen. Eine unparteiliche Drittperson (z. B. ein Mediator einer Mediationsfachstelle) unterstützt die Beteiligten darin, ihren Streit einvernehmlich zu lösen. Während eines Mediationsverfahrens wird die Strafuntersuchung sistiert und eingestellt, wenn die Geschädigten und Beschuldigten eine gemeinsame Lösung gefunden haben. Es erfolgt somit nach einem solchen Verfahren keine Verurteilung, und entsprechend können auch keine Strafen oder Maßnahmen angeordnet werden. In der Schweiz ist die Mediation seit 2011 im Jugendstrafprozessrecht verankert und kommt bei leichten oder mittelschweren Delikten zum Einsatz, wenn die beteiligten Opfer und Täterparteien einer solchen zustimmen. Grundsätzlich besteht kein gesellschaftliches Interesse an einer Strafverfolgung bzw. steht die Bedeutung eines generalpräventiven Effekts durch eine Abschreckung auf weitere potenzielle Täter:innen nicht im Vordergrund. In Deutschland und Ös-

33 § 10 D-JGG: Weisung sich zu bemühen, einen Ausgleich mit dem Verletzten zu erreichen (Täter-Opfer-Ausgleich).

terreich ist unabhängig vom Alter der Tatverantwortlichen (Jugendliche, Erwachsene), ihrer strafrechtlichen Vorbelastung, der Deliktsart und -schwere grundsätzlich ein Täter-Opfer-Ausgleich möglich (Dünkel & Willms, 2023).

Weitere Formen restaurativer Justiz: Der Ansatz der restaurativen Justiz geht über das Konzept des Mediationsverfahrens bzw. des Täter-Opfer-Ausgleiches hinaus und beinhaltet verschiedenste Anwendungsformen einer auf Wiedergutmachung ausgerichteten Justiz. Eine einheitliche Definition existiert bisher nicht (Dünkel & Willms, 2023). Die Idee wurde teilweise von frühen Volksstämmen oder traditionell lebenden Kulturen übernommen (z. B. den Māori, einem indigenen Volksstamm aus Neuseeland), welche z. B. Konferenzen bildeten, um dort Fehlverhalten und eine mögliche Wiedergutmachung mit mehreren Beteiligten zu diskutieren (von Dewitz, 2023). Zentral bei der restaurativen Justiz sind das soziale Element (Einbezug der Gemeinschaft), die aktive Partizipation der Beteiligten und die Ausrichtung auf eine Wiedergutmachung eines materiellen oder immateriellen Schadens. Restaurative Justizprogramme schaffen einen Raum für Verständigung und Beziehungsstärkung zwischen den tatverantwortlichen und den tatbetroffenen Personen sowie gegebenenfalls auch dem sozialen Umfeld der Beteiligten (Willms, 2023). Restaurative Justizprogramme können anstelle eines Strafverfahrens (im Sinne einer Mediation / eines Täter-Opfer-Ausgleichs oder des Einsatzes einer Gruppe von Personen im Rahmen eines Panels oder einer Konferenz), aber auch nach einer strafrechtlichen Verurteilung z. B. im Gefängnis oder vor der Entlassung stattfinden. Neben der klassischen oben beschriebenen Mediation bzw. dem Täter-Opfer-Ausgleich können im Rahmen der restaurativen Justiz auch Konferenzen (Einbezug von Familie und sozialen Gemeinschaft) oder Zirkel (z. B. zur Friedensstiftung) stattfinden. Internationale Empfehlungen sprechen sich für eine Ausweitung restaurativer Verfahren und Maßnahmen aus und fordern z. B. im Fall der Europaratsempfehlung eine flächendeckende Infrastruktur für die Konfliktvermittlung in Strafsachen und die verstärkte Berücksichtigung restaurativer Prinzipien auch im Bereich des Strafvollzugs (Dünkel & Willms, 2023).

Wirksamkeit: Frühere Metaanalysen zur Täter-Opfer-Mediation zeigten noch keine Effekte bezüglich der Verminderung von Rückfällen (Nugent, Williams & Umbreit, 2004). Die Befunde aktuellerer Metaanalysen zu verschiedenen Formen von restaurativer Justiz weisen jedoch auf eine leichte bis moderate Verminderung von weiterer Kriminalität und auf eine höhere Zufriedenheit der Beteiligten hin (Fulham, Blais, Rugge & Schultheis, 2023; Latimer, Dowden & Muise, 2005; Wilson, Olaghere & Kimbrell, 2018). Dies gilt auch für die Anwendung im Jugendbereich, wobei auch hier die randomisiert-kontrollierten Untersuchungen in der Tendenz weniger deutliche Effekte zeigen (Kimbrell, Wilson & Olaghere, 2023). Im Jugendbereich wurden diejenigen Programme, welche Freiwillige aus der Gemeinschaft einbezogen, um mit den betroffenen Jugendlichen die Folgen der Taten zu thematisieren, als am effektivsten für die Vermeidung von Rückfällen befunden (Kimbrell et al., 2023).

Die breite Definition von restaurativer Justiz und die vielen unterschiedlichen existierenden Programme machen die Forschung dazu schwierig. Probleme der Evaluationsforschung sind die Generalisierbarkeit auf schwere Gewalt- und Sexualdelikte, da Studien die Anwendung häufig nur bei weniger gravierenden Delikten untersuchen (Kimbrell et al., 2023; Wilson et al., 2018). In quasiexperimentellen Studien stellt zudem die Freiwilligkeit der Teilnahme an einem solchen Programm ein Problem dar. Dies ist ein starker Selektionseffekt, der nur schwer zu kontrollieren ist (Personen, die freiwillig bereit sind, sich auf ein Programm einzulassen, sind wahrscheinlich weniger rückfallgefährdet; Latimer et al., 2005). Es bleibt daher teilweise unklar, inwieweit restaurative

Ansätze auch bei schweren Gewalt- und Sexualstraftaten zu einer Verminderung von weiteren Rückfällen führen können.

4.4 Therapeutische Ansätze

Therapeutische Ansätze umfassen verschiedene psychotherapeutische und psychiatrisch medikamentöse Interventionen auf der Ebene der Familie oder des Individuums, welche im weitesten Sinn deliktpräventiv ausgerichtet sind. Viele Therapieansätze streben eine Verbesserung der psychischen Symptomatik und der sozialen Funktionsfähigkeit an, denn die jungen Menschen, die straffällig geworden sind, leiden oft unter psychischen Störungen, Traumatisierungen und Substanzabhängigkeiten (siehe Kapitel 2.2 „Psychische Störungsbilder im Zusammenhang mit Delinquenz und Aggression" und Kapitel 2.7 „Die Auswirkungen von frühen Belastungsfaktoren"). Forensische Therapien zielen konkreter auf die Erhöhung der Steuerungsfähigkeit und die Senkung der Deliktmotivation und des Rückfallrisikos ab.

Kosten-Nutzen-Analysen in unterschiedlichen Ländern zeigen, dass Therapien mit straffällig gewordenen Personen kosteneffizient sind. Die durch Rückfälle verursachten Kosten sind dermaßen hoch, dass Therapien schon dann kosteneffizient sind, wenn die Rückfallraten nur um wenige Prozente gesenkt werden können (Endrass, Rossegger & Kuhn, 2012). Die Kosteneffizienz ist bei Therapien mit Jugendlichen und jungen Erwachsenen nochmals deutlich ausgeprägter, wie Daten aus den USA zeigen (Aos, 2007). Eine intensive Behandlung jugendlicher und junger Erwachsener mit Fokus auf ein zufriedenes Leben ohne Selbst- und Fremdschädigung ergibt daher umso mehr Sinn.

4.4.1 Familientherapie

Bei einer Familientherapie werden das Umfeld und die sozialen Beziehungen des Jugendlichen und nicht dieser selbst in den Mittelpunkt gestellt. Bronfenbrenner (1979) betont, wie wichtig es ist, dass die Familie sowie die Schule, die Arbeit und die Peergruppe in die Behandlung mit einbezogen werden und der Fokus der Therapie nicht nur auf die notwendige Veränderung bei dem Jugendlichen selbst eingeschränkt bleibt. Zum einen ist das familiäre Bezugssystem bei der Entstehung und Aufrechterhaltung problematischen Verhaltens eines einzelnen Familienmitgliedes beteiligt, und zum anderen würden wertvolle Ressourcen brachliegen, wenn man das Familiensystem nicht in die Behandlung mit einbezöge. Familientherapie ist ein Überbegriff für verschiedene Ansätze aus dem Bereich der psychoanalytischen, humanistischen, systemischen und kommunikationspsychologischen Psychologie. Die Multisystemische Therapie (MST; Eigenheer, Rhiner, Schmid & Schramm, 2015; Henggeler, Schoenwald, Borduin, Rowland & Cunningham, 2012) und die Funktionale Familientherapie (Heekerens, 2006) sind sehr spezifische Programme aus dem Spektrum der familientherapeutischen Interventionen. Sie wurden insbesondere auf Jugendliche mit delinquentem Verhalten ausgerichtet und sollen daher in der Folge kurz beschrieben werden.

Der multisystemische Ansatz beinhaltet ein strukturiertes, zeitlich begrenztes, aber umfassendes und intensives Therapiekonzept für Jugendliche mit kriminellem oder gewalttätigem Verhalten (Eigenheer et al., 2015; Henggeler et al., 2012). Das Therapiekonzept verbindet verhaltenstherapeutische und systemische Behandlungsansätze. Angestrebt werden eine vermehrte Präsenz und konsistente Erziehungshaltung der Eltern und anderen erwachsenen Bezugspersonen. Dadurch soll dem Jugendlichen eine Entwicklung hin zu einem geregelten Tagesablauf mit Schule/Ausbildung und aktiver Freizeitgestaltung in einem prosozialen Freundeskreis ermöglicht werden. Die Behandlung, welche mehrere Sitzungen in der Woche umfassen kann, findet dementsprechend in seinem häuslichen Milieu unter Einbezug seiner Familie, der Schule oder des

Lehrbetriebs und des gesamten sozialen Umfeldes (Freund:innen, Nachbar:innen) statt. Zudem werden der Aufbau von Freundschaften gefördert, die sozialen Kompetenzen gestärkt, prosoziale Einstellungen verbessert und die Fähigkeit zur Perspektivenübernahme ausgebaut. Die Therapie erfolgt im vertrauten Umfeld des Jugendlichen, wobei über die Zeitdauer der Behandlung hinweg 24 Stunden und 7 Tage pro Woche ein Coach verfügbar ist. Die Durchführung der MST obliegt lizenzierten Trainer:innen, welche eine entsprechende Ausbildung absolviert haben. MST wird in Deutschland und in der Schweiz angeboten.

Funktionale Familientherapie (FFT) ist ein vergleichsweise kurzes, intensives und umfassendes Programm, das in klinischen und schulischen Einrichtungen oder zu Hause durchgeführt werden kann (Heekerens, 2006). Es beinhaltet fünf Phasen: Engagement, Motivation, Beziehungsanalyse, Verhaltensveränderung und Generalisierung. Jede Phase baut auf der vorhergehenden auf und beinhaltet eine Evaluations- und Interventionskomponente, die auf spezifische Ziele ausgerichtet ist. In der Engagement-Phase bemühen sich die Therapeut:innen, den Familienmitgliedern zuzuhören und sie auf eine Art und Weise zu ermutigen, die sensibel und respektvoll gegenüber individuellen, familiären und kulturellen Überzeugungen, Perspektiven und Werten ist. In der Motivationsphase arbeiten die Therapeut:innen daran, die Bedeutung von Familienbeziehungen zu verändern, indem sie mögliche hoffnungsvolle Alternativen hervorheben, eine nicht wertende Herangehensweise beibehalten und Akzeptanz und Sensibilität für Vielfalt vermitteln. In der Phase der Beziehungsanalyse machen sich die Therapeut:innen ein Bild von den Motiven, die hinter dem Verhalten der Familienmitglieder stehen. Dieses Verständnis bildet die Grundlage für die Planung in den folgenden zwei Phasen: Verhaltensänderung und Verallgemeinerung, wobei alle Interventionen auf die Beziehungsfunktionen der Familien abgestimmt sind. Die Phase der Verhaltensänderung umfasst konkrete Strategien, die speziell auf relevante Familienprozesse (z.B. Konfliktlösung), individuelle Fähigkeiten (z.B. emotionale Dysregulation) oder klinische Bereiche (wie Depression und Suchtverhalten) abzielen. Zu den Techniken und Strategien gehören häufig evidenzbasierte familiäre und kognitiv-behaviorale Ansätze. In der Generalisierungsphase dehnen die Therapeut:innen das positive Funktionieren der Familie auf neue Situationen oder Systeme aus, planen die Rückfallprävention und beziehen Systeme der Gemeinschaft in den Behandlungsprozess ein (z. B. Lehrer:innen und Bewährungshelfer:innen).

Wirksamkeit: Familientherapeutische Ansätze gehören zu den effektivsten Interventionsformen für die Vermeidung weiterer Kriminalität bei Jugendlichen (Pappas & Dent, 2023). Auf der Grundlage von 20 Studien zu MST, welche die Auswirkungen auf die Delinquenz untersuchten, fanden Van der Stouwe, Asscher, Stams, Deković und van der Laan (2014) einen Rückgang der Delinquenz um 18–25 % (Berechnungen gemäß Farrington et al., 2022). Die Effektivität der Funktionalen Familientherapie zeigte sich in einer Metaanalyse von Hartnett, Carr, Hamilton und O'Reilly (2017). Allerdings wurde dabei nicht Kriminalität im engeren Sinne, sondern eine breitere Definition von Verhaltensproblemen als Outcome verwendet. Nimmt man die verschiedenen Vergleiche zu keiner, einer üblichen oder einer anderen Behandlung, zeigt sich ein Rückgang der Verhaltensprobleme bei Jugendlichen um 31–40 % (Berechnungen gemäß Farrington et al., 2022). Die guten Arbeitsbeziehungen zu Therapeut:innen und die qualitative intensive Supervision der Therapeut:innen waren entscheidend für die Wirksamkeit der Familientherapie (Farrington et al., 2022).

4.4.2 Kognitive Verhaltenstherapie und Training sozialer Fertigkeiten

Viele therapeutische Interventionen basieren auf kognitiv-behavioralen Prinzipien (z. B. auch Familientherapie wie MST oder Therapien bei sexuellen Grenzverletzungen). Kognitive Verhaltenstherapie zielt darauf ab, eigene Gefühle, Gedanken und Verhaltensweisen bewusster wahrzunehmen (z. B. mittels Selbstbeobachtungsprotokollen). Darauf basierend können kognitive Verzerrungen und Denkmuster erkannt und Techniken angewendet werden, um diese Verzerrungen zu verändern. Die kognitive Verhaltenstherapie hat sich aus der Verhaltenstherapie heraus entwickelt, bei welcher die klassischen Lerntheorien im Mittelpunkt standen und es darum ging, mit Verhaltensübungen neue Erfahrungen zu generieren und damit bestehende gelernte Reaktionen bzw. Verhaltensmuster zu verändern (Bodenmann, Perrez & Schär, 2023). Mit der kognitiven Wende der Psychotherapie in den 1950er-Jahren (Kelly, 2017) bekamen neben den beobachtbaren Reizen und Reaktionen auch nicht direkt beobachtbare Kognitionen eine wichtige Bedeutung und wurden als Ansatzpunkt für mögliche Veränderungen erkannt. Die kognitive Therapie stellt somit die aktive Gestaltung des Wahrnehmungsprozesses in den Vordergrund, weil in letzter Instanz nicht die objektive Realität, sondern die subjektive Sicht des Betrachters über das Verhalten entscheidet.

Im Kontext von Interventionen bei straffällig gewordenen Jugendlichen und jungen Erwachsenen stellt z. B. das Programm „Reasoning und Rehabilitation" (Ross, Fabiano & Ewles, 1988) eines der bekanntesten Beispiele für eine kognitiv-behaviorale Intervention dar. Bei der Entwicklung des Programmes ging man davon aus, dass viele Personen, die kriminelles Verhalten zeigten, einen Entwicklungsrückstand bezüglich kognitiver Fertigkeiten aufwiesen, wie z. B. einen Mangel an Selbstkontrolle und Selbstmanagement, Defizite in der sozialen Perspektivenübernahme oder dem kritischen Urteilen. Das Programm beinhaltet verschiedene Trainingsansätze mit Rollenspielen, sokratischem Dialog und Denkaufgaben, mit welchen diesen Defiziten entgegengewirkt werden soll. Das Programm ist als Gruppentraining konzipiert, welches hochstrukturiert ist und einem genauen Ablauf folgt (Ross et al., 1988).

Im deutschsprachigen Raum ist weiter das in der Schweiz entwickelte „Forensische Therapieprogramm für junge Straftäter" (ForTiS; Best, Aebi & Bessler, 2014) verfügbar, welches auf kognitiv-behavioralen Elementen beruht. Im Unterschied zu „Reasoning und Rehabilitation" ist im ForTiS die Bearbeitung des eigenen Delikts ein zentraler Bestandteil der Therapie (siehe auch deliktfokussierte Therapie im Kapitel 5). Das Programm beinhaltet drei Teile:

1. Klärungsteil (Verstehen der eigenen Delinquenz mit den zusammenhängenden Gefühlen, Gedanken und Verhaltensweisen)
2. Umsetzungsteil (Anwendung von Techniken)
3. Übungsteil (Umsetzung im Alltag, Erstellung eines individuellen Handlungsplans)

Es richtet sich an Jugendliche und junge Erwachsene und beinhaltet motivierende, informationsvermittelnde und übende Module. Zentrale Elemente des ForTiS sind die Deliktanalyse, die Bilanzierung der bisherigen delinquenten Verhaltensweisen, der Erwerb von Selbstmanagement und Selbststeuerungstechniken, das Erlernen von kognitiven und sozialen Fähigkeiten zur Perspektivenübernahme und zur Opferempathie. Am Ende des Programmes hat jede teilnehmende Person einen individuellen Rückfallpräventionsplan entwickelt, welchen sie im Alltag anwenden kann (Best et al., 2014).

Eine Erweiterung der klassischen kognitiv-verhaltenstherapeutischen Arbeit ist die Schematherapie (Young, Klosko & Weishaar, 2003), welche häufig im Rahmen von Persönlichkeitsstörungen in forensischen Settings eingesetzt wird. Dabei geht es um die Bearbeitung von maladaptiven Schemata mit Mitteln aus der kognitiv-behavioralen Therapie, der Gestaltpsychologie und anderen Ansätzen (Young et al., 2003). Bei frühen maladaptiven Schemata handelt es sich um feste Muster, welche auf Erinnerungen, Emotionen, Kognitionen und Körperempfindungen in Bezug auf die eigene Person und die Beziehungen zu anderen beruhen. Frühe maladaptive Schemata spielen eine entscheidende Rolle bei der Entstehung und Aufrechterhaltung verschiedener Arten von strafbarem Verhalten (Keulen-de Vos, Bernstein & Arntz, 2013; Oettingen, Gierowski, Grabski & Micek, 2024).

Wirksamkeit: Verhaltenstherapeutische, kognitive Therapien sind eine der Interventionsformen, welche auch in europäischen Studien überdurchschnittlich wirksam sind (Koehler et al., 2013). Sie bewirken eine Verminderung von kriminellen Rückfällen um 27–35 % (Berechnungen gemäß Farrington et al., 2022). Auch in einer Metaanalyse, welche spezifisch das Programm „Reasoning und Rehabilitation" untersuchte, zeigte sich eine Verminderung der Rückfälligkeit um 14 % (Tong & Farrington, 2008). Auch soziale Fertigkeitentrainings von Kindern und Jugendlichen, welche darauf ausgerichtet sind, die Impulskontrolle zu verbessern, erwiesen sich als wirksam bei der Vermeidung von weiteren Delikten (Piquero, Jennings, Farrington et al., 2016). Bisher gibt es keine belastbaren Wirksamkeitsergebnisse bezüglich des Einsatzes von deliktfokussierten Techniken im Rahmen der kognitiv-behavioralen Therapie, wie sie beispielsweise im ForTiS Anwendung finden. Forschungsergebnisse deuten darauf hin, dass Personen, die Straftaten begehen, häufig verschiedene frühe maladaptive Schemata aufweisen.

In einer systematischen Übersichtsarbeit wurde die Wirksamkeit der Schematherapie bei Personen, die Straftaten begangen haben, bewertet. Basierend auf 15 Studien, welche die Einschlusskriterien erfüllten, konnten positive Effekte bezüglich maladaptiver Schemata, Schemamodi, Persönlichkeitssymptomen und Risikofaktoren für die Begehung von Straftaten gefunden werden (Sousa, Gouveia, Cunha & de Castro Rodrigues, 2024).

Jugendliche und junge Erwachsene mit unemotionalen Persönlichkeitszügen gelten als allgemein schwierig behandelbar (Frick, Ray, Thornton & Kahn, 2014). Therapien, welche diese zu behandeln versuchen, sind eher auf das frühe Kindesalter ausgerichtete Elterntrainings, welche einen warmen, auf das Kind eingehenden Beziehungsstil fördern und auf positive Verstärkung statt auf Bestrafung setzen. Diese waren effektiver in der Behandlung von unemotionalen Persönlichkeitszügen im Kindesalter als andere Elternprogramme (Perlstein, Fair, Hong & Waller, 2023). Die Befunde sind bei Jugendlichen und jungen Erwachsenen gemischt, obschon in einem Teil von Untersuchungen Verhaltenstherapie, Gefühlserkennung und multimodale Intervention als hilfreich gefunden wurden (Wilkinson, Waller & Viding, 2016).

4.4.3 Therapieansätze für Jugendliche mit sexuellen Grenzverletzungen

Die Anzahl von Therapieansätzen zur Behandlung von Jugendlichen, welche sexuelle Grenzverletzungen zeigten, hat sich in den letzten 20 Jahren vervielfacht. Ende der 1990er-Jahre entstanden zunehmend jugendspezifische vorwiegend gruppenbasierte Behandlungsprogramme, die entwicklungstypischen Besonderheiten Rechnung tragen. Gemäß einer Umfrage von 2010 existieren allein in Nordamerika aktuell mehr als 700 ambulante und stationäre Behandlungsansätze für Jugendliche mit sexuellen Grenzverletzungen (McGrath, Cumming, Burchard, Zeoli & Ellerby, 2010). Neben diesen meist deliktorientiert und kognitiv-behavioral ausgerichteten Programmen existiert auch eine spezifische Form der Multisystemischen Therapie für Jugendliche mit problematischem Sexualverhalten (Multisystemic Therapy – Problem Sexual Behavior; MST-PSB; Borduin, Letourneau, Henggeler, Saldana & Swenson, 2005). Die spezifische Variante fokussiert neben dem Aufgreifen von allgemein antisozialen Verhaltensweisen auch auf dysfunktionale sexuelle Problemverhaltensweisen, die zum sexuell übergriffigen Verhalten beigetragen haben. Zudem werden der Aufbau von Freundschaften gefördert, die sozialen Kompetenzen und prosozialen Einstellungen verbessert und die Fähigkeit zu Perspektivenübernahme gestärkt. Im Folgenden werden zwei deutschsprachig verfügbare Behandlungsprogramme detaillierter vorgestellt.

Das „Behandlungsmanual für die Arbeit mit jugendlichen Sexualstraftätern" (BMJS) ist ein integratives, systemisches und kognitiv-verhaltenstherapeutisches Programm für weibliche und männliche Jugendliche, welche sexuelle Grenzverletzungen zeigten, zwischen 12 und 21 Jahren (Mielke, 2009). Das Programm umfasst eine Diagnostikphase, eine Gruppenarbeitsphase und eine Abschlussphase. Es ist längerfristig ausgerichtet und kann innerhalb von zwei Jahren abgeschlossen werden. Die Gruppenphase umfasst 21 Therapiebausteine und setzt sich aus einem deliktorientierten Teil, einem persönlichkeitsorientierten Teil und einem Veränderungsüberprüfungsteil zusammen. Voraussetzung für eine erfolgreiche Durchführung der Behandlung ist die Geständigkeit des Jugendlichen, welche zumindest zu Teilen erfolgt sein sollte. Die Gruppentherapie wird im Weiteren durch die begleitende Beratung der Eltern, der Bezugspersonen und weiteren Angehörigen ergänzt (David, Wegner, Mielke & Grein, 2005). Die Durchführung ist direktiv (Wissensvermittlung, Übungen), jedoch sehr jugendgerecht umgesetzt worden. Die Jugendlichen erhalten eine Klientenmappe, in welcher die Arbeits- und Wissensblätter gesammelt werden.

Das „Forensische Therapieprogramm für angemessenes Sexualverhalten" (ThePaS); Vertone, Aebi, Imbach, Best & Bessler, 2024) basiert auf 20 Jahren klinischer Praxis und einer umfassenden Evaluationsforschung (Aebi et al., 2022; Aebi et al., 2023). Es richtet sich an Jugendliche und junge Erwachsene, die grenzverletzendes Sexualverhalten gezeigt haben. Das Programm eignet sich für das Gruppensetting ebenso wie für das Einzelsetting und lässt sich sowohl im ambulanten als auch im stationären Rahmen durchführen. Das primäre Ziel ist es, eine Verhaltensänderung bei den Teilnehmenden zu erreichen und so weiteren Delikten vorzubeugen. Das Programm kombiniert kompetenz- und ressourcenorientierte Inhalte mit einem deliktfokussierten Vorgehen. Durch den modularen Aufbau ist es möglich, die Inhalte auf die jeweiligen Bedürfnisse der Jugendlichen abzustimmen. Kernstück des Programms bilden die 12 deliktfokussierten Pflichtmodule, die eine vertiefte Auseinandersetzung mit den verübten Grenzverletzungen ermöglichen. Je nach Bedarf können flexible Module hinzugezogen werden, die auf Wissenserwerb (Sexualaufklärung, Recht und Gesetze) oder auf das Erlernen sozialer und emotionaler Fertigkeiten (z. B. Umgang mit Gefühlen, mit schwierigen Situationen sowie Konflikten, Beziehungsaufbau) fokussieren. Das therapeutische Vorgehen orientiert sich dabei an kognitiv-verhaltenstherapeutischen Prinzipien und wird ausführlich für jedes Modul beschrieben. Zahlreiche Arbeitsmaterialien unterstützen die Durchführung und können nach erfolgter Registrierung von der Hogrefe-Website heruntergeladen werden (https://www.hogrefe.com/ch/shop/forensisches-therapieprogramm-fuer-angemessenes-sexualverhalten-97649.html).

Wirksamkeit: Es gibt mehrere Metaanalysen, welche spezifisch die Fragestellung der Wirksamkeit von psychotherapeutischen Interventionen bei Jugendlichen mit Sexualdelikten bezüglich der Verminderung von Rückfällen untersuchen (Hanson, Bourgon, Helmus & Hodgson, 2009; Hanson et al., 2002; Kettrey & Lipsey, 2018; Lösel & Schmucker, 2005; Reitzel & Carbonell, 2006; Schmucker & Lösel, 2015; Ter Beek et al., 2018; Walker, McGovern, Poey & Otis, 2004; Winokur, Rozen, Batchelder & Valentine, 2006). Einige der Metaanalysen fanden geringe bis moderate Behandlungseffekte für sexuelle Rückfälle und höhere Effekte für die Verminderung von allgemeinen Rückfällen (Reitzel & Carbonell, 2006; Schmucker & Lösel, 2015; Ter Beek et al., 2018). Andere Metaanalysen fokussierten nicht nur auf kriminelle

Rückfälle, sondern auch auf eine Verbesserung des psychosozialen Funktionsniveaus (Ter Beek et al., 2018) und fanden insgesamt erfolgversprechende Ergebnisse. Das ThePaS wurde im Rahmen einer randomisiert-kontrollierten Evaluationsstudie von zwei Teilversionen, welche einander gegenübergestellt wurden, in Bezug auf seine Wirksamkeit untersucht (Aebi et al., 2022; Aebi et al., 2023). Es zeigte sich, dass die Gruppe, welche die deliktfokussierte Version absolviert hatte, nach der Behandlung eine niedrigere Rate sexueller Rückfälle aufwies als die Gruppe, die eine kompetenzorientierte Version durchlaufen hatte. Die Erkenntnisse sprechen für eine Bearbeitung des sexuellen Delikts in der Therapie. Dies sollte aber von weiteren psychisch unterstützenden Interventionen begleitet werden (z. B. sexuelle Aufklärung, Achtsamkeit, Umgang mit Gefühlen etc.) und muss zwingend auf eine therapeutische und wertschätzende Art geschehen (Vertone et al., 2024).

4.4.4 Traumaorientierte Therapieansätze

Basierend auf den Befunden, dass viele Jugendliche mit gewalttätigem Verhalten multiple Belastungserfahrungen in ihrer Kindheit und Jugend gemacht haben (Ford, Grasso, Hawke & Chapman, 2013; Kilchmann, Bessler & Aebi, 2015; Plattner et al., 2016), besitzen traumaorientierte Ansätze eine klare Berechtigung in einem forensischen Behandlungssetting. Häufig liegen komplexe und langfristige Traumata und Belastungen vor, welche mit den klassischen Behandlungsformen für einfache Posttraumatische Belastungsstörungen (PTBS) nur teilweise aufgegriffen werden können. Bei den forensisch ausgerichteten Therapien sind auch die aggressiven oder delinquenten Verhaltensmuster in einen Zusammenhang mit Trauma und Belastungserlebnissen zu stellen. Beispielsweise sollten die dysfunktionalen Grundüberzeugungen, welche aus vorhergehenden Erfahrungen resultierten, aufgegriffen und hinterfragt werden (siehe auch Kapitel 2.7). Es bestehen zahlreiche therapeutische Ansätze im Umgang mit Trauma und Stresserfahrungen. Neben den traumafokussierten kognitiv-behavioralen Methoden, welche unten dargestellt werden, sind auch andere Ansätze verfügbar, welche mehr über ausgelöste Reaktionen im Körper und mit den dadurch ausgelösten Emotionen arbeiten (z. B. Somatic Experiencing; Levine, 2017). Eine hohe Verbreitung und ausgewiesene Wirksamkeit bei Kindern und Jugendlichen hat auch die Eye-Movement-Desensitization-and-Reprocessing(EMDR)-Therapie, bei welcher nach einem fest protokollierten Ablauf vorgegangen wird und das fragmentierte nicht verarbeitete Erlebnis durch dessen Erinnern bei einer gleichzeitigen bilateralen Stimulation über Augenbewegungen (z. B. mittels visueller Stimulationen), über taktile Empfindungen (z. B. mittels Tapping, d. h. abwechselndes Tippen auf die Handrücken) oder akustisch (z. B. mittels Tönen über einen Kopfhörer) neu verarbeitet wird.

Für Jugendliche im Justizvollzug wurden in den letzten Jahren spezifische Ansätze entwickelt. Zwei von diesen sollen beispielhaft kurz vorgestellt werden. Das Programm „Trauma Affect Regulation: Guide for Education and Therapy" (TARGET; Ford, 2017) beinhaltet eine Psychoedukation zu PTBS, in der Symptome als Ergebnis einer Veränderung der Stressreaktionssysteme des Gehirns erklärt werden. Das Programm verwendet eine nicht technische Sprache und Grafiken, um zu beschreiben, wie traumatische Stressreaktionen das Gehirn in einen Überlebensmodus schalten. Im Anschluss an die ausführlichen biologisch fundierten Erklärungen erfolgen Strategien zu einer bewussteren Selbsterfahrung von „Alarmreaktionen" und Techniken zu einer verbesserten Selbstkontrolle. Die Narrative Expositionstherapie (NET) ist eine psychotherapeutische Behandlung für traumatisierte Kinder, Jugendliche und Erwachsene, die den traumafokussierten kognitiven Verhaltenstherapien zugeordnet werden kann und speziell für die Behandlung bei Schwer- und Mehrfachtraumatisierung entwickelt worden ist (Schauer, Neuner & Elbert, 2011). Eine spezifische Version ist einerseits für Kinder (Schauer, Neuner & Elbert, 2017) und andererseits für Personen, die selbst auch Gewaltdelikte begingen, entwickelt worden (Elbert, Hermenau, Hecker, Weierstall & Schauer, 2012). Dabei wird die Lebensgeschichte des Klienten anhand einer Lebenslinie rekonstruiert und erzählt. Dies ermöglicht eine Neuverknüpfung der traumabezogenen Gedanken, Gefühle und Körperempfindungen im Hier und Jetzt. Der Fokus liegt auf den negativen und traumatischen Ereignissen, wobei auch positive Erlebnisse als Ressourcen (wieder-)entdeckt werden. Durch das intensive Wiedererfahren aktualisiert sich die Vergangenheit auf allen Ebenen in der Gegenwart (Gedanken, Gefühle, Bedeutungen, Empfindungen, Körperhaltung usw.). Möglichst alle Elemente des „Furchtnetzwerkes" werden im Schutz des „Sprechens über", in der Distanz zum „Damals", so lange aktiviert, bis das Erlebte sich autobiografisch einordnen, benennen, begreifen, verorten lässt und Erleichterung durch Habituation und Integration eintritt. Nach und nach erstellt der Klient in den Behandlungssitzungen im dialogischen Kontakt mit dem Gegenüber, unterstützt durch empathische Verbalisierung, eine detaillierte und konsistente, schriftliche Narration seiner Lebensereignisse.

Wirksamkeit: Basierend auf 30 Untersuchungen, wovon 6 die Effektivität bei Jugendlichen im Justizkontext und 24 die Effektivität bei gefährdeten Kindern und Jugendlichen in der Allgemeinheit untersuchten, konnte eine Metaanalyse eine Wirksamkeit von traumaorientierten Therapien nur teilweise bestätigen (Olaghere, Wilson & Kimbrell, 2021). Die 2 Studien im Justizkontext, welche delinquentes Verhalten erfassten, konnten keine entsprechenden Effekte finden. Demgegenüber waren die traumaorientierten Therapien bei den gefährdeten Kindern und Jugendlichen effektiv in Bezug auf Delinquenz und externalisierendes Problemverhalten (Olaghere et al., 2021). In einer systematischen Übersichtsarbeit zeigten EMDR und kognitiv-behaviorale Ansätze die besten Ergebnisse in der Reduktion von traumabezogenen Symptomen, jedoch blieben Effekte auf externalisierende Verhaltensprobleme unklar (Rhoden, Macgowan & Huang, 2019).

4.4.5 Medikation mit Psychopharmaka

Zu den Psychopharmaka-Klassen, welche bei Kindern und Jugendlichen häufig eingesetzt werden, gehören Antidepressiva, Antipsychotika, Anxiolytika, Stimulanzien und stimmungsstabilisierende Medikamente (Sultan et al., 2018). Grundsätzlich sollte sich die Indikation bei einer allfälligen Medikation nach der zu behandelnden psychischen Störung richten, welche im Zusammenhang mit der gezeigten Delinquenz festgestellt und als weiterhin deliktrelevant beurteilt wurde (siehe auch Kapitel 2.2 „Psychische Störungsbilder im Zusammenhang mit Delinquenz und Aggression" und Kapitel 3.9.3 „Beurteilung des Vorliegens psychischer Störungen/Diagnosen"). Bezüglich der forensisch relevanten psychischen Störungen sind insbesondere Medikationen bei ADHS, bei Psychosen und bei Substitutionsbehandlungen im Rahmen von Substanzabhängigkeiten von Interesse (Aebi & Steinhausen, 2018; Elbe, Black, McGrane & Choi, 2023). Die Wirksamkeit von Stimulanzien bezüglich ADHS-Symptomen ist gut belegt (Boland et al., 2020). Antipsychotika zeigen eine gute Wirkung bezüglich akuter psychotischer Störungen (Sabe, Zhao, Crippa & Kaiser, 2021). Einige Präparate wie z. B. Zyprexa®, Risperidol® und Clozapin® werden aber in den letzten Jahren auch vermehrt bei Kindern und Jugendlichen mit Aggressionsausbrüchen eingesetzt (Finkelhor & Johnson, 2017). Im Einzelfall bei schweren Sexualdelikten und fehlenden Fähigkeiten zur Selbstkontrolle wurden auch schon medikamentöse Behandlungsansätze in Form von sexualitätshemmenden Psychopharmaka angewendet (Abgabe von steroidalen Antiandrogenen, Gonadotropin-Releasinghormon-Agonisten und Antidepressiva; Voß, Klemke, Schneider-Njepel & Kröber, 2016). Bei Jugendlichen stellen solche Fälle jedoch eine Ausnahme dar.

Wirksamkeit: Insgesamt zeigen Studien, dass der Einsatz von Psychopharmaka zu einem Rückgang von Kriminalität und Delinquenz beitragen kann (Finkelhor & Johnson, 2017). Psychopharmaka können aggressives Verhalten verringern. Mehrere Studien zeigen weiter, dass die Kriminalitätsrate bei Patienten, die Medikamente erhalten, niedriger ist als bei denen, die sie nicht erhalten (Finkelhor & Johnson, 2017). Am besten belegt sind die Befunde bezüglich einer ADHS-Medikation mit Stimulanzien: Basierend auf einer nationalen Registerstudie mit einer Stichprobe von 25656 Patienten mit ADHS-Diagnose war die Kriminalitätsrate geringer während der Zeit, in welcher sie mit Stimulanzien behandelt wurden, als während der Zeit, in der sie nicht behandelt wurden (Lichtenstein et al., 2012). Die Kriminalitätsrate sank bei Männern um 32% und bei Frauen um 41% (Lichtenstein et al., 2012). Die Wirkung einer sexualitätshemmenden Wirkung von Medikamenten auf sexuelle Rückfälle bei Personen, die schwere sexuelle Delikte begangen haben, ist bisher ungenügend erwiesen (Eher, Gnoth, Birklbauer & Pfäfflin, 2007; Khan et al., 2015). Einzelne Studien aus dem deutschen Sprachraum weisen auf positive Effekte von Antiandrogen-Behandlungen bei erwachsenen Klienten mit einer Pädophilie und Schwierigkeiten in der Triebsteuerung hin (z.B. Sauter, Turner, Briken & Rettenberger, 2021).

4.4.6 Weitere Therapieansätze

Viele gesprächsorientierte Interventionsformen, welche oben beschrieben werden, stoßen manchmal an ihre Grenzen. Sehr auffällige, psychisch beeinträchtigte und bindungsgestörte Jugendliche und junge Erwachsene können sich häufig verbal nicht gut ausdrücken und ein klassisches pädagogisches oder psychotherapeutisches Arbeiten schwierig machen. Viele traumatisierte und hoch belastete Jugendliche und junge Erwachsene haben keinen oder wenig Zugang zu ihren Gefühlen und Gedanken. Um bei ihnen sozioemotionale Prozesse anzuregen, kann eine andere, nonverbale Therapieform eine wichtige Grundlage darstellen. Viele dieser weiteren Therapieansätze sind aber aktuell teilweise nicht oder nur unzureichend erforscht. Darum sollten diese Therapieformen auch nicht isoliert eingesetzt werden, sondern im Rahmen eines übergreifenden therapeutischen Konzeptes und auf freiwilliger Basis Anwendung finden. Es bietet sich insbesondere in größeren Institutionen an, verschiedene therapeutische Zugänge zu ermöglichen und ein umfassendes multimodales Behandlungskonzept anzubieten.

Neurofeedback: Bio-/Neurofeedback ist eine computergestützte Form der Verhaltenstherapie, mit deren Hilfe unbewusst ablaufende neurophysiologische Prozesse durch Rückmeldung (Feedback) wahrnehmbar gemacht werden. Eingesetzt wird Neurofeedback bei der Behandlung in der Medizin (z.B. bei Spannungskopfschmerzen) und bei verschiedenen psychischen Störungen (z.B. ADHS, Lernstörungen, Angststörungen). Der Einsatz bei ADHS ist auch im deutschen Sprachraum weitverbreitet, und die Therapieform wird in den deutschen S3-Leitlinien zur Behandlung von ADHS als ein Therapiebaustein empfohlen (Banaschevski, Döpfner & Grosse, 2017). Eine Metaanalyse von Arns, De Ridder, Strehl, Breteler und Coenen (2009) zeigt, dass Neurofeedback effektiv in der Behandlung von ADHS ist: Sowohl in prospektiv-kontrollierten Studien als auch in Prä- und Post-Untersuchungen zeigte Neurofeedback große Effekte auf die Impulsivität und Unaufmerksamkeit, während die Effekte auf Hyperaktivität geringer ausfielen (Arns et al., 2009). In der forensischen Psychiatrie mit Erwachsenen zeigt eine Metaanalyse, dass die Methode bei ADHS, bei substanzbezogenen Störungen, bei Schizophrenie und Psychopathie eingesetzt wurde (Fielenbach, Donkers, Spreen, Visser & Bogaerts, 2018). Die Ergebnisse sind bisher wenig einheitlich und lassen keine klaren Schlussfolgerungen zu, inwiefern die Methode zur Senkung des Rückfallrisikos geeignet ist. In der Jugendforensik existieren bisher keine belastbaren Ergebnisse aus Metaanalysen.

Tiergestützte Therapien: Hundegestützte Therapie, Hippotherapie und andere Formen von tiergestützten Therapien werden weltweit in Gefängnissen und anderen Justizinstitutionen eingesetzt, um die sozial-emotionalen Funktionen eines Jugendlichen oder jungen Erwachsenen zu verbessern (Seivert, Cano, Casey, Johnson & May, 2018). Tiere ermöglichen es dem Jugendlichen oder jungen Erwachsenen, eine Bindung einzugehen zu einem Lebewesen, welches ihn nicht bewertet und keine Erwartungen an ihn stellt. Die hundegestützte Therapie in Gefängnissen wurde bezüglich einer möglichen Verbesserung des Rückfälligkeitsrisikos als erfolgversprechend beschrieben (Duindam, Asscher, Hoeve & Stams, 2020) und kann internalisierende und externalisierende Symptome bei erwachsenen Insassen verbessern (Cooke & Farrington, 2016).

Musiktherapie: Basierend auf 5 Studien mit 409 überwiegend männlichen Jugendlichen war Musiktherapie zwar wirksam bei der Förderung des Selbstwertgefühls und der Verbesserung von sozialen Funktionen, hatte jedoch keinen Einfluss auf das Verhalten (Chen, Leith, Aarø, Manger & Gold, 2016). Einzelne Untersuchungen weisen darauf hin, dass Musiktherapie in forensischen Settings bei Jugendlichen mit Intelligenzminderungen hilfreich sein könne, um Empathie zu fördern (Compton-Dickinson & Jolliffe, 2021). Auch bei der Behandlung von substanzbezogenen Störungen wurde Musiktherapie eingesetzt und bezüglich ihrer Wirkung untersucht. Jedoch war die Studienqualität bisher zu gering, um nachhaltige Effekte überhaupt erheben zu können (Hohmann, Bradt, Stegemann & Koelsch, 2017). Die Auswertung der qualitativen Studien ergab Hinweise, dass sich der emotionale Ausdruck, die Gruppeninteraktionen, die Fertigkeiten und die Lebensqualität durch Musiktherapie verbesserten (Hohmann et al., 2017).

Kunst- und Maltherapie: Wenige Studien haben bisher Kunst- und Maltherapien in forensischen Settings untersucht. Eine aktuelle systematische Übersichtsarbeit fand unzureichende Ergebnisse aus quantitativen Studien, um die Wirksamkeit von Kunstinterventionen zu belegen oder zu widerlegen (Mansfield et al., 2024). Qualitative Ergebnisse deuteten darauf hin, dass Kunsttherapie zu positiven Emotionen, der Entwicklung eines Selbstbewusstseins, zur Förderung von Kreativität und positiven persönlichen Beziehungen hilfreich sein kann (Mansfield et al., 2024). Aufgrund methodischer Einschränkungen wurde das Vertrauen in diese Ergebnisse jedoch als sehr gering eingestuft (Mansfield et al., 2024). Nach Aussagen von betroffenen Jugendlichen in einem Justizsetting wurde Kunsttherapie als hilfreich bei Stressabbau und Entspannung, bei der Verringerung von Langeweile, beim Aufbau von Stolz und Selbstvertrauen und der Verbesserung der Konzentrationsfähigkeit beurteilt (Smeijsters, Kil, Kurstjens, Welten & Willemars, 2011).

Sport- und Bewegungstherapien: Sportprogramme werden in großem Umfang als Maßnahmen zur Kriminalitätsprävention eingesetzt. Im Gegensatz zu ihrer Beliebtheit gibt es nur wenige systematische Erkenntnisse über ihre Wirksamkeit. Eine aktuelle Metaanalyse fand einen moderaten Effekt der Teilnahme an Sportprogrammen auf kriminalitätsbezogene Outcomes (Jugl, Bender & Lösel, 2023). Die Teilnehmer wiesen einen signifikanten Rückgang von Merkmalen wie Aggressivität oder antisozialem Verhalten auf. Auch das Selbstwertgefühl oder das psychische Wohlbefinden konnten durch Sportprogramme signifikant verbessert werden (Jugl et al., 2023).

Meditations- und achtsamkeitsbasierte Therapien: Inhaftierte Erwachsene, die im Gefängnis an einem Yoga- oder Meditationsprogramm teilnahmen, zeigten eine kleine Steigerung ihres psychologischen Wohlbefindens und eine kleine Verbesserung ihrer Verhaltensfunktionen (Auty, Cope & Liebling, 2017). Programme von längerer Dauer hatten einen etwas besseren Effekt auf die Verhaltensfunktion als kürzere Programme (Auty et al., 2017). Eine Übersichtsarbeit untersuchte quantitative und qualitative Studien zu achtsamkeitsbasierten Interventionen bei straffällig geworden Jugendlichen (Simpson, Mercer, Simpson, Lawrence & Wyke, 2018). Die Studienqualität war aber allgemein gering, und es waren keine belastbaren Aussagen möglich. Die Studie ergab jedoch mögliche Hinweise auf eine Verbesserung der psychischen Gesundheit, der Selbstregulierung, des problematischen Verhaltens, der Lebensqualität und der Neigung zu Straftaten.

Literatur

Academy of Motion Picutre Arts and Sciences. (n.d.). *The 51st academy awards.* Retrieved November 17, 2024, from www.oscars.org/oscars/ceremonies/1979

Aebi, M., Krause, C., Barra, S., Vogt, G., Vertone, L., Manetsch, M., Imbach, D., Endrass, J., Rossegger, A., Schmeck, K. & Bessler, C. (2022). What kind of therapy works with juveniles who have sexually offended? A randomized-controlled trial of two versions of a specialized cognitive behavioral outpatient treatment program. *Sexual Abuse, 34* (8), 973–1002. https://doi.org/10.1177/10790632211070804

Aebi, M., Krause, C., Barra, S., Vogt, G., Vertone, L., Manetsch, M., Imbach, D., Endrass, J., Rossegger, A., Schmeck, K. & Bessler, C. (2023). Interventionen mit Jugendlichen, die sexuell grenzverletzendes Verhalten zeigen: Die Wirksamkeit des forensischen Therapieprogramms für ein angemessenes Sexualverhalten (ThePaS). *Praxis der Rechtspsychologie, 33* (2), 7–32. https://doi.org/10.51625/pdr20230201

Aebi, M. & Steinhausen, H.-C. (2018). Violent juvenile offenders: A psychiatric and mental health perspective. In A. T. Vazsonyi, D. J. Flannery & M. DeLisi (Eds.), *The Cambridge handbook of violent behavior und aggression* (pp. 278–300). Cambridge: Cambridge University Press. https://doi.org/10.1017/9781316847992.017

Andrews, D. A., Bonta, J. & Wormith, J. S. (2011). The risk-need-responsivity (RNR) model: Does adding the good lives model contribute to effective crime prevention? *Criminal Justice and Behavior, 38* (7), 735–755. https://doi.org/10.1177/0093854811406356

Andrews, D. A., Zinger, I., Hoge, R. D., Bonta, J., Gendreau, P. & Cullen, F. T. (1990). Does correctional treatment work? A clinically relevant und psychologically informed meta-analysis. *Criminology, 28* (3), 369–404. https://doi.org/10.1111/j.1745-9125.1990.tb01330.x

Aos, S. (2007). Evidence-based public policy options to reduce criminal justice costs und crime rates. *Cost-effective approaches in juvenile and adult corrections: What works*, 13–23. Available from https://evidence2impact.psu.edu/wp-content/uploads/2023/05/s_wifis25c02.pdf

Arns, M., De Ridder, S., Strehl, U., Breteler, M. & Coenen, A. (2009). Efficacy of neurofeedback treatment in ADHD: The effects on inattention, impulsivity and hyperactivity: A meta-analysis. *Clinical EEG and Neuroscience, 40* (3), 180–189. https://doi.org/10.1177/155005940904000311

Auty, K. M., Cope, A. & Liebling, A. (2017). A systematic review und meta-analysis of yoga and mindfulness meditation in prison: Effects on psychological well-being and behavioural functioning. *International Journal of Offender Therapy and Comparative Criminology, 61* (6), 689–710.

Banaschevski, T., Döpfner, M. & Grosse, K. P. (2017). *S3-Leitlinie ADHS bei Kindern, Jugendlichen und Erwachsenen.* Verfügbar unter https://register.awmf.org/de/leitlinien/detail/028-045

Baumel, A., Pawar, A., Kane, J. M. & Correll, C. U. (2016). Digital parent training for children with disruptive behaviors: Systematic review and meta-analysis of randomized trials. *Journal of Child and Adolescent Psychopharmacology, 26* (8), 740–749. https://doi.org/10.1089/cap.2016.0048

Bayer, P., Hjalmarsson, R. & Pozen, D. (2009). Building criminal capital behind bars: Peer effects in juvenile corrections. *The Quarterly Journal of Economics, 124* (1), 105–147. https://doi.org/10.1162/qjec.2009.124.1.105

Beaudry, G., Yu, R., Långström, N. & Fazel, S. (2020). Mental disorders among adolescents in juvenile detention and correctional facilities: An updated systematic review and metaregression analysis. *Journal of the American Academy of Child and Adolescent Psychiatry, 60* (1). https://doi.org/10.1016/j.jaac.2020.01.015

Beck, N. & Wong, J. S. (2022). A meta-analysis of the effects of wilderness therapy on delinquent behaviors among youth. *Criminal Justice and Behavior, 49* (5), 700–729. https://doi.org/10.1177/00938548221078002

Bessler, C., Stiefel, D., Barra, S., Plattner, B. & Aebi, M. (2018). Psychische Störungen und kriminelle Rückfälle bei männlichen jugendlichen Gefängnisinsassen. *Zeitschrift für Kinder- und Jugendpsychiatrie und Psychotherapie, 47,* 1–14.

Best, T., Aebi, M. & Bessler, C. (2014). *Forensisches Therapieprogramm für junge Straftäter: Das ForTiS-Manual.* Göttingen: Hogrefe.

Bliesener, T. (2010). Gewalttätige Jugendliche – Evaluation von Maßnahmen der Jugendstrafrechtspflege: Soziale Trainingskurse, Anti-Aggressions-bzw. Anti-Gewalt-Trainings. *Berliner Forum Gewaltprävention, 12* (41), 149–153.

Bodenmann, G., Perrez, M. & Schär, M. (2023). *Klassische Lerntheorien: Grundlagen und Anwendungen in Erziehung und Psychotherapie.* Bern: Hogrefe. https://doi.org/10.1024/86184-000

Boland, H., DiSalvo, M., Fried, R., Woodworth, K. Y., Wilens, T., Faraone, S. V. & Biederman, J. (2020). A literature review and meta-analysis on the effects of ADHD medications on functional outcomes. *Journal of Psychiatric Research, 123,* 21–30. https://doi.org/10.1016/j.jpsychires.2020.01.006

Bonta, J. & Andrews, D. A. (2016). *The psychology of criminal conduct.* New York, NY: Taylor & Francis. https://doi.org/10.4324/9781315677187

Borduin, C. M., Letourneau, E. J., Henggeler, S. W., Saldana, L. & Swenson, C. C. (2005). *Treatment manual for multisystemic therapy with juvenile sexual offenders and their families.* Charleston, SC: Medical University of South Carolina, Department of Psychiatry und Behavioral Sciences.

Boot camp for kids: Torturing teens for fun and profit. (n. d.). Retrieved November 19, 2024, from https://www.nospank.net/boot.htm

Bronfenbrenner, U. (1979). *The ecology of human development.* Cambridge, MA: Harvard University Press. https://doi.org/10.4159/9780674028845

Bundesamt für Statistik. (2017). *Minderjährige: Rückfallrate nach Geschlecht, Alter, Nationalität, Rückfalltyp und ausgewählten Straftaten.* Neuchâtel: Bundesamt für Statistik. Zugriff am 21. Oktober 2024 unter https://www.bfs.admin.ch/asset/de/2769498

Bundesamt für Statistik. (2024a). *Platzierte Jugendliche am Stichtag. Bestand der strafrechtlich platzierten Jugendlichen seit 2010.* Neuchâtel: Bundesamt für Statistik. Zugriff am 21. Oktober 2024 unter https://www.bfs.admin.ch/bfs/de/home/statistiken/kriminalitaet-strafrecht/strafjustiz/platzierte-jugendliche-stichtag.html

Bundesamt für Statistik. (2024b). *Stand und Entwicklung. Geschlecht, Alter, Zivilstand, Bevölkerungsentwicklung, räumliche Verteilung.* Neuchâtel: Bundesamt für Statistik. Zugriff am 21. Oktober 2024 unter https://www.bfs.admin.ch/bfs/de/home/statistiken/bevoelkerung/stand-entwicklung.html

Bureau of Justice Statistics of the U. S. Department of Justice. (2023). *Juveniles incarcerated in U. S. adult jails and prisons, 2002–2021.* Washington, DC: U. S. Department of Justice. Retrieved October 21, 2024, from https://bjs.ojp.gov/juveniles-incarcerated-us-adult-jails-and-prisons-2002-2021

Chamberlain, P. & Moore, K. (1998). A clinical model for parenting juvenile offenders: A comparison of group care versus family care. *Clinical Child Psychology and Psychiatry, 3* (3), 375–386. https://doi.org/10.1177/1359104598033004

Chen, X. J., Leith, H., Aarø, L. E., Manger, T. & Gold, C. (2016). Music therapy for improving mental health problems of offenders in correctional settings: Systematic review and meta-analysis. *Journal of Experimental Criminology, 12,* 209–228. https://doi.org/10.1007/s11292-015-9250-y

Christensen, K. M., Hagler, M. A., Stams, G.-J., Raposa, E. B., Burton, S. & Rhodes, J. E. (2020). Non-specific versus targeted approaches to youth mentoring: A follow-up meta-analysis. *Journal of Youth and Adolescence, 49,* 959–972. https://doi.org/10.1007/s10964-020-01233-x

Compton-Dickinson, S. & Jolliffe, D. (2021). Enhancing empathy amongst mentally disordered offenders with music therapy. In D. Jolliffe & D. P. Farrington (Eds.), *Empathy versus offending, aggression and bullying* (pp. 142–153). London: Routledge.

Cooke, B. J. & Farrington, D. P. (2016). The effectiveness of dog-training programs in prison: A systematic review and meta-analysis of the literature. *The Prison Journal, 96* (6), 854–876. https://doi.org/10.1177/0032885516671919

David, K.-P., Wegner, K., Mielke, F. & Grein, N. (2005). *Ambulante Tätertherapie: Arbeit mit Sexual-*

und Gewaltstraftätern. Beratungsstelle im Packhaus. Verfügbar unter https://www.packhaus-kiel.de/images/pdf/Ambulante_Taetertherapie.pdf

Destatis. (n.d.). *Bevölkerung: Deutschland, Stichtag, Altersjahre.* Zugriff am 21.10.2024 unter https://www-genesis.destatis.de/genesis//online?operation=table&code=12411-0005&bypass=true&levelindex=1&levelid=1729506615079#abreadcrumb

Dishion, T.J., McCord, J. & Poulin, F. (1999). When interventions harm: Peer groups and problem behavior. *American Psychologist, 54* (9), 755. https://doi.org/10.1037/0003-066X.54.9.755

Dishion, T.J. & Tipsord, J.M. (2011). Peer contagion in child and adolescent social and emotional development. *Annual Review of Psychology, 62*, 189–214. https://doi.org/10.1146/annurev.psych.093008.100412

Domenig, C. (2023). Restorative Justice in der Schweiz: Wird bald mehr getan? *NK Neue Kriminalpolitik, 35* (2), 205–213. https://doi.org/10.5771/0934-9200-2023-2-205

Duindam, H.M., Asscher, J.J., Hoeve, M., Stams, G.J.J. & Creemers, H.E. (2020). Are we barking up the right tree? A meta-analysis on the effectiveness of prison-based dog programs. *Criminal Justice and Behavior, 47* (6), 749–767. https://doi.org/10.1177/0093854820909875

Dünkel, F., Jesse, J. & Pruin, I. (2016). *Die Wiedereingliederung von Hochrisikotätern in Europa-Behandlungskonzepte, Entlassungsvorbereitung und Übergangsmanagement: Ergebnisse der Abschlusskonferenz in Rostock-Warnemünde, 3.–5. September, 2014; und Evaluation des Justice-Cooperation-Netzwerk-(JCN)-Projekts „Behandlung und Übergangsmanagement bei Hochrisikotätern in Europa".* Norderstedt: BoD – Books on Demand.

Dünkel, F. & Willms, C. (2023). Täter-Opfer-Ausgleich und Restorative Justice in Deutschland–Aktuelle Entwicklungen und kriminalpolitischer Handlungsbedarf. *NK Neue Kriminalpolitik, 35* (2), 172–189. https://doi.org/10.5771/0934-9200-2023-2-172

Eher, R., Gnoth, A., Birklbauer, A. & Pfäfflin, F. (2007). Antiandrogene Medikation zur Senkung der Rückfälligkeit von Sexualstraftätern: Ein kritischer Überblick. *Recht und Psychiatrie, 25* (3), 103–111.

Eigenheer, R., Rhiner, B., Schmid, M. & Schramm, E. (2015). *Störung des Sozialverhaltens bei Jugendlichen: Die multisystemische Therapie in der Praxis.* Göttingen: Hogrefe.

Elbe, D., Black, T.R., McGrane, I.R. & Choi, S. (2023). *Clinical handbook of psychotropic drugs for children and adolescents.* Göttingen: Hogrefe. https://doi.org/10.1027/00625-000

Elbert, T., Hermenau, K., Hecker, T., Weierstall, R. & Schauer, M. (2012). FORNET: Behandlung von traumatisierten und nicht-traumatisierten Gewalttätern mittels Narrativer Expositionstherapie. In J. Endrass, A. Rossegger, F. Urbaniok & B. Borchard (Hrsg.), *Interventionen bei Gewalt- und Sexualstraftätern: Risk-Management, Methoden und Konzepte der forensischen Therapie* (S. 255–276). Berlin: Medizinische Wissenschaftliche Verlagsgesellschaft.

Endrass, J., Fegert, J.M., Rossegger, A., Rubertus, M. & Urbaniok, F. (2007). Legalbewährung junger Straftäter nach Entlassung aus Arbeitserziehungsmaßnahmen. *Praxis der Kinderpsychologie und Kinderpsychiatrie, 56* (2), 109–122. https://doi.org/10.13109/prkk.2007.56.2.109

Endrass, J., Rossegger, A. & Kuhn, B. (2012). Kosten-Nutzen-Effizienz von Therapien. In J. Endrass, A. Rossegger, F. Urbaniok & B. Borchard (Hrsg.), *Interventionen bei Gewalt- und Sexualstraftätern: Risk-Management, Methoden und Konzepte der forensischen Therapie* (S. 77–88). Berlin: Medizinische Wissenschaftliche Verlagsgesellschaft.

Farrington, D.P., Ditchfield, J., Hancock, G., Howard, P., Jolliffe, D., Livingston, M.S. & Painter, K.A. (2002). *Evaluation of two intensive regimes for young offenders.* London: Home Office Research, Development and Statistics Directorate.

Farrington, D.P., Gaffney, H. & White, H. (2022). Effectiveness of 12 types of interventions in reducing juvenile offending und antisocial behaviour. *Canadian Journal of Criminology and Criminal Justice, 64* (4), 47–68. https://doi.org/10.3138/cjccj.2022-0022

Fielenbach, S., Donkers, F.C., Spreen, M., Visser, H.A. & Bogaerts, S. (2018). Neurofeedback training for psychiatric disorders associated with criminal offending: A review. *Frontiers in Psychiatry, 8*, 313. https://doi.org/10.3389/fpsyt.2017.00313

Finkelhor, D. & Johnson, M. (2017). Has psychiatric medication reduced crime and delinquency? *Trauma, Violence, & Abuse, 18* (3), 339–347. https://doi.org/10.1177/1524838015620817

Ford, J.D. (2017). Juvenile justice und forensic settings: The TARGET approach. In M. Landolt, M. Cloitre & U. Schnyder (Eds.), *Evidence-based treatments for trauma related disorders in children and adolescents* (pp. 445–463). Cham: Springer.

Ford, J.D., Grasso, D.J., Hawke, J. & Chapman, J.F. (2013). Poly-victimization among juvenile justice-involved youths. *Child Abuse & Neglect, 37* (10), 788–800. https://doi.org/10.1016/j.chiabu.2013.01.005

Frick, P.J., Ray, J.V., Thornton, L.C. & Kahn, R.E. (2014). Can callous-unemotional traits enhance the understanding, diagnosis, und treatment of serious conduct problems in children and adolescents? A comprehensive review. *Psychological Bulletin, 140* (1), 1.

Fulham, L., Blais, J., Rugge, T. & Schultheis, E.A. (2023). The effectiveness of restorative justice programs: A meta-analysis of recidivism und other relevant outcomes. *Criminology & Criminal Justice.* https://doi.org/10.1177/17488958231215228

Gatti, U., Tremblay, R.E. & Vitaro, F. (2009). Iatrogenic effect of juvenile justice. *Journal of Child Psychology and Psychiatry, 50* (8), 991–998. https://doi.org/10.1111/j.1469-7610.2008.02057.x

Gerth, J. & Borchard, B. (2019). Aspekte des modernen Straf- und Massnahmenvollzugs: Die Wirksamkeit resozialisierender Interventionen bei Gewalt- und Sexualstraftätern im Amt für Justizvollzug des Kantons Zürich. *Schweizerische Zeitschrift für Kriminologie, 18*, 112–124.

Grietens, H. & Hellinckx, W. (2004). Evaluating effects of residential treatment for juvenile offenders by statistical metaanalysis: A review. *Aggression and Violent Behavior, 9* (4), 401–415. https://doi.org/10.1016/S1359-1789(03)00043-0

Hanson, R.K., Bourgon, G., Helmus, L. & Hodgson, S. (2009). The principles of effective correctional treatment also apply to sexual offenders: A meta-analysis. *Criminal Justice and Behavior, 36* (9), 865–891. https://doi.org/10.1177/0093854809338545

Hanson, R.K., Gordon, A., Harris, A.J., Marques, J.K., Murphy, W., Quinsey, V.L. & Seto, M.C. (2002). First report of the collaborative outcome data project on the effectiveness of psychological treatment for sex offenders. *Sexual Abuse, 14* (2), 169–194. https://doi.org/10.1177/107906320201400207

Hartnett, D., Carr, A., Hamilton, E. & O'Reilly, G. (2017). The effectiveness of functional family therapy for adolescent behavioral and substance misuse problems: A meta-analysis. *Family Process, 56* (3), 607–619. https://doi.org/10.1111/famp.12256

Heckmair, B. & Michl, W. (1993). *Erleben und Lernen: Einstieg in die Erlebnispädagogik.* München: Luchterhand.

Heekerens, H. (2006). Die Funktionale Familientherapie: Ein effektives klinisches Behandlungsverfahren. *Psychotherapie, 11* (1), 16–24.

Henggeler, S.W., Schoenwald, S.K., Borduin, C.M., Rowland, M.D. & Cunningham, P.B. (2012). *Multisystemische Therapie bei dissozialem Verhalten von Kindern und Jugendlichen.* Berlin: Springer. https://doi.org/10.1007/978-3-642-20147-9

Hohmann, L., Bradt, J., Stegemann, T. & Koelsch, S. (2017). Effects of music therapy and music-based interventions in the treatment of substance use disorders: A systematic review. *PloS one, 12* (11), e0187363. https://doi.org/10.1371/journal.pone.0187363

Jäggi, L., Schmid, M., Bürgin, D., Saladin, N., Grob, A. & Boonmann, C. (2021). Shared residential placement for child welfare and juvenile justice youth: Current treatment needs and risk of adult criminal conviction. *Child and Adolescent Psychiatry and Mental Health, 15,* 1–13. https://doi.org/10.1186/s13034-020-00355-1

Jehle, J.-M., Albrecht, H.-J., Hohmann-Fricke, S. & Tetal, C. (2013). *Legalbewährung nach strafrechtlichen Sanktionen: Eine bundesweite Rückfalluntersuchung 2007 bis 2010 und 2004.* Mönchengladbach: Forum Verlag Godesberg.

Jenkel, N. & Schmid, M. (2018). Jugendhilfeverläufe und Zielerreichung in freiheitsentziehenden Maßnahmen. *Unsere Jugend, 70* (9), 365–375. https://doi.org/10.2378/uj2018.art56d

Jugl, I., Bender, D. & Lösel, F. (2023). Do sports programs prevent crime and reduce reoffending? A systematic review and meta-analysis on the effectiveness of sports programs. *Journal of Quantitative Criminology, 39* (2), 333–384. https://doi.org/10.1007/s10940-021-09536-3

Kelly, G.A. (2017). A brief introduction to personal construct theory. *Costruttivismi, 4*, 3–25.

Kettrey, H.H. & Lipsey, M.W. (2018). The effects of specialized treatment on the recidivism of juvenile sex offenders: A systematic review and meta-analysis. *Journal of Experimental Criminology, 14* (3), 361–387. https://doi.org/10.1007/s11292-018-9329-3

Keulen-de Vos, M., Bernstein, D.P. & Arntz, A. (2013). Schema therapy for aggressive offenders with personality disorders. In R.C. Tafrate & D. Mitchell (Eds.), *Forensic CBT: A handbook for clinical practice* (pp. 66–83). New York, NY: Wiley.

Khan, O., Ferriter, M., Huband, N., Powney, M.J., Dennis, J.A. & Duggan, C. (2015). Pharmacological interventions for those who have sexually offended or are at risk of offending. *Cochrane Database of Systematic Reviews, 2*, CD007989. Retrieved from https://www.cochranelibrary.com/cdsr/doi/10.1002/14651858.CD007989.pub2/full https://doi.org/10.1002/14651858.CD007989.pub2

Kilchmann, L., Bessler, C. & Aebi, M. (2015). Psychosoziale Belastungen und psychische Auffälligkeiten von jugendlichen Straftätern mit und ohne Migrationshintergrund. *Forensische Psychiatrie, Psychologie, Kriminologie, 9* (1), 47–56. https://doi.org/10.1007/s11757-014-0305-0

Kimbrell, C.S., Wilson, D.B. & Olaghere, A. (2023). Restorative justice programs und practices in juvenile justice: An updated systematic review and meta-analysis for effectiveness. *Criminology & Public Policy, 22* (1), 161–195. https://doi.org/10.1111/1745-9133.12613

Kind, N., Bürgin, D., Clemens, V., Jenkel, N. & Schmid, M. (2020). Disrupting the disruption cycle: A longitudinal analysis of aggression trajectories, quality of life, psychopathology und self-efficacy in closed youth residential care. *Children and Youth Services Review, 113*, 105015. https://doi.org/10.1016/j.childyouth.2020.105015

Koehler, J.A., Lösel, F., Akoensi, T.D. & Humphreys, D.K. (2013). A systematic review and meta-analysis on the effects of young offender treatment programs in Europe. *Journal of Experimental Criminology, 9*, 19–43. https://doi.org/10.1007/s11292-012-9159-7

Lambie, I. & Randell, I. (2013). The impact of incarceration on juvenile offenders. *Clinical Psychology Review, 33* (3), 448–459. https://doi.org/10.1016/j.cpr.2013.01.007

Latimer, J., Dowden, C. & Muise, D. (2005). The effectiveness of restorative justice practices: A meta-analysis. *The Prison Journal, 85* (2), 127–144. https://doi.org/10.1177/0032885505276969

Levine, P. (2017). *Trauma and memory: Brain and body in a search for the living past: A practical guide for understanding und working with traumatic memory*. Berkeley, CA: North Atlantic Books.

Lichtenstein, P., Halldner, L., Zetterqvist, J., Sjölander, A., Serlachius, E., Fazel, S., Långström, N. & Larsson, H. (2012). Medication for attention deficit-hyperactivity disorder and criminality. *New England Journal of Medicine, 367* (21), 2006–2014. https://doi.org/10.1056/NEJMoa1203241

Lipsey, M.W. & Cullen, F.T. (2007). The effectiveness of correctional rehabilitation: A review of systematic reviews. *Annual Review of Law and Social Science, 3*, 297–320. https://doi.org/10.1146/annurev.lawsocsci.3.081806.112833

Lösel, F. & Schmucker, M. (2005). The effectiveness of treatment for sexual offenders: A comprehensive meta-analysis. *Journal of Experimental Criminology, 1* (1), 117–146. https://doi.org/10.1007/s11292-004-6466-7

Mansfield, L., Daykin, N., O'Connell, N.E., Bailey, D., Forde, L., Smith, R., Gifford, J. & Ashdown-Franks, G. (2024). A mixed methods systematic review on the effects of arts interventions for children and young people at-risk of offending, or who have offended on behavioural, psychosocial, cognitive and offending outcomes: A systematic review. *Campbell Systematic Reviews, 20* (1), e1377.

Manzoni, P., Baier, D. & Eberitzsch, S. (2018). Zum Umgang mit Jugendkriminalität in der Schweiz. In B. Dollinger & H. Schmidt-Semisch (Hrsg.), *Handbuch Jugendkriminalität: Interdisziplinäre Perspektiven* (S. 119–136). Berlin: Springer.

McGrath, R.J., Cumming, G.F., Burchard, B.L., Zeoli, S. & Ellerby, L. (2010). *Current practices and emerging trends in sexual abuser management: The safer society 2009 North American Survey*. Brandon, VT: Safer Society Press.

Meade, B. & Steiner, B. (2010). The total effects of boot camps that house juveniles: A systematic review of the evidence. *Journal of Criminal Justice, 38* (5), 841–853. https://doi.org/10.1016/j.jcrimjus.2010.06.007

Mielke, F. (2009). *Behandlungsmanual für die Arbeit mit jugendlichen Sexualstraftätern: BMJS 12/21*. Flensburg: Beratungsstelle im Packhaus, pro familia Landesverband Schleswig Holstein e.V.

Molinari, M. (2022). Die persönliche Betreuung gemäss Art. 13 JStG. *Cognitio, 2*, 2–13.

National Center for Juvenile Justice. (2022). *Youth and the Juvenile Justice System: 2022 National Report*. Retrieved October 21, 2024, from https://ojjdp.ojp.gov/publications/2022-national-report.pdf

Nugent, W.R., Williams, M. & Umbreit, M.S. (2004). Participation in victim-offender mediation and the prevalence and severity of subsequent delinquent behavior: A meta-analysis. *Research on Social Work Practice, 14* (6), 408–416. https://doi.org/10.1177/1049731504265831

Oettingen, J., Gierowski, J.K., Grabski, B. & Micek, A. (2024). A discussion of early maladaptive schemas in men convicted sexual offenders in Poland. *Archives of Psychiatry and Psychotherapy, 26* (2), 94–107.

Office of Juvenile Justice and Delinquency Prevention. (2019). *Juvenile Residential Programs Literature Review.* Retrieved from https://ojp.gov/library/publications/model-programs-guide-literature-review-juvenile-residential-programs

Olaghere, A., Wilson, D.B. & Kimbrell, C.S. (2021). Trauma-informed interventions for at-risk und justice-involved youth: A meta-analysis. *Criminal Justice and Behavior, 48* (9), 1261–1277. https://doi.org/10.1177/00938548211003117

Pappas, L.N. & Dent, A.L. (2023). The 40-year debate: A meta-review on what works for juvenile offenders. *Journal of Experimental Criminology, 19* (1), 1–30. https://doi.org/10.1007/s11292-021-09472-z

Perlstein, S., Fair, M., Hong, E. & Waller, R. (2023). Treatment of childhood disruptive behavior disorders and callous-unemotional traits: A systematic review and two multilevel meta-analyses. *Journal of Child Psychology and Psychiatry, 64* (9), 1372–1387. https://doi.org/10.1111/jcpp.13774

Petrosino, A., Norton, J. & MacDougall, M. (2023). Social science applies to criminal Justice: Toward evidence based policy. In N. Wollman & C.J. Love (Eds.), *Reinventing society with philosophy, religion, and science* (pp. 295–314). Cambridge: Cambridge Scholars Publishing.

Petrosino, A., Turpin-Petrosino, C., Hollis-Peel, M.E. & Lavenberg, J.G. (2013). „Scared Straight" and other juvenile awareness programs for preventing juvenile delinquency. *Cochrane Database of Systematic Reviews* (4). Retrieved from https://www.cochranelibrary.com/cdsr/doi/10.1002/14651858.CD002796.pub2/full https://doi.org/10.1002/14651858.CD002796.pub2

Piquero, A.R., Jennings, W.G., Diamond, B., Farrington, D.P., Tremblay, R.E., Welsh, B.C. & Gonzalez, J.M.R. (2016). A meta-analysis update on the effects of early family/parent training programs on antisocial behavior and delinquency. *Journal of Experimental Criminology, 12*, 229–248. https://doi.org/10.1007/s11292-016-9256-0

Piquero, A.R., Jennings, W.G., Farrington, D.P., Diamond, B. & Gonzalez, J.M.R. (2016). A meta-analysis update on the effectiveness of early self-control improvement programs to improve self-control and reduce delinquency. *Journal of Experimental Criminology, 12*, 249–264. https://doi.org/10.1007/s11292-016-9257-z

Plattner, B., Bessler, C., Vogt, G., Linhart, S., Thun-Hohenstein, L. & Aebi, M. (2016). Psychosoziale Belastungen bei inhaftierten Mädchen und Jungen. *Zeitschrift für Kinder- und Jugendpsychiatrie und Psychotherapie, 44* (1), 65–74. https://doi.org/10.1024/1422-4917/a000349

Plewig, H.-J. (2010). Konfrontative Pädagogik. In B. Dollinger & H. Schmidt-Semisch (Hrsg.), *Handbuch Jugendkriminalität – Kriminologie und Sozialpädagogik im Dialog* (S. 427–439). Wiesbaden: Verlag für Sozialwissenschaften.

Raposa, E.B., Rhodes, J., Stams, G.J.J., Card, N., Burton, S., Schwartz, S., Sykes, L.A.Y., Kanchewa, S., Kupersmidt, J. & Hussain, S. (2019). The effects of youth mentoring programs: A meta-analysis of outcome studies. *Journal of Youth and Adolescence, 48*, 423–443. https://doi.org/10.1007/s10964-019-00982-8

Reichenbach, M.-T. & Bruns, S. (2018). *Resozialisierung neu denken: Wiedereingliederung straffällig gewordener Menschen als gesamtgesellschaftliche Aufgabe.* Freiburg: Lambertus.

Reitzel, L.R. & Carbonell, J.L. (2006). The effectiveness of sexual offender treatment for juveniles as measured by recidivism: A meta-analysis. *Sexual Abuse, 18* (4), 401–421. https://doi.org/10.1177/107906320601800407

Rhoden, M.-A., Macgowan, M.J. & Huang, H. (2019). A systematic review of psychological trauma interventions for juvenile offenders. *Research on Social Work Practice, 29* (8), 892–909. https://doi.org/10.1177/1049731518806578

Riphagen, R.C. (2010). *Effectiveness of male juvenile boot camps in the United States: A critical review of the literature.* Azusa, CA: Azusa Pacific University.

Ross, R.R., Fabiano, E.A. & Ewles, C.D. (1988). Reasoning and rehabilitation. *International Journal of Offender Therapy und Comparative Criminology, 32* (1), 29–35. https://doi.org/10.1177/0306624X8803200104

Rovner, J. (2024). *Youth justice by numbers.* Retrieved October 21, 2024, from https://www.sentencingproject.org/policy-brief/youth-justice-by-the-numbers/

Sabe, M., Zhao, N., Crippa, A. & Kaiser, S. (2021). Antipsychotics for negative and positive symptoms of schizophrenia: Dose-response meta-analysis of randomized controlled acute phase trials. *Schizophrenia, 7* (1), 43. https://doi.org/10.1038/s41537-021-00171-2

Sampson, R.J. & Laub, J.H. (1993). Crime in the making: Pathways and turning points through life. *Crime & Delinquency, 39* (3), 396–396. https://doi.org/10.1177/0011128793039003010

Sauter, J., Turner, D., Briken, P. & Rettenberger, M. (2021). Testosterone-lowering medication and its association with recidivism risk in individuals convicted of sexual offenses. *Sexual Abuse, 33* (4), 475–500. https://doi.org/10.1177/1079063220910723

Schauer, M., Neuner, F. & Elbert, T. (2011). *Narrative exposure therapy: A short-term treatment for traumatic stress disorders*. Göttingen: Hogrefe.

Schauer, M., Neuner, F. & Elbert, T. (2017). Narrative exposure therapy for children and adolescents (KIDNET). In M. Landolt, M. Cloitre & U. Schnyder (Eds.), *Evidence-based treatments for trauma related disorders in children and adolescents* (pp. 227–250). Cham: Springer. https://doi.org/10.1007/978-3-319-46138-0_11

Scheffler, G. (2010). *Wenn Jugendliche straffällig werden: Ein Leitfaden für die Praxis.* Bonn: Bundesarbeitsgemeinschaft für Straffälligenhilfe. Verfügbar unter https://www.bag-s.de/fileadmin/user_upload/PDF/Jugendbroschuere_fuer_Homepage.pdf

Schmid, M., Fegert, J.M., Clemens, V., Seker, S., d'Huart, D., Binder, M., Schröder, M., Friden, L., Boonmann, C. & Jenkel, N. (2022). Misshandlungs- und Vernachlässigungserfahrungen in der Kindheit: Ein Risikofaktor für die soziale Teilhabe ehemals außerfamiliär platzierter junger Erwachsener. *Kindheit und Entwicklung, 31* (1), 22–39. https://doi.org/10.1026/0942-5403/a000366

Schmid, M., Kölch, M., Fegert, J.M. & Schmeck, K. (2012). *Zusammenfassung der wichtigsten Ergebnisse und Erkenntnisse des Modellversuchs Abklärung und Zielerreichung in stationären Massnahmen (MAZ). Abschlussbericht für den Fachausschuss für die Modellversuche und das Bundesamt für Justiz.* Zugriff am 26.11.2024 unter https://www.bj.admin.ch/bj/de/home/sicherheit/smv/modellversuche/evaluationsberichte.html

Schmucker, M. & Lösel, F. (2015). The effects of sexual offender treatment on recidivism: An international meta-analysis of sound quality evaluations. *Journal of Experimental Criminology, 11* (4), 597–630. https://doi.org/10.1007/s11292-015-9241-z

Shapiro, A. (1978). *Scared straight* [Film]. Los Angeles, CA: Golden West Television.

Seivert, N.P., Cano, A., Casey, R.J., Johnson, A. & May, D.K. (2018). Animal assisted therapy for incarcerated youth: A randomized controlled trial. *Applied Developmental Science, 22* (2), 139–153. https://doi.org/10.1080/10888691.2016.1234935

Seker, S., Boonmann, C., d'Huart, D., Bürgin, D., Schmeck, K., Jenkel, N., Steppan, M., Grob, A., Forsman, H. & Fegert, J.M. (2022). Mental disorders into adulthood among adolescents placed in residential care: a prospective 10-year follow-up study. *European Psychiatry, 65* (1), e40. https://doi.org/10.1192/j.eurpsy.2022.30

Simpson, S., Mercer, S., Simpson, R., Lawrence, M. & Wyke, S. (2018). Mindfulness-based interventions for young offenders: A scoping review. *Mindfulness, 9,* 1330–1343. https://doi.org/10.1007/s12671-018-0892-5

Smeijsters, H., Kil, J., Kurstjens, H., Welten, J. & Willemars, G. (2011). Arts therapies for young offenders in secure care: A practice-based research. *The arts in psychotherapy, 38* (1), 41–51. https://doi.org/10.1016/j.aip.2010.10.005

Smith, P., Gendreau, P. & Goggin, C. (2002). *The effects of prison sentences and intermediate sanctions on recidivism: General effects and individual differences.* Ottawa: Solicitor General Canada Ottawa.

Sousa, M., Gouveia, C., Cunha, O. & de Castro Rodrigues, A. (2024). The effectiveness of schema therapy in individuals who committed crimes: A systematic review. *Trauma, Violence & Abuse, 25* (5). https://doi.org/10.1177/15248380241254082

Statista. (2024). *Anzahl der Strafgefangenen im Jugendstrafvollzug in Deutschland von 2014 bis 2023 (geschlossener und offener Vollzug; Stichtag jeweils 31. März).* Zugriff am 21.10.2024 unter https://de.statista.com/statistik/daten/studie/1243631/umfrage/gefangene-und-verwahrte-im-jugendstrafvollzug/

Sturm, L. (2018). „Scared Straight!"-Programme in Deutschland und internationale Erkenntnisse. In M. Walsh, B. Pniewski, M. Kober & A. Armborst (Hrsg.), *Evidenzorientierte Kriminalprävention in Deutschland: Ein Leitfaden für Politik und Praxis* (S. 803–819). Berlin: Springer. https://doi.org/10.1007/978-3-658-20506-5_41

Sultan, R.S., Correll, C.U., Schoenbaum, M., King, M., Walkup, J.T. & Olfson, M. (2018). National patterns of commonly prescribed psychotropic medications to young people. *Journal of Child and Adolescent Psychopharmacology, 28* (3), 158–165. https://doi.org/10.1089/cap.2017.0077

Ter Beek, E., Spruit, A., Kuiper, C.H., Van der Rijken, R.E., Hendriks, J. & Stams, G.J.J. (2018). Treatment effect on recidivism for juveniles who have sexually offended: A multilevel meta-analysis. *Journal of Abnormal Child Psychology, 46* (3), 543–556. https://doi.org/10.1007/s10802-017-0308-3

Thiem, M. (2010). *Welchen Zweck hat Strafe?.#.: Ein Vergleich der Straftheorien.* München: GRIN Verlag.

Tolan, P.H., Henry, D.B., Schoeny, M.S., Lovegrove, P. & Nichols, E. (2014). Mentoring programs to affect delinquency und associated outcomes of youth at risk: A comprehensive meta-analytic review. *Journal of Experimental Criminology, 10,* 179–206. https://doi.org/10.1007/s11292-013-9181-4

Tong, L.J. & Farrington, D.P. (2008). Effectiveness of „reasoning und rehabilitation“ in reducing reoffending. *Psicothema, 20* (1), 20–28.

UNICEF. (n.d.). *Die UN-Kinderrechtskonvention.* Zugriff am 21. Oktober 2024 unter https://www.unicef.ch/de/wer-wir-sind/kinderrechtskonvention

UNICEF. (2024). *Worldwide, the rate of children in detention is 28 per 100,000.* Retrieved October 21, 2024, from https://data.unicef.org/topic/child-protection/justice-for-children/

Urwyler, T., Endrass, J., Hachtel, H. & Graf, M. (2022). *Handbuch Strafrecht – Psychiatrie – Psychologie.* Basel: Helbling Lichtenhahn.

Van der Stouwe, T., Asscher, J.J., Stams, G.J.J., Deković, M. & van der Laan, P.H. (2014). The effectiveness of multisystemic therapy (MST): A meta-analysis. *Clinical Psychology Review, 34* (6), 468–481. https://doi.org/10.1016/j.cpr.2014.06.006

Vertone, L., Aebi, M., Imbach, D., Best, T. & Bessler, C. (2024). *Forensisches Therapieprogramm für angemessenes Sexualverhalten: Das ThePaS-Manual.* Göttingen: Hogrefe. https://doi.org/10.1026/03141-000

Villettaz, P., Killias, M. & Zoder, I. (2006). The effects of custodial vs. non-custodial sentences on re-offending: A systematic review of the state of knowledge. *Campbell Systematic Reviews, 2* (1), 1–69.

von Dewitz, C. (2023). Restorative Justice in der Praxis am Beispiel Deutschlands, Neuseelands und Nordamerikas. In T. Bartsch, E. Hoven, B. Limperg, B. Maelicke & T. Merckle (Hrsg.), *Resozialisierung, Opferschutz, Restorative Justice: Grundlagen und Rahmenbedingungen* (S. 77–100). Baden-Baden: Nomos.

Voß, T., Klemke, K., Schneider-Njepel, V. & Kröber, H.L. (2016). Wenn ja, wie lange? Dauer antiandrogener Behandlung von Sexualstraftätern mit paraphilen Störungen: Klinische Erfahrungen aus Auslassversuchen in der forensischen Nachsorgepraxis. *Forensische Psychiatrie, Psychologie, Kriminologie, 10* (1), 21–31. https://doi.org/10.1007/s11757-015-0346-z

Walker, D.F., McGovern, S.K., Poey, E.L. & Otis, K.E. (2004). Treatment effectiveness for male adolescent sexual offenders: A meta-analysis and review. *Journal of Child Sexual Abuse, 13* (3–4), 281–293. https://doi.org/10.1300/J070v13n03_14

Ward, T. (2002). The management of risk und the design of good lives. *Australian Psychologist, 37* (3), 172–179. https://doi.org/10.1080/00050060210001706846

Ward, T., Mann, R.E. & Gannon, T.A. (2007). The good lives model of offender rehabilitation: Clinical implications. *Aggression and Violent Behavior, 12* (1), 87–107. https://doi.org/10.1016/j.avb.2006.03.004

Weidner, J. (1995). *Anti-Aggressivitäts-Training für Gewalttäter.* Mönchengladbach: Forum Verlag Godesberg.

Wilkinson, S., Waller, R. & Viding, E. (2016). Practitioner review: Involving young people with callous unemotional traits in treatment – does it work? A systematic review. *Journal of Child Psychology and Psychiatry, 57* (5), 552–565. https://doi.org/10.1111/jcpp.12494

Willms, C. (2023). Restorative Justice. In H. Cornel, C. Ghanem, G. Kawamura-Reindl & I.R. Pruin (Hrsg.), *Resozialisierung: Handbuch für Studium, Wissenschaft und Praxis* (5. Aufl., S. 493–510). Baden-Baden: Nomos.

Wilson, D.B., MacKenzie, D.L. & Mitchell, F.N. (2005). Effects of correctional boot camps on offending. *Campbell Systematic Reviews, 1* (1), 1–45. https://doi.org/10.4073/csr.2005.6

Wilson, D.B., Olaghere, A. & Kimbrell, C.S. (2018). *Effectiveness of restorative justice principles in juvenile justice: A meta-analysis.* Washington, DC: U.S. Department of Justice. Retrieved from https://www.ojp.gov/pdffiles1/ojjdp/grants/250872.pdf

Winokur, M., Rozen, D., Batchelder, K. & Valentine, D. (2006). *Juvenile sexual offender treatment: A systematic review of evidence-based research.* Fort Collins, CO: Colorado State University.

Young, J.E., Klosko, J.S. & Weishaar, M.E. (2003). *Schema therapy.* New York, NY: Guilford.

5 Forensisch-deliktpräventive Therapien mit Jugendlichen und jungen Erwachsenen

Nachdem im letzten Kapitel verschiedene Interventionsformen aufgezeigt wurden, soll in diesem Kapitel konkreter auf die Durchführung einer forensisch-deliktpräventiven Therapie mit Jugendlichen und jungen Erwachsenen eingegangen werden. Eine Therapie sollte grundsätzlich individuell ausgerichtet sein und sich an zuvor erhobenen therapeutischen Zielen und dem Deliktverhalten zugrunde liegenden kriminogenen Bedürfnissen orientieren. Eine Therapie ist meist multimodal konzipiert und umfasst eine Kombination von mehreren im vorhergehenden Kapitel beschriebenen Therapieformen (siehe Kapitel 4.4 „Therapeutische Ansätze"). Der Beginn der Therapie erfolgt nach einer ausführlichen forensischen Diagnostik (siehe Kapitel 3 „Forensisch-psychologische/psychiatrische Diagnostik: Die Erstellung von strafrechtlichen Gutachten"). Im Idealfall liegt eine von der Sachverständigen beurteilte forensische Therapieindikation mit entsprechenden Therapiezielen vor. Die Therapie muss gut mit den weiteren empfohlenen und durchgeführten Maßnahmen koordiniert werden. Sie richtet sich grundsätzlich nach dem unter Kapitel 4.1 dargestellten Risk-Need-Responsivity-Prinzip (Bonta & Andrews, 2016) und dem Good Lives Model (Ward, 2002; Ward, Mann & Gannon, 2007).

Forensische Therapien mit jungen Menschen werden individuell ausgestaltet. Sie sollten die bei ihnen bestehenden Störungen und Entwicklungsdefizite, aber auch die vorhandenen Ressourcen aufgreifen und das Risiko weiterer Delikte durch neu aufgezeigte Handlungsoptionen vermindern. Viele Jugendliche und junge Erwachsene mit einer angeordneten Maßnahme/Therapie haben psychische Störungen, sind traumatisiert und/oder zeigen Bindungsauffälligkeiten. Die Klienten unterscheiden sich in ihren persönlichen Bindungs- und Lebenserfahrungen, Ressourcen, spezifischen Verletzungen und entwickelten Devianzen, was zu unterschiedlichen und ganz individuellen Therapieverläufen führt. Basierend auf den Ausführungen der vorhergehenden Kapitel, lassen sich alle notwendigen Bausteine einer forensischen Therapie beschreiben, welche dann individuell kombiniert und in der auf den einzelnen Jugendlichen angepassten Reihenfolge und Intensität mit dem passenden methodischen Zugang angewendet werden können.

Ein zentraler Fokus der Behandlung liegt auf der Entwicklung von prosozialen Fertigkeiten und Handlungsalternativen, um zuvor erlernte maladaptive Verhaltensmuster zu ersetzen (Hausam, 2020). Hierzu braucht der Therapeut ein vertieftes Verständnis für die Wirkmechanismen und Symptomatiken, Offenheit und Interesse für Dysfunktionalität bei gleichzeitig sicherem eigenem Wertesystem, die Bereitschaft, sich stetig mit Übertragungs- und Gegenübertragungsphänomenen auseinanderzusetzen, und ein breites und kreatives Spektrum an effektiven und auf das emotionale Alter des Klienten abgestimmten Behandlungsansätzen.

Noch wichtiger als die Anwendung der Therapiemethode jedoch ist die Bereitschaft der Behandelnden, ein konstantes, ausdauerndes, präsentes und interessiertes Gegenüber zu sein: ein

Gegenüber, das die jugend- bzw. adoleszentenspezifische emotionale Achterbahnfahrt inklusive Jugend-Egozentrismus (Elkind, 1967)[34] mit dem Betroffenen aushält und dabei selber psychisch gesund bleibt. Ein Gegenüber, das sicher ist bezüglich des Zulassens professioneller Nähe bzw. der Herstellung professioneller Distanz. Ein Gegenüber, das sowohl die Aufarbeitung massiver Gewalt- und Mangelerfahrungen aus der Kindheit der Klienten begleitet wie auch deren ausbeuterische Beziehungsgestaltung als Überlebensstrategie aus der Kindheit (Rauchfleisch, 2020) versteht. Komplex traumatisierte Jugendliche und junge Erwachsene zu behandeln, gilt als große therapeutische Herausforderung, weil der Aufbau von Vertrauen und Kontaktfähigkeit die Hürden zahlreicher Beziehungstests und Distanzierungsversuche seitens der Klientel beinhaltet. Ist die Arbeitsbeziehung erst mal tragfähig, gelingt es meist, notwendige Mentalisierungsprozesse anzustoßen und über korrigierende Erfahrungen den Betroffenen zu ermöglichen, wieder ganzheitlich fühlen zu lernen und Erlebtes sprachlich auszudrücken. Korrigierende Erfahrungen entstehen über das Erleben von Klarheit, Verlässlichkeit, Wertesicherheit und dem unvoreingenommenen Interesse am Klienten. Therapie als sicherer Ort und die Therapeutin als verlässliches, zugewandtes Gegenüber helfen dem Klienten, sich zu beruhigen, sich zu (re-)orientieren und sich in der Folge der eigenen, steckengebliebenen Entwicklung zuzuwenden. Die Therapeutin ist hierbei ein Gegenüber, das die Interaktionsspezifika als „interaktiver psycho-biologischer Regulator" (Zorzi, 2019, Seite 193) versteht und die straffällig gewordenen jungen Menschen gleichzeitig für die Verletzungen, die sie verursacht haben, in die Verantwortung nimmt. Ogden, Minton und Pain (2010) beschreiben die wichtige Funktion des Nervensystems der Therapeutin als Modell und Regulator des früh irritierten Nervensystems von komplex traumatisierten Klienten. In der Therapie wird jede noch so kleine Äußerung, sei sie nonverbal mimisch gestisch, verbal oder musikalisch, positiv beachtet und verstärkt. Dadurch erlebt der Klient Resonanz, fühlt sich gehört und wahrgenommen. Er wird zunehmend sicherer in seiner Wahrnehmung und getraut sich, diese auch zu äußern. Die forensische Therapeutin lernt gemeinsam mit dem Betroffenen die Entstehungsbedingungen und Eigenanteile an der Straftat verstehen. Sie erkennt die innere Logik dysfunktionalen Verhaltens und, falls vorhanden, das Bedürfnis dahinter. Sie unterstützt den jungen Menschen dabei, seine Bedürfnisse wahrzunehmen und ohne Selbst- und Fremdschädigung auszudrücken sowie fremdschädigendes Verhalten im Verlauf der Behandlung durch prosoziales zu ersetzen.

Klienten reinszenieren symbolisiert in der therapeutischen Beziehung häufig mit ihrem Verhalten und ihrer Stimmungslage ihre bisherigen, verletzenden Beziehungserfahrungen mit misshandelnden oder vernachlässigenden Erwachsenen in der Kindheit. Diese waren gekennzeichnet von schwerer emotionaler und sozialer Deprivation, geringer Beziehungskonstanz, Vernachlässigung, körperlicher und psychischer Gewalt, fehlender emotionaler Sicherheit verbunden mit sozioökonomischen Problemen. Traumata und Deprivation können die psychische Verarbeitungsmöglichkeit des Betroffenen überfordern und aversive Reaktionen hervorrufen. Hier seien auch die transgenerationale Übertragung von Traumata der Elterngeneration und deren Folgen auf die nachfolgende Generation erwähnt: Konnten Eltern eigene traumatische Erfahrungen nicht aufarbeiten und resultieren dysfunktionale Verhaltensweisen daraus, erlebt ihr Kind beim Aufwachsen die Folgen der elterlichen Traumatisierung mit.

Menschen mit dissozialen Einstellungen haben das Gefühl, mit der Welt im Kampf zu sein, da sie diese als unberechenbar, angsterregend

---

34 Der Jugendliche sieht sich als Mittelpunkt und als einmalige, besondere Persönlichkeit, der wider besseres Wissen der Erwachsenen das Erreichen unmöglicher Ziele gelingt. Der jugendliche Egozentrismus spielt eine Rolle bei der häufig dilettantischen Planung und Ausführung der Straftaten, in der Überzeugung und im Glauben, nicht erwischt zu werden (Oerter & Montada, 1998).

und feindselig erleben (siehe auch Kapitel 2.7 „Die Auswirkungen von frühen Belastungsfaktoren"). Die schwierigen Lebensumstände blockierten die soziale Entwicklung und führten oft zu mangelhafter Schul- und Berufsbildung. Der Organismus ist quasi permanent mit Selbstverteidigung beschäftigt, was sich auf die Schlafqualität, die Konzentrations- und Lernfähigkeit, die Ausdauer, das Selbstvertrauen, die Bewältigungskompetenz und damit auf das (Nicht-)Erleben von Erfolg auswirken kann.

Die instabilen und oft brüchigen bisherigen Beziehungen dissozialer Menschen führen zu Problemen in der Nähe-Distanz-Regulierung und zu unrealistischen Erwartungen an Bezugspersonen. Der schnelle Wechsel von Idealisierung und Entwertung seitens des Klienten gegenüber der Therapie geht mit Enttäuschungen auf beiden Seiten einher und braucht seitens des Therapeuten das Verständnis für die Folgen früher Bindungsstörungen. Dabei achtet der Therapeut auf die eigenen Grenzen und begleitet den Klienten ressourcenorientiert zu einem Verstehen seiner selbst.

Die sorgfältige Passung zwischen Therapeutin, angewandter Methode, Persönlichkeit und Entwicklungsstand des Klienten trägt zum Vertrauensaufbau bei und führt idealiter zu einer sicheren Beziehung. Das Geschlecht und Alter der Therapeutin oder des Therapeuten, die methodische Herangehensweise sowie die angewandte therapeutische Technik angepasst auf das Störungsbild, die Ressourcen und den Entwicklungsstand des jugendlichen Klienten können hier ausschlaggebend für die Festigung des Arbeitsbündnisses sein.

Die Prämissen „no cure but control" (Therapie hilft den Betroffenen, die Entstehung ihrer deliktbegünstigenden Einstellungen zu verstehen, biografische Ereignisse zu verarbeiten, Emotionen gewaltfrei zu regulieren und sinnstiftende Perspektiven zu entwickeln) und „kein Heilungsmythos" vertiefen Stürm und Schmalbach (2013) in ihrem Artikel zu den Standards der rückfallpräventiven, deliktorientierten Therapie moderner Täterbehandlung.

5.1 Grundlagen

Die Bedingungen, unter welcher eine forensische Therapie durchgeführt werden kann und in welchem Setting sie erfolgen soll, müssen beachtet werden.

5.1.1 Indikation für eine forensische Therapie

Eine forensische Therapie findet immer im Auftrag einer Behörde statt. In der Schweiz ist das im Normalfall die zuständige kantonale Jugendstrafrechtsbehörde, die nach einem gerichtlichen Urteil auch mit der Durchführung der Schutzmaßnahme beauftragt ist und eine Therapie in Auftrag gibt. Bei 18- bis 25-jährigen jungen Erwachsenen sind es die kantonalen Bewährungs- und Vollzugdienste, die die Maßnahmen anordnen und koordinieren. Eine Therapie wird rechtlich unter Art. 14 CH-JStG als ambulante Behandlung angeordnet. Alternativ kann eine therapeutische Maßnahme stationär in einem offenen oder geschlossenen Setting unter Art. 15 Abs. 1 oder Abs. 2 angeordnet werden. Für zum Tatzeitpunkt 18- bis 25-Jährige besteht zudem die Möglichkeit einer stationären Maßnahme für junge Erwachsene nach Art. 61 CH-StGB.[35] Die Therapeutin sollte für die Durchführung der Therapie entweder in einer

35 Der Gesetzgeber hat mit der Maßnahme für junge Erwachsene nach Art. 61 CH-StGB eine Option geschaffen, 18- bis 25-jährige Personen, bei welchen eine erhebliche Störung der Persönlichkeitsentwicklung im Zusammenhang mit dem Tatverhalten sowie dem Rückfallrisiko besteht, einer spezifischen resozialisierenden Maßnahme zuzuführen. Im Falle eines Maßnahmenvollzugs für junge Erwachsene befinden sich die verurteilten Personen in der Schweiz in vier spezialisierten Maßnahmenzentren. Neben der sozialpädagogischen Arbeit und den angebotenen forensischen Psychotherapien kommen der Ausbildung und beruflichen Integration ein besonderer Stellenwert zu. Die Maßnahme erfolgt anfänglich bis hin zur bedingten Entlassung in einem geschlossenen bis halboffenen Setting, wobei den jungen Menschen mittels eines Stufenkonzepts sukzessive mehr Freiheiten eingeräumt werden können, je nachdem, wie sich ihre Entwicklung gestaltet.

forensischen Institution/Klinik angestellt sein oder über eine entsprechende Bewilligung zur selbstständigen Durchführung von Psychotherapien und über eine Zusatzausbildung in forensischer Therapie verfügen.

Der Sozialarbeiter einer Jugendanwaltschaft agiert meist als Case-Manager und kontrolliert die Fortschritte und den Verlauf der Interventionen bzw. der Therapie. Die Maßnahmen sind periodisch auf ihre Wirkungen in Bezug auf die Persönlichkeit und Entwicklung des Jugendlichen und damit auf ihre Zweckmäßigkeit zu überprüfen und bei Bedarf anzupassen. Eine Schutzmaßnahme kann auch vorsorglich angeordnet werden, wenn ein entsprechendes Urteil noch nicht verfügbar ist.

In Deutschland und Österreich sind die rechtlichen Voraussetzungen anders. Eine ambulante Therapie kann nicht als eine eigenständige Maßnahme angeordnet werden. In Deutschland erfolgt eine forensische Therapie im Rahmen eines stationären Settings als Teil eines Jugendmaßregelvollzugs (Weissbeck, 2009). Sowohl bei Jugendlichen als auch bei Heranwachsenden kann gemäß § 7 Abs. 1 des D-JGG die Unterbringung in einer psychiatrischen Klinik (äquivalent zu § 63 D-StGB) oder einer Entziehungsanstalt (äquivalent zu § 64 D-StGB) angeordnet werden. Ähnlich ist auch die Ausgestaltung der Maßnahmen für Jugendliche und Heranwachsende in Österreich (§ 21 Ö-StGB: Strafrechtliche Unterbringung in einem forensisch-therapeutischen Zentrum; § 22 Ö-StGB: Unterbringung in einer Anstalt für entwöhnungsbedürftige Rechtsbrecher). Alternativ kann in Österreich oder Deutschland eine Weisung an einen jugendlichen oder heranwachsenden Klienten gestellt werden, sich einer Behandlung zu unterziehen.[36]

36 § 11 D-JGG: Der Richter kann dem Jugendlichen auch mit Zustimmung des Erziehungsberechtigten und des gesetzlichen Vertreters auferlegen, sich einer heilerzieherischen Behandlung durch einen Sachverständigen oder einer Entziehungskur zu unterziehen. Hat der Jugendliche das 16. Lebensjahr vollendet, so soll dies nur mit seinem Einverständnis geschehen.

Letztere ist aber bezüglich der teilweise erforderlichen Freiwilligkeit und der Rahmenbedingungen nicht exakt vergleichbar mit einer behördlich angeordneten forensischen Therapie in der Schweiz.

Die Indikation für eine forensische Therapie muss zwingend aus einer vorherigen Begutachtung oder Abklärung erfolgen. Für die Therapie im Rahmen einer stationären Maßnahme ist dies in allen drei Ländern auch zwingend notwendig. Im Gutachten muss der Sachverständige zur Maßnahmenbedürftigkeit, zur Maßnahmenfähigkeit und zur Maßnahmenwilligkeit Stellung beziehen. Darunter subsumiert sollte auch spezifisch die Therapiebedürftigkeit beurteilt sowie zur Therapiefähigkeit und zur Therapiewilligkeit Stellung genommen werden. Der Sachverständige sollte basierend auf den Diagnosen, den Persönlichkeitseigenschaften, den bestehenden Ressourcen und dem individuellen Risikoprofil spezifische Therapieziele festlegen und die Ausgestaltung der Therapie möglichst konkret beschreiben. Dabei sollten sich die Therapieziele einerseits auf die Behandlung oder den Umgang mit einer psychischen Störung beziehen, welche als deliktrelevant beurteilt wurde. Andererseits ist aber eine forensische Therapie immer auch auf die Senkung des Rückfallrisikos und die Vermeidung von weiteren Delikten ausgerichtet. Dies bedeutet, dass die individuellen Risiko- und Schutzfaktoren des Klienten, welche sich im forensischen Gutachten als bedeutsam für die Durchführung der Delikte gezeigt haben und auch für weitere Begehung von Delikten als relevant beurteilt wurden, in der Therapie aufgegriffen werden. Dies gilt unabhängig davon, ob es sich dabei um die umschriebenen Symptome eines definierten Störungsbildes handelt oder ob dies weitere Eigenschaften einer bereits ausgereiften oder sich noch entwickelnden Persönlichkeit sind (Borchard & Gerth, 2020; Urwyler, Siedler & Aebi, 2021).

Die Rahmenbedingungen der Therapie müssen indikationsspezifisch angepasst werden. Die Länge und Intensität der forensischen Therapiesequenzen unterscheiden sich je nach Situation des Klienten, seinen individuellen Bedürfnissen, seinen Ressourcen und Einschränkungen sowie den gerichtlichen Anforderungen (z.B. zeitliche Begrenzung der Therapiedauer, Länge der geschlossenen Unterbringung). Jeder Klient erfordert eine individuelle Herangehensweise, um den bestmöglichen Behandlungserfolg zu erzielen.

5.1.2 Ambulante vs. stationäre Therapie

Wie oben ausgeführt basiert die Entscheidung, ob eine ambulante oder stationäre Therapie indiziert ist, auf der Empfehlung des forensischen Gutachtens, der anschließenden juristischen Beurteilung, der darauf basierenden richterlichen oder behördlichen Weisung und der Anordnung einer Maßnahme. Die beiden Settings unterscheiden sich grundsätzlich bezüglich der interdisziplinären Einbettung der psychotherapeutischen Arbeit. Für beide Settings gilt, dass die forensische Psychotherapie risiko- und resozialisierungsorientiert ist, d.h. gleichermaßen persönlichkeits- wie auch deliktorientiert.

Ambulante forensische Psychotherapie: Bei einer ambulanten Behandlung kommt der Jugendliche oder junge Erwachsene selbstständig und meist allein in ein ambulantes Zentrum bzw. in eine ambulante Abteilung einer Klinik oder in eine forensische Praxis einer niedergelassenen Therapeutin. Für eine ambulante forensische Psychotherapie ist ein spezifischer Auftrag oder eine Leistungsvereinbarung mit dem Auftraggeber notwendig. Dieser regelt die Rahmenbedingungen der Therapie (Frequenz und Umfang der Therapie, anfallende Kosten, Kommunikation zwischen den beteiligten Fachpersonen, Umgang mit der Schweigepflicht, Berichtswesen). Weiter sollten im Auftrag auch die grundlegenden Therapieziele festgehalten werden. Eine detailliertere und jugendgerechte Definition der Ziele wird in einer ersten Phase der Psychotherapie gemeinsam mit dem Klienten festgelegt. Vor dem ersten Kontakt sollte sich die forensische Psychotherapeutin mit dem forensischen Gutachten, den weiteren strafrechtlichen Akten (Urteil, Einvernahmen) und weiteren therapierelevanten Unterlagen (frühere Behandlungen oder Unterbringungen) auseinandergesetzt haben.

Im Unterschied zu einem stationären Setting ist die ambulante forensische Psychotherapie nicht per se Teil eines größeren institutionellen Behandlungskonzepts. Dies bedeutet aber nicht, dass sie nicht auch mit anderen Maßnahmen oder Interventionen vernetzt und koordiniert werden muss. Bei der Durchführung und Abstimmung der Therapie mit weiteren Maßnahmen ist wichtig, dass von Anfang an geklärt ist, wer die Case-Managerin des Falles ist (im Idealfall die anordnende Behörde, zuständige behördliche Sozialarbeiterin, Bewährungshilfe, Gerichtshilfe) und damit für alle Beteiligten als Ansprechperson dient. Die Case-Managerin koordiniert die verschiedenen Interventionen und steht dem Jugendlichen, dessen Eltern und den beteiligten Fachpersonen als Ansprechpartnerin zur Verfügung. Es muss von Beginn an geklärt sein, mit wem die Psychotherapeutin zusammenarbeiten und sich austauschen können muss. Die genauen Inhalte, die ausgetauscht werden sollen, regelt ein Behandlungsvertrag (siehe Kap. 5.2.2 „Rahmenbedingungen und Erstellung eines Behandlungsvertrags“).

Hierbei ist zu beachten, dass eine angeordnete deliktorientierte Therapie nicht primär auf die psychiatrische oder somatische Heilung des Leidens abzielt, sondern auf die Verminderung des Rückfallrisikos für weitere Straftaten fokussiert. Die Verhinderung neuer Opferschäden ist somit zentrales Ziel einer solchen durch eine Justizbehörde angeordneten Therapie. Dieser Umstand führt zu anderen Rahmenbedingungen, namentlich dem Abschluss einer Therapievereinbarung zwischen Behörde, Therapeut und Klient. Diese wird jedem Klienten in der ersten Sitzung transparent gemacht; auf die Implikationen bezüglich der therapeutischen Schweigepflicht wird explizit hingewiesen.

Die Durchführung einer ambulanten forensischen Therapie ist eine anspruchsvolle Aufgabe. Da die forensische Psychotherapeutin allein für die Therapie zuständig ist und sich nicht täglich über das Alltagsverhalten des Klienten auf der Wohngruppe, in Schule und Ausbildung informieren kann, können schwierige und belastende Therapiesituationen nicht in einem Behandlungsteam aufgegriffen werden. Umso wichtiger ist, dass die forensische Psychotherapeutin für sich selbst eine Super- oder Intervision organisiert und dort die Möglichkeit hat, die Fragen zur Therapie in einem geschützten Rahmen zu besprechen.

Stationäre forensische Psychotherapie: Eine stationäre forensische Therapie ist ein kombiniertes Behandlungssetting mit dyadischen, gruppentherapeutischen und zusätzlich interdisziplinären Interventionen. Die Behandlungsziele werden aus dem Gutachten abgeleitet und mit den klinischen Beobachtungen aus der Therapie, der beruflichen Ausbildung und Schule und den sich hieraus ergebenden Zielen ergänzt. Sie werden in einer konsolidierten Fallkonzeption dokumentiert, der einweisenden Behörde kommuniziert und jährlich überprüft und angepasst.

Die Durchführung der Therapie erfolgt im Rahmen des definierten Behandlungskonzeptes der Institution mit den im Behandlungsvertrag definierten Rahmenbedingungen. Entsprechend besteht häufig bereits eine übergreifende Bewilligung und Leistungsvereinbarung. Die Therapeut:innen sind bei der Institution angestellt. Das Setting besteht meist aus verschiedenen Therapieformen (Einzel- und Gruppentherapien, verschiedene multisensorische Therapien), welche in einem übergreifenden, indikationsspezifischen und individuell ausgearbeiteten Fallkonzept aufeinander abgestimmt werden.

Der Gruppenvollzug auf der Wohngruppe dient als soziales Lernfeld für die Klienten. Die Wohngruppe ist ein Interventions- und Beobachtungsraum, in dem die Entwicklungsschritte, Bedürfnisse und Defizite der Klienten auch außerhalb des therapeutischen Kontakts deutlich werden und Interventionen im Alltag implementiert werden. Damit stellt der Gruppenvollzug nicht nur den Rahmen für die Behandlung dar, sondern ist gleichzeitig Behandlungsmethode.

Die Risiko- und Resozialisierungsorientierung wird mit einer Netzwerkperspektive interdisziplinär und multimodal gewährleistet. Die Behandlung findet in einem interdisziplinären Behandlungsteam im Mehraugenprinzip statt. Dies soll Exklusivität in der Therapiebeziehung, Verharmlosung der Klientel durch Gewöhnung aufgrund der Länge und Intensität der Zusammenarbeit und daraus abgeleiteter falscher Sicherheit und vermeintlichem Vertrauen entgegenwirken. Eine rückfallpräventive Therapie ist realitätsbezogen und handlungsnah und wird vom Eintritt bis zur (bedingten) Entlassung als sequenzielle Behandlung konzipiert (siehe Kapitel 5.3.2 „Behandlungssequenzen").

Der Zwangskontext insbesondere bei jungen Eingewiesenen erfordert intensive Motivations- und Beziehungsarbeit (Stürm & Schmalbach, 2013). Die Bedingungen im Zwangskontext laufen nämlich den Bedürfnissen nach Autonomie und Freiheit junger Menschen in der Regel zunächst zuwider. So müssen sie sich an den Reizentzug und die Einschränkung ihrer Autonomie gewöhnen, sich an die Hausordnung und Regeln der jeweiligen Institutionen halten und können Außenkontakte nur begrenzt pflegen. Sie erleben den erzieherischen Auftrag, welcher vom Gesetzgeber an die Maßnahmeninstitution übertragen wurde, meist als unnötig und im Widerspruch zu ihrer für diesen Lebensabschnitt kennzeichnenden jugendegozentrischen Selbstwahrnehmung. Erst im Verlauf erkennen sie die beruhigende und stabilisierende Wirkung einer Umgebung mit Reizentzug und klaren Strukturen.

Der Alltag im stationären Maßnahmenvollzug ist stark strukturiert und restriktiv, mit zahlreichen Regeln und ständiger Beaufsichtigung. Zudem ist die Alltagsatmosphäre mitgeprägt von antisozialen und zeitweise aggressiven Klienten, welche durch informelle Normen, dissoziale Einstellungen, Überzeugungen, Werte und Hierarchien eine soziale Ordnung bzw. Subkultur schaffen (Neubacher & Boxberg, 2018) und damit zumindest vorübergehend nicht nur die eigene, sondern auch die Entwicklung von Mitklienten negativ beeinflussen können. Die Umgebung im Maßnahmenvollzug bzw. in Haft hat das Potenzial, das Verhalten von Inhaftierten positiv zu verändern, negativ zu verstärken oder zu unterdrücken (Daffern et al., 2007). So unterscheidet sich das Verhalten mancher Klienten im Gruppenvollzug, wo sie mit regelverletzendem Verhalten um Anerkennung oder eine gute Position in der Gruppe kämpfen, im Vergleich zur Kontaktgestaltung im Einzelsetting, wo sie meist zurückhaltender, höflich und adäquater auftreten.

In der Therapie im stationären Vollzug, sei es in einem Maßnahmenzentrum oder einer geschlossenen psychiatrischen Abteilung, gibt es materielle Einschränkungen. So dürfen beispielsweise in der Kunst- oder Musiktherapie, anders als in einer freien Praxis, keine waffenähnlichen spitzen oder schneidenden Werkzeuge und keine Lösungsmittel eingesetzt werden. Die sport- und tiergestützte Therapie im Freien ist oft nur unter Einsatz von elektronischen Fußfesseln möglich.

Die forensische Therapie endet nicht mit der Entlassung aus der stationären Maßnahme. Eine ambulante Nachbetreuung und Unterstützung bei der Wiedereingliederung in die Gesellschaft sind entscheidend, um Rückfälle zu vermeiden. Dies kann die Weiterführung der Therapie und die Vermittlung von Unterstützungsressourcen umfassen sowie die Unterstützung bei administrativen Angelegenheiten, die Kontrolle des Umgangs mit Substanzen, die Überwachung des Risikomanagements und die Hilfe bei der Job- oder Wohnungssuche.

Regelverstöße im Sinne dokumentierten Fehlverhaltens innerhalb des stationären Aufenthaltes wurden als Indikator für zukünftiges Legalverhalten bzw. Prädiktor für Rückfälle in zahlreichen Studien erforscht und bestätigt (z. B. Lattimore, MacDonald, Piquero, Linster & Visher, 2004; Trulson, Marquart, Mullings & Caeti, 2005). Dabei hing die Anzahl an Regelverstößen stärker mit Rückfälligkeit zusammen als die Schwere einzelner Fehlverhaltensweisen (Trulson, DeLisi & Marquart, 2011). Als deliktparallelisierend werden Verhaltensweisen in Haft bezeichnet, wenn sie eine funktionale Ähnlichkeit mit dem Tatverhalten aufweisen („offence paralleling behaviour“: OPB; Daffern, Jones & Shine, 2010). Mitarbeitende tauschen sich zu folgenden Fragen aus:

- Welche Bedürfnisse hat der Jugendliche / junge Erwachsene mit seiner(n) Tat(en) befriedigt?
- Welche Funktion hatte die Tat für den Jugendlichen / jungen Erwachsenen?
- Wie wird der Jugendliche / junge Erwachsene diese Bedürfnisse in einer geschlossenen Einrichtung befriedigen?
- Mit welchem Verhalten wird der Jugendliche / junge Erwachsene die Funktion (welche die Tat für ihn hatte) in einer geschlossenen Einrichtung ersetzen?

Beispielhaft werden in der Tabelle 5-1 Verhaltensweisen gemäß OPB, welche junge Eingewiesene in der Institution zeigen, aufgelistet und der daraus resultierende Therapiebedarf beschrieben.

Der Therapeut bildet Hypothesen zum OPB und tauscht sich interdisziplinär/multiprofessionell zu einem ersten gemeinsamen Fallverständnis aus. Hierbei tragen alle Berufsdisziplinen mit ihren Beobachtungen aus dem Alltag zu einem konsolidierten Fallverständnis bei. Ambulant wird der Austausch mit Bezugspersonen aus Familie, Schule, Berufsausbildung und Freizeit gepflegt. Zusätzlich zu den Erfahrungsberichten werden vorgegebene Listen von Verhaltenskriterien, basierend auf aktuellen Studien, zur Einschätzung des Risikos herangezogen.

Dabei kann das Haft- bzw. Maßnahmenverhalten Hinweise auf erfolgte Entwicklungsfortschritte bezüglich prosozialen Denkens und

Tabelle 5-1: Verhaltensweisen gemäß OPB und der daraus resultierende Therapiebedarf

Straftat	Vordergründiges Bedürfnis, im Sinne einer Bewältigungsstrategie dahinterliegender Themen	Verhalten in der geschlossenen Unterbringung	Zu therapierender Bedarf
Tötungsdelikt	Dominanz	Dirigiert Mitarbeitende und Mitklienten herum.	Ängste, Ohnmachtsgefühle, Kontrollbedürfnis
Vergewaltigung	Machtanspruch sexualisiertes Verhalten ggü. Mitarbeiterinnen	Hat immer das letzte Wort, fixiert Mitarbeiterinnen mit Blicken, versucht, private Informationen über sie herauszufinden, hält sich nicht an Gruppenregeln (z. B. beim Essenschöpfen, nimmt Portionen, dass es nicht für alle reicht).	Selbstwert Psychoedukation über Grenzen respektieren/Anatomie/Schmerzempfinden/evtl. eigene traumatische Erfahrungen in der Rolle als geschädigte Person aufarbeiten Sich unterordnen, in ein System einfügen lernen
Brandstiftung	Zerstörung, Rachegefühle	feindseliges, misstrauisches interaktionelles Verhalten	wahrgenommen werden in eigenen Bedürfnissen, adäquate Affektspiegelung, Vertrauens- und Beziehungsaufbau, Durchsetzunsfähigkeit fördern
Diebstahl	Bereicherung	Diebstahl	korrigierende Beziehungserfahrungen, Selbstwertstabilisierung, eigene Bedeutung
Nötigung	narzisstische Bedürfnisbefriedigung	Mangelnder Bedürfnisaufschub, beschäftigt oft mehrere Mitarbeitende gleichzeitig bzw. spielt sie gegeneinander aus.	Gleichgewicht finden zwischen Validierung und Grenzsetzung für das Verhalten des Klienten

empathischen Verhaltens und deren Verankerung in der Persönlichkeit geben. OPB gefährdet nicht nur die Ordnung und Sicherheit in einer Institution. Der Jugendliche oder junge Erwachsene addiert zudem weitere Delikte zu seiner bereits belasteten Ausgangslage. OPB muss zur Verhinderung weiterer Schädigungen von Mitarbeitenden wie auch selbstschädigenden Verhaltens des Klienten zwingend Beachtung im Maßnahmenvollzugsplan, in der Therapiekonzeption und im Vollzugsalltag finden.

5.1.3 Einzel- oder Gruppentherapie

Die Entscheidung, ob für einen Klienten eine Einzeltherapie, eine Gruppentherapie oder eine Kombination aus beiden angeboten wird, hängt von mehreren Faktoren ab. Aufseiten der ambulanten Anbieter sind die Möglichkeiten von Gruppentherapien häufig beschränkt. In stationären Therapiesettings in Kliniken oder Maßnahmenzentren gehören regelmäßige Gruppentherapien wie auch

Einzeltherapien häufig zum Behandlungskonzept.

Einzeltherapien ermöglichen es, in einem geschützten und vertraulichen Rahmen einer therapeutischen Beziehung inhaltliche Themen individuell zu bearbeiten. Dies ist die häufigste Form von Psychotherapie, unabhängig davon, ob sie psychoanalytisch, kognitiv-verhaltenstherapeutisch, gesprächspsychotherapeutisch oder anderweitig ausgerichtet ist. Bei familienpsychologisch oder systemisch ausgerichteten Therapien sind neben Sitzungen mit Einzelpersonen auch regelmäßig stattfindende Sitzungen mit Einbezug verschiedener Angehöriger üblich. Es bietet sich aber auch bei Einzeltherapien an, in regelmäßigen Abständen oder sporadisch bei bestimmten Themen Familienangehörige, den Partner oder die Freundin einzubeziehen. In einem stationären Setting ist der forensische Einzelpsychotherapeut häufig auch die fallführende Person, die als primäre Ansprechperson und Vertrauensperson für den Klienten agiert.

Gruppentherapien können mit offenen oder geschlossenen Gruppen angeboten werden. Bei ersteren ist ein Einstieg jederzeit möglich. Die Themen werden dann individuell festgelegt oder die Therapie folgt einem festen Ablauf, der sich immer wieder von Neuem wiederholt. Geschlossene Gruppen haben einen definierten Beginn und ein definiertes Ende, und die Inhalte in den jeweiligen Sitzungen bauen aufeinander auf. Ein Einstieg in eine laufende Gruppe ist somit meist nicht sinnvoll. Gruppen ermöglichen den Klienten den Austausch mit anderen Klienten, die ähnliche biografische Erfahrungen gemacht haben. Durch Gruppendiskussionen, Psychoedukation, Reflexionsaufgaben und gemeinsame Aktivitäten werden soziale Fertigkeiten und die Empathiefähigkeit gefördert. Das Gruppensetting dient auch dem Erlernen von Rückfallpräventionstechniken und dazu, den konstruktiven Umgang mit problematischen Situationen zu trainieren. Die Kritikfähigkeit und Frustrationstoleranz sind in der Regel bei Rückmeldungen und Fragen von Mitklienten höher als gegenüber Mitarbeitenden, weil die Glaubwürdigkeit und Lebenserfahrung der Klienten sie verbindet. Einige Therapiemanuale sind spezifisch für Gruppenprogramme konzipiert (Best, Aebi & Bessler, 2014; Mielke, 2009; Ross, Fabiano & Ewles, 1988; Vertone, Aebi, Imbach, Best & Bessler, 2024).

Im Gruppensetting ist zu beachten, dass die Möglichkeiten, auf individuelle Eigenheiten von Teilnehmern einzugehen, beschränkt sind. Die Teilnehmenden sollten psychisch und kognitiv in der Lage sein, sich im Rahmen der Sitzungen auf die Inhalte eines Therapieprogramms fokussieren zu können. Der Ablauf sollte nicht übermäßig durch individuelle Themen der Teilnehmenden unterbrochen werden. Bei der Indikation für ein Gruppensetting sollte ein Klient gewisse soziale Kompetenzen mitbringen und in der Lage sein, sich konstruktiv in das Therapiegeschehen einzubringen. Intellektuelle Einschränkungen, Lernschwierigkeiten, sprachliche Defizite, Aufmerksamkeits-Hyperaktivitätsprobleme und weitere psychische Störungen sind mögliche negative Einflussfaktoren bzw. Ausschlussgründe für eine Gruppentherapie und müssen vorher abgeklärt werden. Gegebenenfalls sind vor der Durchführung einer Gruppe einzelpsychologische Interventionen oder eine medikamentöse Einstellung notwendig, z.B. zur Behandlung einer Störung oder zur individuellen Vorbereitung auf eine Gruppenintervention.

Die Konstellation einer Gruppe erfordert besondere Aufmerksamkeit. Es können sich in einer Gruppe ungünstige Dynamiken entwickeln, welchen auch erfahrene Gruppentherapeut:innen nicht immer entgegenwirken können. Die Anzahl der Gruppenteilnehmenden sollte überschaubar sein. Je nach Inhalten bzw. Therapiemanualen bieten sich auch sehr kleine Gruppen von drei bis sechs Teilnehmenden an (z.B. Vertone et al., 2024). Dissozial imponierende Teilnehmende, die die Gruppe als Bühne nutzen und andere ungünstig beeinflussen können, sollten nach Möglichkeit nicht in Gruppentherapien einbezogen werden (Dishion, McCord &

Poulin, 1999). Es bietet sich an, vor der Zusammenstellung einer Gruppe darauf zu achten, dass die Gruppenteilnehmenden bezüglich ihres Alters und Entwicklungsstands ausgeglichen sind. Zu große Diskrepanzen können sich ungünstig auswirken oder dazu führen, dass sich jüngere und schwächere Klienten benachteiligt fühlen. Es ist aber durchaus hilfreich, wenn die Gruppen gemischt sind und gewisse Fertigkeiten bei den Teilnehmenden unterschiedlich ausgeprägt sind. Somit können die Teilnehmenden gegenseitig von Erfahrungen profitieren.

Die Zusammenarbeit und die Dynamik in einer Gruppe ist in einem stationären Setting, wo sich die Klienten kennen und gemeinsam den Alltag verbringen, anders als in einem ambulanten Setting, wo die Jugendlichen spezifisch für die Teilnahme an einer Gruppe an den Therapieort kommen und sich ansonsten nicht begegnen. Es empfiehlt sich in beiden Fällen, den Umgang miteinander durch gemeinsam erarbeitete Regeln zu beginnen. Insbesondere die Inhalte der Aussagen der Teilnehmenden in einer Gruppentherapie sollten vertraulich bleiben. Auch dies ist in der ersten Sitzung mit allen Beteiligten festzulegen.

Bei Gruppentherapien ist darauf zu achten, dass die Gruppentherapeut:innen Erfahrung im Umgang mit Jugendlichen oder jungen Erwachsenen haben und über ein pädagogisches Geschick verfügen. Ein sicheres Auftreten, aber auch eine Spontanität, Humor und Lockerheit, sind aufseiten der Therapeut:innen erforderlich. Es bietet sich an, dass mehrere Therapeut:innen eine Gruppe begleiten. Diese können sich dann auch in Bezug auf die Leitung abwechseln. Zudem ist so gewährleistet, dass auf Fehlverhalten in der Gruppe direkt reagiert werden kann.

5.1.4 Einbezug von Angehörigen

Der Einbezug von Familienangehörigen und bedeutsamen Bezugspersonen ist ein wichtiger Bestandteil der forensischen Therapie. Insbesondere dann, wenn familiäre Konflikte oder Dysfunktionen kriminelle Handlungen begünstigt haben. Angehörigenarbeit und Familientherapie zielen darauf ab, die Beziehungen zu verbessern, Kommunikationsmuster zu verändern und Unterstützungssysteme aufzubauen.

Die Folgen dysfunktionalen Verhaltens bei Jugendlichen sind oft Straftaten und Anzeigen, Schulausschlüsse, Verlust der Lehrstelle oder Platzierungen. Der Einbezug von Angehörigen (z. B. Elternteile, Geschwister, Trainer:in, Lehrer:in, Partner:in) im Sinne einer erweiterten Therapie kann dabei unterstützen, solchen Konsequenzen entgegenzuwirken und diese zu verhindern. Hierbei arbeitet die Therapeutin auch aufsuchend vor Ort (siehe auch Kapitel 4.4.1 „Familientherapie“). Das Einverständnis der Eltern ist einzuholen, damit die Therapeutin mit allen wichtigen Personen aus dem sozialen Umfeld zusammenarbeiten kann. Ziel der Angehörigenarbeit ist es – auch bei getrennt lebenden Eltern – den familiären Zusammenhalt zu stärken und die Kommunikation innerhalb der Familie zu verbessern, Konfliktlösestrategien bei Schwierigkeiten innerhalb und außerhalb der Familie zu erarbeiten, weitere Straftaten zu verhindern, Schulausschlüsse und Lehrabbrüche durch Zusammenarbeit mit Schulen und Lehrbetrieben zu verhindern und die Bewältigungskompetenzen des betroffenen Jugendlichen zu unterstützen.

Nicht selten sind es Reaktionen der Öffentlichkeit gegenüber seinen Angehörigen sowie die Not innerhalb der Familie, die einen jungen Delinquenten noch vor der Entwicklung einer Opferempathie aus Scham zum Umdenken und zur Hinwendung zu konstruktivem Verhalten bringen. Denn die Tat eines Jugendlichen oder jungen Erwachsenen hat für seine Angehörigen meist massive Folgen. Je nach Art der verwandtschaftlichen Beziehung, emotionalen Bindung, Alter, geografischen Nähe sind sie mehr oder weniger betroffen von den Auswirkungen der Tat. Oft sind sie auf verschiedenen Ebenen, nicht zuletzt auch durch die mediale Berichterstattung, größten Belastungen und Verunsicherungen im Selbstbild und der eigenen Rolle sowie Anfeindungen von Mitmenschen ausgesetzt und in ihren Bewältigungsstrategien massiv gefordert. Meist wird, zumindest vorübergehend, durch das Publikmachen von Privatem, die Bedrohung des Familienzusammenhaltes, die große Kränkung in der eigenen Identität und die Veränderung der eigenen Biografie eine eigentliche Familienkatastrophe ausgelöst. Eltern und Geschwister eines Täters bekommen die Reaktionen der Öffentlichkeit mit Abwertungen, Ausgrenzung und Feindseligkeit zu spüren. Eltern werden z. B. in der Nachbarschaft nicht mehr gegrüßt, verlieren ihre Wohnung, werden bei der Arbeit gekündigt. Geschwister werden in der Schule oder am Arbeitsplatz gemobbt. Dies endet vereinzelt in einem, wenn auch meist nur vorübergehenden bzw. von einzelnen Familienangehörigen vollzogenen, Beziehungsabbruch zum Täter oder auch in der Veränderung der Familienstruktur wie z. B. Trennung der Eltern, Umzug der Familie oder frühzeitigem Auszug der Geschwister.

5.1.5 Multimodales Behandlungskonzept mit multisensorischen Therapieformen

Ein multisensorisch ausgerichtetes Behandlungskonzept stellt bei vielen schwer belasteten und psychisch beeinträchtigten Klienten eine Notwendigkeit dar, um überhaupt einen Zugang zu ihren Emotionen und inneren Vorgängen zu ermöglichen. Bei vielen jungen, straffällig gewordenen Menschen geht es ausdrücklich nicht nur um eine korrigierende Haltung, sondern vielmehr um eine umfassendere entwicklungsorientierte Förderung derjenigen Verhaltensweisen, die bislang nicht oder ungenügend ausgebildet worden sind und welche sich protektiv auswirken sollen. Mit multisensorischer Aktivierung z. B. mittels Musiktherapie für die Akustik, Kunsttherapie für das Visuelle, tiergestützter Therapie für die Haptik und Sporttherapie für die Motorik werden die Wahrnehmungs- und Kommunikationsfähigkeiten verbessert sowie eine funktionale Emotionsregulierung gefördert. Wahrnehmungs- und Handlungsfähigkeit werden angeregt sowie weitere kognitive, intellektuelle und motorische Fähigkeiten angebahnt. Tatbegünstigende Emotionen und dysfunktionale Beziehungsmuster sowie deren Kognitionen werden modifiziert und integriert. Der Therapeut benennt im therapeutischen Gespräch das Erlebte und Beobachtete und übersetzt dieses auf das Alltagsverhalten. Damit werden die Wahrnehmungsfähigkeit geschärft wie auch der verbale Ausdruck gefördert. Über Übungseinheiten, welche die verschiedenen Sinne anregen und miteinander verknüpfen, und die Reflexion, Einordnung und Übersetzung der Erfahrungen wird der Klient therapeutisch darin unterstützt, inter- und intrapersonelle Schwierigkeiten konstruktiv zu bewältigen. Die multisensorische Herangehensweise, das Erleben in den praktischen Übungen und deren Übersetzung und Einordnung fördern die Fähigkeit zum Perspektivenwechsel und zur Empathie. Prosoziales Verhalten in der Gruppe soll auf andere Lebensbereiche wie z. B. Wohngruppe und Gesellschaft ausgedehnt werden. Wie diese Therapieansätze in einem forensischen Setting angewendet werden, wird unter Kapitel 5.4 „Weitere Therapieansätze" beschrieben.

Das Angebot eines solch diversifizierten Therapieangebotes bietet sich für stationäre Behandlungen in Institutionen wie Maßnahmenzentren oder forensisch-psychiatrischen Kliniken an, um die Klienten umfassend und auf mehreren Ebenen zu behandeln und fördern. Meist ist ein solch umfassendes Spektrum von therapeutischen Ansätzen in einem ambulanten Rahmen nicht möglich. Hier können Aktivitäten angeregt werden, die multisensorische Erfahrungen fördern, oder begleitende Zusatztherapien empfohlen werden.

5.1.6 Zusammenarbeit mit Behörden

Behördlich angeordnete Therapien bedingen einen regelmäßigen Austausch aller involvierten Fachpersonen. In regelmäßig stattfindenden

Zusammenkünften werden Entwicklungsschritte und Maßnahmenziele evaluiert, gewürdigt und bei Bedarf angepasst. Hat der junge Mensch eine tiefer gehende Krise in einem Lebensbereich, Sucht- oder lang andauernde Motivationsprobleme, wird ein zeitnaher Austausch organisiert. So erlebt der Klient Erwachsene als Halt und Orientierung gebende, verantwortungsvolle Bezugspersonen.

5.2 Durchführung einer forensischen Therapie

Die forensische Therapie bedingt einen strukturellen Rahmen/ein Therapiesetting und ein individuell auf den Klienten zugeschnittenes Vorgehen.

5.2.1 Therapieplanung

Die Therapeutin plant die Therapie basierend auf den aktenbasierten Erkenntnissen, der Einschätzung aus dem Gutachten, dem klinischen Eindruck sowie den Resultaten der aktuellen testpsychologischen Untersuchungen. Für die Interventionsplanung wird eine erste grobe Einschätzung gemacht, was es braucht, um Entwicklung anzuregen, zu fördern oder in Teilbereichen zu bremsen, damit verletzte Anteile verheilen und dysfunktionale Verhaltensweisen durch funktionalere ersetzt werden können. Braucht der Klient in erster Linie Beruhigung und Stabilisierung? Braucht er haltgebende Orientierung durch Grenzsetzung und Disziplinierung? Braucht er Trost durch regelvermittelnde Klarheit oder emotionale Unterstützung? Braucht er Perspektive, Aktivierung und Stimulation? Dabei folgt die Therapeutin den Leitfragen („Wann?“, „Was?“, „Wie?“, „Wozu?“, „Mit wem?“) und ist sich bewusst, wann welches Thema in welcher Art und zu welchem Zweck adressiert und mit welchem emotionalen Alter bzw. Persönlichkeitsanteil gerade gearbeitet wird.

In der Initialphase wird Kontakt hergestellt und beobachtet, wie der Jugendliche Kontakt konstelliert. Es werden Ressourcen erkannt und benannt oder eruiert, inwiefern sie gefördert werden können. Gemeinsam mit dem Jugendlichen wird präzisiert, welche Themen in der Therapie bearbeitet werden sollen. Die gemeinsam formulierten Ziele werden in der Behandlungsvereinbarung notiert und unterzeichnet. Unter Einbezug der involvierten Fachpersonen aus den Bereichen Sozialpädagogik, Ausbildung und Schule wird eine Fallkonzeption entworfen, welche fortlaufend evaluiert und präzisierend angepasst wird. Die behördlich definierten Therapieziele werden mit dem Klienten besprochen, in eine jugendgerechte Sprache übersetzt und darauf basierend individuelle Ziele mit ihm festgelegt. Diese müssen sich nicht immer eins zu eins mit den behördlichen Zielen decken, sollten diese aber angemessen aufgreifen und ihnen nicht entgegenstehen.

5.2.2 Rahmenbedingungen und Erstellung eines Behandlungsvertrags

Die Sitzungsfrequenz und -dauer können je nach Bedarf des Klienten variieren. In einigen Fällen können wöchentliche Sitzungen ausreichend sein, während in Krisensituationen und bei ausgeprägten Bindungsstörungen zumindest zu Beginn eine sehr viel intensivere Behandlungsfrequenz erforderlich ist. Regelmäßige Evaluationszeiträume werden festgelegt, um die Maßnahmenvollzugsziele und Mitwirkung des Klienten zu überprüfen und die Wirksamkeit der Therapie zu bewerten. Anhand von objektiven Messungen, Feedback des Klienten und klinischer Einschätzung der Therapeutin kann beurteilt werden, ob der Klient die Grundsätze deliktpräventiver Therapie verstanden und verinnerlicht hat und im Alltag erfolgreich anwendet und/oder ob Anpassungen am Therapieplan erforderlich sind.

Zu Beginn der Therapie wird ein Behandlungsvertrag abgeschlossen, der Bedingungen des Therapeuten und Bedingungen vonseiten des Klienten für eine erfolgreiche Therapie regelt (siehe Boxen). Der Behandlungsvertrag wird von allen Beteiligten, also dem Klienten, dem Therapeuten, dem Auftraggeber und gegebenenfalls auch von den Erziehungsberechtigten, unterzeichnet. Er regelt unter anderem die Bedingungen zur Aufhebung der Schweigepflicht (z.B. bei Entweichung, Selbst- oder Fremdgefährdung, bei neuen Erkenntnissen bezüglich erheblicher Delikte). Die sorgfältige Besprechung des Behandlungsvertrages aktiviert das Verständnis für die Besonderheit deliktpräventiver Therapien. Diese dienen nicht ausschließlich der Gesundheitsförderung des Betroffenen, sondern auch dem Schutz der Geschädigten und potenziell neuer Geschädigter. Das Einverständnis des Klienten bzw. der Erziehungsberechtigten sowie der auftraggebenden Behörde wird eingeholt.

Beispiel eines Behandlungsvertrages – Vereinbarung vonseiten des Therapeuten

1. Respekt: Ich begegne dem Klienten mit Respekt und Ernsthaftigkeit.
2. Ehrlichkeit und Offenheit: Gegenseitige Ehrlichkeit und Offenheit sind für die Behandlung wichtig. Ich verpflichte mich, gegenüber den Klienten offen und transparent zu kommunizieren.
3. Therapiebedingungen: Ich bemühe mich darum, die Arbeitsbedingungen so zu gestalten, dass mein Klient seine Therapieziele in einem geschützten Rahmen effektiv verfolgen kann.
4. Regelmäßigkeit: Ich werde meinen Klienten in regelmäßigen Therapiesitzungen zur Verfügung stehen.
5. Absagen: Bei Verhinderung sage ich die Sitzung mindestens 24 Stunden vorher ab.
6. Arbeitsvoraussetzungen: Ich werde pünktlich, konzentriert und vorbereitet zu den einzelnen Terminen erscheinen.
7. Verantwortungsvoller Umgang: Ich wahre die Rechte meines Klienten und werde mit den erstellten Therapiematerialien verantwortungsvoll umgehen.
8. Schweigepflicht: Ich habe meinen Klienten darüber aufgeklärt, dass ein inhaltlicher Austausch an Informationen mit beteiligten Personen / Institutionen sinnvoll sein kann. Ich werde gemeinsam mit meinem Klienten vorher sorgfältig abwägen, um welche Informationen es sich handelt und Gespräche mit ihm vorbesprechen.
9. Straftaten/ Selbstgefährdung: Ich habe meinen Klienten aufgeklärt, dass ich bei angekündigten Straftaten und Selbstgefährdungen verpflichtet bin, zum Schutz von ihm oder anderen zu handeln.
10. Dokumentation: Alle Behandlungen werden nach den allgemein gültigen Standards dokumentiert. Der Klient darf diese Akten der Praxisgemeinschaft ABJ-Forensik zusammen mit meiner Therapeutin/meinem Therapeuten lesen, sofern nicht wichtige Gründe (z.B. Gefährdungssituation) dagegensprechen.
11. Berufsethik: Ich werde ethische und berufliche Richtlinien einhalten.

Beispiel eines Behandlungsvertrags – Vereinbarung vonseiten des Klienten

1. Zweck der forensischen Therapie: Die forensische Therapie verfolgt als wichtigste Ziele, die Gefahr weiterer Straftaten zu senken sowie die soziale Integration sicherzustellen. Dazu werden gemeinsam Therapieziele formuliert. Die Therapie kann so lange weitergeführt werden, bis die Rückfallgefahr gesenkt und die soziale Integration sichergestellt sind.
   Ziele:
2. Ehrlichkeit und Offenheit: Gegenseitige Ehrlichkeit und Offenheit sind für die Behandlung wichtig, denn durch Verheimlichen und Beschönigungen werden Rückfälle wahrscheinlicher. Deswegen bin ich einverstanden, Kontakte, Situationen und eigene Befindlichkeiten, welche zu einem Rückfall führen können oder welche deliktnahen Charakter aufweisen (Risikofaktoren), in der Therapie zu besprechen.

3. Selbstverantwortung: Für mein Verhalten trage ich nach wie vor selbst die Verantwortung. So bin ich mir im Klaren darüber, dass ich für eventuelle Rückfälle selbst verantwortlich bin und auch die Konsequenzen tragen muss.
4. Mitarbeit: Ich bin bereit, aktiv im Rahmen der Behandlung mitzuarbeiten. So werde ich an allen therapeutischen Übungen, Aufgabestellungen und Aktivitäten teilnehmen. Ich weiß, dass – wenn meine Mitarbeit ungenügend ist – die Therapiesitzung abgebrochen werden kann und ich diese nachholen muss.
5. Gewalt: Ich verpflichte mich, im Rahmen der Behandlung weder gewalttätig zu werden noch Drohungen oder Beschimpfungen gegen meine Gesprächspartner anzuwenden.
6. Waffen und gefährliche Gegenstände: Waffen und/oder gefährliche Gegenstände sind zu den Sitzungen nicht zugelassen. Sie sind vor Beginn der Sitzung abzugeben.
7. Alkohol und Drogen: Ich werde während den Therapiesitzungen weder unter Alkohol- noch Drogeneinfluss stehen. Stehe ich unter Drogen- und/oder Alkoholeinfluss, wird die Therapiestunde abgebrochen und ich muss diese nachholen.
8. Teilnahmepflicht: Ich verpflichte mich, an allen Therapiesitzungen teilzunehmen. Bei Verhinderung werde ich mich spätestens einen Tag (24 h) vorher abmelden. Melde ich mich kurzfristiger als 24 h vor dem Termin oder gar nicht ab, nehme ich zur Kenntnis, dass die nicht wahrgenommene Sitzung dennoch verrechnet wird. Ebenso weiß ich, dass unentschuldigtes Fernbleiben den Eltern bzw. den Bezugspersonen (bei Unterbringung den Betreuern) sowie auch der Jugendanwaltschaft gemeldet wird. Verpasste Sitzungen muss ich in derselben Woche nachholen.
9. Standortsitzungen: Ich bin einverstanden, dass in der geforderten Häufigkeit zusammen mit mir eine Standortbestimmung durchgeführt wird. Dazu können auch meine Eltern/Sorgeberechtigten und die Jugendanwaltschaft eingeladen werden. Inhalt der Besprechungen sind der aktuelle Stand der Behandlung und das weitere Vorgehen.
10. Schweigepflicht: Grundsätzlich ist der Therapeut an die Schweigepflicht gebunden. Ich nehme aber zur Kenntnis, dass ich in einer forensischen Behandlung stehe. Dies bedingt eine enge Zusammenarbeit mit den Verantwortlichen der Jugendstrafrechtspflege. Ich nehme zur Kenntnis, dass die Schweigepflicht in folgenden Punkten eingeschränkt ist:
    a. Therapieberichte an Jugendanwaltschaft: Ich nehme zur Kenntnis, dass die Therapeutin/der Therapeut während der fortlaufenden Behandlung in regelmäßigen Abständen oder auf Anfrage der zuständigen Jugendanwaltschaft Therapieberichte erstellt. In den Berichten werden keine intimen Details benannt. Es werden der Verlauf der Behandlung sowie die erzielten Fortschritte dargestellt. Ich habe die Gelegenheit, jeden Bericht zu lesen und/oder mit meiner Therapeutin/meinem Therapeuten zu besprechen, bevor er an die Jugendanwaltschaft geht.
    b. Kooperation mit Drittpersonen: Ich nehme zur Kenntnis, dass es in bestimmten Situationen sinnvoll sein kann, dass meine Therapeutin/mein Therapeut Informationen über die Behandlung mit meinen Eltern oder mit Bezugspersonen, z.B. aus dem Heim, austauscht. In solchen Situationen werde ich über den Inhalt und den Zweck des Informationsaustausches aufgeklärt.
    c. Gefährdungssituation: Sollte ich im Rahmen der Behandlung für mich selbst (Selbstmordgefahr) oder für andere (Fremdaggressivität, erneute Straftaten) gefährlich werden, so kön-

nen durch die Therapeutin/den Therapeuten Maßnahmen zum Schutze von mir und von anderen ergriffen werden. Ich habe das Recht, bei nächstmöglicher Gelegenheit über den Inhalt der weitergegebenen Informationen und den Zweck von ergriffenen Maßnahmen informiert zu werden.

11. Delikte: Im Sinne der Offenheit und der Deliktprävention ist es in der Behandlung wichtig, dass in der Behandlung über meine früheren und aktuellen Delikte gesprochen wird. Ich bin dazu bereit und werde neue Delikte sowie auch deliktnahe Verhaltensweisen oder Situationen offenlegen.

Delikte während der Behandlung: Begehe ich wieder oder erstmalig Delikte, wird meine Therapeutin/mein Therapeut in der Regel dazu raten, dass ich diese der Jugendanwaltschaft melde. Erst wenn ich das nicht tue, wird eine Meldung an die Jugendanwaltschaft gemacht – unmittelbar oder spätestens im nächsten Therapiebericht. Bei geringfügigen Delikten liegt es im Ermessen der Therapeutin/des Therapeuten, ob die Jugendanwaltschaft informiert wird. Wenn immer möglich, wird versucht, eine Lösung zu finden, damit die Behandlung fortgesetzt werden kann.
Frühere Delikte: Kommen frühere Delikte zur Sprache, die nicht angezeigt oder nicht aufgedeckt wurden (Dunkelfeld), wird die Therapeutin/der Therapeut in der Regel keine Informationen an die Jugendanwaltschaft weitergeben.

5.2.3 Beziehungsgestaltung

Haltung: Forensische Behandlungen basieren auf dem humanistischen Menschenbild. Carl Rogers hat 1957 die „notwendigen und hinreichenden Bedingungen für Persönlichkeitsveränderung durch Psychotherapie" beschrieben (Rogers, 1957). Sein Ziel dabei war, in klar definierbaren und operationalisierbaren Begriffen die psychologischen Voraussetzungen zu beschreiben, die notwendig und hinreichend sind, konstruktive, d.h. strukturverbessernde, Persönlichkeitsveränderungen durch Psychotherapie hervorzubringen. Diese sind:

- Psychologischer Kontakt von zwei Menschen: Zwei Menschen nehmen eine Beziehung zueinander auf, bedeuten einander etwas, reagieren aufeinander.
- Der inkongruente Patient: Er ist mit sich uneins, z.B. verletzlich, ängstlich, wütend. Er kann Erfahrungen nicht in sein Selbstbild integrieren (= Inkongruenz).
- Der kongruente Therapeut: In der Beziehung zum Klienten und mit sich ist der Therapeut kongruent, ist mit sich eins. Er kann in der Beziehung echt, er selbst sein.
- Unbedingte Wertschätzung des Klienten durch den Therapeuten: Der Klient wird mit all seinen Erfahrungen bedingungslos angenommen, sodass sich folgender Effekt zeigt: Der Klient kann als selbstständige Person intensiv über sich selbst nachdenken und sich um seine eigenen Erfahrungen kümmern. Rogers betont, dass die bedingungslose Wertschätzung stets ein Ziel sein sollte, welches allerdings nur theoretisch zu erreichen sei.
- Empathischer Austausch: Auf dem Weg der Empathie (Einfühlung) erfährt der Therapeut den inneren Bezugsrahmen des Klienten und versucht, dem Klienten die Erfahrungen, die er als Therapeut auf diesem Weg macht, mitzuteilen. Die Wahrnehmung der Erfahrungen, die der Klient erlebt, wird von dem Therapeuten verstanden, soll jedoch nicht zur eigenen Erfahrung werden, sonst identifiziert sich der Therapeut mit dem Klienten.
- Der Klient nimmt das empathische Verstehen und die bedingungslose Wertschätzung des Therapeuten zumindest in Ansätzen wahr.

Unter einer konstruktiven Persönlichkeitsveränderung verstand Rogers eine bessere Integration, weniger innere Konflikte, Freisetzung von Kräften für den Einsatz für eine erfolgreichere und befriedigendere Lebensgestaltung sowie eine Veränderung zu Verhaltensweisen, die allgemein als reifer angesehen werden.

Den „Therapeutenvariablen“ (Kongruenz, unbedingte Wertschätzung und einfühlendes Verstehen bzw. Verbalisierung emotionaler Erlebnisinhalte) stehen die Klientenvariablen gegenüber, welche auch die Maßnahmefähigkeit unterstützen (Rogers, 1993):

- Der Klient ist kontaktfähig: Die Therapeutin bewirkt eine wahrnehmbare Veränderung des Erfahrungsfeldes des Klienten.
- Der Klient ist inkongruent und nimmt dies wahr (ist mit sich uneins, akzeptiert sich nicht, ist angespannt, ängstlich, wütend).
- Der Klient nimmt das empathische Verstehen und die bedingungslose Wertschätzung der Therapeutin zumindest in Ansätzen wahr.

In der deliktpräventiven Therapie werden systemische, kognitiv behaviorale und personenzentrierte Elemente indikationsspezifisch eingesetzt.

Beziehungskonstellation allgemein: Auf der zwischenmenschlichen Ebene geht es nicht nur zu Beginn, sondern in jeder Begegnung um die Wahrnehmung des Zustandes, der beziehungskonstellierenden Emotionen, der nonverbalen Signale und der Bedürftigkeit des Klienten. Damit Menschen sich gut entwickeln können, brauchen sie nebst Grundlagen wie Nahrung und Kleidung unter anderem Zuwendung und Aufmerksamkeit von verlässlichen Bezugspersonen, Geborgenheit und Wärme, Resonanz auf den eigenen Zustand, Akzeptanz und haltgebende Grenzen. Der Therapeut nutzt das gesamte Spektrum seiner Wahrnehmung, nimmt verbale wie nonverbale Signale gleichermaßen wahr, achtet auf Übertragungs- und Gegenübertragungsphänomene, schaut fokussiert auf den Klienten und seinen Ausdruck genauso wie peripher auf seine Ausstrahlung und hat somit einen ganzheitlichen Blick auf das Gegenüber. Alle Äußerungsformen werden in die Resonanz auf den Klienten miteinbezogen: die Begrüßung, die Art des Händedrucks, die Art des Blickkontakts, die Körperspannung, -unterspannung bzw. -anspannung, die körperliche Präsenz im Kontakt wie auch im Körper selber (spricht der Klient quasi aus seiner äußersten Schicht oder ist er verbunden mit seinem Kern?), der Einsatz und die Melodie seiner Stimme, die Aktiviertheit des Klienten in der Begegnung, die Art, wie er auf Reize reagiert, seine Wachheit, Irritierbarkeit bzw. sein interaktioneller und intrapsychischer Spielraum. Dies alles geschieht wohlwollend und interessiert auf der Suche nach einem Verständnis für die innere Logik des Verhaltens des Klienten. Konfrontative Interventionen geschehen humorvoll und freundlich. Wenn auch dysfunktionales Verhalten häufig unzensiert auftritt und leicht beobachtbar ist, braucht die Bearbeitung von dessen Hintergründen viel Vertrauen, das sich der Therapeut erarbeiten muss. Situationen, in denen der Klient den Therapeuten als engagiert, auf seiner Seite stehend und echt an seiner Person interessiert erlebt, erleichtern den Vertrauensaufbau. In der Anfangsphase der Therapie wird ein Fundament für das therapeutische Arbeitsbündnis gebaut, auf dem der Klient eine therapeutische Begleitung zulässt, um sich zu entwickeln und sein Verhalten prosozial zu verändern. Im stationären Rahmen empfiehlt es sich für eine ganzheitliche Einschätzung, den Klienten gelegentlich proaktiv auch außerhalb des Therapieraumes aufzusuchen und ihn z.B. bei der Arbeit, in der Schule, in seinem Zimmer, im Speisesaal oder bei Familienbesuch in einem anderen Kontext zu erleben.

Die forensische Psychotherapeutin ist sich darüber im Klaren (und reflektiert sich regelmäßig in Super- und Intervisionen und Qualitätszirkeln), wie das Beziehungsangebot sein muss: adaptiv und je nach Entwicklungsstand z.B. bindungsorientiert und komplementär oder konfrontierend und einfordernd. Die so angestoßene Entwicklung führt verbunden mit bestärkenden Erfolgserlebnissen in der Beziehungsgestaltung zu Kongruenz des Lebensalters und des inneren Entwicklungsalters und damit zu einer gefestigteren Identität. Orientierung führt zu Kontrolle, zu Sicherheitserleben und damit wieder zu Handlungsfähigkeit. Sachse beschreibt in seinem Buch „Psychologische Psychotherapie der Persönlichkeitsstörungen" (Sachse, 2001) komplexe Spielkulturen und in „Praxis der zielorientierten Gesprächspsychotherapie" (Sachse, 1996) zentrale Handlungs- und Verarbeitungsprinzipien von Menschen mit Störungen in der Interaktionsgestaltung. Diese zu kennen, hilft Therapeut:innen, ihre Verarbeitung und Handlungen so zu strukturieren, dass sie möglichst effektiv intervenieren können.

Beziehungskonstellation bei Klienten mit Gewalt- und Vernachlässigungserfahrungen: Das Gehirn des Kindes und seine Resonanz auf Ereignisse entwickeln sich in Beziehung mit seiner Umgebung. Jugendliche und junge Erwachsene mit Gewalt- und Vernachlässigungserfahrungen konnten in der Regel ihre Fähigkeiten für Reflexions- und Umdeutungsprozesse nicht genügend ausbilden. Wenn die Bezugspersonen wiederholt oder sogar konstant auf die Bedürfnisse eines Kindes nicht angemessen eingegangen sind und es die Erfahrung machte, dass es schon als Baby in seiner Not nicht aufgefangen wurde, hörte es vielleicht irgendwann auf zu weinen, sein Stresspegel blieb jedoch weiterhin hoch. Abspaltung und Dissoziation dienen dann als Überlebensstrategie, um sich vor einer Überflutung durch innere und äußere Reize zu schützen. Diese Strategien, die ursprünglich eine Schutzfunktion hatten, wirken sich erheblich beeinträchtigend auf die gesunde Entwicklung aus, indem sie Reifungsschritte verzögern und den Realitätsbezug verhindern. Ohnmachts- und Insuffizienzgefühle wechseln sich mit grandiosen und völlig unrealistischen Vorstellungen der eigenen Möglichkeiten und Fähigkeiten ab. Damit zusammenhängend stehen charakteristische Beeinträchtigungen in der Angst- und Spannungstoleranz (Rauchfleisch, 2012). Um negative Emotionen zu reduzieren, brauchen die Betroffenen alternative, entlastende Interpretationen. Diese gelingt es zu integrieren, wenn die Wahrnehmung weniger verzerrt ist. Basis hierfür wiederum ist mehr adäquate Resonanz auf eigene Gefühle, sowohl von außen wie von innen. Beruhigung, Orientierung, Stabilisierung, Vertrauen in die Reziprozität in der Beziehung und damit Sicherheit sind notwendig. Sie bilden die Voraussetzung für die Arbeit mit Täteranteilen. Vertrauen und das korrigierende Erleben von Verlässlichkeit in der Therapiebeziehung bilden die Grundbedingung, um sich der Tragweite dysfunktionalen Verhaltens zu stellen, und rühren an den Schmerz frühkindlicher Mangelerfahrung. Für eine zielführende Auseinandersetzung mit der Straftat müssen biografisch entstandene Übererregung und die daraus folgende Bewältigungsstrategie der Dissoziation verstanden, eingeordnet und vermindert werden. Die Interventionen innerhalb der konstanten, verlässlichen, zugewandten, orientierenden, grenzsetzenden und emotional verknüpfenden therapeutischen Beziehungsgestaltung wirken bereits risikominimierend, wenn sie als korrigierende Erfahrung erlebt werden.

Praxisbeispiel

Klient mit Raubstraftaten, Drohung und Nötigung

Kurz nach seinem Eintritt zeigte er in Kontakten, in denen er auf Regeln oder die Hausordnung hingewiesen wurde, rasch Drohgebärden und in sozialen Interaktionen zusammengekniffene Augen. Seine Ausstrahlung wirkte auf Mitarbeitende gefährlich, atmosphärisch wie ein lauerndes Donnergrollen. Er bekam dann wortwörtlich einen dicken Hals und wehrte sich lautstark.

In der Therapie bestätigte er auf Nachfrage seine Kurzsichtigkeit seit Kindheit und dass er seit Langem ein ungenaues Bild von der Welt habe. Distanzen abschätzen und vorausschauen würden ihm schwerfallen, und wenn jemand ihn korrigiere, versuche er, die Person in seinen Augen scharf zu stellen. Verschiedene Versuche, einen Optikertermin und eine Brille zu organisieren, seien wegen der Situation im Gefängnis nicht möglich gewesen bzw. habe er nicht wahrgenommen.

Weiter beschäftigte ihn vor allem der nicht vorhandene Kontakt zu seiner Tochter, bei gleichzeitigem Wunsch, die Rolle als Vater positiv besetzen zu können. Dies führte bei ihm zu Ungeduld, Anspannung und Gereiztheit.

Seine Eltern, die sich seinetwegen in ihren Zukunftsplänen einschränkten, um ihn regelmäßig besuchen zu können, taten ihm zwar gut. Ihre Situation, nämlich am Wochenende jeweils einen weiten Weg mit Fahrtkosten auf sich zu nehmen, um ihn besuchen zu können, beschämte ihn aber auch zutiefst. Die Wiederherstellung seiner Würde als Vorbedingung für die und als Bestandteil der risikoorientierten Täterarbeit geschah durch folgende Interventionen: Eine Brille verhalf ihm zu besserer Sicht und viel mehr noch zu mehr Sicherheit im Auftreten. In der Angehörigenarbeit erfuhr er Sachhilfe administrativ und rechtlich bezüglich Unterstützung zur amtlichen Anerkennung seiner Vaterschaft, was die Bedingung für Besuche seiner Tochter war. In Familiengesprächen konnte eine Klärung seiner Verantwortung und Verminderung seiner Schuldgefühle gegenüber seinen Eltern herbeigeführt werden.

Nachdem er über viele Monate in diesen Aspekten konstant die notwendige Zuwendung und Unterstützung erfahren hatte, änderte sich sein Interaktionsstil. Er schaute offener und zuversichtlicher in die Welt, wechselte seine Haltung von defizitorientiert auf lösungsfokussiert und erlebte sich selbstwirksamer und dadurch zufriedener. Die Impulsivität blieb weiterhin ein Aspekt, dessen Steuerung er sich nun aber zuwenden mochte, und er verstand diesen Auftrag, insbesondere in seiner Vaterrolle, als Aufgabe und nicht mehr nur als Kritik.

Ein vermeidbarer Fehler in der Therapie ist es, den Fokus ausschließlich auf den Entwicklungsbedarf unter Ausblendung risikoorientierter Aspekte zu legen. Blinde Flecken können beim Therapeuten oder beim Behandlungsteam durch die Länge und Intensität der Zusammenarbeit und das entstandene (vermeintliche) Vertrauen auftreten. Der starke Wunsch des Therapeuten, etwas Gutes zu bewirken, kann zu Übertragungsphänomenen führen. Zu beachten gilt es, die Persönlichkeitsanteile, die zur Tat geführt haben, nie auszublenden, bevor der Klient sie konsequent und unabhängig vom Kontext zu steuern gelernt hat und situativ unabhängig konsequent anwendet.

5.2.4 Sicherheit und Vertrauensbasis entwickeln

Die Klienten berichten in der Therapie zunächst weniger verbal, sondern viel mehr ihre Erfahrungen mit Verhaltensweisen reinszenierend, anschaulich über ihre Art, die Welt wahrzunehmen und mit ihr zu interagieren. Das führt oft zu überraschenden Momenten und lebendigen bis zu belastenden Sitzungen, die gekennzeichnet sind von Misstrauen, plötzlichen Erregungszuständen oder Dissoziation. Rauchfleisch (2020, S. 31) nennt dies „handlungsmäßiges Inszenieren innerer Konflikte in der Außenwelt“, das die Therapeutin auffordert zu untersuchen, welche innerseelischen Konflikte sich in den Externalisierungen artikulieren. Spezifische therapeutische Probleme können durch die erhöhte Impulsivität, Motivationsprobleme, Manipulationstendenzen sowie Ablehnung und Entwertungen des Therapieangebotes entstehen. Die Inszenierungen als Mittel der Kommunikation zu verstehen und die unbewussten dahinterliegenden Motive zu ergründen, ist Aufgabe der Therapie.

Hierzu braucht es das Vertrauen des Klienten, welches schrittweise entsteht, wenn der Klient die Therapie als sicheren Ort (Raum mit konstanten Bedingungen wie Möblierung, Lichtverhältnissen) und den Therapeuten als sicherheitsspendende, wohlwollende, authentische, klare, sichere und berechenbar intervenierende Bezugsperson erlebt, die in Momenten von Irritation z. B. durch ansteigende Erregung oder Dissoziation die Beziehung aufrechterhalten und den Klienten reorientieren kann. Hierbei gilt es, das erhöhte Misstrauen nach ungünstigen bisherigen Beziehungserfahrungen bei Jugendlichen zu beachten und dysfunktionales Verhalten freundlich und konfrontierend zu unterbrechen.

Im Umgang mit komplex traumatisierten Jugendlichen sind sieben Prinzipien der Behandlung von Bedeutung (Zorzi, 2019). Diese gelten in der forensischen Psychotherapie mit Jugendlichen und jungen Erwachsenen ebenfalls:

1. Sicherheit gewährleisten (pünktlich zur Sitzung erscheinen, gleichbleibend zugewandt und freundlich auftreten, konstante Bedingungen im Therapieraum schaffen bezüglich Lichtverhältnisse und Möblierung)
2. Beziehung anbieten und aufrechterhalten (Klienten auch aufsuchen, wenn er Termin vergisst oder nicht wahrnehmen will oder für ein Time-out oder eine Maßnahmenüberprüfung an einen anderen Ort verlegt wurde)
3. Nachentwicklung ermöglichen (dem emotionalen Alter entsprechend intervenieren)
4. Symptomatik erklären, würdigen und behandeln (Psychoedukation und transparente Aufklärung, der Klient soll entscheiden können, inwieweit er sich insbesondere im Zwangskontext auf das therapeutische Angebot einlassen will)
5. Ressourcen identifizieren und aufbauen (therapeutisch begleitete Ausgänge und Teilnahme an Erfolgen z. B. bei schulischen oder sportlichen Anlässen, wenn keine familiären Bezugspersonen präsent sind)
6. Umgang mit traumabedingten Reaktionen, Übertragungen und Reinszenierungen
7. schonende Traumainterventionen einsetzen

„Sicherheit" ist die Grundlage für eine vertrauensvolle therapeutische Beziehung (Zanotta, 2019). Durch Kontinuität und „fortwährende Ko-regulation[37] mit dem Therapeuten kann der Klient allmählich Selbstregulation lernen und zu mehr Stabilität gelangen ..." (Zanotta, 2019, S. 32). „Wenn eine therapeutische Beziehung dem Klienten eine korrigierende Beziehungserfahrung ermöglicht, in der es gelingt, sich im Kontakt zum Therapeuten zu ‚ko-regulieren', steigt die Wahrscheinlichkeit, dass der Klient sich auch außerhalb der Sitzungen selbst zu regulieren vermag" (Zanotta, 2019, S. 22).

Die deliktpräventive Arbeit beginnt schon lange vor der eigentlichen Deliktrekonstruktion, durch welche der Jugendliche schließlich zum bewussten, kompetenten Spezialisten seiner Denk- und Verhaltensmuster wird. Die Art der Beziehungsgestaltung und damit der Bindungstyp bzw. -stil, Persönlichkeitsakzentuierungen, Wahrnehmungsverschiebungen oder -besonderheiten, die Ausdrucksfähigkeit und der Kommunikationsstil werden in der ersten Sitzung schon deutlich und in jeder Sequenz indikationsspezifisch fördernd, erweiternd und gegebenenfalls korrigierend bearbeitet.

Die erhöhte psychische Sicherheit ist die Basis dafür, dass sich der Klient seiner Straftat zuwenden und die Deliktdynamik unverstellt und ehrlich bearbeiten kann. Sich auf Deliktarbeit nicht nur kognitiv, sondern auch emotional einzulassen, setzt eine Beziehungsqualität voraus, basierend auf obigen Punkten. Der Klient traut sich dann, sich von einer höchst destruktiven, oft für ihn mit Scham verbundenen Seite zu zeigen, in der seine Mentalisierung zusammengebrochen ist (Kirsch, Brockmann & Taubner, 2016) und er andere Menschen schwer und teilweise bleibend geschädigt hat. Oder es gelingt ihm, bisher angewandte beschönigende oder bagatellisierende Tatlegenden zu reflektieren und die Situation realistischer zu benennen.

Im Gegensatz zu denjenigen Jugendlichen, welche auf das beschriebene Angebot im Ver-

37 „Der Prozess, in dem die Nervensysteme beider Beteiligter wechselseitig aufeinander einwirken, so dass sie sich in einen optimal ausbalancierten Tonus hineinpendeln, wird Ko-regulation genannt" (Zanotta, 2019, S. 22).

lauf mit Stabilisierung reagieren, intakter und dabei auch empathischer werden, gibt es auch Jugendliche mit psychopathischer Struktur, welche nicht oder zumindest zunächst nicht auf das beschriebene Angebot reagieren. Sie können sich kognitiv zwar gut einfühlen, aber das Leid anderer berührt sie emotional nicht, es mag sie sogar erheitern, erfreuen, stimulieren. Diese Klienten brauchen Interventionen, welche über Bilanzierung und die Erhöhung des Gefühls der Kontrolle zu besserer Selbststeuerung führen.

5.2.5 Bindung in der Psychotherapie

> „Wenn sich zwei Menschen in einer Begegnung aufeinander einlassen, begeben sich deren Körper unwillkürlich in ein psychophysiologisches Zusammenspiel, indem sich Rhythmen aufeinander einpendeln" (Feldman, 2017, S. 80).

> „Durch diese Synchronisierung entsteht eine Qualität des Sich-aufeinander-Einstimmens, ... Diese Fähigkeit zu rhythmischer Einstimmung mit einer nahen Bezugsperson ist die Grundlage dafür, dass der Mensch lernt, seine emotionalen Zustände zu regulieren" (Trevathen, 1999, S. 157).

Die Therapie wirkt als Bindungswerkstatt und Ort korrigierender Erfahrungen (Zanotta, 2019). Denn die Klienten haben in ihrem Werdegang – anders als jetzt in der Therapie – keine oder nicht durchgängig Aufmerksamkeit von verlässlichen Bezugspersonen, Wärme und Akzeptanz erfahren. Sie haben selten erlebt, dass sich jemand Zeit nimmt für ihre Anliegen, selbst in schwierigen Momenten konstantes Interesse zeigt, gleichzeitig Grenzen setzt und Verständnis und beruhigende Erfahrungen vermittelt. Wenn es gelingt, eine belastbare Arbeitsbeziehung aufzubauen, entsteht in der Therapie eine Atmosphäre, in welcher der Klient auf mehreren Sinneskanälen erlebt, nämlich weiß, sieht, hört, fühlt und spürt: Ich werde wahrgenommen, ich werde ernst genommen, ich werde gesehen, meine Gefühle treffen auf Resonanz, ich werde gehört. Weil den Klienten die Erfahrung fehlt, dass auf ihre Gefühle angemessen eingegangen worden ist, konnten sie nicht lernen, eine gesunde Beziehung zu ihren eigenen Gefühlen aufzubauen. Oft erleben sie diffuse Gefühle, die sie nicht benennen können, weil sie von ihren Bezugspersonen nicht adäquat gespiegelt wurden. Wird ein weinendes Kind z. B. nicht getröstet, sondern geschlagen, lernt es nicht, sein Gefühl richtig wahrzunehmen, da die Bezugsperson ihm nicht hilft, es richtig einzuordnen. Ebenso wenig lernt es, dass auf seine Gefühlszustände adäquat reagiert wird, sodass es Entlastung erfährt.

In der Therapie werden im Kontrast zu den bisherigen Erfahrungen des Klienten seine Sprache und nonverbale Ausdrucksweise sorgfältig beobachtet, positiv beachtet und bezüglich selbst- und fremdschädigender Aspekte exploriert. Auslöser für dysfunktionales Verhalten werden erkannt und neue, prosoziale Reaktionsweisen trainiert. Hierzu wird vorgängig die Mangelerfahrung des Klienten in der Therapie erfasst, aufgearbeitet, die Emotionen des Klienten werden angenommen, emotional mit adäquater Resonanz beantwortet und neu eingeordnet.

Nicht zugelassene Trauer, Angst und Ohnmachtsgefühle und damit verbundene Lebensereignisse, die zum Entstehungszeitpunkt keine Beachtung fanden, sondern von Erwachsenen dysfunktional mit Gewalt oder Vernachlässigung beantwortet wurden, werden validiert und kriegen ihren angemessenen Platz. Für die Verhinderung weiterer Gewalt steht nicht nur der erlebte oder selbst verursachte Bruch im Vordergrund, sondern vor allem die Reparatur des erlittenen Leids wie auch die Verantwortungsübernahme für das verursachte Leid. Real oder auf der mentalen Probebühne im Rollenspiel durchgeführte Familiengespräche eröffnen neue Sichtweisen auf damalige Zusammenhänge, vermitteln psychoedukativ Wissen und positionieren den Klienten neu innerhalb der bislang dysfunktionalen Beziehungsdynamik.

5.3 Deliktarbeit und Rückfallprävention

Im Rahmen einer forensischen Therapie sollen die deliktrelevanten Merkmale aufgegriffen werden, welche bei den bisherigen Delikten eine Rolle gespielt haben und weiterhin mit einem Risiko für zukünftige Delikte verbunden sind. Diese sogenannten dynamisch-kausalen Risikofaktoren (siehe auch Kapitel 3.9.6 „Beurteilung von Risikomerkmalen für weitere Delinquenz“) sind diejenigen Merkmale im Denken, Fühlen, Körperempfinden und Verhalten einer Person, die ursächlich mit der Deliktbegehung zusammenhängen und die mittels der Therapie verändert werden sollen. Die hinter dem kriminellen Verhalten liegenden Bedürfnisse sind häufig sehr heterogen (Taxman & Caudy, 2015).

Darum beinhaltet die forensische Therapie klassischerweise die Bearbeitung kognitiver Verzerrungen, die Veränderung kriminalitätsbejahender Grundeinstellungen, die Behebung affektiver Defizite, die Förderung der allgemeinen Empathie und der Empathie gegenüber den Geschädigten, die Förderung der Fähigkeit zum Perspektivenwechsel, die Verbesserungen des verbalen Ausdrucks und der Emotionserkennung, die Erhöhung der Selbstkontrolle, die Verbesserung der Steuerung tatbegünstigender Fantasien, die Erhöhung des sozialen Funktionsniveaus, die Verminderung psychosozialer Funktionseinschränkungen in den Bereichen Selbstfürsorge und Alltagsbewältigung, die Förderung der Introspektionsfähigkeit, die Stabilisierung des Selbstwertgefühls und die Erweiterung von Strategien zur Stressbewältigung (Egan, Kavanagh & Blair, 2005; Marshall, Marshall, Sachdev & Kruger, 2003; Nuhn-Naber, Rehder & Wiscbka, 2002; Urbaniok, 2003; Wahl, 2009; Ward, Hudson & Marshall, 1995). Die Konzeptidee der deliktorientierten Therapie leitete sich vor allem aus der Suchttherapie ab und ist mit dem Begriff der „relapse prevention“ verbunden (siehe z. B. Marques & Nelson, 1992). Zudem ist die Förderung der Fähigkeit zur Gefühlsreplikation Standardbestandteil jeder deliktorientierten Therapie.

Das Bearbeiten der Delikte kann erst beginnen, wenn eine Arbeitsbeziehung etabliert ist und der Klient eine Sicherheit und Vertrauensbasis entwickelt hat. Gegebenenfalls benötigt es weitere Therapieformen und Ansätze, um die Grundlagen zu schaffen, bevor eine eigentliche Deliktarbeit möglich ist. Dies beinhaltet die Behandlung psychischer Störungen, traumaorientierte Therapieansätze oder weitere multisensorische Therapiemethoden zur Förderung einer integrativen Wahrnehmung. Häufig wird die eigentliche Deliktarbeit und Rückfallprävention auch kombiniert mit Therapieelementen aus der Traumatherapie oder Kunsttherapie (siehe z. B. Kapitel 5.4.2 „Deliktorientierte Kunsttherapie“). Die Therapie ist dabei immer auch ressourcenorientiert und richtet sich nach dem Good Lives Model (Ward & Maruna, 2007; siehe Kapitel 4.1.2). Der Klient wird darin begleitet und gefördert, Lebensziele zu entwickeln, die ihm entsprechen, und einen Lebensstil zu verfolgen, der Delinquenz ausschließt. Eine postdeliktisch zufriedenstellende Lebensführung verringert die Deliktmotivation.

Die Ziele der Deliktarbeit und Rückfallprävention sind, den Klienten zu befähigen, Risikosituationen im Alltag zu managen und für sich eine prosoziale Zukunftsperspektive aufzubauen. Dazu gehört aufseiten des Klienten die Bereitschaft, auf Delikte zu verzichten, einen Fokus auf die Aufmerksamkeit für deliktrelevante Entwicklungen zu legen und Anzeichen auf Risikoentwicklung zu erkennen sowie offen und transparent zu kommunizieren. Auf der Seite der Behandelnden gehört dazu die Bereitschaft, sich aktiv einzumischen und mit dem Klienten ein kontinuierliches Risiko-Monitoring durchzuführen. Zudem sollen die Stärken des sozialen Umfeldes in den Behandlungsplan einbezogen werden.

In der Therapie werden die Risikomerkmale wie auch die Ressourcen, protektiven Faktoren und unterschiedlichen Motivationsstadien erfasst. Positive Annäherungsziele werden formuliert (Miller & Rollnick, 2005; Prochaska & DiClemente, 1984).

Eine grundsätzliche Geständigkeit des Klienten ist für die konkrete Deliktarbeit und Rückfallprävention eine Voraussetzung. Dies bedeutet nicht, dass der Klient mit dem Sachverhalt der Anklage/Gericht genau einverstanden sein muss. Er kann Ereignisse anders wahrnehmen. Es ist sogar zu erwarten, dass der Klient gewisse Ereignisse im Tatgeschehen bagatellisiert oder leugnet. Die Therapeutin sollte objektivierbare Informationen über das Tatgeschehen besitzen und auch die Aussagen des Klienten in den Einvernahmen kennen. Optimalerweise sollte sich die Therapeutin auf ein forensisches Gutachten und einen juristischen Sachverhalt (Urteil) abstützen können. Sie kann und soll den Klienten mit ihrem Wissen konfrontieren, dies jedoch in einem wohlmeinenden und therapeutischen Rahmen. Es geht in einer Deliktarbeit nicht um Schuldzuschreibung oder das Evozieren von negativen Gefühlen wie Schuld und Scham durch die Therapeutin. Vielmehr sollen diese negativen Gefühle abgebaut werden, um die dahinterliegenden Affekte und Kognitionen zugänglich zu machen.

5.3.1 Tatverhalten als dysfunktionaler Bewältigungsversuch

Das Tatverhalten junger Menschen wird als deviantes, gestörtes Verhalten und/oder als dysfunktionaler (weil selbst- und fremdschädigender) Bewältigungsversuch eines an sich legitimen Bedürfnisses interpretiert, welches mit einer Störung der Entwicklung der Persönlichkeit zusammenhängt. Rauchfleisch (2012) beschreibt die Bedingungen, unter denen Menschen aufgewachsen sind, welche später straffällig werden, mit massiven Verlust- und Mangelerfahrungen in der frühen Kindheit, die zu einem Hunger nach Anerkennung und Bestätigung bei gleichzeitig großen Ängsten vor Nähe und Verbindlichkeit führen. Hieraus ergibt sich ein Verhalten: das Sehnsucht-Angst-Dilemma, welches gekennzeichnet ist durch das Fürchten und Vermeiden dessen, wonach sie sich am meisten sehnen. Die frühkindlichen Entwicklungsbedingungen führen zu spezifischen Störungen in der Wahrnehmung und Steuerung der Gefühle und beeinträchtigen das Funktionsniveau des Betroffenen. Das kriminelle Verhalten bzw. die Motivation für regelabweichendes Verhalten des Jugendlichen oder jungen Erwachsenen ergibt aufgrund seiner Lebenserfahrungen aus seiner Perspektive zunächst Sinn. In der Therapie werden die inhärente innere Logik in seiner Wahrnehmung der Welt, sein Funktionieren, sein Entwicklungsbedarf, seine Bewältigungskompetenz und Veränderungsbereitschaft identifiziert und bearbeitet.

5.3.2 Behandlungssequenzen

Die Deliktarbeit und Rückfallprävention wird in Behandlungssequenzen durchgeführt, welche spezifische Ziele verfolgen und sich in den angewandten Methoden und Interventionsformen unterscheiden. Die Veränderungsprozesse und Entwicklungsschritte in den unterschiedlichen Behandlungssequenzen verlaufen nicht linear; insbesondere bei Jugendlichen wechseln sich Vor- und Rückwärtsbewegungen nach aktueller Lebenssituation ab. So arbeitet der Therapeut häufig parallel in unterschiedlichen Sequenzen gleichzeitig mit dem Klienten. Der Ablauf dieser Sequenzen wird dem Entwicklungsstand/Reifegrad und dem Stand der Bewältigungskompetenz des Klienten angepasst.

1. Information und Motivation: Der Klient erhält Informationen über die Deliktarbeit in der Therapie. Gesetzliche Grundlagen werden vermittelt und Lebensziele entwickelt.
2. Deliktanalyse/Deliktrekonstruktion: Ein gemeinsames Deliktverständnis wird erarbeitet.

3. Einordnung der Delinquenz, Erlernen deliktpräventiver Strategien: Das Delikt oder die Delikte werden in Zusammenhang mit der Biografie und Persönlichkeit sowie der Zukunft des Klienten gestellt. Vor- und Nachteile der eigenen Delikte werden bilanziert. Es werden deliktpräventive Techniken erlernt.
4. Erstellung von Handlungsplänen und Übung im Alltag: Handlungspläne für konkrete Alltagssituationen werden erstellt. Erlerntes wird im Alltag geübt. Wie kann der Klient ein zufriedenes Leben führen?
5. Überprüfung und Anpassung: Risikochecks werden mit dem Klienten regelmäßig durchgeführt und besprochen. Es werden Offence-Paralelling-Behaviour-Anpassungen an den Handlungsplänen vorgenommen.

Behandlungssequenz 1: Information und Motivation

Gesetzliche Aufklärung: Der Klient wird aufgeklärt, dass es darum geht, ein genaues Verständnis seines Deliktverhaltens zu entwickeln, um daraus Schlussfolgerungen für mögliche Veränderung in der Zukunft zu ziehen. Bevor auf das oder die Delikt(e) des Klienten eingegangen wird, findet eine Auseinandersetzung über die Notwendigkeit von Regeln und Gesetzen in einer Gesellschaft statt.

Die Therapeutin diskutiert mit dem Klienten, welche Ziele mit Gesetzen verfolgt werden (Rechtssicherheit, Gerechtigkeit, Zusammenleben, Schutz Schwächerer usw.):

- Warum gibt es überhaupt Gesetze?
- Was bringen Gesetze? Wie würde eine Welt ohne Gesetze aussehen?
- Gibt es in allen Ländern Gesetze? Sind dort die Gesetze dieselben?
- Welche Erfahrungen haben Sie mit Gesetzen in anderen Ländern gemacht?

Die relevanten Strafgesetze werden jugendgerecht erörtert und miteinander auf Augenhöhe diskutiert. Der Klient schreibt sich zu jedem relevanten Straftatbestand ein konkretes Beispiel auf. Bei gewissen Jugendlichen bietet es sich an, die Delikte nicht nur verbal oder schriftlich zu erörtern, sondern dies mittels Skizzen oder Zeichnungen zu tun.

Entwicklung eigener Lebensziele: Der Klient muss sich zunächst darüber klar werden, welche Pläne und Ziele er in seinem Leben verfolgen will. Dabei ist es nicht (primär) wichtig, ob die Vorstellungen aus Sicht des Therapeuten realistisch oder angemessen sind – wichtig ist, dass der Klient sich selbst bewusst wird, dass er eigene Vorstellungen zu seiner Zukunft hat und daran glaubt, dass er eigene Lebensziele erreichen kann. Mit der Besprechung von Lebenszielen und Ressourcen wird die Einsicht gefördert, dass weiteres prosoziales Verhalten die Erreichung fördert, aber deliktisches Verhalten sie gefährdet. Die konkrete Formulierung dieser Ziele und die Ressourcen, die der Klient hat, sollten schriftlich oder grafisch durch den Klienten selbst festgehalten werden. Dazu kann es sinnvoll sein, die Ziele und Ressourcen auf Kärtchen aufzuzeichnen oder symbolisch darzustellen. Der Therapeut sollte moralische, an gesellschaftlichen Normen orientierte Unterweisungen unterlassen. In der Regel geben die Teilnehmer eine ganze Reihe nicht dissozialer Lebenspläne und Lebensziele an (Familiengründung, Arbeitsstelle, Integration in die Familie, Wohlstand, ein „anständiger" Mensch sein, Minimalziel „keine Probleme mit der Justiz bekommen"). Diese sind zwar teilweise wenig konkret und weit in der Zukunft gehalten. Deren Erfüllung wird aber meist unbestritten durch das Verüben von weiterem deliktischen Verhalten bedroht und kann gut im weiteren Therapieverlauf genutzt werden.

Der Klient baut in der ersten Phase allfällige Widerstände ab und erlebt, dass Therapie aktive Mitarbeit erfordert. Korrigierende Erfahrungen durch das Erleben von Respekt, Klarheit und Wertschätzung in der therapeutischen Beziehung unterstützen den weiteren Aufbau einer tragfähigen Arbeitsbeziehung.

Behandlungssequenz 2: Deliktanalyse/ Deliktrekonstruktion

Grundlagen und Voraussetzungen: Bei forensischen Therapien mit jungen Menschen ist die Verbesserung ihrer Wahrnehmungs- und Ausdrucksfähigkeit häufig ein Therapieziel. Das Verstehen des Anlassdelikts stellt dabei häufig eine große Herausforderung dar. Eine deliktfokussierte Therapie, in welcher das Anlassdelikt bzw. die früheren Delikte aufgegriffen werden, ist aber häufig indiziert und notwendig für einen individuellen Therapieerfolg (Urbaniok, 2003). So haben sich deliktfokussierte Therapieansätze als erfolgreicher zur Vermeidung weiterer sexueller Rückfälle erwiesen als solche, die das Delikt nicht aufgreifen (Aebi et al., 2022; Aebi et al., 2023). Jedoch ist anzufügen, dass hier noch weiterer Forschungsbedarf auszumachen ist (Suhling & Endres, 2016).

Zu Beginn der Behandlungssequenz wird der Ablauf des Anlassdelikts bzw. weiterer Delikte möglichst detailliert besprochen, aufgezeichnet und/oder mittels Figuren- bzw. Rollenspielen dargestellt. Die Benutzung von verschiedenen Medien und Zugängen ermöglicht eine breitere und alltagsnahe Erfassung des Deliktverlaufes. Ziel ist es, situative und intrinsische Faktoren, welche die Deliktbegehung begünstigten oder zum Delikt führten, zu explorieren. Weiter geht es darum, den genauen Tatablauf und das Nachtatverhalten des Klienten aus seiner Perspektive zu verstehen. In einem weiteren Schritt werden neben dem Verhalten auch Körperempfindungen, Affekte und Kognitionen eruiert und im Tatablauf eingeordnet. Einen besonderen Stellenwert nehmen die verschiedenen Rekonstruktionstechniken ein. Während bei Erwachsenen die Deliktrekonstruktion häufig im Gespräch durchgeführt wird, sind bei Jugendlichen und jungen Erwachsenen alters- und entwicklungsgerechte Verfahren angezeigt (siehe unten). Es geht darum, das Deliktgeschehen nicht nur kognitiv zu erfassen, sondern es in der Therapie erlebbar zu machen. So können auch Emotionen und Gedanken (sogenannte Schlüsselemotionen/-gedanken), die während des Deliktablaufs eine Rolle gespielt haben, gezeigt werden. Die Methode verlangt vom Klienten ein hohes Maß an Bereitschaft, sich auf die Rekonstruktion einzulassen. Es kann für einige Klienten schwierig sein, das eigene Delikt darzustellen. Scham oder Schuldgefühle sowie Ängste können mit dem Darstellen des Deliktverlaufs aktiviert werden. Auch ist es möglich, dass das eigene Delikt für den Klienten traumatisierend war und die Aufgabe der Deliktrekonstruktion ein entsprechendes Vermeidungsverhalten hervorruft. Solche traumatischen Symptome, d.h. mit dem Delikt in Verbindung stehendes Vermeidungsverhalten, Ängste, Irritabilität, Intrusionen oder anderweitige Symptome, sollten vorher abgeklärt werden (siehe Kapitel 3 „Forensisch-psychologische/psychiatrische Diagnostik: Die Erstellung von jugendstrafrechtlichen Gutachten“). Bei akuten Traumafolgestörungen oder bei psychotischen Störungen sind Deliktrekonstruktionen kontraindiziert. Hier sind primär störungsspezifische Behandlungen angezeigt. Während der Deliktrekonstruktion zeigt die Therapeutin eine ermutigende und die Person wertschätzende Haltung. Sie wertet das Delikt nicht. Stattdessen versucht sie, den Klienten in der Situation des Deliktes zu belassen, und lenkt nicht ab, indem sie schon Interpretationen oder Deutungen vorgibt. Leitfragen in der Zeitform Präsens sind: Was machen Sie als Nächstes? Was passiert jetzt? Was denken Sie jetzt? Wie fühlen Sie sich? Was fühlen Sie in Ihrem Körper? Wie spüren Sie das? Was nehmen Sie wahr? Erst anschließend soll in das „Hier und Jetzt“ gewechselt und die Deliktrekonstruktion analysiert werden. Der Hintergrund (wie waren die Voraussetzungen beim Klienten), die Auslöser (was alles hat das Verhalten [mit-]ausgelöst) und die Ziele des Verhaltens (was wollte der Klient mit dem Delikt erreichen) werden besprochen. Meist handelt es sich bei den Zielen um nachvollziehbare und altersgemäße Ziele, die legitim bzw. nicht a priori illegal sind (Geld haben, sexuelle Erfahrungen machen, von Kollegen wertgeschätzt werden etc.). Daraus lässt sich ableiten, dass es nicht anzustreben ist, auf die Erfüllung dieser Ziele komplett zu verzichten (z. B. „Ich werde nie mehr Sex haben", „Ich darf nicht mehr mit Kollege X losziehen"). Vielmehr sollte versucht werden, andere (prosoziale) Wege zur Zielerfüllung zu finden. Die Bearbeitung des persönlichen Tat- und Nachtatverhaltens braucht Sicherheit in der therapeutischen Beziehung und ein vertieftes Vertrauen in die Therapeutin, Offenheit und einen geschützten Raum, in dem es möglich wird, destruktive und nicht erwünschte Persönlichkeitsanteile zu zeigen und, wo vorhanden, Schuld- und Schamgefühle zu thematisieren. Oft ist die Entwicklung von Selbstmitgefühl die Voraussetzung, dass ein Klient es überhaupt zulässt, sich mit seiner Täterseite in einer bedeutungsvollen Art und Weise auseinanderzusetzen. Die Therapeutin ihrerseits hat verstehend teilhabend Kenntnis gewonnen über die individuellen Auslöser des Tatverhaltens wie auch über die Neutralisationstechniken des Klienten (Beschönigung, Bagatellisierung, Fremdattribution mit dem Ziel, in einem besseren Licht dazustehen).

Delikt als Comic: Eine Variante, die sich mit Jugendlichen sehr bewährt hat, ist die Aufforderung an den Klienten, das Delikt erstmals als Comic darzustellen (siehe Abbildung 5-1). Danach kann auf dieser Grundlage vertiefter auf das Delikt eingegangen werden. Dazu soll der Klient auf einem Blatt Papier sechs Felder aufzeichnen. Anschließend soll er den Ablauf des Delikts anhand von sechs relevanten Situationen darstellen. Der Klient braucht dazu keine ausgeprägten zeichnerischen Fertigkeiten; er darf die beteiligten Personen auch als Strichmännchen darstellen, wenn es ihm anderweitig nicht gelingt. Es sollte jedoch klar sein, welche Figur den Klienten darstellt, und die Gesichter sollten die Möglichkeit haben, auch entsprechende Mimik darzustellen. Die Comicdarstellung eignet sich auch darum, weil sie erlaubt, mittels Sprechblasen die verbalen Interaktionen abzubilden und mittels Gedankenblasen Denkinhalte aufzuzeigen. Die Darstellung soll nicht nur das Delikt im engeren Sinne, sondern auch das Verhalten vorher und nachher umfassen. Auf den sechs Feldern soll Folgendes dargestellt werden:

1. Tatvorlauf mit der Beschreibung von Stimmung, Aufenthaltsort, Zusammensein mit anderen, Rauschmittelkonsum etc. und der Beschlussfassung /dem Auslöser: Wie ist es zum Delikt gekommen? Wie ist es zur Idee, zur Planung gekommen?
2. Tatablauf mit den Handlungen, Emotionen und Gedanken, der Eigendynamik der Reaktionen der Geschädigten etc.
3. Nachtatverhalten mit dem Verhalten des Klienten, Mittäter (Flucht, Nachdenken über das Delikt, Reaktionen von Freunden oder Eltern, kurzfristige und langfristige, positive und negative Konsequenzen).

Anschließend soll der Explorand das Delikt gemäß seinen Aufzeichnungen berichten. Dies, indem er aus der „Ich-Perspektive" und in der Gegenwartsform berichtet, als ob das Delikt gerade aktuell live „vor seinem inneren Auge" abläuft. Wichtige Szenen sollen verlangsamt, wie „in Zeitlupe" berichtet werden. Dies ermöglicht, Schlüsselemotionen oder Schlüsselkognitionen zu identifizieren, welche dann wiederum im Comic festgehalten werden sollen.

Delikt als Figurenspiel: Eine weitere Variante ist, das Delikt mittels Figurenspiel nachzuinszenieren (siehe Abbildung 5-2). Es können dazu Lego- oder Playmobilfiguren bzw. andere Spielfiguren gewählt werden. Eine solche Inszenierung bedingt, dass der Therapeut eine große Auswahl von Materialien zur Verfügung hat, mit welchen sich das Delikt reinszenieren und nachspielen lässt. Wie bereits im Comic zuvor sollten der Tatvorlauf, der Tatablauf und das Nachtatverhalten gezeigt werden. Das Spiel soll möglichst exakt den Deliktablauf widerspiegeln. Es soll mittels Video aufgenommen werden. Auch hier gilt, dass das Delikt in der „Ich-Perspektive" und in der Gegenwartsform berichtet werden soll. Es kann sein, dass es ver-

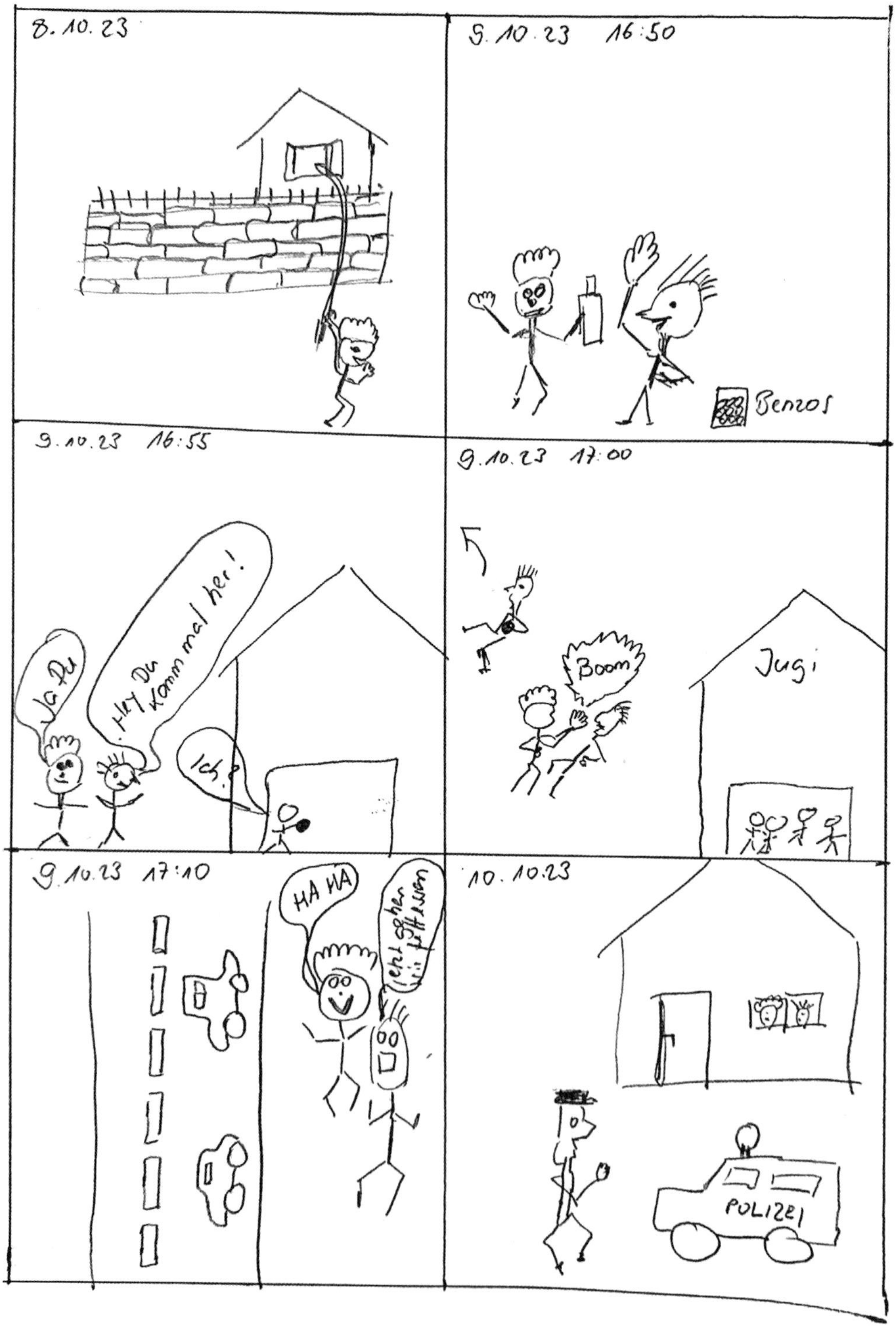

Abbildung 5-1: Beispiel eines Raubdelikts als Comic

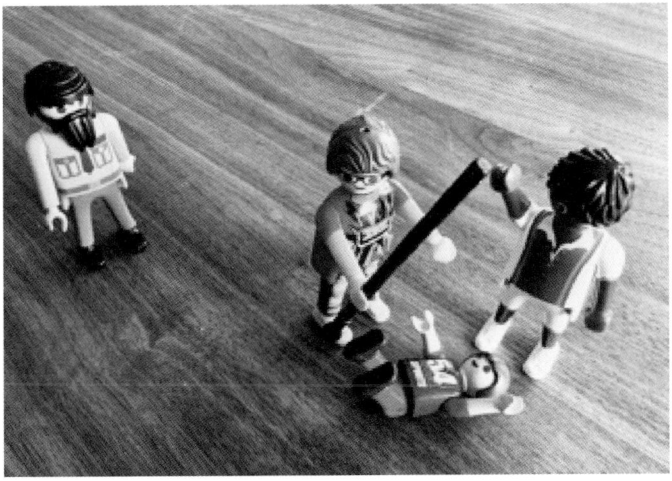

Abbildung 5-2: Beispiel eines Raubdelikts als Figurenspiel

schiedene Ansätze und Filmsequenzen braucht, bis alles zufriedenstellend erfasst sind. Die Variante eignet sich auch mit Kindern oder sehr schambehafteten Jugendlichen, da sie es ermöglicht, nicht direkt über sich sprechen zu müssen, sondern über eine Figur (als Repräsentation des eigenen Ichs) zu reden und dadurch mehr Abstand zu haben.

Delikt als „Footsteps“: Eine weitere bewährte Variante ist die Darstellung des Deliktablaufs mittels „Footsteps“. Diese eignet sich insbesondere zur Vertiefung des Verständnisses, da basierend auf dem kognitiv-behavioralen Konzept Gedanken, Gefühle und Körperempfindungen eruiert werden können. Dabei werden Fußabdrücke des Klienten verwendet, welche zuvor mittels Umrisszeichnungen seiner Füße auf ein Papier oder Karton gezeichnet und nachher ausgeschnitten werden. Die so erhaltenen Footsteps können nun zeichnerisch in drei bis fünf Teile eingeteilt werden. Mit jeweils anderer Farbe können die mit diesem „Footstep“ verbundene Situation sowie das Verhalten, die Affekte, die Kognitionen und die Körperempfindungen des Klienten stichwortartig beschrieben werden. Mittels der „Footsteps“ kann das Delikt nun im Raum „ausgelegt“ und „abgeschritten“ werden (siehe Abbildung 5-3). Dies ermöglicht es, dass sich der Klient nochmals die Situation umfassend vergegenwärtigen kann und nochmals mehr in die Gefühle und Gedanken während des Tatablaufs „eintauchen“ kann. Die Methode kann im Verlauf der Therapie ergänzt werden: Es können neue „Footsteps“ entwickelt werden, welche einen anderen Verlauf bzw. die Vermeidung des Delikts möglich gemacht hätten.

Schematische Darstellung des Delikts mittels Tatkreislauf: Die Darstellung eines Tatkreislaufes dient als Methode zur Diagnostik, Bewusstmachung, Reflexion und zum Verständlichmachen des deliktischen Verhaltens des Klienten (siehe Abbildung 5-4). Das Modell stammt aus der Therapie für die Behandlung von Substanz- und Verhaltenssüchten (Marlatt & Donovan, 1985) und wurde dann für die Prävention krimineller Rückfälle übernommen (Parks, 2007). Es wurde davon ausgegangen, dass zum Beginn des Kreislaufs ein negatives Selbstkonzept besteht, worauf dann ungünstige Kognitionen und deliktische Verhaltensweisen aufbauen.

Der Klient hat durch das Erstellen seines Deliktkreises unter therapeutischer Anleitung die Möglichkeit, die einzelnen Elemente seines Deliktverhaltens auszudifferenzieren, anschaulich zu verstehen und individuelle Ansätze für eine erfolgreiche Rückfallprävention abzuleiten. Ein

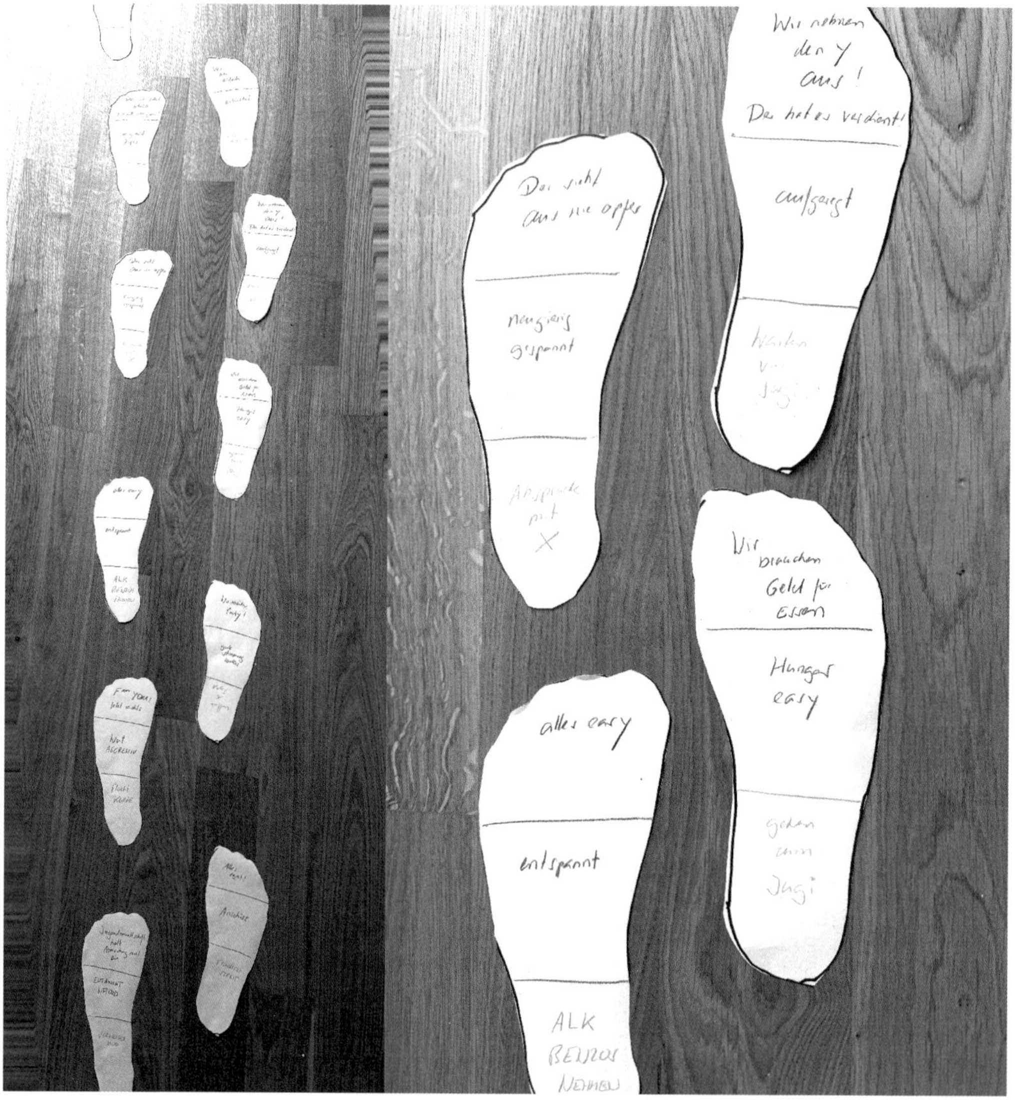

Abbildung 5-3: Beispiel eines Raubdelikts als „Footsteps"

Tatkreis kann einerseits psychoedukativ zur Veranschaulichung eines allgemeinen (prototypischen) Deliktverlaufes (Auslöser, Aufbau, Planung, Deliktentscheidung, Vorbereitung, Durchführung, Nachtatverhalten), aber auch als individuelle Verhaltensanalyse benutzt werden. Anhand des Tatkreislaufes wird in stetig differenzierterer Ausgestaltung die individuelle Deliktdynamik verstanden und präzisiert. Dabei werden biografische Ereignisse validiert, eingeordnet und emotional verknüpft. Häufig ist es die Betroffenheit und das Interesse der Mitklienten über biografische Zusammenhänge, welche bei den Klienten das Selbstmitgefühl fördern. Das Erleben, in der eigenen Not wahr- und ernst genommen zu werden, wirkt als korrigierende Erfahrung, und oft sind im Verlauf Zeichen wie muskuläre Entspannung im Gesicht, mehr Augenkontakt, aufrechtere Körperhaltung und reiferer Ausdruck von außen nicht nur deutlich sichtbar, sondern in der Kontaktgestaltung erlebbar.

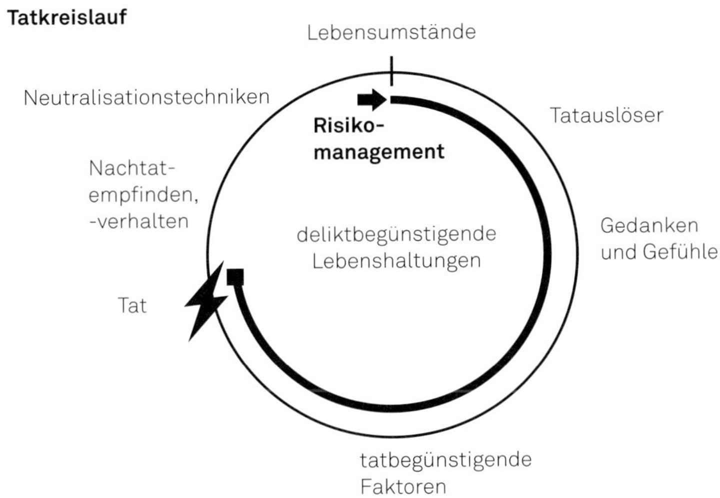

Abbildung 5-4: Prototypischer Tatkreislauf, anhand welchem relevante Lebensumstände, Tatauslöser, Gedanken und Gefühle bzw. weitere tatbegünstigende Faktoren (kriminelle Peers, Substanzkonsum, Waffenbesitz) identifiziert werden. Anschließend sind Neutralisationstechniken (z.B. Bagatellisierung des Tatverhaltens, kognitive Verzerrungen wie z.B. „Das Opfer war schuld") dargestellt, welche wiederum dazu führen, dass Probleme nicht erkannt und neues tatrelevantes Verhalten sich anbahnen kann. Ein Risikomanagement sollte umfassend auf diesen Überlegungen aufbauen.

Behandlungssequenz 3: Einordnung der Delinquenz in Biografie und Persönlichkeit, Erlernung deliktpräventiver Strategien
In der dritten Phase werden das Delikt oder die Delikte in den weiteren Zusammenhang mit der Biografie und Persönlichkeit des Klienten gestellt. So werden z.B. eigene deliktrelevante Persönlichkeitsanteile identifiziert und kognitive Verzerrungen bearbeitet. Es werden weitere deliktpräventive Techniken in Form von emotionalen und sozialen Kompetenzen erlernt (z.B. der Umgang mit Stress und Provokationen, die Regulation deliktrelevanter Fantasietätigkeit). Auch in dieser Behandlungssequenz können andere Therapiemethoden zur Anwendung kommen. Bei schwer bindungs- und persönlichkeitsauffälligen Klienten in einem stationären Setting braucht es einen multisensorischen Ansatz mit weiteren Therapieangeboten. Kunst-, Musik-, Yogatherapie sowie tiergestützte Therapieformen kommen zum Einsatz. Über Übungseinheiten, welche die verschiedenen Sinne anregen und miteinander verknüpfen, und die Reflexion, Einordnung und Übersetzung der Erfahrungen wird der Klient therapeutisch darin unterstützt, inter- und intrapersonelle Schwierigkeiten konstruktiv zu bewältigen. Die multisensorische Herangehensweise, Übungen zu verschiedenen Komponenten der Musik (Rhythmus, Klang, Tempo, Melodie, Form), gestalterische und kreative Elemente und das Explorieren von Koordination und Gleichgewicht fördern die Fähigkeit zum Perspektivenwechsel und zur Empathie. Immer wieder braucht es auch Motivationsaufbau und Klärungen (siehe Behandlungssequenz 1).

Entwicklung eines „Deliktpanoramas": Bei einem Deliktpanorama werden auf einem Zeitstrahl chronologisch die relevanten Lebensereignisse sowie die Delikte eingetragen und vermerkt (eventuell auch mittels symbolischer Hilfsmittel, siehe Abbildung 5-5). Ziel ist, die

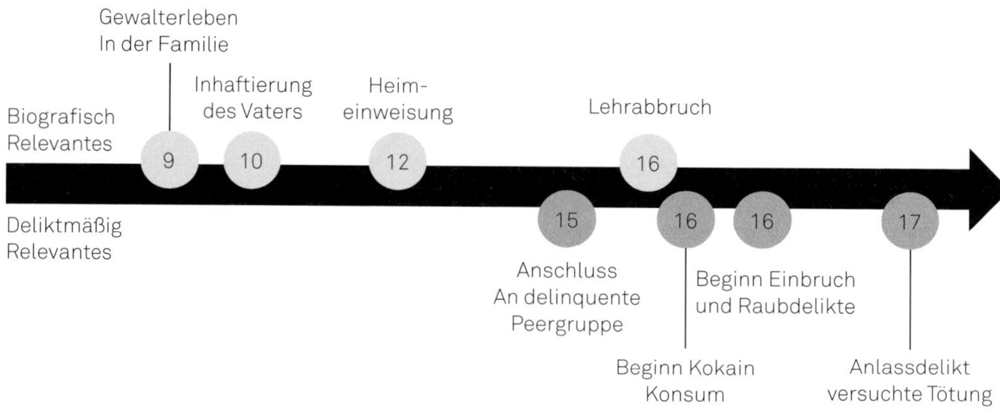

Abbildung 5-5: Ausschnitt eines Deliktpanoramas

Zusammenhänge biografisch zentraler Ereignisse zu visualisieren und angeleitet durch die Therapeutin Zusammenhänge mit dem eigenen Denken und Verhalten zu entdecken. Die Methode versteht sich als erste Annäherung an das Verstehen der eigenen Biografie und Delinquenzentwicklung. Die Methode hat Ähnlichkeiten mit dem Ansatz der Narrativen Expositionstherapie bzw. ihrer Anpassung für Personen, die selbst auch Gewaltdelikte begingen (Elbert, Hermenau, Hecker, Weierstall & Schauer, 2012). Dabei werden Gewalterlebnisse als Opfer und Gewaltverhalten als Täter biografisch eingeordnet.

Deliktbilanzierung: Eine Bilanzierung der bisherigen deliktischen Verhaltensweisen und eine darauf gestützte Entscheidung, wie man sich künftig verhalten möchte, ist für eine nachhaltige Verhaltensänderung zentral. Jedes Verhalten hat kurz- und langfristige Folgen, die es herauszuarbeiten und bewusst zu machen gilt. Dabei ist es wichtig, dass der Klient diese Überlegungen für sich macht und auch Vorteile des deliktischen Verhaltens benennt. Es fällt Klienten erfahrungsgemäß häufig schwer, Vorteile zu benennen, teilweise aus Scham, teilweise, weil sie sich ihrer im Rückblick tatsächlich nicht bewusst sind. Auch die Unterscheidung bezüglich kurzfristiger Folgen („unmittelbar nach dem Delikt") und langfristiger Konsequenzen („wenn man immer wieder das Deliktverhalten zeigt") fällt den Klienten häufig nicht leicht. Trotzdem sollte versucht werden, dies herauszuarbeiten, weil sich in den meisten Fällen das Muster zeigt, dass Delikte zwar kurzfristig Vorteile haben, jedoch langfristig mit mehr Nachteilen behaftet sind. Es bietet sich an, grafisch auf einem Whiteboard, einer Flipchart oder einem Blatt Papier eine Vier-Felder-Tafel zu machen und die Folgen einzutragen (siehe Tabelle 5-2). Die Deliktbilanzierung dient auch der Stärkung der Motivation für das Erlernen weiterer deliktpräventiver Strategien.

Arbeit mit dem Deliktteil: Bei der Einordnung der Delinquenz kommen auch weitere Verfahren wie z. B. Schematherapie (Knörnschild & Jacob, 2018; Young, Klosko & Weishaar, 2003) zum Tragen. Hilfreich hat sich dabei das aus der Schematherapie hervorgehende Konzept des Deliktteils erwiesen. Es beruht auf der Annahme, dass ein Mensch in sich selbst verschiedene Anteile, „Persönlichkeiten", „Seelen", „innere Ratgeber:innen/Kritiker:innen" usw. erleben kann. Idealtypisch ist bei der Arbeit mit den Persönlichkeitsanteilen folgendes Vorgehen indiziert:

- Identifikation eines oder mehrerer Anteile (Problemanteile, Ressourcenanteile)
- Benennung, Symbolisierung
- Wahrnehmung, Befragung

Tabelle 5-2: Vier-Felder-Tafel zur Erabeitung von kurz- und langfristigen Konsequenzen von Delikten

	Vorteile	Nachteile
kurzfristige	Feld 1	Feld 3
langfristige	Feld 2	Feld 4

- Würdigung der Absicht der Teile
- Interaktion zwischen den Teilen
- Integration
- Reflexion auf bewusster Ebene

Ist die Vorstellung innerer Teile etabliert, wird der „Deliktteil" als ein spezieller innerer Teil der Persönlichkeit vorgestellt. Dabei ist es hilfreich, den Deliktteil symbolisch in Form von Zeichnungen des eigenen Ichs darzustellen, z. B. durch einen kleinen roten Punkt im Hinterkopf (siehe Abbildung 5-6). Der Deliktteil wird als Teil der Persönlichkeit des Täters bezeichnet, der „die Regie im Delikt führt". Dabei ist er aber ein unbewusster Teil „im Hinterkopf" des Klienten, welcher aus dem Hintergrund deliktbegünstigende Gedanken, Gefühle und Körperwahrnehmungen ins Bewusstsein schickt oder Sinneswahrnehmungen im Bewusstsein eine bestimmte Färbung oder Bedeutung zuweist. In der Therapie geht es darum, den Deliktteil kennenzulernen, um „seine Strategien" zu identifizieren und ihn dadurch besser verstehen und kontrollieren zu können. Die Arbeit mit dem Deliktteil ist eine Gratwanderung zwischen Distanzierung und Selbstverantwortung. Durch die Entwicklung einer grundsätzlichen Sensibilität gegenüber möglichen Aktivitäten des eigenen Deliktteils in Form von Gedanken, Gefühlen und deliktrelevanten Wahrnehmungsmustern wird die Steuerungsfähigkeit des Klienten verbessert. Die Akzeptanz des inneren Deliktteils als Teil seines Selbstbildes erlaubt dem Klienten, sich jederzeit auf eine einfach zu erreichende introspektive und gleichzeitig sehr wachsame Position gegenüber aktuell ablaufenden inneren Prozessen zu begeben.

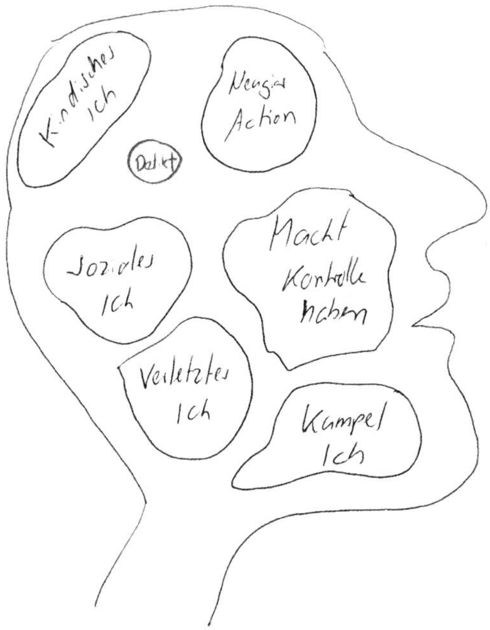

Abbildung 5-6: Die Arbeit mit dem inneren Deliktteil

Kognitive Umstrukturierung von Verzerrungen/Glaubenssätzen: Der Begriff „kognitive Verzerrung" stammt aus der klinischen Psychologie und meint die Beschreibung von Denkmustern, die mit verschiedenen Psychopathologien assoziiert sind (Beck, 2024). Kognitive Verzerrungen erlauben es, das Deliktverhalten ohne das Empfinden von Angst, Schuld oder den Verlust von Selbstbewusstsein fortzusetzen. Damit halten kognitive Verzerrungen Deliktverhalten aufrecht, initiieren es aber nicht (Abel et al., 1989). Der Begriff der kognitiven Verzerrung wird oft unspezifisch verwendet für problematische Denkstile wie auch für delinquenzfördernde Einstellungen/Glaubenssätze. Kognitive Verzerrungen sind aber nicht immer mit einem erhöhten Rückfallrisiko verbunden. So zeigen Studien, dass z. B. bagatellisierende Personen bei häuslicher Gewalt geringere Rückfallraten auswiesen als solche, die die volle Verantwortung übernommen hatten (Henning & Holdford, 2006). Scham und Verleugnung können auch ein Anzeichen für ein Bewusstsein des Unrechts und der sozialen Anpassung sein. In der Therapie geht es nicht darum, einzelne Bagatellisierungen aufzugreifen, sondern vielmehr darum, Netzwerke von kognitiven Verzerrungen zu eruieren und die grundlegenden Denkstile (vor dem Hintergrund der Biografie) zu erfassen. Identifizierte Denkmuster sollen dabei nicht einfach von dem Therapeuten als dysfunktional, falsch oder gefährlich deklariert werden, sondern müssen mit dem Klienten diskutiert werden. Die Methode der kognitiven Umstrukturierung ist eine Möglichkeit, in der Therapie an dysfunktionalen Kognitionen und Einstellungen zu arbeiten (siehe z. B. Wilken, 2024). Dem Konzept des sokratischen Dialogs (Stavemann, 2015) kommt bei der Hinterfragung und Bearbeitung eine besondere Bedeutung zu. Dabei soll philosophisch orientiert, naiv-fragend, akzeptierend vorgegangen werden (z. B. „Wie kommen Sie darauf, dass dieses Gewaltverhalten nicht zu kontrollieren ist? Wieso muss das so sein?"). So soll der Klient selbstständig funktionale Einsichten gewinnen. Neue Denkmuster können auch mittels Imaginationsverfahren geübt und verankert werden.

Förderung von Opferempathie: Unter Jugendlichen und jungen Erwachsenen wird der Begriff „Opfer" häufig als Schimpfwort verwendet und damit den Eigenschaften „schwach" und „wehrlos" gleichgesetzt. Junge Menschen wollen sich nicht als schwach und hilflos erleben. Sich in ein Opfer eines Verbrechens einzufühlen, wird darum bei Jugendlichen und jungen Erwachsenen häufig auf Widerstand stoßen.

Es stellt sich grundsätzlich die Frage, inwiefern der Klient überhaupt in der Lage ist, Gefühlslagen anderer nachzuempfinden (affektive Empathie) und sich kognitiv in die Rolle eines anderen zu versetzen (kognitive Empathie). Unemotionale Persönlichkeitszüge in Form von fehlender Empathie, fehlender Reue oder Schuldgefühlen, oberflächlichem Affekt sowie einer Gleichgültigkeit in Bezug auf Leistungen (Frick, Ray, Thornton & Kahn, 2014) sind bei einem Teil der Jugendlichen und jungen Erwachsenen vorhanden (siehe auch Kapitel 2.8 „Die Theorie der sozialkognitiven Defizite"). Die Defizite der Empathie betreffen bei Verhaltensstörungen meist spezifisch die affektiven Komponenten und weniger die sozialkognitiven Funktionen, wie sie beispielsweise beim Störungsbild des Autismus zu finden sind (Pasalich, Dadds & Hawes, 2014). Viele Jugendliche und junge Erwachsene mit gravierenden Delikten haben selbst wenig Zugang zu ihren Emotionen. Das Selbsterkennen von eigenen Gefühlen ist jedoch eine notwendige Voraussetzung für eine affektive Empathie. Mittels körperorientierter und multisensorischer Therapien bekommt der Klient Zugang zu seinen Gefühlen. Nachdem der Betroffene gelernt hat, seine Wahrnehmung zu überprüfen, sich besser ausdrücken kann, die Fähigkeit, die Folgen seines Verhaltens zu antizipieren, sowie sein allgemeines Funktionsniveau gestiegen sind, steigt die Wahrscheinlichkeit, dass er sich in das Erleben der Geschädigten besser einfühlen kann.

Mit Klienten, welche grundsätzlich in der Lage sind, Mitgefühl zu entwickeln, können Perspektivenübernahme und Empathie trainiert werden. Ein Teil der Jugendlichen und jungen Erwachsenen ist im Kontext der Ausübung von appetitiven Aggressionen zur Steigerung von Lustgefühlen und Erregung (siehe Kapitel 2.1 „Definition und Erscheinungsformen von Aggression") und im Kontext von Gruppeninteraktionen in der Lage, empathische Empfindungen auszublenden. Gängige forensische Therapieansätze beinhalten diesbezüglich Gefühlsbilder oder andere Materialien, welche eingesetzt werden, um Gefühle von anderen besser zu erkennen und wahrzunehmen lernen (siehe z.B. Vertone et al., 2024). Mittels Fallgeschichten aus Sicht des Opfers können mögliche Gefühle von Geschädigten besser verstanden werden. In Therapieansätzen werden zudem Techniken wie das Nacherzählen des eigenen Delikts aus der Sicht des Opfers und das Erstellen eines (fiktiven) Briefes an das Opfer, in dem die Täter sich für ihr Fehlverhalten und das verursachte Leid entschuldigen, ihre verübte Tat eingestehen und sie benennen sowie die hervorgerufenen negativen Gefühle bzw. Schmerzen der geschädigten Person anerkennen.

Techniken zur Verbesserung der Impulskontrolle/Umgang mit Frustration: Ein verbesserter Umgang mit wahrgenommen Frustrationen und Provokationen stellt ein häufiges Ziel in forensischen Therapien dar. Die meist in den kognitiv-behavioralen Therapieansätzen vermittelten Techniken im Umgang mit Emotionen sind für Jugendliche allgemein schwer zu verstehen und anzuwenden. Für traumatisierte und/oder bindungsgestörte Jugendliche im forensischen Setting sind solche Methoden oft nicht anwendbar, weil die ihnen dafür notwendigen Grundlagen fehlen, nämlich ein Zugang zu eigenen Gefühlen und Gedanken. Das kognitive Modell der Emotionsentstehung und -steuerung sowie Handlungsplanung basiert auf dem ABC-Modell (Ellis, 1993): Ein äußeres Ereignis („activating event“, A) aktiviert das individuelle System von Meinungen, Überzeugungen und kognitiven Gepflogenheiten („beliefs system“, B), und dies führt zu Konsequenzen („consequences“, C) im Erleben und Verhalten des Klienten. Dies soll am folgenden Beispiel veranschaulicht werden:

Der Klient wird in der Straßenbahn von einer betrunkenen Person angerempelt (äußeres Ereignis, A). Er denkt, dass das Absicht war und der andere ihm einen Schaden zufügen wollte (dysfunktionale Überzeugung, B). Als Konsequenz (C) wird seine Reaktion Wut oder Aggressivität sein. In der Therapie lernt der Klient, seine Überzeugungen bzw. automatischen Gedanken zu hinterfragen und mittels anderer Kognitionen zu ersetzen. So kann er durch die Annahme, dass die betrunkene Person keine Kontrolle über ihr Verhalten hatte, den Schluss ziehen, dass keine Absicht hinter dem Anrempeln stand, und in der Folge das Verhalten des anderen ignorieren.

Wie erwähnt sind solche Methoden mit Jugendlichen eher schwierig umzusetzen. Achtsamkeitsbasierte Interventionen, welche auch den Fokus auf die inneren Vorgänge lenken, die durch Provokationen und Stress verursacht werden, sind meist erst angebracht, um anschließend kognitive und weitere Methoden anwenden zu können. Neben den multisensorisch ausgerichteten Therapien wie z.B. Yogatherapie können mit dem Klienten auch Körpergefühle benannt, auf einer Körpersilhouette gekennzeichnet und die Wahrnehmung von diesen durch Beobachtung verbessert werden (siehe Abbildung 5-7).

Es können Strategien eingeübt werden, welche es im Moment von Stress ermöglichen, Zeit zu gewinnen und zu verhindern, dem ersten Impuls zu folgen. Neben dem Einsatz von einfachen Ablenkungskonzepten, wie z.B. „bis 10 zählen“, „von 100 rückwärts zählen“, haben sich folgende körperorientierte Methoden und Selbstinstruktionssätze in der forensischen Praxis bewährt:

- Bauchatmung: Einatmen, dabei langsam innerlich bis 4 zählen und den Bauch größer werden lassen, langsam wieder ausatmen, bis 4 zählen und den Brustkorb leeren.
- Entspannungsreflex: Der aus der progressiven Muskelrelaxation abgeleitete Entspannungsreflex ist eine Intervention, welche unauffällig, in kurzer Zeit und ohne großen Aufwand im Alltag eingesetzt werden kann (siehe auch Spaghetti-Methode im Rahmen des „Baghira-Trainings“; Aebi, Perriard, Scherrer & Wettach, 2011). Bei dieser Technik werden möglichst gleichzeitig alle Muskelgruppen angespannt. Der Jugendliche soll, bei gleichzeitigem Einatmen, alle Muskeln im Körper anspannen und sich so steif

Liste von Körpersignalen als Reaktion auf Stressoren

Kribbeln im Bauch
Anspannung im Körper
Verkrampfung von Muskeln
schneller Herzschlag
weiche Knie
schneller und flacher Atem
Kloßgefühl
trockener Mund
Schwindel
Magenbeschwerden
Durchfall
Schwitzen
Erröten
Tunnelblick
Zittern
gerötete Haut

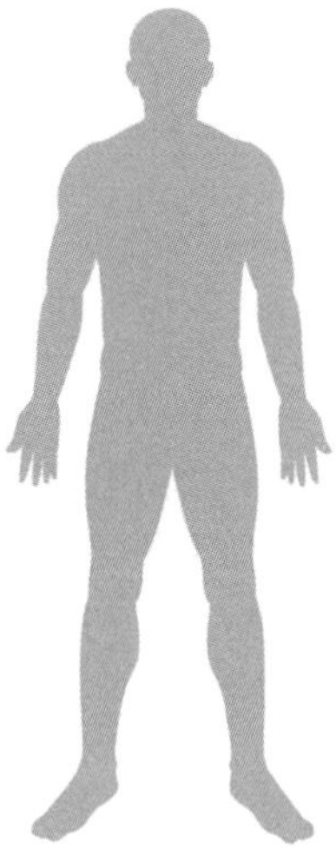

Abbildung 5-7: Körperschema zur Einzeichnung von Körperempfindungen

wie möglich machen. Danach soll er langsam ausatmen und die Muskeln wieder entspannen. Durch diese Übung wird die Aufmerksamkeit von den Stressoren weg und auf sich selbst gerichtet. Der Klient nimmt sich durch die Anspannung der beteiligten Muskelgruppen selbst besser wahr. Die danach einsetzende Entspannung durch das Lösen der Muskeln führt zu einem körperlichen Wohlgefühl.

- Selbstinstruktionssätze: Es können mit den Klienten individualisierte Selbstinstruktionssätze im Umgang mit Stressoren eingeübt werden. Dabei ist es wichtig, dass diese mit dem Klienten entwickelt und ausgetestet werden. Die Sätze sollten auf dem Hintergrund der Biografie des Exploranden und dessen formulierten Zielen (siehe „Behandlungssequenz 1: Information und Motivation") individuell entwickelt werden. Beispiele sind: „Ich muss nicht sofort handeln, ich kann mir Zeit lassen", „Ich stehe über dem, ich brauche mich nicht auf einen Streit mit dieser Person einzulassen", „Ich will XXX erreichen; wenn ich mich provozieren lasse, gefährde ich dieses Ziel", „Ich habe die Kontrolle, ich bin stark, wenn ich mich nicht provozieren lasse". Die Selbstinstruktionssätze sollen laut ausgesprochen und die Wirkung auf sich selbst überprüft werden. Es können nur Sätze angewendet werden, welche auch eigenen Überzeugungen entsprechen. Bei vielen Jugendlichen ist das Thema, Kontrolle zu haben, autonom zu sein und sich nicht beeinflussen zu lassen, wichtig. Diese Überzeugungen können in der Therapie auch positiv eingesetzt werden, indem Stärke nicht nur auf körperliche Stärke, sondern auch auf mentale Stärke bezogen wird.

Kognitive Defusion: Aus der Acceptance-and-Commitment-Therapie (ACT; Eifert, 2022) stammt das Konzept der kognitiven Defusion, welches in forensischen Therapien eingesetzt werden kann. Die Therapieform greift das Bild und bekannte Zitat auf, welches Jon Kabat-Zinn (Prof. Emeritus in Medizin und Achtsamkeitstherapeut) zugeschrieben wird: „Du kannst die Welle nicht stoppen, aber du kannst lernen, auf ihr zu surfen." Gemeint ist, dass man sich nicht jeder Situation „kämpferisch" entgegenstellen muss, sondern dass man lernen kann, offener, spielerischer und flexibler mit Situationen und den dadurch auftretenden automatischen Gedanken umzugehen. Eine bekannte Technik ist die kognitive Defusion. Dadurch soll die „Verschmelzung von Gedanken und Person" entkoppelt bzw. defundiert werden. Stress löst dysfunktionale automatische Gedanken aus, welche den Klienten wie eine Welle überkommen und sein Verhalten bestimmen können. Der Klient lernt mittels der Technik der kognitiven Defusion, 1) dysfunktionale Gedanken, welche in Stresssituationen auftreten, *bewusst wahrzunehmen*, 2) den *dysfunktionalen Gedanken als Gedanken zu benennen* und ihn damit als einen Teil von sich anzuerkennen, ihn aber gleichzeitig damit zu relativieren, und 3), *den Gedanken zu beobachten* und ihn damit aus einer distanzierteren Perspektive wahrzunehmen.

Praxisbeispiel

Jacek wird auf einem sozialen Netzwerk von anderen Jugendlichen beleidigt und provoziert. Er wird als Feigling bezeichnet, als jemand, der keine „Eier hat", weil er sich auf einen Fight nicht einlassen wird. Die Posts auf dem Netzwerk lösen bei Jacek Ärger aus. Es beschäftigt ihn den ganzen Tag, und er denkt sich: „Denen zeige ich's, ich werde denen schon beweisen, dass ich jemand bin, den man respektieren muss." In der Therapie hat er gelernt, dass der Gedanke „Ich muss mir mit Gewalt Respekt zu verschaffen" ein automatischer Gedanke ist, der bei ihm häufig aufkommt, aber in der Vergangenheit auch dazu geführt hat, dass er mit der Polizei zu tun hatte und viel Ärger bekommen hatte. Er hat gelernt, den Satz „Ich muss mir Respekt verschaffen" sich innerlich aufzusagen und mit diesem Gedanken zu spielen. Er kann den Gedanken z.B. auch verformen und ihn langsam oder schneller in verschiedenen Tonlagen laut sagen. Er kann zu sich selbst sagen: „Das ist nur ein Gedanke, der jetzt aufkommt, weil ich wütend bin und mich über die anderen Jugendlichen ärgere". Schließlich lernt er, den Gedanken einfach zu beobachten, und kann sich damit innerlich von ihm distanzieren. So kann er sich die aufkommenden Gedanken als Wolken vorstellen, die kommen und vorüberziehen. Schließlich merkt Jacek, dass der Gedanke nicht mehr mit den intensiven Wutgefühlen gekoppelt ist, welche noch zu Beginn des Tages damit verbunden waren. Er kann mit den Posts auf den sozialen Netzwerken jetzt viel gelöster umgehen und ruhig und gelassen angeben, dass er es gar nicht nötig hat, auf Provokationen zu reagieren.

Fantasiearbeit: Ein weiteres Thema ist die therapeutische Bearbeitung von sexuellen Hochrisiko-Fantasien, die im Rahmen von Sexualstraftaten auftreten können. Sie sind definiert als visualisierte Vorstellungen in Form eines Skriptes mit verzerrten, problematischen Inhalten, die häufig und in verschiedenen Situationen von Personen mit deliktrelevanten impliziten Theorien hervorgerufen werden (Bartels & Gannon, 2011). Insbesondere von Relevanz sind sie bei Klienten mit sexuellen Devianzen (siehe Kapitel 2.2.7 „Paraphile Störungen"). Sie sind allgemein und bei Jugendlichen im Besonderen schwierig zu erfassen (Leitenberg & Henning, 1995). Für die therapeutische Bearbeitung von sexuellen Hochrisiko-Fantasien ist eine Kombination aus Imaginationstechniken und achtsamkeitsbasierten Techniken sinnvoll. Auf die Anwendung von verhaltensorientierten Techniken (Bestrafung, Substitution) oder kognitiven Techniken sollte verzichtet werden. Mögliche Interventionen bei erwachsenen Personen sind bei Rossegger, Bartels, Endrass, Borchard und Singh (2021) beschrieben.

Behandlungssequenz 4: Erstellung von Handlungsplänen und Übung im Alltag

In den bisher dargestellten Behandlungssequenzen konnte nach Klärung und Motivationsaufbau ein individuelles Deliktverständnis erarbeitet und das Verhalten eingeordnet werden. Verschiedene integrative Ansätze und spezifische Methoden wurden ausprobiert, um sozioemotionale Fertigkeiten zu verbessern, die beim Klienten vorhandenen kriminogenen Bedürfnisse aufzugreifen und damit das Risiko weiterer Delikte zu vermindern. In der Behandlungssequenz 4 soll es einerseits darum gehen, dass Erlernte in Form von Handlungsplänen nochmals zu konkretisieren und zu üben, andererseits soll mit dem Klienten aber auch eine positive Lebensperspektive erarbeitet werden.

Ein Handlungsplan sollte sich auf konkrete Lebenssituationen des Klienten beziehen, bei welchen er herausgefordert ist, ein deliktisches Verhalten zu vermeiden. Die Deliktanalyse beinhaltet bereits mögliche Situationen, welche Antworten liefern, wo, wann und wie der Klient hätte „aussteigen" können. Um einen Handlungsplan zu entwickeln, bietet es sich an, die verschiedenen Schritte und damit vom Klienten getroffenen Entscheidungen, die zum Delikt führten, aufzugreifen und alternative Möglichkeiten zu besprechen. Hier kommen die zuvor erlernten Techniken und Fertigkeiten zum Zuge, welche dem Klienten neue Möglichkeiten eröffnen sollen, mit den Situationen umzugehen. Allgemein wird sich zeigen, dass es einfacher ist, zu Beginn einer Deliktkonstellation auszusteigen. Je mehr Entscheidungen schon getroffen wurden, desto schwieriger wird ein Ausstieg. Die Abbildung 5-8 zeigt – schematisch dargestellt – einen jugendtypischen Deliktablauf am Beispiel eines Raubdelikts von Jayden. An jedem Punkt in diesem Ablauf könnte Jayden sein Denken und Verhalten hinterfragen und alternative Entscheidungen treffen.

In einem ersten Schritt sollen konkrete und realistische Risikosituationen beschrieben werden, deren Eintreten der Klient als besonders wahrscheinlich einschätzt und welche zu einem Deliktverhalten führen können. Die Situationsbeschreibung soll konkret sein und die beteiligten Risikofaktoren mit umfassen (Ort, Zeit, Rauschmittelkonsum, Stimmung, weitere Beteiligte usw.). Für verschiedene Situationen können in der Folge unterschiedliche Handlungspläne entwickelt werden. In einem zweiten Schritt geht es darum, einen vorsorglichen Plan zu entwerfen, wie der Klient der beschriebenen Risikosituation von Beginn ausweichen kann (Plan A). Beispielsweise, indem er spezifische Orte und Personen meidet sowie bestimmte Handlungsweisen unterlässt („Ich gehe nicht mit, wenn ihr an den Ort X wollt"; „Ich treffe mich nicht mit Y", „Ich verzichte auf Rauschmittel, wenn ich draußen bin" usw.). Im dritten Teil geht es darum, einen kurzen und konkreten Plan zu beschreiben, wenn die Risikosituation trotzdem eingetroffen ist (Plan B): „Was tue ich, wenn ich in dieser Risikosituation kurz davor bin, eine Verfehlung zu begehen oder wenn ich bereits mittendrin bin?" (z. B. Selbstinstruktionsätze, Entspannungsreflex, Ablenkungen, Weggehen, Ignorieren etc.). Schließlich geht es auch darum aufzuzeigen, dass selbst nach erfolgtem Rückfall / deliktischem Verhalten gute

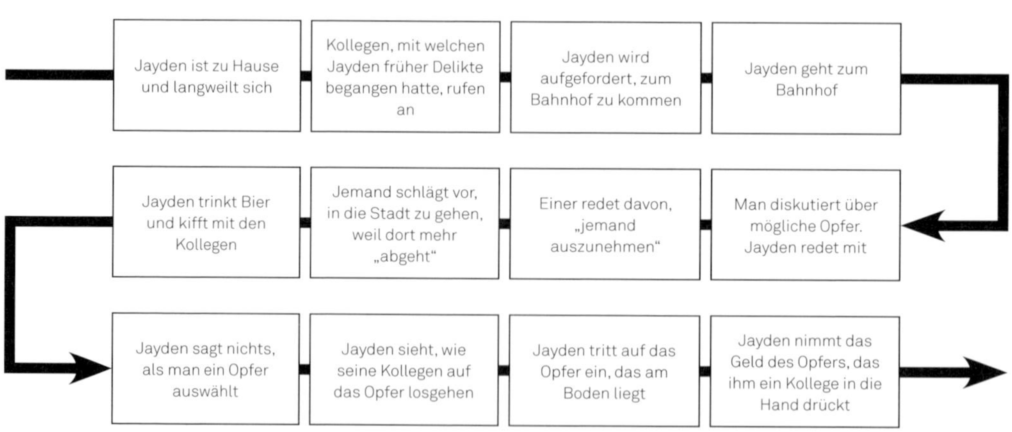

Abbildung 5-8: Deliktablauf am Beispiel eines Raubdelikts zur Diskussion alternativer Entscheidungen

(und schlechte) Optionen bestehen und gewählt werden können und sollen (den Eltern / dem Therapeuten melden, keinen Druck auf die Geschädigten ausüben, Selbstanzeige etc.).

Wie kann der Klient ein zufriedenes Leben führen? Das Good Lives Model bezieht sich darauf, dass der straffällig gewordene Mensch dazu befähigt wird, Lebensziele zu erreichen, und seine grundlegenden Bedürfnisse erfüllen kann (Ward et al., 2007; Ward & Maruna, 2007). Dies ist ein wichtiger Grundstein für eine zukünftige Straffreiheit. Der Fokus wird auf Stärken und Ressourcen gelegt. Der Klient soll nicht nur lernen, was er nicht mehr zu tun hat (weil die Verhaltensweisen mit einem Risiko verbunden sind), sondern auch, wie er neue Fähigkeiten und Stärken aufbauen und sich damit neue Möglichkeiten eröffnen kann.

Was uns als Menschen eint, ist das Streben nach der Erfüllung grundlegender Bedürfnisse. Das Good Lives Model geht davon aus, dass es Erfahrungen bzw. Aktivitäten gibt, die um ihrer selbst willen angestrebt werden und einen innewohnenden Wert haben (primäre Bedürfnisse). Kommen wir deren Erreichung näher, fühlen wir uns wohler und zufriedener. Während alle Menschen dieselben primären Bedürfnisse anstreben, ist deren Priorisierung jedoch individuell unterschiedlich. Auch die Mittel und Wege, wie die primären Bedürfnisse verfolgt werden, können sehr verschieden sein. Hier gibt es unzählige unterschiedliche instrumentelle Ziele und Tätigkeiten. Nach einer tiefgehenden Analyse der Literatur und Forschung haben sich insgesamt elf primäre Bedürfnisse ergeben: (körperliches) Wohlbefinden, Beziehung, Eingebundensein in einer Gemeinschaft, Gutsein in der Arbeit, Wissenserwerb, Kreativität, Selbstbestimmtheit, Gutsein in der Freizeit, Vergnügen, innere Ruhe und Sinn/Spiritualität (Ward & Maruna, 2007). Die Themen, welche die jugendlichen Menschen abgesehen von den Folgen ihrer Straftat beschäftigen, können mit den fünf Säulen von Petzold (2012) beschrieben werden: Leiblichkeit, soziale Beziehungen, Arbeit/Leistung und Freizeit, materielle Sicherheit und persönliches Wertesystem oder mit folgenden Fragen:

- Wo komme ich her (Biografie, Herkunft)?
- Wohin bin ich unterwegs (Perspektive, Ziele)?
- Was passiert grade mit mir (z. B. aktuelle Befindlichkeit, Liebeskummer, Heimweh, Großeltern, die sterben, körperliche Veränderungen oder psychosexuelle Entwicklung)?
- Wo bin ich zugehörig (Familie, Peergruppe)?
- Womit mache ich mich nützlich (Identität, eigene Bedeutung)?
- Was gibt mir Sinn (Spiritualität)?

Mit dem Klienten werden im gesamten Therapieprozess immer wieder seine Ziele und primären Bedürfnisse aufgegriffen. Gespräche mit dem Klienten beinhalten, wie er in der Lage ist, ein glückliches Leben zu führen, wie er mit seinen Persönlichkeitseigenschaften, d.h. seinen Neigungen, sexuellen Präferenzen und weiteren Risikoeigenschaften, so umgehen kann, dass er selbst zufrieden ist und niemanden anderen gefährdet. Die Bearbeitung dieser Themen geschieht auf dem Fundament der Entwicklung von Selbstmitgefühl. Dieses ermöglicht dann die Differenzierung der visuellen, akustischen und emotionalen Wahrnehmung, die Verbesserung der Ausdrucksfähigkeit, die Reduktion kognitiver Verzerrungen sowie die Erweiterung des legalen Verhaltensrepertoires und der zugrunde liegenden Einstellungen. Der Erfolg in einem Bereich kann sich dabei förderlich auf einen anderen Bereich auswirken. Wenn der Klient z. B. auf Ereignisse, die ihn bislang hilflos und wütend machten, nun weniger wütend reagiert, sondern lernt, sein Befinden in Worte zu fassen, erhält er mehr Verständnis von seinem Umfeld als früher und eventuell angemessene Hilfestellungen. Wenn es ihm gelingt, diese rechtzeitig anzunehmen, erlebt er sich nicht nur als lösungsorientiert, sondern auch als weniger alleingelassen. Dadurch ist er zufriedener und beim Gestalten sozialer Kontakte verträglicher.

Behandlungssequenz 5: Überprüfung und Anpassung

Die Überprüfung der Anwendung der erarbeiteten Handlungspläne, aber auch die Erfolge im Aufbau eines erfüllten und deliktfreien Lebens sind kontinuierlich im weiteren Therapieverlauf aufzugreifen. Ein Risikocheck basierend auf den bisher erarbeiteten Handlungsplänen sowie die Anwendung von Bewältigungsstrategien für entsprechende Situationen werden mit dem Klienten regelmäßig durchgeführt und besprochen. Es gilt, nicht einseitig nur Risiken und Gefahren zu fokussieren, sondern gleichermaßen auch Anpassungsleistungen und prosoziale Verhaltensweisen des Klienten wertzuschätzen und die in kriminellen Handlungen enthaltenen Bewältigungsschritte (z.B. Ohnmacht bewältigen, Anerkennung von Peers gewinnen) in prosoziale Tätigkeiten zu verlegen. Die bisher erarbeiteten Handlungspläne sollen weiter angepasst und differenziert werden. Gegebenenfalls kommen neue Situationen dazu, welche in die Handlungspläne integriert werden müssen. Wichtig ist, dass auch weiteres Fehlverhalten oder die Begehung weiterer Delikte (wenn diese in einem solchen Rahmen sind, dass das gegebene Therapiesetting weitgeführt werden kann) im Verlauf aufgegriffen werden und als Möglichkeit zur weiteren Anpassung von bisherigen Therapieinhalten aufgefasst werden sollen. Der Klient soll zur Übernahme von Verantwortung bestärkt werden. Allerdings müssen weitere Delikte den auftraggebenden/einweisenden Behörden mitgeteilt werden. Dies bedeutet möglicherweise ein neues Strafverfahren mit weiteren juristischen Folgen.

In einem stationären Setting und in geringerem Umfang auch in einem ambulanten Setting besteht die Möglichkeit, das Verhalten des Jugendlichen im Alltag weiter zu beobachten und weiteres Fehl- oder Risikoverhalten einzuordnen. Mit der Straftat hat der Jugendliche versucht, gewisse Bedürfnisse wie z.B. Machtanspruch, Spannungsabbau, Wunsch nach Kontrolle oder Abwehr von Ohnmachtsgefühlen zu befriedigen, die wahrscheinlich auch nach der Tat weiterhin bestehen bleiben. Innerhalb der Institution sind die Mitarbeitenden und Mitklienten interaktionell ähnlichen Verhaltensweisen ausgesetzt, welche motivational oder bei der Ausgestaltung der Straftat eine Rolle spielten. Diese kollidieren meist mit den Regeln eines konstruktiven, gewaltfreien Zusammenlebens, mit den Bedürfnissen der Interaktionspartner:innen sowie mit den jeweiligen institutionsinternen Hausordnungen oder dem Gesetz. Zur Vermeidung weiterer selbst- und/oder fremdschädigender Verhaltensweisen wird das „offence paralleling behaviour“ (OPB, siehe Kapitel 5.1.2 „Ambulante vs. stationäre Therapie“) zu einem frühen Zeitpunkt des stationären Aufenthaltes thematisiert.

5.4 Weitere Therapieansätze

In der Therapie werden Jugendliche und junge erwachsene Menschen mit Straftaten dabei unterstützt, basale Fertigkeiten im sozioemotionalen Bereich sowie ein prosozial orientiertes Wertesystem zu entwickeln. Zudem werden korrektive Beziehungserfahrungen sowie Selbstwert stärkende Erfahrungen ermöglicht. Verschiedene methodische Zugänge stellen insbesondere bei diesen eine Chance dar, sich auf einem anderen als auf dem verbalen Weg auszudrücken und korrektive Erfahrungen zu sammeln. Beispielhaft werden im Folgenden methodische Zugänge beschrieben, die sich in der forensischen Behandlung junger Menschen als hilfreich und effektiv erwiesen haben.

5.4.1 Yoga-Psychotherapie[38]

Die Yoga-Psychotherapie basiert auf der Annahme, dass sich Körper und Geist in einem Zustand konstanter Wechselwirkung befinden und dass sensomotorische Reize eine Auswir-

38 Dieser Text wurde unter Mitarbeit von Denise Widmer erstellt.

kung auf die neuronalen Netzwerke ausüben, wodurch das emotionale Befinden verändert werden kann.

Entwicklungspsychologisch betrachtet, erfolgt das Lernen bzw. „Begreifen" der Welt über Sinneswahrnehmungen. Auf der Basis dieser multisensorischen Erfahrungen (Spüren, Riechen, Schmecken, Hören, Sehen) entwickeln sich neuronale Netzwerke im Hirn, welche – werden sie durch elterliche Bezugspersonen angemessen gespiegelt und eingeordnet – die Handlungskompetenz erhöhen, das Selbstwirksamkeitserleben fördern und die Grundlage für späteres Verhalten darstellen (Dunemann, Weiser & Pfahl, 2017). Dies macht sich die Yoga-Psychotherapie zunutze. Viele Yoga-Übungen ahmen frühkindliche Bewegungsmuster nach, die eine Basis für ein gesundes Körpergefühl und darauf aufbauend für die Entwicklung eines stabilen Selbstbildes schaffen. Das wiederholte Anwenden der Körperübungen (Asanas), der Atemübungen (Pranayamas) und der Handhaltungen (Mudras) hinterlässt Spuren im Nervensystem durch den Prozess der Wahrnehmung an sich (Achtsamkeit) sowie durch die Verarbeitung motorischer, sensorischer und kognitiver Eindrücke. Nach Iyengar (2014, Seite 37) verfolgt Yoga in erster Linie das Ziel, „den Geist in einen Zustand der Ruhe, der Einfachheit und Selbstsicherheit zu versetzen und ihn so von jeglicher Verwirrung und allen Sorgen zu befreien".

Klienten in der Forensik sind durch die Tatsache, dass sie körperlich und oder psychisch oft Gewalt oder Vernachlässigung erlitten haben und ihre Bedürfnisse nicht angemessen Resonanz bekamen, körperlich häufig in einem Zustand der Übererregung oder Dissoziation. In der Yoga-Psychotherapie werden sie eingeladen, mit sich in Kontakt zu kommen, sich selbst spürend zu erkunden und körperliche wie auch mentale Zustände immer genauer achtsam wahrzunehmen. Therapeutisches Yoga ist wahrnehmungsorientiert und nicht leistungsorientiert und strebt eine Verbindung von Bewegung, Atem und Bewusstsein an. Wird eine Bewegung ausgeführt, in Einklang mit dem Atem gebracht und dazu ein positives Bild oder eine Affirmation entwickelt, bildet sich ein neuronales Netzwerk. Sobald dieses durch gewohnheitsbildende Wiederholung genügend stabil ist, kann das Ausführen einer einzelnen Komponente (z. B. der Bewegung oder der Atmung) auch die anderen Elemente aktivieren. Diese Bottom-up-Regulation des therapeutischen Yogas, also die Auswirkungen der neuen und erweiterten Körpererfahrungen sowie der Atmung auf das vegetative Nervensystem, führt zu einer Veränderung des Fühlens und Denkens über den Körper (Trökes & Knothe, 2014).

Dies ist auch in der Behandlung von traumatisierten Menschen bedeutsam. Bewegungsübungen wie Lockern und Dehnen signalisieren einem Menschen im Zustand von Dissoziation oder Erstarrung, dass „es weitergeht" (im Körper gespeicherte Erfahrung von Ohnmacht wird verändert). Kraft und Stabilität fordernde Standübungen irritieren ein festgefahrenes Hilflosigkeitsgefühl, und über die Atmung wird der Körper mit Sauerstoff versorgt und das Stammhirn aktiviert. Ein sich selbst berührendes Wiegen wendet sich würdigend dem erlebten Schmerz zu und fördert das Selbstmitgefühl, um danach in einer Kraft fordernden Yoga-Übung im Hier und Jetzt im Körper andere Bedingungen vorzufinden und neue Energie aufbauen zu können. Der Atmung kommt eine ebenso wichtige Bedeutung zu. Die Ausrichtung der Wahrnehmung auf den Atem führt in einen meditativen Zustand und damit zu einer Beruhigung des Geistes (Rittiner, 2017). Oberflächliche und unregelmäßige Atmung geht oft einher mit Gefühlen von Angst, Ohnmacht und Wut, welche sich auf die Verhaltensweisen der jungen Männer auswirken und nicht selten in gewalttätigen Handlungen münden. Die Atmung wird im therapeutischen Yoga als Atemmuster erkannt und bewusst so verändert, dass ein körperliches und geistiges Gleichgewicht erreicht wird, was sich wiederum emotional auswirkt und zu prosozialeren Verhaltensweisen führt.

Das Potenzial der yogatherapeutischen Arbeit besteht darin, dass beim Klienten durch die körperliche Aktivität und Atmung etwas entsteht, was ihm vorher nicht oder erst teilweise bewusst war. Im Vordergrund stehen die Erhöhung der Selbstregulationsfähigkeiten sowie die Förderung des Verständnisses dafür, dass die eigenen Bewusstseinszustände veränderbar sind, was Selbstwirksamkeitserfahrungen ermöglicht bzw. die Selbstwirksamkeit der Klienten stärkt. Popper (2021), die eine eigene Psychotherapierichtung, die Yogapsychotherapie (YoPT®), zu diesem Thema entwickelt hat, beschreibt in diesem Zusammenhang drei zentrale Qualitäten des Geistes, welche sie als „Sattvas", „Tamas" und „Rajas" bezeichnet. „Rajas" ist gekennzeichnet durch Wärme, Lebendigkeit und Aktivität sowie eine hohe, schnelle Schwingung (Energie). Ein einseitiges Verharren in diesem Zustand über einen längeren Zeitraum hinweg zeigt sich in erhöhtem Stresserleben, erhöhter Aktiviertheit (Alertness) und ist häufig bei Klienten mit Angst- und Panikerkrankungen beobachtbar. „Tamas" zeichnet sich durch eine entspannte Schwere, Ruhe und tiefe Schwingung aus. Menschen mit depressiven Zuständen verharren demzufolge über eine längere Zeit in einer zu hohen Tamas-Qualität. Die Qualität des „Sattvas" umschreibt Popper als in sich ruhenden, klaren und gelassenen Geist. Doch selbst dieser Zustand ist für sich allein nicht erstrebenswert, weil auch das Spüren von Energie und Lebendigkeit sowie das Regenerieren und Erholen für einen gesunden, ausgeglichenen Gemütszustand erforderlich sind.

Anstelle des Verharrens in einer Qualität wird durch ein abwechselndes Aktivieren und Beruhigen der Fluss zwischen allen drei Polen angestrebt. Das Ziel besteht darin, die Wahrnehmung aller drei Qualitäten zu vertiefen und zwischen ihnen zu pendeln. Die Fähigkeit, zwischen diesen Zuständen pendeln zu können, bedeutet, dass der psychophysiologische Zustand in einer Situation angemessen flexibel und adaptiv ist und der Mensch seine Zustände regulieren kann. Ist Aktivation erforderlich, kann der Körper Energie aufbauen; ist Gelassenheit nötig, kann er sich beruhigen; ist eine Situation sicher, kann sich der Körper entspannen und über den sattvischen Zustand bzw. den klaren Geist mit seiner Umwelt in Interaktion treten. Menschen mit psychischen Erkrankungen verlieren diese Adaptivität.

Praxisbeispiel

Yoga-Psychotherapie im Gruppensetting mit drei jungen Menschen mit schweren Straftaten gegen Leib und Leben in einem stationären Maßnahmensetting. Diese nutzten das freiwillige Angebot der regelmäßigen Yoga-Stunden während ihrer Freizeit.

Die Klienten erlebten die Yoga-Therapiesitzungen anfänglich auf verschiedenen Ebenen als herausfordernd. Die erste Hürde stellte sich bereits vor dem Beginn, konkret mit der Entscheidung zur Teilnahme an yogatherapeutischen Sitzungen. Erforderte diese doch, sich aktiv gegen das ihnen vertraute Bild von Männlichkeit zu stellen, welches von den jungen Straftätern innerhalb des Wohngruppenalltags von Maßnahmeneinrichtungen häufig gepflegt wird. Sich trotz der gängigen Meinung „Yoga ist etwas für Frauen" zur Teilnahme zu verpflichten und sich damit potenziell der Gefahr von Spott oder abschätzigen Bemerkungen von Mitklienten auszusetzen, erforderte Mut. Die zweite Herausforderung zeigte sich auf körperlicher Ebene. Während sie einzelne Muskelgruppen durch regelmäßige Kraftübungen teilweise gut trainiert hatten, sahen sie sich durch den ganzheitlichen Ansatz der Yoga-Praxis mit neuen Herausforderungen konfrontiert. Einerseits fiel es ihnen anfänglich schwer, die teils anspruchsvollen Posen zu halten und Bewegungsabläufe korrekt auszuführen sowie anderseits die wahrgenommenen Grenzen des eigenen Körpers beispielsweise bei Dehnungen zu akzeptieren und wohlwollend mit dem eigenen Körper umzugehen. Sie übten sich durch die Yoga-Praxis in bewertungsfreier Akzeptanz, in ihrer Frust-

rationstoleranz, in der Stress- und Emotionsregulation, im achtsamen Wahrnehmen sowie in der Entwicklung von Selbstmitgefühl. Auch waren sie dadurch gefordert, sich vor Mitklienten in der eigenen Unzulänglichkeit oder Imperfektion zu zeigen. Durch die wiederholte Aufforderung der Therapeutin, den Fokus ihrer Aufmerksamkeit auf sich selbst und nicht auf ihre Nachbarn zu richten, übten sie sich darin, das automatische Vergleichen und Imponieren-Wollen („Wie gut gelingt es den anderen?") abzulegen. Dadurch konnten sie die Tendenz, sich durch eigene Leistung vor den anderen zu brüsten, bzw. das Wettbewerbs- und Leistungsdenken im Lauf der Einheiten kontinuierlich ablegen. Stattdessen rückte das gemeinsame Erleben von Spaß, das gegenseitige Motivieren zum Durchhalten, die Freude am Ausprobieren und daran, sich auf Neues einzulassen, in den Vordergrund.
Auch die ruhigen Einheiten bzw. die aktive Entspannung waren für die Klienten, die sich häufig in einem leicht erhöhten Zustand der Wachsamkeit sowie einem hoch ausgeprägten Bedürfnis nach Sicherheit und Kontrolle befanden, anfänglich gar nicht so einfach. Sich mit geschlossenen Augen auf den Rücken zu legen und sich aktiv zu entspannen (beispielsweise im „Shavasana", der klassischen Abschlussübung jeder Yoga-Lektion), war ihnen teilweise kaum möglich. Erst mit der Zeit lernten sie, loszulassen. Was sie zu Beginn als herausfordernd erlebten, entwickelte sich mit der Zeit zu einer der beliebtesten Übungssequenzen: „Können Sie heute viel Zeit einplanen für die Schlussübung? Die ist so schön entspannend und beruhigend; und am schönsten fände ich sie, wenn Sie dazu mit dem Klangspiel spielen könnten."
Die Yoga-Einheiten fanden bei schönem Wetter im Freien auf einem Rasen vor der Institution statt. Die Klienten entwickelten Freude am Wahrnehmen der Sonnenstrahlen auf der Haut sowie der Grashalme zwischen den Zehen. Sie lernten, sich aktiv zu entspannen, ihren Stress zu reduzieren, ihre grübelnden Gedanken zu stoppen und ihr Wohlbefinden zu steigern. Sie erkannten im Verlauf immer deutlicher, wie sie durch Bewegung und Atem ihre Stimmung und ihre Gedanken beeinflussen konnten. Auch lernten sie, „Unangenehmes" besser zu akzeptieren und auszuhalten sowie zu erkennen, dass zeitweise verschiedene Qualitäten (Anspannung in einem Körperbereich bei gleichzeitig aktiver Entspannung in einem anderen) gleichzeitig da sind und dies so sein darf. So kommentierte einer der Klienten: „Es ist so schön – nach dem Yoga fühle ich mich ruhig und entspannt, der Kopf ist frei."

Bei der Durchführung der Yoga-Psychotherapie im Einzelsetting fallen die positiven Gruppeneffekte weg. Hingegen eröffnet die Einzelarbeit die Möglichkeit, die Übungen gezielt auf die individuellen Bedürfnisse und Entwicklungsfelder des jeweiligen Klienten abzustimmen und diese zu vertiefen. Indem den körperlichen Signalen eines Klienten vermehrt Beachtung geschenkt wird, können yogapsychotherapeutische Elemente auch ergänzend in die verschiedenen bestehenden psychotherapeutischen Behandlungsmethoden integriert werden. So kann beispielsweise die wegwerfende Handbewegung eines ärgerlichen Klienten aufgenommen, in eine fließende Bewegung überführt und mit der Atmung in Einklang gebracht werden. Eine mögliche Affirmation dazu könnte lauten: „Ich leite negative Gefühle von mir weg und reichere mich mit neuer, frischer Energie an."

Insgesamt erleben die Klienten das therapeutische Yoga oft als Auszeit von ihrem Maßnahmenalltag (siehe Abbildung 5-9). Sie nutzen das Angebot als Raum, in welchem sie sich – frei von jeglicher Bewertung – entspannen, ganz bei sich selbst sein und sich mit neuer Energie anreichern dürfen.

5.4.2 Deliktorientierte Kunsttherapie

Die Kunsttherapie basiert auf der Theorie, dass Kreativität übertragbar ist. Dabei besteht das Potenzial der gestalterisch-therapeutischen Ar-

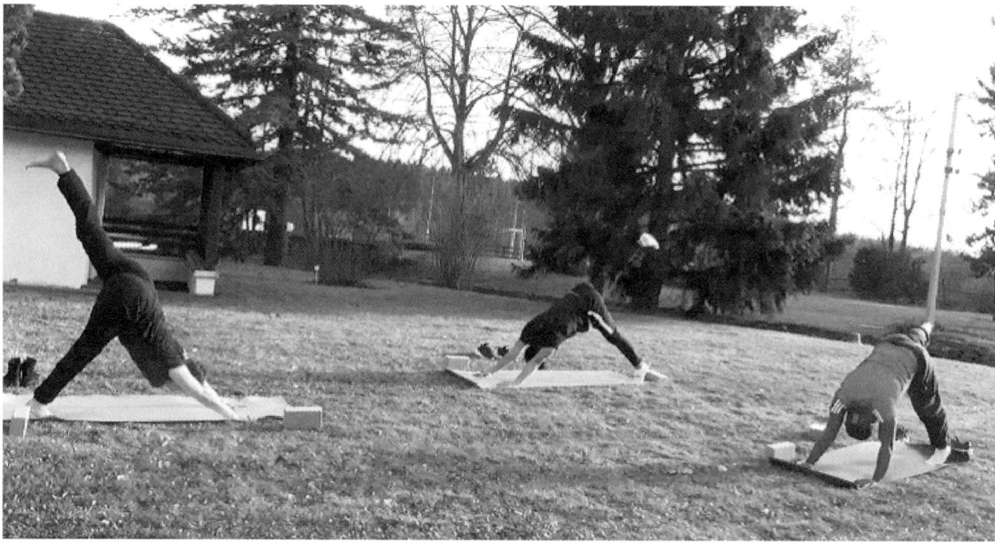

Abbildung 5-9: Yoga-Therapie mit jungen Erwachsenen

beit darin, dass durch die kreative Tätigkeit etwas entsteht, was dem Klienten vorher nicht oder erst teilweise bewusst war. Das entstandene Werk und die Assoziationen des Klienten weisen auf sein bisheriges Erleben, seine Entwicklung, seine noch ungenutzten Ressourcen, die Eigenarten seiner Persönlichkeit, seine Konflikte und Interessenbereiche hin. Kreative Ausdrucksformen können auf der Symbolebene zur Auseinandersetzung mit Alternativen zu fremdschädigenden Verhaltensweisen beitragen (Nölke & Willis, 2002).

Kreativität meint in der Kunsttherapie Gestaltungsbereitschaft, Fähigkeit, zu improvisieren, also formal und inhaltlich ungelöste Situationen zu gestalten, sowie die Bereitschaft, sich mit den technischen Möglichkeiten und Grenzen des vorhandenen Materials auseinanderzusetzen. Kreativität meint zudem die Fähigkeit, ein einmal entwickeltes Thema zu vertiefen, wobei hinzukommende Ideen und Bildelemente spontan eingearbeitet werden. Letztlich sind für den Klienten all diese Fähigkeiten übertragen auf die Realität des Alltags – insbesondere die Flexibilität im Gestalten des eigenen Verhaltens – Prämissen für ein konfliktärmeres und damit deliktfreie(re)s Leben.

Im Rahmen der Bearbeitung des Delikts übernimmt die Therapeutin die Verantwortung für den gestalterischen Prozess. Sie stellt dem Klienten konkrete Aufgaben und bietet zur Bearbeitung malende, schreibende, plastisch gestaltende Ausdrucksformen oder das Rollenspiel an.

Praxisbeispiel

Deliktrekonstruktion eines jugendlichen Exhibitionisten

Er reagierte auf Nachfragen über den Tatablauf immer mit Ärger, weil der geschädigten Person doch gar nichts passiert sei. Er beschrieb sich als Justizirrtum, der zu Unrecht zu einer Maßnahme verurteilt worden sei, habe er die geschädigte Person doch gar nicht angefasst und sei somit unschuldig. Anstatt weiter verbal zu intervenieren, wurde er aufgefordert, ein Standbild der geschädigten Person zu malen. Er malte konzentriert ein Gesicht vor dunklem Hintergrund, da er das Delikt nachts verübt hatte. Die Frau hatte weit aufgerissene Augen und den Mund im Schreck geöffnet, die Adern am Hals zeichneten sich deutlich ab, und sie hatte gerötete Wangen. Dies alles wies auf die stattgefundene Schreckreaktion der geschädigten Person hin, welche er verneinte bzw. bagatellisierte. Er wurde aufgefordert, vor dem Spiegel den Gesichtsausdruck des gemalten Bildes zu imitieren und zu explorieren, wie es einer Person wohl geht, wenn sie den Mund und die Augen weit aufgerissen hat. Er blieb einige Sekunden in diesem Gesichtsausdruck verharren und äußerte plötzlich: „Ja klar, Angst ... Das ist Angst pur" (siehe Abbildung 5-10). Auf die Frage, ob er dieses Gefühl auch kennt, verneinte er sogleich, schneller, als er die Frage auf sich hätte einwirken lassen können, und wirkte dabei abwehrend und trotzig.

Nach Konflikten auf der Wohngruppe entwich er während eines Arztbesuches, wurde aber kurze Zeit darauf wieder verhaftet und zurückgebracht. Er schwörte Rache gegenüber dem Polizisten, der ihn verhaftet hatte, und wirkte hierbei zornig und hilflos zugleich. Das Angebot, sich seiner Wut malenderweise zu widmen, nahm er sofort an und malte ein Duell zwischen ihm und dem Polizisten. Auf dem entstandenen Bild (siehe Abbildung 5-11) war unklar, welche der Personen er bzw. der Polizist ist. Auffällig waren auch die schiefe Haltung der einen Person und die ungünstige Position der Hand unter dem Revolverhalfter der anderen Person. Besonders interessant war aber die beobachtende Person im Fensterrahmen, die er ohne Aufforderung, scheinbar völlig selbstverständlich und seiner inneren Logik folgend dazumalte. In der Nachbesprechung berichtete er über zahlreiche Auseinandersetzungen seiner Eltern, die oft auch gewalttätig eskalierten, welche er als Zeuge miterlebt hatte und die ihn verängstigt hätten.

In einer weiteren Sitzung, in der seine Bilder nebeneinandergelegt wurden, und auf Nachfrage, ob er einen Zusammenhang zwischen den biografischen Erfahrungen und seiner Straftat sehe, beschrieb er das zufriedene Gefühl, die Angst, die ihm so vertraut war, bei der geschädigten Person ausgelöst zu haben und damit für einen kurzen Moment das Gefühl von Macht und Stärke erlebt zu haben.

Die dem Menschen innewohnende Tendenz zur *Selbstaktualisierung* beschreibt das Bestreben, *seine Möglichkeiten zu realisieren* im Sinne einer natürlichen Gerichtetheit auf Entwicklung und Reife. Diese ist bei den Klienten häufig unter Schichten psychischer Abwehrhaltungen begraben oder hinter aufwendigen Fassaden versteckt. Aus seiner Biografie ergeben diese Sinn und werden in der Therapie positiv beachtet. In der therapeutischen Beziehung werden Bedingungen wie Vertrauen, wohlwollende Zugewandtheit und Interesse, Sicherheit, Wertschätzung und Einschätzbarkeit geschaffen, damit der Klient ausdrücken kann, was in seinem aktuellen Erleben gerade von zentraler Bedeutung ist. Weiter ist wichtig, die Werke des Klienten sorgfältig „in Empfang zu nehmen" und zu schützen, auch wenn er sie abwertet. Wenn der Therapeut ein entstandenes Bild oder eine Tonskulptur, welche der Klient am liebsten zerknüllen oder gleich wieder zerstören würde, wertneutral, mit Respekt und Sorgfalt behandelt, kann der Betroffene dies als wichtiges Signal für die Akzeptanz seiner Themen und seiner Person erleben. Die therapeutischen Grundvariablen wie Wertschätzung, Einfühlen und Akzeptanz gelten nicht nur für den Klienten, sondern auch für sein Gestaltetes, das gleichsam etwas eigenständig Drittes darstellt.

Die Therapeutin weiß, welch ungeheure psychische „Ladung" (Rubischung, 1997) und persönliche Bedeutung in einem einfachen Bild oder gestalteten Objekt enthalten sein können. Insbesondere bei der Deliktbearbeitung und der Bearbeitung traumatisierender Ereignisse stellen die entstandenen Werke ein oftmals mächtiges und „hochexplosives" Material dar, welches den Klienten vorerst destabilisieren kann. Ebenso kann die Veräußerung sofort oder nach kurzer Zeit deutlich entlastend wirken.

Gemalte Bilder können Erinnerungslücken füllen bzw. Erinnerungsinseln verbinden und Konturen in bruchstückhafte oder verschwommene Erinnerung bringen. Dadurch, dass vergessene oder abgespaltene Erinnerungseindrücke aus dem Unbewussten auf das Bild drängen

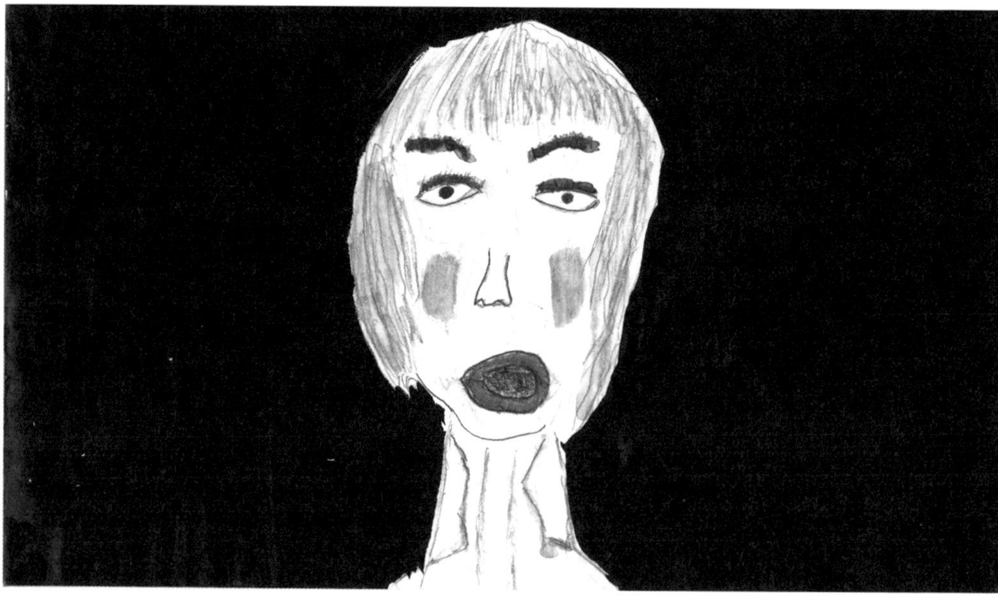

Abbildung 5-10: Beispiel aus der Praxis des stationären Maßnahmenvollzugs: Bild nach Auftrag, ein Standbild der geschädigten Person zu malen

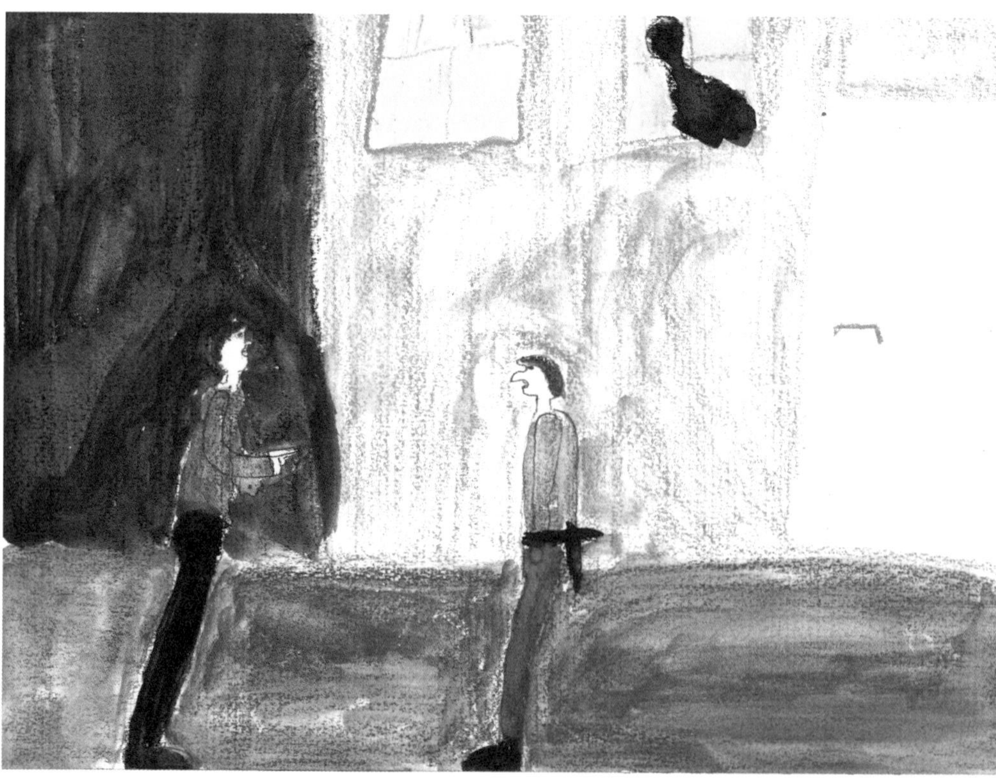

Abbildung 5-11: Beispiel aus der Praxis des stationären Maßnahmenvollzugs: Bild auf Angebot, das Duell zu zeichnen

und exploriert werden, wird die Introspektionsfähigkeit des Täters erhöht und bislang Verdrängtes dem Betroffenen und einer Bearbeitung bewusst zugänglich.

Intermedialer Transfer: Zur Vertiefung und Verankerung der in der Therapie gewonnenen Erfahrungen dient der intermediale Transfer. Dieser besteht darin, dass mehrere Sinne aktiviert werden und so der Eindruck akustisch, haptisch und visuell und emotional abgespeichert wird, was die Nachhaltigkeit der Erfahrung vergrößert. Ein in einem bestimmten Ausdrucksmittel begonnenes Thema wird hierbei mit einem anderen Ausdrucksmittel, welches andere Sinnesebenen anspricht, weitergeführt und vertieft. So beginnt ein Klient z. B. malend mit der Deliktbearbeitung. Statt das entstandene Bild sogleich zu besprechen, werden dieses oder Teile davon musikalisch vertont oder in einem Rollenspiel weitergeführt, oder der Klient schreibt eine Geschichte zu einer dabei aufgekommenen Erinnerung, fantasiert schreibend einen neuen Ausgang seiner Geschichte oder gestaltet dreidimensional eine Begegnung der beteiligten Personen. Mit dem intermedialen Transfer wird einerseits verhindert, dass sich der Klient in Tatlegenden einseitiger Denk- und Erklärungsmuster zurückziehen kann, da der Bildinhalt der kognitiven Kontrolle und Zensur entkommt. Andererseits hat er damit die Möglichkeit, neue Zusammenhänge seines Verhaltens zu erkennen.

Bei der kunsttherapeutischen Deliktbearbeitung ist seitens der Klienten häufig eine eindrückliche Kooperationsbereitschaft spürbar, so, als ob sie dankbar wären für das bis ins Detail gehende Interesse an ihren destruktiven und bedürftigen Seiten. Gewaltdarstellungen mischen sich häufig mit Erinnerungen an eigene Gewalt- und Opfererfahrungen.

Bei der Begleitung von Bildern mit gewalttätigem Inhalt achtet der Therapeut auf die eigenen Belastungsgrenzen. Damit Bilder von Klienten mit intensivem Inhalt überhaupt zum Vorschein gelangen und ihre Entstehung therapeutisch begleitet werden kann, dürfen beim Therapeuten eigene Gefühle von Trauer, Angst, Erschrecken oder eigene Unsicherheit als Resonanz auf Dargestelltes nur insoweit aufkommen, als er in seiner Therapeutenrolle kongruent bleiben kann. Deliktbilder bedürfen seitens des Therapeuten einer professionell-distanzierten Haltung. Diese ermöglicht ein differenziertes und offenes Hinschauen sowie ein Aushalten und Mittragen, ohne den dargestellten Inhalt zu bewerten und damit Gefahr zu laufen, die Beziehung zum Klienten vorübergehend zu beeinträchtigen.

Die Kunsttherapie nutzt das Potenzial des Spiels, in welchem die Macht des Realitätsprinzips teilweise aufgehoben ist. Verbotene Wünsche und Impulse können ausgedrückt werden, ohne dass jemand Schaden nimmt, und prosoziale Verhaltensweisen angeregt werden, die im Alltag noch nicht sichtbar sind. So kann beispielsweise ein verletztes Opfer auf dem Bild mit einem Verband versehen werden (Empathiefähigkeit), dem verlassenen Kind wird eine beschützende Figur zur Seite gestellt (Selbstkonzept des einsamen, tapferen, aber eigentlich verlassenen Kämpfers aufgreifen und erweitern) oder ein Furcht einflößendes Gesicht wird übermalt oder malerisch so verändert, dass es keine Angst mehr auslöst (Selbstwirksamkeit).

Die Aufgaben der deliktorientierten Kunsttherapie bestehen zusammenfassend darin:

- Prätherapeutische Arbeit mit dem Klienten zu leisten, ihn im Gestalten und damit nonverbalen Benennen seiner emotionalen Erlebnisinhalte zu unterstützen bzw. überhaupt eine Ausdrucksform dafür zu finden.
- Bei schwer zugänglichen sowie verbal oder sprachlich wenig gewandten Klienten eine zunächst nonverbale Kontaktmöglichkeit anzubahnen und Spielraum zu bieten für sprachunabhängige und kulturspezifische Formgebung.
- Schwer fassbare innere Prozesse anschaubar zu machen (Delikt-/Traumabearbeitung) und so deren Verarbeitung einzuleiten (Kraus, 1996). Indem das Gestaltete jetzt

vom bewussten, handelnden Teil der Persönlichkeit Beachtung erfährt, nimmt der Klient eine aktive Beziehung zu seinen inneren Bildern auf.

- Ängsten, Erwartungen, Gedanken, Träumen, Fantasien und Sehnsüchten gestaltend Ausdruck zu verleihen und dabei der Zensur zu entkommen, die ausgelöst wird z. B. durch Scham, Betroffenheit von inneren Vorgängen, mangelnder Autonomie und niedrigem Selbstwert.
- Affekte, die im Alltag unerwünscht sind (z. B. Aggressionen, die in Destruktivität münden), in einem sicheren Raum gestalterisch auszuleben und ein Verständnis für deren Genese zu gewinnen.
- Elemente der Tatrekonstruktion und Tatmusteranalyse zu bearbeiten, zumal Bilder im Vergleich zur verbalen Ausdrucksform für Manipulationen weniger anfällig sind und insbesondere bei gestalterisch ungeübten Klienten bei inkongruentem Inhalt gekünstelt und nicht stimmig wirken.
- Verborgene Kräfte zu aktivieren und damit gesunde Persönlichkeitsanteile zu stärken.
- Für Klienten eine Pause von den Störungen zu schaffen, unter denen sie leiden. Oft sind ungelöste Konflikte von Konzentrationsstörungen begleitet. Der Gestaltungsvorgang nimmt die Klienten schnell gefangen und bindet ihre Aufmerksamkeit. Sie vergessen für kurze Zeit alles um sich herum und sind vollkommen versunken und konzentriert. In diesem Augenblick ist die Seele befreit von den sonst vorhandenen Ängsten und Konflikten. Es werden Inseln geschaffen, an die sich die Klienten anhand ihrer Werke wieder erinnern können und die sie bestenfalls unabhängig vom therapeutischen Setting wieder betreten können. Die entstandenen Werke werden während einer Bilderreise in einen Zusammenhang gestellt und besprochen. Damit wird der rote Faden im Veränderungsprozess und in der Biografie gefunden und so das bisher Erlebte in einen Sinnzusammenhang eingebettet.

5.4.3 Musiktherapie

> „Eine der vornehmsten Wirkweisen der therapeutischen Verwendung von Musik … ist Menschen in Schwingung zu bringen, Erstarrungen, Verfestigungen und Versteinerungen zu lösen, Stumpfes und Mattes resonanzfähig zu machen; denn der bewegte Mensch ist der lebendige Mensch." (Petzold, 1989, S. 23)

> „In der Musiktherapie geht es darum zu hören, sich selber Gehör zu schenken, sich hören zu lassen, gehört zu werden und anderen zuzuhören." (Eckert & Junker, 2005, S. 287)

Eine gelungene Affektabstimmung zwischen Mutter und Kind in der frühen Kindheit ist musikimmanent. Die Mutter bedient sich musikalischer Parameter bei der Affektspiegelung (Plitt, 2017).

Die Beziehungserfahrungen in der Musiktherapie ermöglichen durch ein Anknüpfen an präverbale Beziehungsformen affektive Resonanz und emotionalen Kontakt und damit ein Gefühl des Verstandenwerdens, das als Basis für die Therapie grundlegend ist. Bei Menschen mit frühkindlichen Traumatisierungen bietet die Musiktherapie Resonanzerfahrungen in vorsprachlicher Atmosphäre und ermöglicht im Idealfall das (Wieder-)Herstellen der basalen Dialogfähigkeit, korrigierende Beziehungserfahrungen, eine verbesserte Affektregulation, die Stärkung des persönlichen Ausdrucks sowie die Förderung der kognitiven und emotionalen Mentalisierung (Fonagy, Gergely, Jurist & Target, 2002).

Das Medium Musik schafft dabei eine spezifische Atmosphäre und scheint als nonverbale Interventionsform weniger bedrohlich als verbale Interventionen. Der strukturierende Charakter von Musik hilft dem Klienten, im Denken, Handeln und Fühlen Ordnung zu erfahren.

Die musizierenden Klienten erhalten am Instrument ganz direkt ein positives Feedback in Form eines schönen oder mit ihrem Affekt stimmigen Klangs. Die eingeübte Koordination zwischen Hören und Motorik beim Musizieren, etwa beim Schlagen einer Trommel mit der Hand, beim Zupfen von Saiten oder rhythmischen Fußwippen mit einer befestigten Rassel, wirkt sich positiv auf die Hirnplastizität aus. Die Fähigkeit des Gehirns, sich durch Training zu verändern, ist die Grundvoraussetzung für jedes Lernen.

Musiktherapeutische Methoden der sozialen Interaktion und Verbesserung der Emotionsregulation wirken durch:

- Führen und Folgen
- Modulieren
- Aktivieren
- Beruhigen
- Umlenken
- Intervenieren/Unterbrechen
- Stützen
- Wiederholen
- Umspielen
- Ausgestalten
- Verlängern
- Bestätigen
- Reagieren
- Überraschen
- Zuhören

Der Klient lernt, in der Musiktherapie Instrumente zu stimmen und das passende Instrument zu seiner Stimmung auszuwählen. Falls er verstimmt ist, darf er diese Verstimmtheit vertonen, ohne dabei umgestimmt zu werden. So lernt er, seine Stimmungen wahrzunehmen und mittels Affektabstimmung zu regulieren. In der Gruppe kann er sich musikalisch abstimmen oder mitbestimmen, manchmal auch übereinstimmen.

Praxisbeispiel

Ein junger Mann mit einem schweren Gewaltdelikt regt sich auf der Wohngruppe ständig auf, dass die Regeln keinen Sinn machen, und wehrt sich lautstark gegen diese. Er hat fortlaufend den Eindruck, von den Mitarbeitenden mit Absicht provoziert zu werden.

Er meldet sich zur Musiktherapie und möchte ein Instrument lernen. Beim Anblick der beiden Celli im Raum freut er sich. Er ist einverstanden mit einem Führen-und-Folgen-Spiel im Rollenwechsel (er führt musikalisch, und die Therapeutin folgt; dann führt die Therapeutin, und er folgt). Dass er ein eigenes Cello hat und dieses nicht immer wieder aus der Hand geben muss, findet er gut.

Erstmalig hält er ein Cello und spielt abwechslungsweise mit der Musiktherapeutin jeweils einen Ton. Er macht sich dabei zunächst vertraut mit dem Bogen, den Saiten, der Fingerhaltung und den Klängen, die er erzeugt. Die Musiktherapeutin spielt jeweils passend zu seinem Ton einen Ton, sodass in der Aneinanderreihung der Zweiklänge eine Musik entsteht. Der Klient erlebt ungeplant bei der Auflösung eines gewissen Intervalls (einer absteigenden Quinte) einen Gänsehautmoment. Er wiederholt seinen Ton, die Therapeutin die Begleitung ebenso. Er hört nochmals genau hin, senkt sein rechtes Ohr zu den Saiten und macht eine Augenbewegung mit einem Blick nach innen. Sein Gesichtsausdruck verändert sich, er unterbricht abrupt, fasst sich an die Rippen und sagt mit aufgerissenen Augen: „Sie, das macht was, ich bin geschockt." Damit meint er das Körperempfinden des Gänsehautmomentes, das ihn unvermittelt emotional berührt.

Auf Nachfrage, ob ihm dieses Gefühl vertraut sei, berichtet er vom überraschenden Tod seiner Stiefmutter, die er als Kind aufgefunden habe. Damals habe er dasselbe Gefühl erlebt. Weder hatte der Klient vor der Sitzung vorgehabt, genau dieses Ereignis zu thematisieren, noch ahnte er, dass die Musik ihn dermaßen berühren würde.

Nach behutsamer Exploration dieses Ereignisses wurde der Klient in seiner Fähigkeit gewürdigt, ein belastendes Ereignis als Kind nicht nur ausgehalten zu haben, sondern mit dem Rufen des Krankenwagens auch noch geistesgegenwärtig und richtig reagiert zu haben. Im Verlauf der Therapie ermöglichte dieser Moment eine Begegnung und einen persönlichen Kontakt, der für kommende Sitzungen eine Vertrauensbasis und einen Boden schuf, sich auch mit kritischen Fragen auseinanderzusetzen.

Als kurative Ziele gelten die Anregung und Vertiefung der Wahrnehmungs- und Erlebnisfähigkeit, die Erweiterung und Differenzierung des Ausdrucks- und Kommunikationsverhaltens, die Anregung und Stärkung von Selbstwahrnehmung, -bewusstsein und -verantwortung, die Förderung der Schwingungsfähigkeit, der sozialen Kompetenzen sowie die Verarbeitung und Integration von schwierigen Erfahrungen.

Es wird zwischen aktiver und rezeptiver Musiktherapie unterschieden. Aus unterschiedlichen Schulen haben sich musiktherapeutische Methoden entwickelt, welche gleichberechtigt tiefenpsychologischen, verhaltenstherapeutisch-lerntheoretischen, systemischen, anthroposophischen und ganzheitlich-humanistischen Ansätzen folgen.

Lenz (2014) versteht Musiktherapie als ein kreatives psychotherapeutisches Verfahren, bei dem Patienten im freien musikalischen Spiel Strukturen und Muster ihres psychischen Leidens, ihrer Persönlichkeitsanteile und ihres Kommunikationsstils erkennen und verändern können. Der Fokus der Behandlung liege damit in der Entdeckung oder Wiederentdeckung jener Fähigkeiten, die das Harmoniebedürfnis im Zusammenleben mit anderen Menschen befriedigen. Gemeinschaftserleben zu erfahren, sei dabei der zentrale Schwerpunkt.

In der forensischen (Musik-)Therapie ist es das Ziel, einen Beitrag zur Reduktion des Rückfallrisikos und damit zum Opferschutz zu leisten. Dies geschieht über die Etablierung einer tragfähigen therapeutischen Beziehung sowie die Förderung regulativer Fähigkeiten und gewaltfreier Bewältigungsstrategien. Musik wirkt therapeutisch auf verschiedenen Ebenen und hat mehrere Funktionen: Sie wirkt als physischer, psychischer, kognitiver, sozialer und spiritueller Stimulus, ist gleichzeitig Ausdruck und Eindruck, wirkt aktivierend oder beruhigend, strukturiert, gibt Halt, bietet Schutz und ermöglicht durch akustische Analogien Zugang zu Erinnerungen und prospektiv zu antizipierten Vorstellungen. Musik verstärkt Stimmungen, vertieft damit Erfahrungen und hat Integratorfunktion. Sie dient der Kommunikation und ermöglicht Resonanzerfahrungen.

Die Improvisation in der Gruppe oder auch zu zweit gilt als grundlegendes Arbeitsprinzip der Musiktherapie. In der Instrumentalimprovisation werden Störungen in der Selbst- und Fremdwahrnehmung, im Kommunikations- und Interaktionsverhalten sowie in der Impulskontrolle hörbar und damit einer Bearbeitung zugänglich gemacht. Beim musikalischen Improvisieren können destruktive Impulse ausagiert und Spannungen abgeführt werden, ohne dass dabei jemand zu Schaden kommt. Über die ständige Wechselwirkung und das Modulieren des Erklungenen und Gehörten wird der Klient dabei unterstützt, seine Emotionen regulieren und somit sich selber steuern zu lernen, ohne dass er verbal be- oder verurteilt wird. Durch die emotional stimulierende Eigenschaft von Musik und die aktive Beschäftigung mit Musik und Instrumenten großer Vielfalt werden die Explorationsfähigkeit, die eigene Kreativität und Aktivität gefördert.

Der appellative Charakter der Musikinstrumente wirkt, gepaart mit dem jugendspezifischen Bedürfnis nach Abwechslung und Neugierde für Neues, förderlich für den Ausdruck. Ein methodisches therapeutisches Mittel, für das Musik besonders geeignet scheint, ist die Affektabstimmung mit Instrumenten oder mit der Stimme. Die Musik macht dabei die Intensität der affektiven Erregung des Klienten hörbar und hilft, sie zu gestalten, noch ohne sie in Worten ausdrücken zu müssen. Das musikalische Mitvollziehen von hohen Affekten löst beim Klienten das Empfinden von „Verstandenwerden“ aus. Durch entsprechende Formgebung wird Affektregulation ermöglicht. Musik kann als multisensorisches Medium von den Bewegungen des Klienten ausgehend gestaltet werden. Die

Sinneseindrücke Spüren, Hören und Sehen werden dabei in Übereinstimmung gebracht.

Im Rahmen der Empathieförderung sind die Ziele musiktherapeutischer Interventionen die interpersonelle Feinabstimmung, korrigierende Erfahrungen im vorsprachlichen Raum, eine verbesserte Affektregulation, die Stärkung des persönlichen Ausdrucks im musikalischen Spiel sowie die Förderung der kognitiven und emotionalen Mentalisierung. Die fünf Komponenten der Musik, nämlich Klang, Melodie, Tempo, Rhythmus und Form, ergeben Anknüpfungspunkte und zeigen Ressourcen und Defizite deutlich auf: Im Takt sein, genau zuhören können, eine gehörte Melodie erkennen und reproduzieren können, einen Rhythmus über mehrere Strophen einhalten, sich berühren lassen durch einen Klang, diesen modulieren und in verschiedene Richtungen verändern, dirigieren und sich einordnen im Gruppenspiel etc. All dies sind Beispiele, die sich auf den Alltag der Klienten übertragen lassen. Sich in einer Gruppe regelkonform zu verhalten, seine Gefühle gewaltfrei regulieren zu können, bei Schwierigkeiten improvisieren zu können und auf legale Handlungsalternativen zurückzugreifen, kann sich aktivierend, konzentrationsfördernd, strukturierend und Freude vermittelnd auswirken. Der Therapeut leistet in den Pausen und nach dem Musizieren, die Erfahrung vertiefend und verankernd, Übersetzungsarbeit. Nachdem er die symbolhafte Sprache des Klienten verstanden und eingeordnet hat (z. B. Bedeutung der Instrumentenwahl, Bedeutung der Tonart, Bedeutung der Dynamik etc.), übersetzt er das Gehörte in Worte. Diese Übersetzung hilft dem Klienten, unbewusste Inhalte ins Bewusstsein zu holen, und macht sie so einer Bearbeitung zugänglich.

Musik dient nach Birg (2014) in multinationalen Gruppen als gemeinsames Referenzsystem. Grundlegende Aspekte des menschlichen Lebens, wie Gefühle oder elementare Wahrnehmungskategorien (wie z. B. laut und leise, hoch und tief), können musikalisch erfahren werden. Das Musizieren in der Gruppe fördert die sozialen Fähigkeiten, wie Selbstbeherrschung, Durchhaltevermögen, Konzentrationsfähigkeit, Frustrationstoleranz, Leistungsbereitschaft, Bedürfnisaufschub, die Stärkung der Beziehungsfähigkeit, die prosozialen Erlebnis- und Handlungskompetenzen und gegenseitige Rücksichtnahme. Der Zielkonsens, nämlich das „Gemeinsam-klingen-Wollen", in dem jeder gehört wird, und der Aufforderungscharakter von Musik wirken dabei unterstützend. Musik fördert die Erlebnistiefe, die Gestaltungs- und Genussfähigkeit und die Fantasie. Gelingt es in der Musik, eine Begegnung in der Gegenwart zu kreieren, erleben sich die Klienten während der Musiktherapie nicht als defizitär, sondern als fantasievoll und selbstwirksam.

Spitzer (2009) begründet den Zusammenhang von Musik und Emotionen damit, dass Musik einen sehr direkten und automatischen Zugriff auf bestimmte Gedächtnisinhalte bewirke, welche häufig emotional bedeutsame Ereignisse beträfen. Es seien bestimmte Eigenschaften der Musik selbst, die Emotionen hervorrufen, auch dann, wenn die Musik noch an nichts Bestimmtes erinnere. Die häufigsten Reaktionen auf Musik seien nach Howe und Sloboda (1991, zitiert nach Spitzer, 2009) das eiskalte Über-den-Rücken-Laufen von Gänsehaut, Lachen, Kloßgefühl in der Kehle und Tränen. Auch bei häufigem Musikhören hätten diese Reaktionen nicht abgenommen. Die emotionalen Reaktionen beziehen sich klar auf bestimmbare harmonische oder melodische Strukturen, auf Rhythmus und Struktur sowie Dynamik des Musikstücks (Howe & Sloboda, 1991, zitiert nach Spitzer, 2009).

In einem Experiment von Waterman (1996, zitiert nach Spitzer, 2009) wurden emotionale Effekte von Musik untersucht und folgende musikalische Ereignisse als unmittelbar emotional bedeutsam bewertet: enharmonische Verwechslungen, der Beginn einer Singstimme, der Höhepunkt eines Crescendos, ein Rhythmuswechsel, das Auftreten eines Intervalls einer absteigenden Quinte sowie musikalisch unerwartetes Material.

Wölfl (2014) konnte mit seiner Pilotstudie an deutschen Schulen belegen, dass sich musiktherapeutische Interventionen gewaltpräventiv auswirken. Die induzierten emotionalen Modulationen in der Beziehung sind dabei die wichtigsten Erfahrungen für die Stärkung der eigenen Regulationsfähigkeit. Die Entwicklung von Empathie und Prosozialität ist belegt, ebenso die Verbesserung von Selbstvertrauen und Selbstsicherheit. Auch Gold (2005) konnte in seiner Untersuchung zu Musiktherapie mit psychisch kranken Kindern und Jugendlichen eindeutig positive Effekte belegen. Musiktherapie soll die emotional-kognitive Regulierung aggressiver Impulse, die Empathiefähigkeit sowie die Konflikt- und Problemlösekompetenzen verbessern, die subjektiv verzerrte Wahrnehmung von vermeintlicher Bedrohung korrigieren und die soziale Bezogenheit und den Respekt für den anderen erhöhen. Musikalische Wirkfaktoren werden genutzt, um das Interesse der jungen Menschen zu wecken und durch emotionale Berührung zu binden. Über die musikalische Improvisation wird die soziale und emotionale Synchronisation gefördert, die interaktive Feinabstimmung und zwischenmenschliche Resonanz, das emotionale Mitschwingen und die Empathie, die dynamische Regulation, die soziale Anerkennung sowie eine soziale Werteentwicklung (Weyand, 2012).

5.4.4 Biofeedback[39]

Biofeedback ist ein Sammelbegriff für verschiedenste apparative therapeutische Verfahren, Körpersignale zu messen und zu verändern (Haus, Held & Kowalski, 2020). Dabei werden dem Klienten körperliche Funktionen in Form von akustischen oder optischen Signalen kontinuierlich zurückgemeldet und positive Änderungen dieser Körperfunktionen wie z. B. die Abnahme der Herzrate, Herabsetzung der Atemfrequenz sowie Hautleitfähigkeit und damit Stressreduktion verstärkt (operante Konditionierung).

Feedback ist die Voraussetzung für jede Art von Lernen. Dieser natürliche Prozess läuft bewusst oder unbewusst ab. Unser Gehirn ist darauf spezialisiert, Sinnesreize aufzunehmen und die Informationen in entsprechende Regelkreise einzuspeisen, um die Funktionsfähigkeit zu optimieren. So reagiert es ständig auf Reize wie z. B. Kälte oder Hunger und lernt dabei, mit welcher Reaktion es sinnvoll darauf reagiert. Das Hauptziel des Biofeedbacks ist die Entwicklung und Erhöhung von Selbstregulation über körperliche Vorgänge. Dabei wirkt Biofeedback spezifisch auf jene Körperfunktionen ein (z. B. die Aktivierung des Frontalkortex und damit Steigerung der kognitiven Leistungsfähigkeit), die für die Linderung der jeweiligen Symptomatik von zentraler Bedeutung sind. Unerwünschte Nebenwirkungen bleiben in der Regel aus, selten kann es z. B. zu vorübergehenden Kopfschmerzen kommen (Rief & Bierbaumer, 2011).

Im Kontext der Forensik ist die Anwendung von Biofeedbackverfahren zur Behandlung einer ADHS bzw. Impuls- sowie Emotionskontrolle im weiteren Sinne hilfreich: Es führt zu einer Erhöhung der Aufmerksamkeitsspanne und Steigerung der Selbstkontrolle und bewirkt dadurch eine Verbesserung der Leistungsfähigkeit in Schule und Beruf und wirkt selbstwertstabilisierend bzw. -erhöhend.

Beispiel zur Veranschaulichung

Als Veranschaulichungsbeispiel kann das Erlernen eines Klavierstücks an einem Keyboard herangezogen werden, wobei das Stromkabel nicht angeschlossen wird. Dabei können die Bedeutung der Tasten, die entsprechende Tastenfolge des Stücks sowie die Noten erlernt werden. Durch die fehlende akustische Rückmeldung wird es ungemein schwieriger, erfolgreich das Klavierstück zu lernen. Wird das Stromkabel hingegen eingesteckt, kann man durch das auditive Feedback die Melodie wie auch die Lautstärke er-

39 Dieser Text wurde unter Mitarbeit von Cornel Gmür erstellt.

kennen, Abweichungen wahrnehmen und entsprechend korrigieren bzw. regulieren (Haus et al., 2020).

Beim Biofeedback werden zwei Arten unterschieden: peripheres Biofeedback und EEG-Biofeedback (früher Neurofeedback). Periphere Formen sind z. B. das Herzratenvariabilität (HRV)-Training oder das Elektrodermale Aktivitätsfeedback. Beim EEG-Biofeedback wird die Hirnaktivität mittels Elektroenzephalografie (EEG) abgeleitet und an einen Computer übermittelt. Die abgeleiteten Körpersignale werden in einer Computeranimation sicht- und hörbar gemacht, indem der Klient eine DVD betrachtet oder über ein animiertes Computerspiel z. B. ein Raumschiff durch einen Tunnel steuert. Die Animation (Film, Computerspiel) wird also über die Gehirnwellen gesteuert. Werden die zuvor definierten Parameter wie beispielsweise Steigerung der Durchblutung und des Stoffwechsels im Frontalkortex nicht erreicht, verschlechtert sich die Bildqualität, indem der Film in einen Grauschleier gehüllt wird, schwarze Punkte erscheinen und der Ton leiser wird. Das Gehirn registriert diese Veränderung innerhalb von 300 ms über den auditiven und visuellen Sinneskanal und beginnt zu lernen, wie es diese Überlagerungen entfernen kann. Ist z. B. die Durchblutung im gewünschten Bereich, erscheint der Film ungetrübt bzw. fliegt das Raumschiff ungestört. Wahrnehmung, Kognition und Aufmerksamkeit werden durch ein entsprechend intensives Training nachhaltig positiv beeinflusst.

Praxisbeispiel: Biofeedbacktraining bei ADHS

Beim Klienten wurde bereits in der frühen Kindheit eine Aufmerksamkeitsdefizit-/Hyperaktivitätsstörung (ADHS) diagnostiziert, die im Erwachsenenalter fortbestand. Im Maßnahmenalltag waren die Symptome der Aktivitäts- und Aufmerksamkeitsstörung (ADHS im Erwachsenenalter) zu Beginn der Behandlung in unterschiedlichen Bereichen wie Gruppenleben, Einzelsetting, Arbeitsbereich, Berufsschule nach wie vor erkennbar, z. B. durch motorische und innere Unruhe, Sprunghaftigkeit, Hyperaktivität, Impulsivität, desorganisiertes Verhalten, mangelnde Ausdauer und Affektkontrolle und emotionale Überreagibilität. Diese Symptomatik war schwerwiegend und ging mit einer erheblichen Beeinträchtigung seines psychosozialen Funktionsniveaus einher. Die medikamentöse Behandlung seiner ADHS mittels Elvanse® bewirkte grundsätzlich eine Verbesserung seiner Konzentrations- und Aufmerksamkeitsleistung, wobei seine Compliance lediglich im Rahmen der Beschulung galt. Zur Ergänzung wurde auf Biofeedbackverfahren zurückgegriffen.

Die wöchentlichen Sitzungen nahm er sehr gerne wahr, konnte er doch einen Videofilm ansehen und sein Gehirn ohne aktives Zutun trainieren. Zu Beginn versuchte er, durch aktive Steuerungsversuche die Punkte auf dem Bildschirm in eine positive Richtung zu lenken. Als er merkte, dass sein Gehirn diese Leistung wie von sich aus erbrachte, ohne aktiven Beitrag seinerseits, konnte er sich auch innerlich zurücklehnen und sich entspannen. Gleichzeitig bemerkte er, dass ihn dieses Training ermüdete, die Energie nach den Trainingseinheiten aber auch wieder zurückkehrte. Nach rund sechsmonatiger Behandlungsdauer schilderte der Klient, dass er sich durch das Biofeedbacktraining bei der Arbeit über einen längeren Zeitraum konzentrieren könne. Des Weiteren bemerke er eine Abnahme seiner Konzentrationsfähigkeit, wenn eine Sitzung nicht zustande komme. Dann sei er unter anderem weniger fokussiert, begehe mehr Flüchtigkeitsfehler und sei schneller überfordert. Auch das Behandlungsteam nahm ihn mit zunehmender Länge der Behandlung als geordneter und fokussierter wahr. Dank der multimodalen Behandlung unter anderem in Form von Psychotherapie, Aktivierung des Frontalkortexes und punktueller Medikation sowie dem Erle-

ben von Erfolg im Alltag wuchs das Vertrauen, und er berichtete vermehrt von seinem innerpsychischen und emotionalen Erleben in Bezug auf unterschiedliche Themen (z. B. Überforderungserleben, Versagensängste, Kontaktschwierigkeiten).
Auf diese erste positive Entwicklung wurden die folgenden Schritte aufgebaut, vertieft und gefestigt. Hier ging es um konkrete Schritte zu einem erfolgreichen Risikomanagement, welche nach dieser Grundstabilisierung überhaupt möglich wurden.

Transfer in den Alltag: Allgemein wird unter Transfer die Generalisierung einer unter bestimmten Bedingungen erworbenen Fähigkeit auf andere alltägliche Situationen verstanden, wobei die klassische Konditionierung als grundlegendes Wirkprinzip herangezogen werden kann (Assoziation von zwei Reizereignissen). So wird ein Jugendlicher mit ADHS möglicherweise immer dann, wenn er in der Berufsschule Leistung erbringen muss, unbewusst seinen Frontalkortex herunterfahren, während er im (EEG-)Biofeedbacktraining am Computer durchaus in der Lage ist, aufmerksam und ausdauernd zu spielen bzw. einen Film zu betrachten. Um diese Assoziation (Leistung in der Berufsschule: abschalten, d.h. Deaktivierung des Frontalkortexes) zu unterbrechen, muss das erwünschte Verhalten, das der Jugendliche im (EEG-)Biofeedbacktraining erworben hat, mit diesen Reizbedingungen assoziiert werden (Leistung in der Berufsschule: Aktivierung des Frontalkortexes). Zu diesem Zweck dienen kleine Karten, welche die zuvor am Computer trainierte Aufgabe zur Selbstregulation der Gehirnaktivität darstellen (z. B. Abbild TV-Monitor mit Bild eines Films und Punkten).

Insgesamt betrachtet, erleben die Klienten das Biofeedback als willkommene Abwechslung im Maßnahmenvollzug, bei der nicht primär ihre Leistung sowie eine mögliche Selbstwertbedrohung im Zentrum stehen, sondern sie entspannt sie selbst sein dürfen. Nebenher geschieht ein „Krafttraining ihres Gehirns", dessen Folgen zu ihrem Alltagerleben und gelungeneren sozialen Interaktionen zur Risikoverminderung beitragen.

5.4.5 Sportpsychotherapie[40]

Bei der Sport- und Bewegungstherapie handelt es sich um eine therapeutische Methode, welche den Zugang zu psychischen, sozialen, physiologischen und mentalen Problemfeldern über den Körper sucht (Broocks, 2013). Wie andere therapeutische Zugänge wie Kunsttherapie, Musiktherapie oder Yoga-Psychotherapie arbeitet die Sporttherapie auf das übergeordnete Ziel der Verbesserung der Steuerungsfähigkeit hin (Ross, Reder, Querengässer, Mess & Schmid, 2016). Sporttherapeutische Interventionen unterstützen den Therapieprozess und verbinden deliktrelevante Aspekte mit Körperprozessen und -empfindungen. Die Entwicklung eines stabilen Selbstbildes, eines intakten Selbstwertes und einer funktionalen Persönlichkeit wird über die Körperwahrnehmung und -beherrschung gefördert.

Die Therapieindikation sowie die Therapieziele werden in Kooperation mit dem interdisziplinären Behandlungsteam und dem Klienten erarbeitet. Sporttherapie beinhaltet diverse Bewegungs- und Gesundheitsmethoden zur Förderung der allgemeinen Funktionalität des Individuums, z. B.:

- Übungen aus dem funktionalen Training (Balance, Sprungkraft, Koordination),
- Methoden aus der Meditation (Atem, Achtsamkeit, Zentrieren, Erden),
- Beiträge aus dem Bereich der Ernährung (ausgewogene Ernährung, zielorientierte Ernährung),
- Übungen aus dem Ausdauertraining (Intervalltraining, Atmung, Langstrecken) und
- Erarbeiten von Flexibilität (dynamische/statische Dehntechniken).

40 Dieser Text wurde unter Mitarbeit von Lukas Müller erstellt.

Der Therapeut übersetzt dem Klienten jeweils die beobachteten Verhaltensweisen, stellt sie in einen deliktfokussierenden Zusammenhang und macht sie damit einer bewussten Bearbeitung zugänglich.

Die Sporttherapie dient als Erweiterung des Psychotherapieangebotes und zielt auf die Behandlung von psychischen Problemfeldern ab. Sie dient nicht zur Behandlung von Verletzungen oder körperlichen Krankheiten, welche medizinisch oder physiotherapeutisch versorgt werden müssen.

Praxisbeispiel

Beim Klienten wurde schon in der Kindheit eine stark ausgeprägte Aufmerksamkeitsdefizit-/Hyperaktivitätsstörung (ADHS) diagnostiziert. Dazu besaß er eine deutliche Neigung, sich selbst zu überschätzen und beispielsweise bei der Arbeit nicht die ganze Instruktion abzuwarten, sondern sofort loszulegen. Dies führte im Alltag zu ständigem Frustrationserleben, auf welches er wiederum mit impulsiven Durchbrüchen reagierte, woraufhin er immer wieder disziplinarisch sanktioniert wurde. Im Behandlungsteam wurde nach Lösungen gesucht, diesen dysfunktionalen Kreislauf zu unterbrechen. Neben weiteren therapeutischen methodischen Zugängen (Musiktherapie) wurde gemeinsam mit dem Klienten entschieden, einen Versuch mit Sporttherapie (Ausdauertraining) zu starten. Als Behandlungsziele definiert wurden seitens des Behandlungsteams die Verbesserung der Selbsteinschätzung, die Verbesserung im Umgang mit eigenen Grenzen sowie die Übernahme von Eigenverantwortung. Zudem bestand die Hoffnung, dass der Klient einen Teil seiner überschüssigen Energie gezielt in der sportlichen Tätigkeit kanalisieren konnte. Der Klient wiederum formulierte für sich ein anderes Primärziel und gab an, sich durch die Verbesserung der Ausdauer eine Steigerung seiner Leistungsfähigkeit beim Geschlechtsverkehr zu erhoffen.

Vor dem ersten Training wurde mit ihm besprochen, dass er die Verantwortung für das Lauftempo übernehmen solle, mit dem Ziel, dass während des Rennens eine Unterhaltung möglich sein sollte. Kaum gestartet, legte der Klient ein rasantes Tempo vor, musste jedoch drei Minuten später mit starkem Seitenstechen den Lauf unterbrechen. Nachdem er wieder regelmäßig atmen konnte, verfiel er zunächst in Externalisierungen („In diesem Gelände kann man doch kein Ausdauertraining machen“, „Wieso stellen Sie mir so viele Fragen während dem Sport?“). In der Reflexion erkannte er jedoch einerseits seine Eigenverantwortung, den sich selbst überschätzenden Anteil sowie die Parallelen zu Erlebnissen bei der Arbeit und auf der Wohngruppe. Gemeinsam wurde die Strecke in verschiedene Teilabschnitte unterteilt, und der Klient definierte für sich, wie viele er davon ohne Unterbrechungen absolvieren wollte. In den weiteren Trainings erzielte er damit diverse Teilerfolge, welche ihn wiederum motivierten, die Läufe fortzusetzen. Weiterhin neigte er zu Überschätzungen. Insgesamt gelang es ihm im Verlauf des mehrwöchigen Trainierens jedoch immer besser, seine eigenen Grenzen wahrzunehmen und auch zunehmend Verantwortung für den Prozess zu übernehmen. Als krönender Abschluss konnte er am Silvesterlauf Zürich teilnehmen und die Strecke von acht Kilometern problemlos am Stück laufen, ohne sich zu überschätzen. Über diesen Erfolg war er sichtlich erfreut und stolz.

Inwiefern sich ausschließlich die Fortschritte aus der Sporttherapie in den Alltag transferieren ließen, ist nicht abschließend beurteilbar, da der Klient gleichzeitig diverse therapeutische, sozialpädagogische und arbeitsagogische Angebote wahrnahm und keine eindeutig kausalen Aussagen zur Wirksamkeit der spezifischen Intervention möglich sind. Zudem sind gerade bei der ADHS Faktoren wie beispielsweise Medikamentencompliance zentral, um überhaupt die Möglichkeit zu schaffen, sich auf die entsprechenden Interventionen einzulassen. Insgesamt gelang es dem Klienten in dem Zeitraum jedoch, sich deutlich zu stabilisieren und im Ausdauersport Kompetenz und Selbstwirksamkeit zu erleben. Diesbezüglich wurde die Sporttherapie vom Behandlungsteam als sinnvolle Ergänzung zum bestehenden Angebot beurteilt.

5.4.6 Tiergestützte Therapie[41]

Die tiergestützte Therapie (TGT) basiert auf der Annahme, dass in der Beziehung zu einem Therapiebegleittier korrektive (Beziehungs-)Erfahrungen möglich werden, die sich auf den prosozialen Umgang mit Menschen, aber auch auf die gesamte Erlebenswelt eines Klienten positiv bereichernd auswirken können. Laut Germann-Tillmann und Roos Steiger (2019) ist die professionell durchgeführte TGT eine ganzheitliche Therapie. Das bedeutet, dass die Wirkung auf der physischen, psychischen und mentalen Ebene sowie in der sozialen Interaktion wahrnehmbar und sichtbar wird (z. B. Verbesserung der Beziehungs- und Empathiefähigkeit sowie der sozialen Kompetenzen und Erhöhung des Selbstwertes). Dabei ist es wichtig, dass in der TGT ressourcenorientiert, d. h. mit den vorhandenen Fähigkeiten, Ressourcen und brachliegenden Potenzialen eines Klienten, gearbeitet wird.

In der Forensik wird dieser Ansatz als Ergänzung zur deliktorientierten Therapie genutzt. Diese ist ausgerichtet auf die Erarbeitung eines Verständnisses für die Deliktdynamik und die zugrunde liegenden Persönlichkeitseigenschaften sowie auf die Erhöhung der Steuerungsfähigkeit und Verminderung der Deliktmotivation. Hierbei ist es unabdingbar, dass die Therapeut:innen, um die vielfältigen Dimensionen der Wirkeffekte in der TGT nutzen zu können, entsprechend dem Störungsbild und den Ressourcen sowie den gesetzten Zielen der Klienten über ein breites und individuelles Angebot an Methodenkompetenz verfügen. So kann ein heilender Prozess in Gang gebracht werden, in dem das Miteinander von Mensch und Therapiebegleittier im weitesten Sinn zu einer Entwicklung oder Weiterentwicklung auf physischer, psychischer, soziokommunikativer und mentaler Ebene führen kann.

Es gibt viele verschiedene Ansätze, die erklären, warum Tiere eine heilsame Wirkung auf den Menschen ausüben. Nach Germann-Tillmann und Roos Steiger (2019) bringen Tiere den Menschen in Kontakt mit tieferen Schichten seines Wesens. Der Umgang mit Tieren beinhaltet eine Echtheit, Direktheit und Einfachheit, die man von Mensch zu Mensch oder Mensch zu Maschine nicht findet. Das macht Tiere zu wertvollen Interaktionspartnern als therapeutische Begleiter. Germann-Tillmann und Roos (2019) heben bezüglich der TGT im Bereich der Forensik als große Chance hervor, dass Therapiebegleittiere in jedem Menschen das Gesunde ansprechen und nicht das Kranke. Laut den Autorinnen sind forensische Klienten zudem oft zu wenig geerdet und zeigen Schwierigkeiten und Defizite im sozialen und emotionalen Bereich. Auch hier hilft der Kontakt zum Tier, zunächst mit sich selbst in Kontakt zu kommen. Das Tier reagiert auf den emotionalen Zustand des Klienten, der ihm dank der Übersetzung der Therapeutin bewusst und damit bearbeitbar wird.

Eine sichere Bindung stellt die Grundlage von Emotionswissen und -kontrolle, sozialer und emotionaler Intelligenz und Empathie dar und ist für eine gesunde Entwicklung wichtig. Junge Menschen mit schweren Delikten haben in ihrer Biografie oft ungünstige oder sogar traumatische Erfahrungen mit anderen Menschen gemacht. Für eine Wiedereingliederung in die Gesellschaft ist das Umpolen eines negativen Bindungsmusters in ein positives im Sinne eines Umlernens auf dem Weg korrigierender Erfahrungen von zentraler Bedeutung. Somit stellt es eine Chance dar, wenn allfällige

41 Dieser Text wurde unter Mitarbeit von Eva Stieger erstellt.

Defizite im zwischenmenschlichen Bereich durch den Kontakt zu Tieren ausgeglichen werden können. Eine sichere Bindung an ein Tier kann zu mehr sozialer Kompetenz, Empathie und Emotionsregulation im Kontakt mit Menschen führen. Das Therapietier begegnet dem Menschen – und so auch einem Straftäter – vorbehaltlos und ehrlich. Eine unbelastete Beziehung und Bindung kann damit einfacher aufgebaut werden, was wiederum neue korrektive Erfahrungen möglich macht.

Schließlich ermöglicht die TGT laut Germann-Tillmann und Roos Steiger (2019) durch die Komponenten Beziehung und Bezogenheit zum Therapiebegleittier eine neue Dimension von Förderung. Genau an diesen Themen kann mit der TGT, eingebettet in ein Gesamtkonzept deliktorientierter therapeutischer Methoden und Interventionen, gearbeitet werden.

Interaktionen mit Tieren aktivieren auf dem Weg der nonverbalen Kommunikation das Erfahrungssystem und nicht das verbal-symbolische System (Olbrich, 2009). Tiere verhalten sich in der Begegnung mit Menschen mit und ohne Straftaten unvoreingenommen und frei von moralischen Wertungen (Germann-Tillmann & Roos, 2019). Sie interessieren sich nicht für die Taten, welche die Betroffenen begangen haben, sodass Gefühle von Schuld und Scham in der Interaktion in den Hintergrund treten. Tiere leben ganz in der Gegenwart, lassen den Menschen im Augenblick leben, fühlen und handeln, befreit von belastenden Gedanken und Gefühlen. Dieser besondere Aspekt in der Begegnung zwischen Mensch und Tier in der forensischen TGT beinhaltet ein großes Förderungs- und Entwicklungspotenzial. Risikominimierend wirkt sich der allmähliche Transfer des im Umgang mit dem Tier Erlernten auf die Begegnung mit Menschen aus. Hierbei setzt die therapeutische Fachperson das Erlebte immer wieder in den deliktpräventiven Kontext, übersetzt Beobachtetes und macht es damit dem Bewusstsein des Klienten zugänglich (Forgó, 2016).

Praxisbeispiel eines jungen Mannes, mit dem neben der Gesprächspsychotherapie hundegestützt gearbeitet wurde

Vor dem Hintergrund erschwerter familiärer Verhältnisse, einer Heroinabhängigkeit beider Eltern sowie deren Überforderung in der Erziehung, massiver Vernachlässigung des Sohnes und mangelnder Fähigkeit, erzieherische Strukturen vorzugeben und aufrechtzuerhalten, kam es beim Klienten bereits früh zu einem Verwahrlosungszustand einhergehend mit deutlichen Reifeverzögerungen. Sein hohes Bedürfnis nach Zugehörigkeit und Bindung kompensierte er während der Pubertät mit einer stärkeren Orientierung nach draußen und Anbindung an deliktnahe und grenzüberschreitende Peers, was auch im Zusammenhang mit seiner erhöhten Risikobereitschaft vermehrt regelverletzende Verhaltensweisen und Eigentumsdelikte zur Folge hatte.

Als wir ihn im Alter von 19 Jahren im Rahmen der hundegestützten Therapie (HGT) kennenlernten, wies er eine ausgeprägte Bindungsstörung auf, einhergehend mit einer deutlichen Selbstwertproblematik, einer geringen Selbstwirksamkeit sowie Schwierigkeiten, adäquat in Beziehung zu treten und seine Bedürfnisse zu äußern.

Bereits in der ersten Begegnung mit dem Therapiebegleithund zeigte er sich offen und mit dem Hund adäquat in Kontakt tretend. Er erklärte, dass er Hunde möge und sich später selbst einen anschaffen wolle. Auch berichtete er offen von früheren positiven Erfahrungen mit Tieren. Die Stunde mit dem Therapiebegleithund stellte für ihn von Anfang an eine Art Auszeit dar, die er genießen konnte. Der Hund spiegelte seine Emotionen unmittelbar dahin gehend, dass auch dieser sich über die positive Interaktion freute und ihm zugewandt war. Was für den Klienten noch eine Herausforderung darstellte, war, in der Interaktion mit dem Therapiebegleithund seine Bedürfnisse klar, mit der nötigen Energie im

Körper, angemessenem Ton und verständlicher Gestik etc. zu äußern und selbstbewusst aufzutreten. In einer Sitzung ging es nun darum, genau das zu üben.
Die Übung bestand darin, dass der junge Mann im Spiel mit dem Therapiebegleithund aufgefordert wurde, einen Ball zu werfen und den Hund in dem Moment, in dem dieser den Ball fasste, zurückzurufen. Zuerst gelang es ihm nicht, dem Hund ein klares Kommando zu geben bzw. sein Bedürfnis adäquat und bestimmt mit seiner ganzen Körpersprache, Stimme, Mimik und Gestik überzeugend zu äußern. Dies hatte zur Folge, dass der Therapiebegleithund den Ball fasste, aber nicht daran dachte, auf sein Kommando zu hören, sondern weiter mit dem Ball spielte. Wir wiederholten diese Übung einige Male und versuchten im Sinne von „shaping“, jeweils Teilaspekte eines selbstbewussteren Auftretens herauszuarbeiten. Nach einigen Durchgängen und schließlich mehr Körperspannung, einer bestimmteren Stimme, einer kongruenteren Körpersprache und damit einem selbstbewussten, authentischen Auftreten gelang es ihm, sein Bedürfnis adäquat durchzusetzen, sodass ihm der Therapiebegleithund zum Schluss gehorchte und unmittelbar auf sein Kommando reagierte. Dies stellte für den Klienten ein Erfolgserlebnis dar, weil es ihm gelungen war, sein Bedürfnis auf adäquate Art und Weise zu kommunizieren und dadurch beim Gegenüber (in dem Fall dem Therapiebegleithund) in Form des Reagierens auf sein Kommando die gewünschte positive Resonanz und Reaktion zu bekommen. Im Anschluss an die Sitzung wurde das Erlebte mit ihm besprochen und gemeinsam übergeordnet in einen deliktpräventiven Kontext gesetzt (eigene Bedürfnisse adäquat kommunizieren, selbstbewusst auftreten).

Wie das Fallbeispiel veranschaulich, stellt die TGT einen weiteren psychotherapeutischen Zugang dar, welcher es den Klienten erlaubt, korrigierende Erfahrungen zu sammeln. Dies dahingehend, dass auf anderem Weg als jenem therapeutischer Gespräche, nämlich auf dem Weg von Erlebnissen mit einem Tier, neue emotions- und beziehungs-, aber auch selbstwertstärkende Erfahrungen möglich werden. Die Klienten selbst erleben die TGT oft auch als Auszeit im Sinne eines geschützten Rahmens, in dem sie sich „frei“ fühlen, sich nicht „verstecken“ müssen und einen Raum bekommen, in dem es darum geht, neue und für sie positive Erlebnisse in der Beziehung mit dem Therapiebegleittier sammeln zu dürfen.

> „Ein guter Therapeut hört nicht auf den Inhalt von dem Geschwätz, das der Patient hervorbringt, sondern auf den Klang, die Musik, das Zögern. Die sprachliche Kommunikation ist gewöhnlich lauter Lüge. Die wirkliche Kommunikation liegt jenseits der Sprache.“

> „… hört auf das, was die Stimme, die Bewegung, die Haltung sagen und die Erscheinung Euch vermittelt.“ (Perls, 2018, Seite 61)

5.4.7 Pause von Störungen, intakte (Im-Takt-)Momente

Alle unter Kapitel 5.4 beschriebenen methodischen Ansätze können den Menschen, die bisher mit Straftaten in Erscheinung getreten sind und auch im Vollzugsalltag ständig mit ihrem normabweichenden oder regelverletzenden Verhalten konfrontiert werden, dazu verhelfen, eine kurze Pause von ihren Störungen zu erleben und damit aus ihrem einseitig gelabelten Zustand als Täter herauszutreten. Der Status als Straftäter wird auf dem Hintergrund von Regelakzeptanz ergänzt bzw. schrittweise ausgetauscht hin zu einer Person mit Täterbewusstsein und prosozialen Handlungsalternativen.

> „Ich würde am liebsten jeden Tag spielen. Meine Zelle ist zwar nur 12 Quadratmeter groß und hat Gitter an den Fenstern, aber mit der Musik fühle ich mich frei. Nur mein Körper ist gefangen.“

„In der Musiktherapie sehe ich, dass ich etwas kann."

(Aussagen zweier Klienten in der Musiktherapie im stationären Maßnahmenvollzug)

Innerhalb der Institution bewirken die unterschiedlichen Therapieformen wie z. B. der Einsatz von Musik oder künstlerischem Gestalten eine Ästhetisierung in zahlreichen Belangen: Klienten üben in ihrer Freizeit ein Instrument, die Klänge auf den Gängen inspirieren die Jugendlichen und Adoleszenten untereinander. Ein von Musik begleiteter Kontakt verläuft in der Regel weniger angespannt, zu musizierenden Klienten wird neu deren Musikstück assoziiert, was einen Beitrag dazu leistet, über den Respekt von außen und die Selbstachtung das Selbstbild zu verändern.

In der Kunsttherapie entstehen Bilder und plastische Objekte mit hohem Selbstbezug, anhand derer die Klienten die eigene Entwicklung sichtbar machen. In der Sportpsychotherapie lernen sie, ihre Kraft richtig zu dosieren, und erhöhen ihre Ausdauer. Nach mehreren Biofeedbacksitzungen verbessert sich die Konzentrationsfähigkeit, was wiederum zu Erfolgen in der Schule und in der Berufsausbildung führt. Die Kontakte mit einem Therapiehund freuen die Klienten im Vorfeld und im Nachgang einer tiergestützten Therapiestunde. In der Vorfreude sind sie niemals destruktiv. Die Auseinandersetzung in den unterschiedlichen Therapieformen hilft ihnen also, sich sinnvoll zu beschäftigen, Spannung konstruktiv abzubauen, Selbstachtung zu gewinnen und ihre Identität als wertvolles Individuum zu festigen.

Literatur

Abel, G.G., Gore, D.K., Holland, C.L., Camps, N., Becker, J.V. & Rathner, J. (1989). The measurement of the cognitive distortions of child molesters. *Annals of Sex Research, 2*, 135–152. https://doi.org/10.1007/BF00851319

Aebi, M., Krause, C., Barra, S., Vogt, G., Vertone, L., Manetsch, M., Imbach, D., Endrass, J., Rossegger, A., Schmeck, K. & Bessler, C. (2022). What kind of therapy works with juveniles who have sexually offended? A randomized-controlled trial of two versions of a specialized cognitive behavioral outpatient treatment program. *Sexual Abuse, 34* (8), 973–1002. https://doi.org/10.1177/10790632211070804

Aebi, M., Krause, C., Barra, S., Vogt, G., Vertone, L., Manetsch, M., Imbach, D., Endrass, J., Rossegger, A., Schmeck, K. & Bessler, C. (2023). Interventionen mit Jugendlichen, die sexuell grenzverletzendes Verhalten zeigen: Die Wirksamkeit des forensischen Therapieprogramms für ein angemessenes Sexualverhalten (ThePaS). *Praxis der Rechtspsychologie, 33* (2), 7–32. https://doi.org/10.51625/pdr20230201

Aebi, M., Perriard, R., Scherrer, B.S. & Wettach, R. (2011). *Kinder mit oppositionellem und aggressivem Verhalten: das Baghira-Training*. Göttingen: Hogrefe.

Bartels, R.M. & Gannon, T.A. (2011). Understanding the sexual fantasies of sex offenders and their correlates. *Aggression and Violent Behavior, 16* (6), 551–561. https://doi.org/10.1016/j.avb.2011.08.002

Beck, J.S. (2024). *Praxis der Kognitiven Verhaltenstherapie: Mit E-Book inside und Arbeitsmaterial*. Weinheim: Beltz.

Best, T., Aebi, M. & Bessler, C. (2014). *Forensisches Therapieprogramm für junge Straftäter: Das ForTiS-Manual*. Göttingen: Hogrefe.

Birg, A. (2014). Gewaltpräventive Wirkung von Musik. In A. Wölfl (Hrsg.), *Gewaltprävention mit Musik. Empirische Wirkungsanalyse eines musiktherapeutischen Projektmodells*. Wiesbaden: Dr. Ludwig Reichert Verlag.

Bonta, J. & Andrews, D.A. (2016). *The Psychology of criminal conduct*. New York, NY: Taylor & Francis. https://doi.org/10.4324/9781315677187

Borchard, B. & Gerth, J. (2020). Die Relevanz eines kohärenten forensischen Beurteilungs- und Behandlungsprozesses: Grenzen der allgemeinpsychiatrischen Diagnosesysteme ICD und DSM für die forensische Fallkonzeption. *Forensische Psychiatrie Psychologie Kriminologie, 14*, 197–211. https://doi.org/10.1007/s11757-020-00586-0

Broocks, A. (2013). Sport bei psychischen Erkrankungen. In C.D. Reimers, A. Broocks, G. Knapp, N. Mewes, I. Reuter, B. Tettenborn & N. Thürauf (Hrsg.), *Prävention und Therapie neurologischer und psychischer Krankheiten durch Sport* (S. 405–

412). München: Elsevier. https://doi.org/10.1016/B978-3-437-31610-4.00020-5

Daffern, M., Jones, L., Howells, K., Shine, J., Mikton, C. & Tunbridge, V. (2007). Refining the definition of offence paralleling behaviour. *Criminal Behavior and Mental Health, 17*, 265–273. https://doi.org/10.1002/cbm.671

Daffern, M., Jones, L. & Shine, J. (2010). *Offence paralleling behaviour: A case formulation approach to offender assessment and intervention.* New York, NY: Wiley. https://doi.org/10.1002/9780470970270

Dishion, T.J., McCord, J. & Poulin, F. (1999). When interventions harm: Peer groups and problem behavior. *American Psychologist, 54* (9), 755. https://doi.org/10.1037/0003-066X.54.9.755

Dunemann, A., Weiser, R. & Pfahl, J. (2017). *Traumasensibles Yoga-TSY: Posttraumatisches Wachstum und Entwicklung von Selbstmitgefühl* (Vol. 291). Stuttgart: Klett-Cotta.

Eckert, A. & Junker, J. (2005). Kreativtherapie im Maßregelvollzug. In D. Schläfke, F. Hässler & J.M. Fegert (Hrsg.), *Sexualstraftaten. Forensische Begutachtung, Diagnostik und Therapie* (S. 275–288). Stuttgart: Schattauer.

Egan, V., Kavanagh, B. & Blair, M. (2005). Sexual offenders against children: The influence of personality and obsessionality on cognitive distortions. *Sexual Abuse, 17*, 223–240. https://doi.org/10.1177/107906320501700301

Eifert, G.H. (2022). *Akzeptanz- und Commitment-Therapie (ACT).* Göttingen: Hogrefe. https://doi.org/10.1026/03045-000

Elbert, T., Hermenau, K., Hecker, T., Weierstall, R. & Schauer, M. (2012). FORNET: Behandlung von traumatisierten und nicht-traumatisierten Gewalttätern mittels Narrativer Expositionstherapie. In J. Endrass, A. Rossegger, F. Urbaniok & B. Borchard (Hrsg.), *Interventionen bei Gewalt- und Sexualstraftätern: Risk-Management, Methoden und Konzepte der forensischen Therapie* (S. 255–276). Berlin: Medizinische Wissenschaftliche Verlagsgesellschaft.

Elkind, D. (1967). Egocentrism in adolescence. *Child Development, 38* (4), 1025–1034. https://doi.org/10.2307/1127100

Ellis, A. (1993). *Die rational-emotive Therapie: Das innere Selbstgespräch bei seelischen Problemen und seine Veränderung.* München: Pfeiffer.

Feldman, R. (2017). The neurobiology of human attachments. *Trends in Cognitive Sciences, 21* (2), 80–99. https://doi.org/10.1016/j.tics.2016.11.007

Fonagy, P., Gergely, G., Jurist, E.L. & Target, M. (2002). *Affektregulierung, Mentalisierung und die Entwicklung des Selbst.* Stuttgart: Klett-Cotta.

Forgó, E. (2016). *Musiktherapie und Empathie bei jugendlichen und jungen erwachsenen Straftätern.* Unveröffentlichtes Manuskript zur Masterarbeit Zürcher Hochschule der Künste in Kooperation mit der Hochschule für Heilpädagogik. MAS klinische Musiktherapie.

Frick, P.J., Ray, J.V., Thornton, L.C. & Kahn, R.E. (2014). Can callous-unemotional traits enhance the understanding, diagnosis, and treatment of serious conduct problems in children and adolescents? A comprehensive review. *Psychological Bulletin, 140* (1), 1–57. https://doi.org/10.1037/a0033076

Germann-Tillmann, T. & Roos Steiger, B. (2019). *Tiergestützte Therapie im Freiheitsentzug.* Lengerich: Pabst Science Publishers.

Gold, C. (2005). Was beeinflusst die Effektivität von Musiktherapie bei psychisch kranken Kindern und Jugendlichen? In Deutsche Musiktherapeutische Gesellschaft e.V. (Hrsg.), *Jahrbuch Musiktherapie 2005* (S. 147–158). Wiesbaden: Dr. Ludwig Reichert Verlag.

Haus, K.-M., Held, C., Kowalski, A., Krombholz, A., Nowak, M., Schneider, E., Strauss, G. & Wiedemann, M. (2020). *Praxisbuch Biofeedback und Neurofeedback* (3. Aufl.). Berlin: Springer. https://doi.org/10.1007/978-3-662-59720-0

Hausam, J. (2020). *Haftverhalten in der Straftäterbehandlung und Prognose.* Hildesheim: Universitätsverlag Hildesheim.

Henning, K. & Holdford, R. (2006). Minimization, denial, and victim blaming by batterers: How much does the truth matter? *Criminal Justice and Behavior, 33* (1), 110–130. https://doi.org/10.1177/0093854805282322

Iyengar, B.K. (2014). *Yoga: der Weg zu Gesundheit und Harmonie.* München: Dorling Kindersley Verlag.

Kirsch, H., Brockmann, J. & Taubner, S. (2016). *Praxis des Mentalisierens.* Stuttgart: Klett-Cotta.

Knörnschild, C. & Jacob, G. (2018). Schematherapie bei antisozialem Verhalten und Psychopathie. *Forensische Psychiatrie, Psychologie, Kriminologie, 12* (3), 256–265. https://doi.org/10.1007/s11757-018-0485-0

Kraus, W. (1996). *Die Heilkraft des Malens.* München: C.H. Beck.

Lattimore, P.K., MacDonald, J.M., Piquero, A.R., Linster, R.L. & Visher, C.A. (2004). Studying the characteristics of arrest frequency among paroled youthful offenders. *Journal of Research in Crime and Delinquency, 41* (1), 37–57. https://doi.org/10.1177/0022427803256094

Leitenberg, H. & Henning, K. (1995). Sexual fantasy. *Psychological Bulletin, 117* (3), 469. https://doi.org/10.1037/0033-2909.117.3.469

Lenz, M. (2014). Gruppenmusiktherapeutische Prozesse als Weg zur Gemeinschaft. *Musiktherapeutische Umschau, 35* (3), 212–219. https://doi.org/10.13109/muum.2014.35.3.212

Marlatt, G.A. & Donovan, D.M. (1985). *Relapse prevention: Maintenance strategies in the treatment of addictive behaviors*. New York, NY: Guilford Press.

Marques, J.K. & Nelson, C. (1992). The relapse prevention model: Can it work with sex offenders? In R.D. Peters, R.J. McMahon & V.L. Quinsey (Eds.), *Aggression and violence throughout the life span* (pp. 222–243). Thousand Oaks: Sage.

Marshall, W.L., Marshall, L.E., Sachdev, S. & Kruger, R.-L. (2003). Distorted attitudes and perceptions, and their relationship with self-esteem and coping in child molesters. *Sexual Abuse, 15*, 171–181. https://doi.org/10.1177/107906320301500302

Mielke, F. (2009). *Behandlungsmanual für die Arbeit mit jugendlichen Sexualstraftätern: BMJS 12/21*. Flensburg: Beratungsstelle im Packhaus, pro familia Landesverband Schleswig Holstein e.V.

Miller, W.R. & Rollnick, S. (2005). *Motivierende Gesprächsführung*. Freiburg: Lambertus.

Neubacher, F. & Boxberg, V. (2018). Gewalt und Subkultur. In B. Maelicke & S. Suhling (Hrsg.), *Das Gefängnis auf dem Prüfstand: Zustand und Zukunft des Strafvollzugs* (S. 195–216). Berlin: Springer.

Nölke, E. & Willis, M. (2002). *Klientenzentrierte Kunsttherapie in institutionalisierten Praxisfeldern*. Bern: Verlag Hans Huber.

Nuhn-Naber, C., Rehder, U. & Wiscbka, B. (2002). Behandlung von Sexualstraftätern mit kognitiv-behavioralen Methoden: Möglichkeiten und Grenzen. *Monatsschrift für Kriminologie und Strafrechtsreform, 85* (4), 271–281. https://doi.org/10.1515/mks-2002-00037

Oerter, R. & Montada, L. (1998). *Entwicklungspsychologie* (4. Aufl.). Weinheim: Beltz.

Ogden, P., Minton, K. & Pain, C. (2010). *Trauma und Körper: Ein sensumotorisch orientierter psychotherapeutischer Ansatz*. Paderborn: Junfermann.

Olbrich, E. (2009). Bausteine einer Theorie der Mensch-Tier-Beziehung. *Gefährten – Konkurrenten – Verwandte. Die Mensch-Tier-Beziehung im wissenschaftlichen Diskurs*, 159–181.

Parks, G.A. (2007). New approaches to using relapse prevention therapy in the criminal justice system. *Corrections Today, 69* (6), 46.

Pasalich, D.S., Dadds, M.R. & Hawes, D.J. (2014). Cognitive and affective empathy in children with conduct problems: Additive and interactive effects of callous-unemotional traits and autism spectrum disorders symptoms. *Psychiatry Research, 219* (3), 625–630. https://doi.org/10.1016/j.psychres.2014.06.025

Perls, F.S. (2018). *Gestalt-Therapie in Aktion*. Stuttgart: Klett-Cotta.

Petzold, H. (1989). *Heilende Klänge: der Gong in Therapie, Meditation und Sound Healing*. Paderborn: Junfermann.

Petzold, H. (2012). *Identität: Ein Kernthema moderner Psychotherapie*. Berlin: Springer. https://doi.org/10.1007/978-3-531-93079-4

Plitt, H. (2017). Mentalisieren – ein musikalisches Drehbuch. In R. Tüpker & H. Gruber (Hrsg.), *Spezifisches und Unspezifisches in den Künstlerischen Therapien* (S. 159–185). Berlin: HPB University Press.

Popper, M. (2021). *Manual zur Weiterbildung in Yoga-Psychotherapie, YoPT, Teil 1*. Zürich: Institut für Yoga-Psychotherapie.

Prochaska, J.O. & DiClemente, C.C. (1984). *The transtheoretical approach: Crossing traditional boundaries of therapy*. Homewood, IL: Dow Jones-Irwin.

Rauchfleisch, U. (2012). *Begleitung und Therapie straffälliger Menschen*. Göttingen: Vandenhoeck & Ruprecht.

Rauchfleisch, U. (2020). *Psychodynamik und Psychotherapie dissozialer Störungen*. Göttingen: Vandenhoeck & Ruprecht. https://doi.org/10.13109/9783666406973

Rief, W. & Bierbaumer, N. (2011). *Biofeedback* (3., vollständig überarbeitete und erweiterte Aufl.). Stuttgart: Schattauer.

Rittiner, R. (2017). *Das große Yoga-Therapiebuch. Yogapraxis für die Gesundheit und einen klaren Geist* (6. Aufl.). Petersberg: Via Nova.

Rogers, C. (1957). The necessary and sufficient conditions of therapeutic personality change. *Journal of Consulting Psychology, 21* (2), 95. https://doi.org/10.1037/h0045357

Rogers, C. (1993). *Die klientenzentrierte Gesprächspsychotherapie*. Frankfurt a.M.: Fischer.

Ross, R.R., Fabiano, E.A. & Ewles, C.D. (1988). Reasoning and rehabilitation. *International Journal of Offender Therapy and Comparative Criminology,*

32 (1), 29–35. https://doi.org/10.1177/0306624X8803200104

Ross, T., Reder, S., Querengässer, J., Mess, F. & Schmid, O. (2016). Sporttherapie in der forensischen Psychiatrie und Psychotherapie – eine Standortbestimmung. *Forensische Psychiatrie und Psychotherapie, 23* (1), 37–65.

Rossegger, A., Bartels, R.M., Endrass, J., Borchard, B. & Singh, J.P. (2021). High risk sexual fantasies and sexual offending: An overview of fundamentals and interventions. *Sexual Offending: Theory, Research, and Prevention, 16*, 1–16. https://doi.org/10.5964/sotrap.5291

Rubischung, G. (1997). Ausdruckstherapie in der Praxis. *Brennpunkt, 71*, 12–15.

Sachse, R. (1996). *Praxis der zielorientierten Gesprächspsychotherapie*. Göttingen: Hogrefe.

Sachse, R. (2001). *Psychologische Psychotherapie der Persönlichkeitsstörungen*. Göttingen: Hogrefe.

Spitzer, M. (2009). *Musik im Kopf: hören, musizieren, verstehen und erleben im neuronalen Netzwerk*. Stuttgart: Schattauer.

Stavemann, H.H. (2015). *Sokratische Gesprächsführung in Therapie und Beratung*. Weinheim: Beltz.

Stürm, M. & Schmalbach, S. (2013). Rückfallpräventive deliktorientierte Therapie: Standards und Perspektiven moderner Täterbehandlung. *Recht & Psychiatrie, 31* (4), 195–201.

Suhling, S. & Endres, J. (2016). Deliktorientierung in der Behandlung von Straftätern. *RPsych Rechtspsychologie, 2* (3), 345–371. https://doi.org/10.5771/2365-1083-2016-3-345

Taxman, F.S. & Caudy, M.S. (2015). Risk tells us who, but not what or how: Empirical assessment of the complexity of criminogenic needs to inform correctional programming. *Criminology & Public Policy, 14* (1), 71–103. https://doi.org/10.1111/1745-9133.12116

Trevathen, C. (1999). Musicality and the intrinsic motive pulse. Evidence from human psychology and infant communication. In *Rhythms, Musical Narrative and the Origins of Human Communication. Musicae Scientiae, Special Issue, 1999–2000* (pp. 157–213). Jyväskylä: European Society for the cognitive Sciences of Music.

Trökes, A. & Knothe, B. (2014). *Neuro-Yoga: wie die alte Weisheitspraxis auf unser Gehirn wirkt*. München: OW Barth.

Trulson, C.R., DeLisi, M. & Marquart, J.W. (2011). Institutional misconduct, delinquent background, and rearrest frequency among serious and violent delinquent offenders. *Crime & Delinquency, 57* (5), 709–731. https://doi.org/10.1177/0011128709340224

Trulson, C.R., Marquart, J.W., Mullings, J.L. & Caeti, T.J. (2005). In between adolescence and adulthood: Recidivism outcomes of a cohort of state delinquents. *Youth Violence and Juvenile Justice, 3* (4), 355–387. https://doi.org/10.1177/1541204005278802

Urbaniok, F. (2003). Der deliktorientierte Therapieansatz in der Behandlung von Straftätern – Konzeption, Methodik und strukturelle Rahmenbedingungen im Zürcher PPD-Modell. *Psychotherapie-Wissenschaft* (4), 202–213.

Urwyler, T., Siedler, C. & Aebi, M. (2021). *Massnahmen für junge Erwachsene nach Art. 61 StGB: Beurteilung der erheblich gestörten Persönlichkeitsentwicklung. Bibliothek zur Zeitschrift für Schweizerisches Recht, Beiheft 57*. Basel: Helbling Lichtenhahn.

Vertone, L., Aebi, M., Imbach, D., Best, T. & Bessler, C. (2024). *Forensisches Therapieprogramm für angemessenes Sexualverhalten: das ThePaS-Manual*. Göttingen: Hogrefe. https://doi.org/10.1026/03141-000

Wahl, K. (2009). Gewaltfördernde Kognitionen. In K. Wahl (Hrsg.), *Aggression und Gewalt: Ein biologischer, psychologischer und sozialwissenschaftlicher Überblick* (S. 83–90). Wiesbaden: Spektrum.

Ward, T. (2002). The management of risk and the design of good lives. *Australian Psychologist, 37* (3), 172–179. https://doi.org/10.1080/00050060210001706846

Ward, T., Hudson, S.M. & Marshall, W.L. (1995). Cognitive distortions and affective deficits in sex offenders: A cognitive deconstructionist interpretation. *Sexual Abuse, 7*, 67–83. https://doi.org/10.1177/107906329500700107

Ward, T., Mann, R.E. & Gannon, T.A. (2007). The good lives model of offender rehabilitation: Clinical implications. *Aggression and Violent Behavior, 12* (1), 87–107. https://doi.org/10.1016/j.avb.2006.03.004

Ward, T. & Maruna, S. (2007). *Rehabilitation: Beyond the risk paradigm*. London: Routledge. https://doi.org/10.4324/9780203962176

Weissbeck, W. (2009). *Jugendmaßregelvollzug in Deutschland: Basisdokumentation, Einrichtungen, Konzepte*. Berlin: Medizinisch Wissenschaftliche Verlagsgesellschaft.

Weyand, M. (2012). Das Märchen der Königskinder. In A. Wölfl (Hrsg.), *Gewaltprävention mit Musik: empirische Wirkungsanalyse eines musiktherapeuti-*

schen Projektmodells (S. 74). Wiesbaden: Dr. Ludwig Reichert Verlag.

Wilken, B. (2024). *Methoden der kognitiven Umstrukturierung: Ein Leitfaden für die psychotherapeutische Praxis*. Stuttgart: Kohlhammer. https://doi.org/10.17433/978-3-17-043590-2

Wölfl, A. (2014). *Gewaltprävention mit Musik: empirische Wirkungsanalyse eines musiktherapeutischen Projektmodells*. Wiesbaden: Dr. Ludwig Reichert Verlag.

Young, J.E., Klosko, J.S. & Weishaar, M.E. (2003). *Schema therapy*. New York, NY: Guilford.

Zanotta, S. (2019). *Wieder ganz werden: Traumaheilung mit Ego-State-Therapie und Körperwissen*. Stuttgart: Carl-Auer.

Zorzi, H. (2019). *Psychotherapie mit komplex traumatisierten Jugendlichen: Ein Integrativer Ansatz für die Praxis* (Leben Lernen, Bd. 306). Stuttgart: Klett-Cotta.

Die Autor:innen

Marcel Aebi
PD Dr. phil., geb. 1971. Fachpsychologe für Psychotherapie und Rechtspsychologie. Doktorat 2009, Habilitation 2017. Zertifizierter Forensischer Therapeut, Gutachter Strafrecht/Zivilrecht der Schweizerischen Gesellschaft für Forensische Psychiatrie.

2009–2020 Leitung der Forschung am Zentrum für Kinder- und Jugendforensik, der Psychiatrischen Universitätsklinik Zürich. Seit 2020 als wissenschaftlicher Mitarbeiter beim Justizvollzug und Wiedereingliederung des Kantons Zürich. Seit 2017 eigene forensische Praxis in Zürich (www.abj-forensik.ch). Lehrbeauftragter u. a. an der Universität Zürich, an der Universität Konstanz und an der Zürcher Hochschule für angewandte Wissenschaften. Autor von über 70 wissenschaftlichen Zeitschriftenartikel, Büchern und Buchkapiteln.

Évi Forgó Baer
Dr. phil. Fachpsychologin für Psychotherapie und Rechtspsychologie FSP, Supervisorin IEF und SGRP, Gesprächspsychotherapeutin, Kunsttherapeutin, klinische Hypnotherapeutin und Musiktherapeutin, ausgebildet bei der Schweizerischen Gesellschaft für Gesprächspsychotherapie (SGGT), am Institut für humanistische Kunsttherapie (IHK), bei der Gesellschaft für klinische Hypnose Schweiz (ghyps) und an der Zürcher Hochschule der Künste (zhdk).

Seit 1. Oktober 2024 Leitung Psychologie Römerhof AG des Ambulatorium Römerhof, 2018–2024 Bereichsleiterin der Adoleszentenforensik im Massnahmenzentrum Uitikon, seit 2000 Psychotherapeutin in freier Praxis in Zürich.

Therapie, Supervision, Lehraufträge und Vortragstätigkeit an privaten Weiterbildungseinrichtungen.

Sachwortverzeichnis

B

F